혈액형사상체질별
백년밥상

湖巖 鄭東元

고려대학교 법학과 졸업
미국 The Italian Culinary Academy 졸업
미국 Belvedere Hotel of Baltimore, MD 수석 조리장
미국 Gloria 요리학원장, Baltimore City
미국 Mario Chung 요리학원장, Washington D.C.
미국 미주식생활문화연구원장
미국 미주교포문제연구원장
미국 The Korean Street Journal 편집인 겸 발행인
월간 식당정보 편집인 겸 발행인
주간 식생활정보신문 편집인 겸 발행인
한국식생활문화연구원장
혈액형사상체질연구원장
요양보호사

저서 〈Post Office Exam〉(미국판), 〈The Salad & Buffet〉(미국판), 〈현대인의 건강관리〉, 〈우리 집 건강식단〉, 〈영양급식특선 1,300 조리백과〉, 〈전문음식점 맛대맛 명가요리〉, 〈Korean Cuisine〉(영어판), 〈韓國の名家料理〉(일어판), 〈韩国的名家菜肴〉(중어판), 〈하나님이 주신 원천건강〉, 〈혈액형사상 체질음식을 알면 병을 고친다〉

혈액형사상체질별
백년밥상

초판 1쇄 인쇄	2013년 07월 11일
초판 1쇄 발행	2013년 07월 18일
지은이	정 동 원
펴낸이	손 형 국
펴낸곳	(주)북랩
출판등록	2004. 12. 1(제2012-000051호)
주소	153-786 서울시 금천구 가산디지털 1로 168, 우림라이온스밸리 B동 B113, 114호
홈페이지	www.book.co.kr
전화번호	(02)2026-5777
팩스	(02)2026-5747

ISBN 978-89-98666-88-0 13510

이 책의 판권은 지은이와 (주)북랩에 있습니다.
내용의 일부와 전부를 무단 전재하거나 복제를 금합니다.

이 도서의 국립중앙도서관 출판시도서목록(CIP)은 서지정보유통지원시스템홈페이지(http://seoji.nl.go.kr)와 국가자료공동목록시스템(http://www.nl.go.kr/kolisnet)에서 이용하실 수 있습니다.
(CIP제어번호 : 2013011475)

혈액형사상체질별

백년밥상

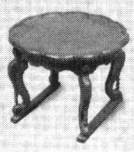

療養保護士 정동원 지음

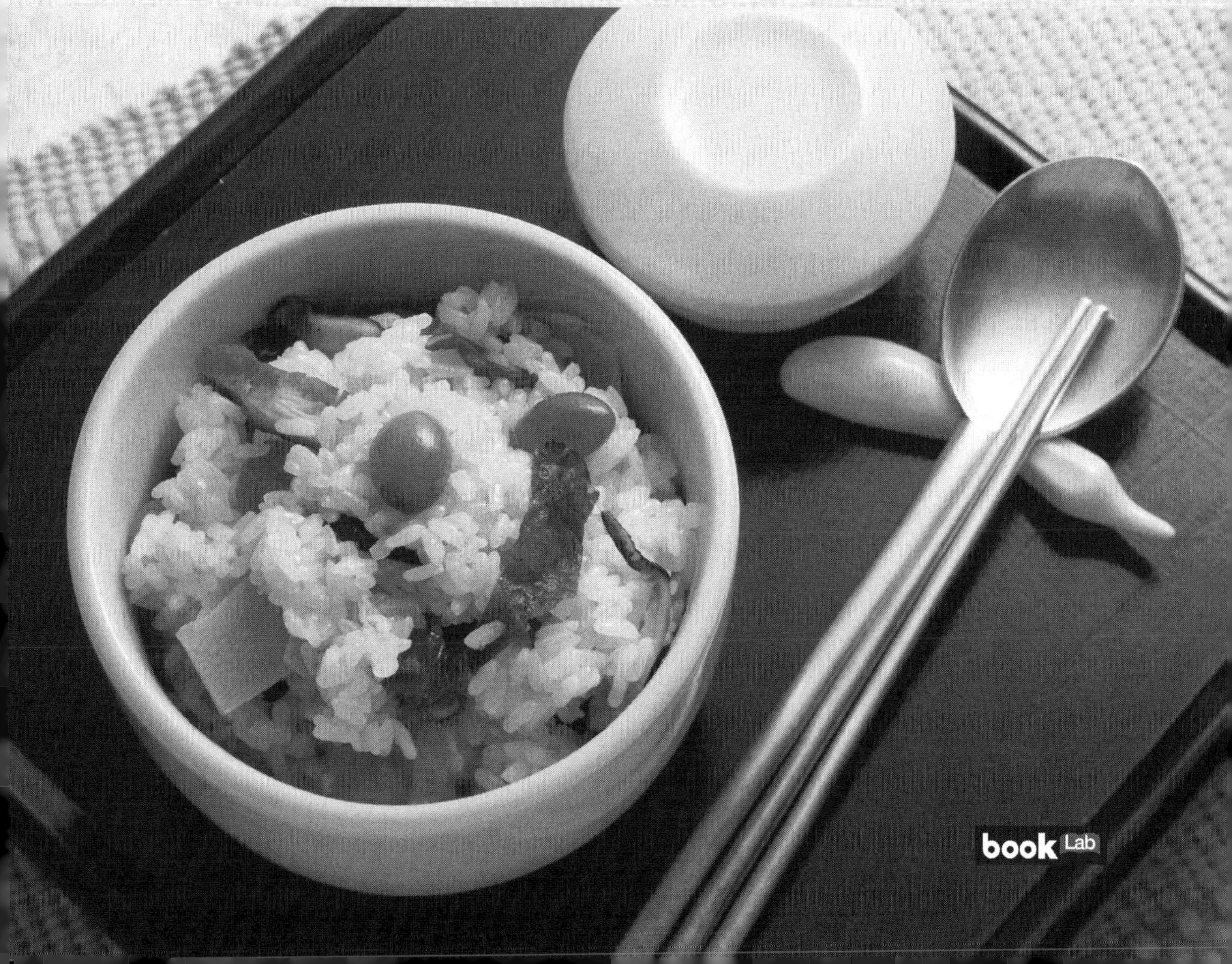

book Lab

머리말

인체는 세포로 이루어진 하나인데 크게 둘로 나누면 음(냉성)체질과 양(열성)체질로 나눈다. 찬 성질을 가지면 음체질이고 더운 성질을 가지면 양체질이다. 많이 더우면 태양인이 되고 적게 더우면 소양인이다. 반대로 많이 차면 태음인이 되고 적게 차면 소음인이다. 자신도 모르게 양체질은 냉성식품을 좋아하고 음체질은 열성식품을 좋아한다. 한기가 들면 더운 음식을 먹고 열이 나면 차가운 음식을 먹는 것은 누구나 잘 알고 있다.

음식물 또한 더운 성질과 찬 성질로 나눌 수 있는데 태양인과 소양인은 찬성질의 음식을 먹고 태음인과 소음인은 더운 성질의 음식물을 먹어야 한다. 음양의 조화를 이루는 상생의 음식을 먹어야 만이 완전히 소화가 되어 건강을 유지할 수가 있다. 그러나 반대로 먹으면 서서히 활성산소가 쌓여 체질이 변하면서 만병의 근원이 된다. 그러므로 되도록이면 체질과 궁합이 맞는 음식을 먹어야 한다. 그러기 위해서는 먼저 자신의 체질을 알고 체질에 맞는 식품을 선택할 줄 알아야 한다.

100여 년 전 동무 이제마 선생은 간·신·폐·비의 허실에 따라 태양인, 소양인, 태음인, 소음인의 4가지 형태로 구분하는 사상체질을 논하였다. 그러나 사상체질은 일반인들이 구분하기란 여간 어려운 일이 아니다. 오장육부로 체질분석은 못하지만 그러나 피는 손쉽게 구분할 수 있다. 체질 중 변하지 않는 유일한 단서가 바로 혈액형이기 때문이다. 우리말에 피는 못 속인다고 하였다. 음식물을 먹으면 먼저 피가 되고 다음에 인체를 형성하는 체질이 된다.

따라서 인산 김일훈 선생은 사상체질에 ABO식 혈액형을 결합하여 혈액형사상체질론을 주창하였다. 혈액형 AB형은 태양인과 같고 혈액형 O형은 소양인과 같아 열성체질로 구분하였고 혈액형 B형은 태음인과 같고 혈액형 A형은 소음인과 같아 냉성체질로 구분하였다. 이와 같이 간단한 체질분석은 혈액형만 알면 신기하게도 잘 맞아 떨어져 99.9%가 체질을 알 수 있는 것이다.

그러므로 누구든지 체질을 알고 음식을 먹는 식생활을 영위한다면 위대한 밥상이 되어 100년 건강을 유지하는 밥심을 얻을 수 있다. 음식물에서 얻은 밥심은 우리 몸을 건강하게 만드는 원천이다. 좋은 음식은 우리 몸을 만들고 또한 병을 예방하고 치료하는 약성이 있기 때문에 보약과 같다. 이 책은 곧 음식이 약이 된다는 약식동원 사상에 입각하여 국민 식생활 개선을 위한 혈액형사상체질별 식이요법의 정보를 한눈에 볼 수 있는 중요한 자료이자 지침서라 할 수 있다. 또한 질병에 따른 체질별 재활치료식의 식이요법 처방이 소개되어 있어 환자들에게 희소식이 아닐 수 없다.

그동안 누구나 자기가 어떤 체질이며 자기 체질에 어떤 음식이 이롭고 해로운지 무척 궁금하였을 것이다. 그 궁금증을 명쾌하게 풀어헤치기 위하여 혈액형사상체질에 따른 체질을 구분하고 우리가 일상적으로 먹는 570가지의 식품을 체질별로 분류하였으며 보약이 되는 167가지의 슈퍼건강식품의 약성과 효능을 소개하였다. 그리고 체질별로 먹어야 할 400가지 재활요양식 조리실습을 자세하게 소개하고 질병에 따른 체질별 식이요법 식단관리를 소개하여 체질음식의 적극적 활용방법을 제시하였다.

백년밥상은 21세기 백년건강을 지켜 인간의 안녕을 증진시키는 파수꾼의 역할을 감당하는 데 목표를 세워 건강한 식습관 형성과 식사관리에 중점을 두고 있으므로 혈액형사상체질에 따라 약식동원의 근본을 알아 실천하고 싶은 사람, 건강염려증으로 밤낮없이 고민하며 사는 사람, 건강의 소중함을 망각한 채 일에만 매달려 사는 사람, 자신의 건강을 지켜 무병장수하고 싶은 사람, 불치병으로 절망에 빠진 환자의 가족, 재가노인과 노인요양시설에서 요양업무를 담당하는 요양보호사 등의 모든 사람들이 자기계발을 위한 워크북으로 유용하게 사용할 수 있을 것이다.

앞으로 이 책이 독자들의 예리한 검증을 통해 바른 식생활 문화가 한 단계 더 발전하기를 바라면서 끝으로 바쁜 일과 속에서 필자의 미약한 원고를 출판해 주신 북랩출판사 손형국 사장님과 임직원 여러분, 그리고 혈액형사상체질의학이 민중의 생활의학으로 발전하기 위해 뜻을 같이 하는 지인들과 필자의 부족함을 격려와 용기로 이끌어 준 하예성교회 박선오 목사님과 열린교육원 박노정 원장님께 진심으로 감사를 드리며 독자 여러분의 각 가정마다 행운이 함께 하기를 기원하는 바이다.

2013년 7월
정 동 원

차례

머리말 / 4

제 1 장 서론 / 9

제 2 장 혈액형사상체질에 따른 체질구분 / 13
    1. 혈액형 AB형(태양인) 체질의 특성 / 16
    2. 혈액형 O형(소양인) 체질의 특성 / 20
    3. 혈액형 B형(태음인) 체질의 특성 / 22
    4. 혈액형 A형(소음인) 체질의 특성 / 26

제 3 장 체질별 식품분류 및 슈퍼건강식품 / 31
    1. 체질별로 먹어야 할 570가지 식품 / 35
    2. 보약이 되는 167가지 슈퍼건강식품 / 53
        1) 식물성 슈퍼건강식품의 약성과 효능 / 56
        2) 동물성 슈퍼건강식품의 약성과 효능 / 137
    3. 음식궁합 / 162
        1) 궁합이 맞는 식품 / 166
        2) 궁합이 맞지 않은 식품 / 182

제 4 장 체질별 400가지 재활요양식 조리실습 / 191
    1. 체질별로 먹어야 할 재활요양식 / 201
    2. 체질별 재활요양식 만들기 / 210
        1) 밥류 22가지 / 210
        2) 보양죽류 34가지 / 218
        3) 면류 11가지 / 234
        4) 국·찌개류 28가지 / 240

5) 보양탕류 20가지 / 255
6) 김치류 19가지 / 267
7) 장아찌류 16가지 / 276
8) 무침류 31가지 / 283
9) 구이류 24가지 / 295
10) 전·부침류 16가지 / 306
11) 튀김류 22가지 / 313
12) 볶음류 29가지 / 325
13) 조림류 22가지 / 337
14) 찜류 28가지 / 348
15) 샐러드·파이류 8가지 / 361
16) 소스류 9가지 / 365
17) 천연양념류 30가지 / 368
18) 보양차류 33가지 / 375

제5장 병을 고치는 체질별 식이요법 식단구성 / 385

1. 고지혈증 환자의 식이요법 / 388
2. 고혈압과 뇌졸중 환자의 식이요법 / 392
3. 골다공증 환자의 식이요법 / 397
4. 당뇨병 환자의 식이요법 / 401
5. 만성간염 환자의 식이요법 / 406
6. 만성위염 환자의 식이요법 / 409
7. 비만증 환자의 식이요법 / 413
8. 성 기능 장애 환자의 식이요법 / 417
9. 신부전증 환자의 식이요법 / 423
10. 심장병과 동맥경화증 환자의 식이요법 / 428
11. 암 환자의 식이요법 / 433
12. 우울증 환자의 식이요법 / 438
13. 치매 환자의 식이요법 / 443

제1장

서론

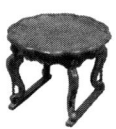

체질이란 무엇인가?
사람은 누구나 오장육부를 가지고 있다.
사람은 태어날 때부터 어느 하나의 체질을 타고난다.
체질은 그 오장육부의 기운의 성하고 쇠함이 같지 않고
각각 다르므로 그렇게 되는 것이다.

우리나라는 예로부터 약과 음식은 그 근원이 같다고 하여 약식동원 사상에 입각한 음식문화를 가지고 있다. 약과 음식은 근원이 같다는 사상이다. 우리 조상들은 대대로 음식과 약을 같은 개념으로 생각해 왔다. 한마디로 말해서 우리 음식은 곧 약성이 있다는 것이다. 그러므로 먹는 것이 바르지 못하면 병이 생기고, 병이 생겨도 음식을 바르게 먹으면 병이 낫는다는 의미를 가지는 말이다. 음식은 약물보다 기의 편향이 적고 약물에 비해서는 인체에 민감하지 않다고 할 수 있다. 그러나 그 가운데도 체질에 따라 적합한 음식과 해로운 음식이 분명히 있으며 비록 그 영향이 적다하더라도 식습관이란 장기간 계속되는 것이기 때문에 오히려 약물보다 더욱 중요한 의미가 있다고 할 것이다. 체질에 맞는 음식은 최상의 보약이 되지만 체질에 맞지 않는 음식은 건강을 해치는 독이 되어 질병을 일으킨다.

그러면 체질이란 무엇인가? 사람은 누구나 오장육부를 가지고 있다. 사람은 태어날 때부터 어느 하나의 체질을 타고난다. 체질은 그 오장육부의 기운의 성하고 쇠함이 같지 않고 각각 다름으로 그렇게 되는 것이다. 100여 년 전 동무 이제마 선생이 주창한 사상의학에서는 인체를 이루는 기본을 사초라 하여 상초, 중상초, 중하초, 하초로 구분하고 간장, 신장, 폐, 비장이 각각 이에 해당된다고 하였다. 예를 들어 폐의 기운이 성하고 간의 기운이 허한 폐대간소의 체질을 가지고 있는 태양인, 비장의 기운이 성하고 신장의 기운이 허한 비대신소의 체질을 가지고 있는 소양인, 간의 기운이 성하고 폐의 기운이 허한 간대폐소의 체질을 가지고 있는 태음인, 신장의 기운이 성하고 비장의 기운이 허한 신대비소의 체질을 가지고 있는 소음인 등으로 구분하여 체질을 분류하였다.

사상의학은 곧 체질의학으로 통하고 있으므로 체질별로 음식을 구별하여 섭취하면 기운이 성한 장기는 기운을 조절하고 기운이 허한 장기는 기능을 보완 받아 불균형이 조정된다 하였다. 태양인과 소양인처럼 양인은 음성경향으로 유도되는 냉성음식을 먹고 태음인과 소음인처럼 음인은 양성경향으로 유도되는 열성음식으로 조화를 이룰 수 있게 한다. 그러면 몸에 좋은 음식은 무엇이 있으며 특별히 해로운 음식은 없을까? 식품 선택에서 기본적인 원칙으로 삼을 만한 지침은 없을까? 누구나 흔히 갖는 희망이다.

식품 중에는 먹어서 칼로리를 취하는 에너지원의 음식이 있고 또 음식이 몸에 들어가서 약이 되는 효과를 기대하는 것이 있다. 사상의학에서 이야기하는 것은 두 가지 의미가 다 적용된다. 일상적으로 섭취할 식품의 선택에 요령을 일러주는 것이기도 하고 또 그 사람의 체질속성의 약점을 보완하는 데 도움을 주는 보약을 일러주는 것이기도 하다.

여기서 어떤 체질은 어떠어떠한 식품이 좋다고 말할 때 반드시 그것만 먹고 다른 것은 먹으면 안 된다는 뜻으로 받아들여서는 곤란하다. 그것을 위주로 하되 다른 것을 보조적인 것으로 하면서 보완하라는 뜻이다. 가령 내가 평소에 즐겨 먹는 음식 외에 질병의 예방과 치료를 위해 특별한 건강식을 섭취해야 할 때 가급적이면 체질별로 분류한 식품 중에서 고르는 것이 몸에 더한층 유익을 주기 때문이다. 그러므로 자신의 식생활을 살펴보아 자기 체질과 너무 맞지 않는 음식을 습관적으로 많이 먹고 있다면 식습관을 조정할 필요가 있다.

태양인은 맵고 열이 많은 식품이나 지방질이 많은 음식물은 좋지 않고 담백한 음식물이 적합하며, 소양인은 열이 많은 자극성 있는 음식물은 좋지 않고 차고 싱싱한 음식물이 적합하며, 태음인은 지방질이 많고 자극성 있는 식품은 좋지 않고 단백질이 많고 맛이 중후한 음식물이 적합하며, 소음인은 찬 음식이나 지방질이 많은 음식은 좋지 않고 따뜻하고 다소 자극성이 있는 음식물이 적합하다. 그러나 사람들은 체질에 관계없이 음식의 영양만을 고수하며 해로운 것과 이로운 것들을 함께 먹고 있는 것이 현실이다. 그러므로 체질별로 나에게 적합한 곡물, 육류, 해물, 야채, 과일 등이 어떠한 것이 있는가를 다시 한 번 확인할 필요가 있다.

인산 김일훈 선생은 일찍이 사상체질에 현대의 기초의학이 되는 혈액형체질을 접목하여 비슷한 유형으로 분류하고 예방의학적인 견지에서 심화하려는 연구를 하였다. 인산 선생은 사람의 체질을 혈액형 AB형(태양인), 혈액형 O형(소양인), 혈액형 B형(태음인), 혈액형 A형(소음인)으로 분류하였는데 각각 기질과 특성이 다르므로 질병의 치료법도 달라야 한다며 체질의 분류에서부터 시작하여 진단과 처방에 이르기까지 체계화시킨 학문이 혈액형사상체질의학이다. 인산 선생의 혈액형사상체질 분류법은 그 어떤 방법보다 정확하기 때문에 완벽한 체질분류와 명쾌한 건강의 해법을 찾는 데 크게 도움을 주는 민중의 생활의학으로 활용하기에 부족함이 없도록 초석을 다져 놓았지만 유감스럽게도 수십 년이 지나는 동안 베일에 가려 빛을 보지 못했다.

이러한 공백 기간을 격어 오는 동안에 많은 학자들이 이제마 선생이 주창한 사상체질이라는 문헌을 통하여 체질분류에 크게 관심을 가지게 되면서부터 건강관리에 적용하려고 집착해 왔다. 그동안 학자들 사이에서는 사상철학에 대한 이해를 구하지 않고 사상의학만을 앞세웠기 때문에 더욱 혼란만 가중되어 정확하지 못한 체질분류가 범람하게 되었고 따라서 많은 사람들이 체질에 대한 확신을 갖지 못한 결과로 더욱 불신만 가중되었다. 필자는 이러한 실정을 감안하여 30여 년 동안 요리연구가로 활동해 오면서 직접 몸으로 체험한 음식조리 경험에 의해 각종 식품의 약성과 효능을 비교 관찰하여 얻어진 결과를 가지고 식생활적인 측면에서 체질과 음식의 상관관계를 혈액형사상체질별로 심도 있게 연구하여 발표기에 이른 것이다.

그동안 어렵게만 느껴져 왔던 사상체질에 비해 일찍이 인산 선생의 혜안과 식견에 의하여 연구되어진 혈액형사상체질은 이제 자신의 혈액형만 알아도 간단히 체질을 분류할 수 있고 아울러 체질음식을 손쉽게 선택할 수 있으므로 살아가는 동안 무엇이 내 건강에 이익이 되고, 무엇이 내 건강에 해악이 되는가에 대하여 고민해 왔던 건강염려증의 걱정을 덜게 되었으며 나아가 국민의 식생활 문화 향상은 물론 국민 건강증진에 크게 기여할 것으로 보인다.

이제는 누구든지 자신의 혈액형사상체질을 정확히 알고 체질에 맞는 음식으로 바른 식생활을 실천하면 질병을 예방하고 치료할 수 있기 때문에 백년건강의 해법을 쉽게 찾을 수 있게 되었다. 혈액형사상체질론이 비록 뒤늦게 지면을 통하여 발표되지만 이제마 선생의 사상체질과 현대의 기초의학이 되는 혈액형체질보다 월등히 앞서가는 건강지킴이가 되어 모두가 생을 마감하는 그날까지 건강한 삶을 살아갈 수 있도록 안내할 것이므로 학문적인 이해를 넘어 실제 생활의학으로 응용하기 바란다.

제2장
혈액형사상체질에 따른 체질구분

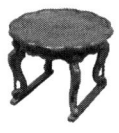

혈액형AB형은 태양인과 같고
혈액형 O형은 소양인과 같아 열성체질로,
혈액형 B형은 태음인과 같고 혈액형
A형은 소음인과 같아 냉성체질로 분류하고
각 체질의 특성을 구분하였다.
그 결과 그동안 혼란스러웠던 체질분류를
이제는 혈액형만 알아도 쉽게 구분할 수 있게 되었다.

혈액형의 유래는 1900년 비엔나대학의 연구 조수였던 칼 랜드스테이너 박사가 ABO식 혈액형의 체계를 연구하여 세상에 처음으로 발표하였다. 그 후 Rh혈액형은 1940년 칼 랜드스테이너의 제자인 위너가 발견한 이래 특이체질로 분류하고 있으며 Rh혈액형은 혈액형 중에 있는 6가지 Rh인자 가운데 D인자가 있으면 Rh양성, 없으면 Rh음성 혈액형으로 분류하고 있다. 2004년까지 알려진 혈액형의 종류는 대략 250여 종류가 된다고 한다. 그 중 가장 중요한 것이 ABO식 혈액형이다.

이같이 ABO식 혈액형이 도입되면서 1910년대 독일 하이델베르크대학 에밀 폰 둥게론 박사는 '혈액형의 인류학'이라는 논문에서 인종우열론을 주장한바 있고 1919년 독일 유학을 다녀온 일본의 카마타 하라는 '혈액형과 성격'이라는 조사 논문을 발표하였지만 모두 결정적 연관관계는 드러나지 않았다. 이 후 철학을 전공하고 동경여자사범학교의 강사로 있던 후루카와가 1927년 8월에 친척, 동료, 학생 등 319명의 혈액형을 조사하여 '혈액형에 의한 기질 연구'라는 논문을 일본 심리학회지에 발표하였는데 이것이 성격을 분류하는 기준으로 바뀐 것이다. 그의 이론에 따라 일본에서는 1930년대 처음으로 이력서에 혈액형을 기록하는 곳이 생기게 된 것이다. 고용 관계에 있어서 고용된 사람이 어느 정도 회사에 적응할 것인지를 미리 파악할 수 있다는 믿음에서였다. 이 학설은 차차 점술로 바뀌어 그다지 지지를 얻지 못하고 일단 사라졌다. 그러나 이 학설에 영양을 받은 노오미 마사히코의 저서 「혈액형 인간학(1971년)」이 인기를 얻으면서 유행을 일으킨 후부터 점술가들에 의해서 널리 이용되고 있으며 우리나라도 이러한 영향을 받아 젊은이들을 상대로 시내 중심가나 인터넷 사이트에서 혈액형으로 보는 사주팔자라는 신종 카페가 공공연히 나돌고 있는 실정이다.

그런데 2001년 3월호 「신동아」에 쓰여 있는 '혈액형 성격 분류법'이 한국의 의학박사에 의해 통계학적으로 제시되고 있어 혈액형체질론에 한층 근접하게 되었다. 연이산부인과 원장 김창규 박사가 그 주인공이다. 김 박사는 1997년 미국 보스턴의대 유전센터 연구교수로 3년간 근무하면서 미국인 3천 명, 한국인과 일본인 2천 명을 통계학적으로 분석한 결과 혈액형이 인체 질병 및 성격과도 연결된다는 점을 파악하였다.

혈액은 서로 다른 항원을 가지고 있는 특이하고 신비한 물질이다. 피는 신선한 산소, 맑은 공기, 영양분을 인체에 존재하는 100조 개의 세포에 공급하여 세포기능을 유지시킨다. 피에는 호르몬, 신경전달물질 등이 있으며 뇌에 깊숙이 존재하는 유전자 시계를 조절하여 인체의 리듬을 유지시킨다. 이렇게 피는 인체의 세포 사이사이를 돌기 때문에 사람의 건강과 운명을 좌우한다. 즉, 유전적인 운명을 의미한다는 것이다.

김 박사는 '최근 들어 혈액형으로 궁합을 맞추어 보거나 성격을 알아맞힌다는 식의 심리테스트가 인터넷에서 유행하고 있는데 이는 사실 과학적 근거가 있다고 말하고 있다. 유유상종이란 말이 있듯이 같은 혈액형의 사람은 같은 종류의 유전인자를 같게 되어 성격, 행동, 질병 등이 비슷해진다는 것이다. 때문에 같은 피를 가진 사람은 같은 성격, 거의 비슷한 건강상태를 가질 확률이 높아진다'고 주장하고 있다.

필자도 김 박사의 주장을 받아들이는 바이며 아울러 조대일 선생의 저서 「혈액형이 체질이다」 서두를 보면 기초의학이란 인체의 구조와 성질, 기관, 기능들의 종합분석이다. 따라서 종합분석이 이루어지면 질병이 왜 발생하는지, 어떻게 하면 치료가 되는지 또는 살아가는 데 필수에너지인 음식물에 대해서도 그 성질과 영양, 작용에 대하여 분석이 이루어져야 한다고 말하고 있다. 현대 기초의학에서는 혈액형을 AB·O·B·A형 등으로 분류하여 외과적 수술상의 같은 혈액 성분 여부의 체질을 분류하고 있다. 지극히 과학적이고 논리적으로 맞는 말이다. 그러므로 혈액형체질은 분명히 기초의학의 주춧돌이자 잣대가 될 수 있는 것이다. 하지만 유감스럽게도 현대과학에서 타고난 체질과 섭생에 대한 성질을 파악하지 못한 채 물리적인 의료 활동만 하고 있다. 각자의 혈액형에는 맞는 체질, 성격, 질병, 음식 등이 분명히 있다고 주장하고 있으며 서양식 개념인 혈액형체질에 동양식 개념인 열성과 냉성체질을 결합한 공평의학식 체질분류법에 관한 혈액형의학의 체질 이야기는 주목할 만하다.

2006년 8월 20일 SBS스페셜을 통해 '혈액형의 진실'이 방영되었다 우리나라 최초로 ABO식 혈액형의 실체를 새로운 시각으로 혈액형의 미스터리를 심도 있게 분석 조명하고 혈액형에 따른 성격의 모순과 한계를 짚어보는 동시에 의학계의 새로운 화두로 떠오르고 있는 질병해독의 암호로서 혈액형의 무한한 가능성을 제시한바 그동안 베일에 가려져온 혈액형의 세계를 탐험하여 그 진실에 도달할 수 있도록 이끌어 주었으며 혈액형의 무한한 잠재력과 가치를 재조명하는 친절한 길잡이가 되었다. 현재 우리나라에 가장 많은 혈액형은 A형이 34%이고 그 다음 O형이 28%, B형이 27%, AB형이 11% 정도이며 과거 인산 선생이 분류한 것과 거의 같다는 것이 놀라울 따름이다.

우리는 혈액형체질보다 앞서 사상체질을 주창한 명의 동무 이제마(1838~1900년) 선생은 한방의학에 대한 오랜 경험을 토대로 56세 때 독창적인 의학서 「동의수세보원(1894년)」 2권을 완성하고 사람의 체질(태양인·소양인·태음인·소음인)과 의학(간·신·폐·비의 대소강약에 따른 분류) 사이의 놀라운 상관성을 밝혀 세계 최초로 온전한 사상의학의 체계를 수립하고 오늘날까지 한의학자와 건강학자들에 의해 사상의학의 우수성과 체질분류에 따른 음식의 중요성이 조명되고 있다.

그 후 인산 김일훈(1909년) 선생은 체질분류의 정확도를 높이고자 이제마 선생이 주창한 사상체질에 선천적으로 타고난 ABO식 혈액형체질과의 유사점을 접목하여 혈액형 AB형(태양인)은 더운 기운이 강하고 혈액형 O형(소양인)은 온화한 기운이 있어 열성체질로 분류하였으며 차가운 성질의 음식이 몸에 이롭다 하였다. 또한 혈액형 B형(태음인)은 서늘한 가운이 있고 혈액형 A형(소음인)은 차가운 기운이 강해 냉성체질로 분류하고 더운 성질의 음식이 몸에 이롭다 하였다. 평생의 구료활동에서 경험한 임상에 의해 혈액형사상체질을 주창하고 각각의 체질적인 특성을 파악하여 병증을 치료하는 인산의학을 창시하였다. 인산 선생의 자료에 의하면 우리나라 국민은 혈액형 A형(소음인)이 40%, 혈액형 O형(소양인)이 30%, 혈액형 B형(태음인)이 25%, 그리고 혈액형 AB형(태양인)이 5% 정도가 있다고 우리나라 현대의학 사상 불멸의 대(大)저술로 손꼽히는 「신약(1986년)」에 기록되어 있다.

그러나 현대의학과 영양학 또는 사상체질과 혈액형체질을 잘 알지 못하는 학자들 사이에서는 지금까지도 혈액형의 특성에 관해서 확실하게 과학적인 근거를 밝혀내지 못하고 있으나 우리나라를 포함한 중국, 일본, 대만 등 동아시아의 많은 사람들은 ABO식 혈액형에는 육체와 정신, 선천성과 후천성, 상극과 상생, 음과 양의 상관관계에 따라 밀접한 연관성이 있다고 믿고 있다. 이에 필자도 몇몇 학자들의 혈액형체질 연구 자료들을 조심스럽게 살펴 본 결과 여러 가지 모순과 한계가 있었지만은 인산 선생이 주창한 혈액형사상체질에 우리가 일상에서 섭취하는 음식과의 상생관계를 식생활에 접목하여 자신의 혈액형에 맞는 식이요법으로 식단을 관리한다면 질병 예방은 물론 치료까지 가능하므로 일석이조가 아닐 수 없다. 그 결과 그동안 사상체질에 얽매어 혼란스러웠던 신체적 특징, 성격, 질병, 건강관리, 운동, 남녀의 성생활, 식사습관, 생활습관 등을 세심하게 제시한 혈액형의 객관적인 자료에 근거하여 나의 체질을 미리 알고 실천할 수 있으므로 삶의 질을 더 한층 높일 수 있게 되었다. 다행이 우리나라 국민 모두가 자신의 혈액형을 알고 있기 때문에 손쉽게 체질을 구분할 수 있어 활용도가 한층 높아지리라 생각한다.

1. 혈액형 AB형(태양인) 체질의 특성

1) 신체적 특징은 어떠한가?

혈액형 AB형은 태양인과 동일 체질이며 우리나라 국민 중 5%로 100명 중에 5명 미만이다. 용모는 단정하고 깔끔하여 목이 굵고 뒷덜미가 특히 발달되어 있다. 머리는 크고 얼굴은 둥근형으로 눈은 비교적 작은 편에 속하나 눈에 광채가 있다. 신체적 특징은 상체는 비교적 튼튼하고 건실하지만 허리 부분과 하체의 발달이 미약한 편이므로 다리가 힘이 없어 오랫동안 걷기를 싫어하는 편이다.

2) 성격은 어떠한가?

혈액형 AB형(태양인)은 사람을 사귀는 데 있어 상대방을 어려워하지 않고 쉽게 친분을 쌓아 가는 장기가 있다. 성격은 항상 앞으로 나아가려고만 하지 주위를 살피거나 물러서려고 하지 않는 과단성이 있다. 다른 사람의 방식은 인정하지 않고 독선적이거나 영웅주의에 빠지는 경향도 있다. 남들과 잘 통하나 독창적인 의욕이 지나치고 상대방의 단점을 들어 인신공격을 하는 경향이 있어 교제의 범위가 좁다. 또 영웅심과 자존심이 강하고 과장하는 것이 많으며 진취성이 있다.

그러나 반면에 감정적이고 계획성이 없어서 대담하지 못하고 사업이나 어떠한 일에 실패하고도 후회하지 않는 면을 보이기도 한다. 또한 두뇌가 명석하여 사람을 사귈 때에 옳고 그름을 분명하게 판단하는 반면에 고민이 많고 슬픔이 극도에 달하면 분노로 치우치기가 쉽다. 혈액형 AB형(태양인) 중에는 뛰어난 영웅이 있는가 하면 백치도 있다고 하는데 대부분 영웅호걸이 많다.

3) 자주 걸리는 병은 무엇인가?

혈액형 AB형(태양인)은 폐가 실하여 기가 강하고 간이 허한 폐대간소의 체질이다. 소변을 자주 보고 대변은 활발하며 양이 많으나 간장 질환에 주의해야 한다. 혈액형 AB형(태양인)은 상체에 비해 하체가 약하여 한기를 받으면 종아리가 저리고 다리에 통증을 일으켜 관절염이 생긴다. 피부에 발열, 가려움증이 있으면 빨리 치료해야 한다.

또한 우리의 몸은 목구멍에 가까운 곳이 건조하면 음식물이 넘어가기가 어려워지는데 혈액형 AB형(태양인)이 신경을 너무 많이 쓰면 위장의 양의 기가 너무 왕성해지므로 음식물이 식도에 막혀 내려가지 못하고 식도경련, 식도협착, 소화불량 등으로 고생하기도 하며 음식물을 먹은 즉시 토하는 반위증도 나타난다. 그밖에 소장의 이상으로 복통, 설사, 이질 등의 증세가 나타나기도 한다.

4) 건강관리는 어떻게 해야 하나?

혈액형 AB형(태양인)은 간 기능이 크게 떨어짐으로써 혈액을 잘 생성하지 못하여 제반 증상들이 잘 나타날 수 있다. 그로 인하여 정신 안정이 안 되어 나타나는 스트레스, 불안, 신경증 등의 증세가 많이 있다. 또한 기의 흐름이 원만하지 못하여 상승한 기가 하강하여야 하는데 상부에 머물러서 나타나는 기역 증세가 나타나며 허리 이하가 약해서 오는 증상과 자칫 편향된 시각으로 세상을 보는 데서 오는 정신 질환 등에 유의해야 한다. 그러므로 항상 기의 흐름을 왕성히 하고 원활히 하는 것이 중요하므로 혈액형 AB형(태양인)은 운동과 함께 단전호흡, 정신수양 등을 통하여 마음을 다스리는 일이 중요하다. 또한 음식을 골고루 먹고 간에 좋은 음식을 평소에 많이 먹는 것이 중요하다.

5) 몸에 맞는 운동은 무엇인가?

혈액형 AB형(태양인)은 상체에 비해 하체가 부실하기 때문에 격렬한 운동을 할 때 척추에 무리가 가고 무릎 관절이 손상될 위험이 있으므로 마라톤보다는 걷기, 조깅, 등산 등 많이 걷는 것이 좋으며 또는 골프나 자전거 타기 등으로 하체를 단련하고 허리를 강화시켜 준다. 요가나 단전호흡, 기공, 수영과 같은 에너지 소모량이 적은 운동이 혈액형 AB형(태양인)에게 적합하다. 요가, 단전호흡은 저돌적이고 감정 조절에 신경 써야 하는 태양인의 성격에도 잘 맞는 운동이다. 그리고 승패를 좌우하는 단체 구기운동으로 농구, 배구, 야구, 조정, 축구, 하키, 핸드볼 등도 좋은 운동이다.

6) 남성의 성생활은 어떠한가?

혈액형 AB형(태양인) 남성은 한마디로 바람처럼 변화무쌍하다. 형식에 매이는 것을 싫어하고 반복적인 체위보다 가끔 변칙 스타일을 시도한다. 이 체질은 눈에 보이는 물질세계보다 그 이면의 관념 세계를 추구하고 육체적 성행위보다 정신적 만족을 구하는 몽상가이다. 그래서 성적 접촉을 통한 육체적 사랑보다 지적이고 정신적인 사랑 즉, 플라토닉 사랑을 추구하는 경향이 있다. 이것이 지나치면 성 자체를 추잡한 것으로 생각해 혐오하는 단계에 이르기도 하고 반면 성에 흠뻑 빠져 감당키 어려운 변태 성욕자가 되기도 한다.

어찌되었던 혈액형 AB형(태양인)은 체질적으로 하체가 약해 성행위를 오래 하지 못하고 생각보다 정력도 약한 편이다. 자기 위주로 성생활을 하며 은밀한 무드나 애무, 사랑의 속삭임 같은 테크닉이 부족하다. 혈액형 AB형(태양인) 체질을 가진 남성의 성적 궁합은 어떤 체질의 여성과도 속궁합이 그렇게 좋은 편이 못된다. 대신 혈액형 B형(태음인) 여성과는 좀 나은 편이고 같은 혈액형 AB형(태양인) 여성과도 잘 맞을 수 있다.

7) 여성의 성생활은 어떠한가?

혈액형 AB형(태양인) 여성은 그야말로 천방지축 바람기를 타고났다고 해도 과언이 아니다. 이리저리 외도하는 나쁜 바람기가 아니라 앙증맞은 매력이 넘친다는 것이다. 휑하니 왔다가 사라지는 바람처럼 혈액형 AB형(태양인) 여성은 뭇 남성의 애간장을 녹인다. 그러나 콧대가 높고 새침데기여서 쉽게 정을 주지 않는다. 이들은 바깥 활동에 열심이어서 일단 모든 일이 주어지면 의욕적이고 주도적으로 하며 언쟁에서도 절대 지지 않는 성격을 가지고 있다.

이 같은 체질의 여성은 성생활에서는 도도한 태도가 남성을 당황하게 만들며 자신이 내키지 않을 때는 냉정하게 남편의 요구를 묵살하기도 한다. 한편 성행위 자체보다는 무드에 취하는 낭만적 경향으로 단조로운 성생활을 싫어한다. 정상위에 만족하지 않고 소파나 자동차, 숲속이나 백사장 같은 침실 이외의 장소에서 과감한 섹스를 원하기도 하며 기분이 내키면 대담한 체위를 취해 자극을 얻기도 한다.

혈액형 AB형(태양인) 체질을 가진 여성은 어떤 남성과도 속궁합이 좋은 편이 아니다. 간혹 혈액형 AB형(태양인)인 남성이나 혈액형 B형(태음인) 남성과는 화끈하게 지낼 수 있지만 쉽게 식어 버린다. 그래서 그런지 혈액형 AB형(태양인) 여성 중에 독신을 고집하며 커리어 우먼으로 남기를 원하는 경우가 많다.

8) 식사습관과 생활습관은 어떠한가?

혈액형 AB형(태양인)은 일반적으로 식성이 까다로운 편이며 더운 음식보다 시원하고 담백한 음식을 좋아 하는 편이다. 몸에 열이 많아 음식물을 흡수·저장하는 기능이 약하므로 육식보다 해산물이나 생선회를 더 좋아하고 고추, 겨자, 커피처럼 자극적인 음식을 싫어한다.

그러므로 기름진 음식이나 육류, 독한 술은 피하고 야채류와 해산물처럼 담백하고 시원한 음식을 먹는다. 혈액형 AB형(태양인)의 경우 간의 기능이 약해 아무런 원인 없이 병이 생기기도 하므로 간의 기능을 보하는 조개류나 다슬기로 만든 음식을 미리미리 챙겨 먹어 건강을 돌보아야 한다. 특히 술은 약한 편이며 독한 술보다 맥주와 와인을 더 좋아하는 체질이다.

2. 혈액형 O형(소양인) 체질의 특성

1) 신체적 특징은 어떠한가?

혈액형 O형은 소양인과 동일 체질이며 우리나라 국민 중 30%로 100명 중에 30명에 해당된다. 얼굴이 하얗거나 붉은 빛을 띠는 누런색으로 턱이 뾰족하며 입술이 얇다. 머리는 앞뒤로 튀어나오고 목은 가늘고 긴 편에 속하며 눈빛이 예리하고 맑으며 빛이 난다. 이러한 체질은 보통 활동적이며 독립심이 강한 편이다. 체격은 상체의 발육이 좋아서 가슴이 넓고 튼튼하지만 하체가 빈약하여 엉덩이가 좁고 걷는 모습이 안정감이 없어 보이는 편이다.

2) 성격은 어떠한가?

혈액형 O형(소양인)의 성격은 활발하고 강직하여 사람들의 잘못이나 장·단점을 잘 판단한다. 행동은 돌진적이고 급해서 잠시도 한 곳에 정착하지 못하며 버럭 성을 내기도 한다. 매사에 자세하고 총명하여 일에 능하며 자만심이 강하고 비탄에 빠지거나 성을 잘 내는 편으로 고집이 세다. 두뇌 회전이 빠르고 몸가짐도 민첩해서 일처리를 신속하게 처리하는 뛰어난 장점이 있다. 성격도 강인하고 굳세며 의협심이 강한 편이다. 다만, 드러나는 일을 벌이는 것을 좋아하고 실속 있게 마무리 짓는 것은 약한 편이며 바깥일이나 다른 사람의 일은 관여하지만 정작 집안일이나 자기의 일을 소홀히 하는 경향이 있다.

3) 자주 걸리는 병은 무엇인가?

혈액형 O형(소양인)은 비위의 체적과 기능이 실하고 신장의 기능이 허한 비대신소의 체질이다. 비장이 한하게 되면 발열, 오한이 나고 땀이 나지 않는다. 또 두통, 설사를 일으키며 헛소리를 하게 되는데 혈액형 O형(소양인)의 병은 화와 열로 생기기 때문에 병세가 급격히 변화하여 콜레라 같은 질병이 발생하므로 주의해서 살펴야 한다. 또 위가 열을 받게 되면 갑자기 구토를 일으키거나 코피, 토혈을 하며 위궤양이나 십이지장궤양이 생기게 된다. 체질상 소화력은 왕성하나 신장이 약한 편이므로 신장병, 방광염, 요도염, 불임증, 상습 요통, 협심증 등의 발병률이 높으므로 신장과 방광에 신경 써야 한다. 그밖에도 뇌졸중으로 인한 반신마비와 성 기능 장애 등에도 걸리기 쉽다.

4) 건강관리는 어떻게 해야 하나?

혈액형 O형(소양인)은 몸을 시원하게 유지하는 것이 필요하다. 많이 먹어도 살이 잘 찌지 않는 사람은 혈액형 A형(소음인)과 마찬가지로 부분 비만이 대부분을 차지한다. 몸에 열기가 많으므로 뜨거운 것을 좋아하게 되면 질병에 걸리기 쉽다. 평소 대변이 원활하게 배설되면 어느 정도는 건강하다는 표시이다. 다리는 날씬한데 배가 많이 나오거나 하체에만 지방이 많으며 활동할 때 몹시 힘들어 하는 사람들도 있지만 비교적 소화 기능이 좋아서 잘 먹고도 살이 잘 찌지 않는다.

이러한 체질은 보편적으로 성격이 급한 편이어서 주변 환경이 억압되어 있는 경우 잘 참지 못하는 경향이 있고 이러한 환경을 극복하지 못하는 경우 다른 체질보다 정신적인 스트레스의 강도가 높아서 마구 먹고 잠자는 경향이 있다. 이러한 경우가 지속되면 비만으로 이어진다고 볼 수 있다. 생활을 적극적으로 하며 적당한 운동과 명랑하게 사는 것이 비만을 예방하는 길이라고 볼 수 있다.

또한 혈액형 O형(소양인)은 허리와 하체가 약해질 가능성이 높다. 이로 인한 운동장애가 생기면 마찬가지로 비만에 걸릴 수가 있다. 그러므로 평소 허리 이하의 운동을 게을리 하면 안 된다. 특히 혈액형 O형(소양인)의 여성은 신장, 자궁, 방광의 질환에 잘 걸리며 화기의 상승으로 인한 질환에 잘 걸리고 스트레스를 참지 못하는 경향이 있다. 그러므로 혈액형 O형(소양인)은 항상 하체를 단련시키는 운동을 해야 할 것이며, 시원한 음식을 즐겨 먹고 스트레스 해소 방법을 찾아야 하며 마음을 다스리는 일이 가장 중요하다.

5) 몸에 맞는 운동은 무엇인가?

혈액형 O형(소양인)은 외향적이고 활발해서 4체질 중 운동을 가장 좋아하는 체질이다. 그러나 성미가 급하고 끈기가 부족해 운동을 시작하는 것은 잘하지만 오래 지속하기 힘든 스타일이다. 신장 기능이 약해서 지구력이 떨어지는 체질로 장거리 경주보다는 단거리에 강하다. 신체적으로 상체는 발달되어 있지만 하체가 약하다. 하체를 단련하는 운동 방법으로는 아침에는 가벼운 조깅이나 산책을 하고 주말에는 등산할 때는 장기 산행보다는 가파르고 바위가 많은 산길을 짧은 시간 내에 오를 수 있는 코스를 선택하는 것이 효율적이다. 하체 근력을 키워 나가는 운동으로는 지겹지 않고 흥미롭게 할 수 있는 암벽등반, 인라인스케이트, 사이클, 스케이트, 스키, 스포츠댄스 등이 좋다.

6) 남성의 성생활은 어떠한가?

혈액형 O형(소양인) 남성은 열이 많아 평소 불같은 성격이라는 말을 듣는데 신장의 음기가 부족한 반면 허화가 상충하여 쉽게 성적 충동을 느낀다. 평소 성적 충동이 일면 때와 장소를 가리지 않고 덤벼드는 경향이 있다. 이상한 그림책이나 야한 영화를 보면 밤을 먹다가도 아내의 손목을 잡아끌고 침실로 향하는 형이다. 문제는 오래 지속하지 못하고 일방적으로 진행하다 푹 주저앉는다는 것이다.

혈액형 O형(소양인) 남성의 성행위는 마치 수탉이 암탉에 올라탔다가 곧바로 낙하하는 모습과 비슷하다. 그래서 성 기능이 왕성하지 못하고 조루증이 많은 편이다. 성격이 급한 탓으로 속전속결로 성행위를 한다. 여성을 부드럽게 리드하거나 감미로운 애무를 할 줄 모르는 것이 단점이다. 이러한 체질은 남녀를 불문하고 40대 이후부터 성생활이 무심해지는 경향이 있다. 혈액형 O형(소양인) 체질을 가진 남성은 혈액형 O형(소양인) 여성을 만나면 서로 성격이 급하기 때문에 마음이 통하고 속궁합이 잘 맞는다.

7) 여성의 성생활은 어떠한가?

혈액형 O형(소양인) 여성은 상냥한 성격이어서 대인관계가 원만하다. 외간 남자와도 거리낌 없이 대화하는 형으로 약간 바람기가 있지만 사회활동을 하는 데 적합하다. 워낙 활동적이어서 여성으로 태어난 것을 아쉬워하고 남성을 지배하며 살고 싶어 하는 여장부 형이 많다. 그러나 성생활이 만족스럽지 못하면 유난히 풀이 죽고 활동력이 떨어지는 것이 특징이다.

반면 성생활이 만족스러우면 다른 일에도 자신감이 생긴다. 성에 대한 호기심이 많고 수치심도 그리 많지 않으며 내숭떠는 것을 싫어한다. 장난도 좋아해서 잠자리에서도 남편의 성기를 잡고 깔깔거리며 웃을 수 있는 형이다. 일단 성행위에 돌입하면 속전속결인데 너무 짧아 허전할 경우 한 번 더 섹스를 하고 싶은 충동을 느낀다. 혈액형 O형(소양인) 체질을 가진 여성은 같은 혈액형 O형(소양인) 남성과 혈액형 B형(태음인) 남성과는 잘 맞는 편이다.

8) 식사습관과 생활습관은 어떠한가?

혈액형 O형(소양인)은 한 가지 일에 집중하지 못하는 조급한 성격 때문에 식사 중에도 계속 얘기를 하거나 다른 행동을 하지 않고는 견디지 못한다. 식사 속도가 빠르고 급히 먹는 편이지만 비교적 소화가 잘 되므로 먹는 것에 비해 살이 잘 찌지 않는 체질이다. 따라서 식사속도는 빠르게 되고 급히 먹게 됨에 따라 음식의 맛도 제대로 음미하지 못하게 된다. 음식이 있으면 먹고 없으면 안 먹는다는 식이다. 자연히 식성도 까다롭지 않아서 혈액형 O형(소양인) 중에는 미식가나 식도락가는 거의 없다. 그러나 음식의 맛을 크게 신경 쓰지 않는 대신에 대화나 음식의 모양에 신경을 써서 눈요기를 즐기는 경향이 있다.

체질적으로 비위에 열이 많아서 더운 음식보다는 차가운 음식을 좋아해 한겨울에도 냉면 같은 찬 음식을 즐기고 냉수를 마셔도 탈이 나지 않는다. 싱싱하고 찬 음식이나 야채류와 해산물류가 좋고 신장이 허하기 쉽기 때문에 쇠고기와 돼지고기 또는 오리고기 등으로 신장을 보하는 것이 좋다. 그러므로 데우거나 익힌 음식보다 시원하고 담백한 것을 먹는 것이 좋다. 보리, 딸기, 수박, 오이, 참외와 같이 찬 성질의 음식으로 열을 식히는 것이 건강에 도움이 되고 매운 음식이나 자극성 있는 음식을 싫어하기 때문에 청양고추, 생강, 마늘 등 생으로 먹는 매운 음식은 주의한다. 특히 술을 과하게 마시면 숙취가 오래가는 체질이다.

3. 혈액형 B형(태음인) 체질의 특성

1) 신체적 특징은 어떠한가?

혈액형 B형은 태음인과 동일 체질이며 우리나라 국민 중 40%로 100명 중에 40명에 해당된다. 용모는 의젓하고 신중하다. 하체는 발달되어 있고 상체는 조금 허약한 편이나 근골의 발육이 좋아서 걸음걸이는 느리고 안정성이 있다. 얼굴은 원형 또는 타원형으로 피부색은 검고 건실한 듯하게 보이나 몸은 대개 비만하며 약하다. 소수의 혈액형 O형(소양인) 중에서도 마른 사람이 있으나 골격만은 발달되어 있으며 목덜미가 가늘고 키가 커서 서 있는 자세가 꼿꼿한 편이다.

2) 성격은 어떠한가?

혈액형 B형(태음인)은 활동적이고 과묵한 반면에 은거하기를 좋아하고 가정을 중시하며 안일한 것을 좋아해서 게으른 사람이 많다. 인내심이 강하고 기쁨과 슬픔의 감정을 밖으로 표현하지 않아서 다른 사람과 문제를 일으키는 수도 있다. 꾸준하고 침착하여 무슨 일이든 끈기 있게 성취하는 장점이 있다. 듬직하고 신뢰가 가는 것은 장점이나 변화를 싫어하고 보수적인 경향이 있으며 자신의 일 외에는 관심의 범위가 넓지 않다. 자기 일을 잘 이루고 자기 것을 잘 지키는 것은 좋으나 자칫 탐욕으로 치우치는 탐욕심과 사치심이 많으며 사업 성취 능력은 좋으나 교만하고 음흉하며 일을 제 때에 처리하지 않고 서두르는 경향이 많다.

3) 자주 걸리는 병은 무엇인가?

혈액형 B형(태음인)은 간이 실하고 폐가 허한 간대폐소의 체질이다. 위가 한을 받으면 머리가 아프고 허리, 골절이 쑤시며 오한이 나게 되는데 이때에는 땀이 나지 않고 숨이 차게 된다. 혈액형 B형(태음인)은 선천적으로 폐 기능이 다른 장기에 비하여 약하게 태어났기 때문에 심폐 기능이 약하여 천식에 노출되고 몸의 저항력이 약하면 폐결핵, 급성 폐렴, 기관지염, 감기, 알레르기성 비염, 아토피성 피부염에 걸릴 위험성이 크다. 또 간에 열을 받으면 얼굴에 비단무늬 같은 붉은 반점이 나타나기도 한다. 그밖에 고혈압, 저혈압, 뇌졸중, 당뇨병, 비만증, 심장병, 폐암, 대장염, 맹장염, 황달, 변비, 치질, 두드러기, 노이로제 등에 걸리기 쉬우며 피부병을 자주 유발한다.

4) 건강관리는 어떻게 해야 하나?

혈액형 B형(태음인)은 조금만 먹어도 살이 찌기 쉬운 체질이다. 또한 혈액형 B형(태음인)의 비만은 유전적인 요소가 많기 때문에 다른 체질에 비하여 특히 비만에 신경을 써야 한다. 절대로 과식을 삼가야 한다. 자신에게 잘 맞지 않는 밀가루 음식을 장기간 섭취하게 되면 거의 비만증에 시달린다고 보아야 한다. 혈액형 B형(태음인)은 보편적으로 육류를 좋아하고 과식하기 쉬운데 절대적으로 육류는 줄이고 과식은 피하며 술과 담배를 삼가 해야 한다. 이것은 비만의 직접적인 원인이 된다. 혈액형 B형(태음인)이 비만을 예방한다는 것은 각종 성인병을 예방한다는 말과 같다. 담배는 특히 해로우며 땀을 흘리지 않는 것은 건강의 이상 신호이다. 그러므로 심폐 기능을 향상시키기 위해서는 매일 꾸준히 운동을 하여 적당한 땀을 흘리는 것이 좋다.

5) 몸에 맞는 운동은 무엇인가?

혈액형 B형(태음인)은 다른 체질에 비해 쉽게 비만해지기 쉬운 체질인 만큼 심폐 기능을 향상시키는 유산소운동이 반드시 필요하다. 운동은 등산, 조깅, 빨리 걷기, 에어로빅 등과 같이 에너지 소모량이 많으면서 적당히 땀을 흘릴 수 있는 것이 적합하고 웨이트레이닝으로 상체운동을 해주는 것도 좋다. 단거리 마라톤도 효과적이다. 또한 체력을 요구하는 운동으로 권투, 레슬링, 씨름, 역도, 유도, 육체미, 태권도 등의 운동으로 강도를 강하게 하여 땀을 많이 흘려주는 것이 좋다. 반신욕과 사우나도 효과적이다.

6) 남성의 성생활은 어떠한가?

혈액형 B형(태음인) 남성은 튼튼한 골격에 뚝심과 지구력을 겸비해 한눈으로도 호걸형으로 보이는 사람이다. 먹성도 좋아 가리지 않고 잘 먹음으로 타고난 동물적 감각의 소유자라 하겠다. 성적으로는 비교적 점잖게 요구하는 편이지만 일단 불이 붙으면 무섭게 돌진한다. 그러나 여성을 위한 무드나 사랑의 테크닉이 능숙하지 못해 시작부터 푹 빠져들게 하는 기술이 부족하다. 대신 큰 체격에서 나오는 힘으로 때우려는 경향이 있는데 이것도 제풀에 지치는 경향이 있다. 즉, 체격이 크다 보니 쉽게 숨이 차고 힘이 들어서 그만 중단해 버리는 것이다. 발기는 계속 유지되어도 지쳐서 성행위를 계속할 수 없게 된다.

이러한 체질은 보수적인 편이어서 여성이 밝히는 것을 싫어하고 체위는 정상위에 만족한다. 무뚝뚝하고 말수가 적은 혈액형 B형(태음인)은 간지러운 사랑의 속삭임이 전무하며 암흑과 침묵 속에서 밤의 의식을 거행하곤 한다. 때로는 육체의 강한 자극을 추구해서 흥분하면 마조히즘적인 변태 성욕을 드러내기도 한다. 젊을 때는 하루에도 몇 차례씩 성행위를 할 수 있지만 지나친 성생활로 정력이 감퇴되는 중년이 되면 제일 먼저 정력제를 찾는 것도 혈액형 B형(태음인) 남성이다. 이러한 체질을 가진 남성은 애교가 넘치고 정열적인 혈액형 O형(소양인) 여성과 속궁합이 잘 맞으며 혈액형 A형(소음인) 여성과도 무난한 편이다.

7) 여성의 성생활은 어떠한가?

혈액형 B형(태음인) 여성은 수더분한 시골 아낙네 혹은 부잣집 맏며느리 감 같은 인상을 준다. 대체로 허리에 살이 많아 가냘픈 인상에 늘씬한 각선미는 기대하기 어렵다. 이러한 체질의 여성은 살림을 잘하지만 섹스에 대해서는 의외로 소극적이고 보수적이다. 성적 욕구도 그리 큰 편이 못 되고 자극에 대한 반응도 민감하지 못해 남편으로부터 나무토막 같다는 소리를 듣기도 한다.

태음인 여성 중에 불감증 환자가 많다. 그래서인지 섬세한 애무보다는 강력한 자극을 원한다. 평소 애정표현이 서투르고 애교도 부족한데다 매혹적이고 섹시한 몸매가 아니기 때문에 남성을 확 잡아끌지 못한다. 다만 남성의 요구가 있으면 순순히 응하고 남편이 무리하게 매일 요구해도 묵묵히 따르는 수동적인 스타일이다.

혈액형 B형(태음인) 체질을 가진 여성은 혈액형 AB형(태양인)과 혈액형 O형(소양인) 남성과는 속궁합이 잘 맞는 편이다. 이들의 조급하고 강렬하며 자기중심적인 행동을 하여도 혈액형 B형(태음인) 여성은 인내와 아량으로 받아 준다. 또 그런 강렬한 성적 자극을 여성 쪽도 선호하기 때문이다.

8) 식사습관과 생활습관은 어떠한가?

혈액형 B형(태음인)은 일반적으로 체구가 크고 위장 기능이 좋은 편이므로 동·식물성 단백질이나 칼로리가 높고 맛이 중후한 식품이 체질에 맞는다. 며칠 동안 육식을 하지 않으면 고기가 먹고 싶어진다. 이러한 체질은 음식을 소화하는 능력이 뛰어나 입으로 들어가는 것은 무엇이든지 가리지 않는 경우가 많다. 체질적으로 후각이 발달되어 있어 냄새에 민감하다. 비교적 음식을 천천히 먹으며 식성이 좋아서 모양보다는 음식의 양에 치중한다. 식사 중에서도 다른 대화보다는 묵묵히 밥 먹는 일에만 치중하며 땀을 많이 흘리는 체질이다. 식사 중에 유난히 땀을 많이 흘리는 사람이 있다면 틀림없이 혈액형 B형(태음인)이다. 먹는 음식에 구애받지 않는 특성 때문에 가끔 폭음, 폭식하는 경우가 많다.

특히 스트레스를 받을 경우 폭식을 해 하루에 2~3kg의 몸무게가 늘기도 한다. 따라서 혈액형 B형(태음인)은 음식에 대한 절제가 필요하다. 우리나라 사람 중 뚱뚱한 사람의 대부분은 이러한 체질의 소유자들이다. 비만으로 인해 성인병에 걸릴 가능성이 높은 만큼 육식보다 채식을 하면서 체중을 조절해야 하고 매운 음식은 식욕을 증가시키므로 피한다. 또한 호흡기와 순환기 계통이 약하므로 허약한 폐의 기능을 보하는 음식이 좋다. 특히 술을 많이 마시며 커피를 좋아하는 체질이다.

4. 혈액형 A형(소음인) 체질의 특성

1) 신체적 특징은 어떠한가?

혈액형 A형은 소음인과 동일 체질이며 우리나라 국민 중 25%로 100명 중에 25명에 해당된다. 외모로 보면 얌전하고 온순한 타입으로 얼굴은 달걀 모양 같은 타원형이며 미인형이 많으나 목자형이나 원자형으로 된 사람도 있다. 피부는 원색으로 유연하고 부드러워서 겨울에도 손발이 트지 않고 여자는 다산하여도 복부가 트지 않는다. 체격은 보통 작은 편으로 키가 작고 가슴이 좁으며 엉덩이가 크다. 아랫배는 나오고 않는 자세가 의젓하지만 서면 뒤뚱뒤뚱하고 걸을 때에는 앞으로 구부정하게 굽어진다.

2) 성격은 어떠한가?

혈액형 A형(소음인)은 사람을 대할 때에는 겸손하고 얼굴에 즐거운 표정을 나타내어 사람들로부터 호감이 가는 성격이다. 교제에 능하고 모든 사무에 탁월한 실력을 발휘한다. 고정관념에 사로잡히지 않고 자유롭게 상황에 맞출 줄 아는 유연함과 유머가 있다. 자기 신변의 얘기를 드러내기를 좋아하는 반면에 사색적이며 깔끔하여 항상 집안에 있기를 좋아하고 침묵하기도 하는 소극적인 면을 지니고 있다. 친한 사람들과는 놀기를 좋아하나 의심이 많고 질투심이 많으며 독점력이 강하다. 논리적으로 이해되지 않거나 체력적으로 과로하게 되면 스트레스를 쉽게 받게 된다. 또한 결정을 쉽게 하지 못하고 미루는 경향이 있으며 이로 인한 부담감으로 마음이 안정되지 못하는 경우가 있다. 비교적 감정의 변화가 빨라서 한숨을 자주 쉬는 버릇이 있다. 또 사치하기를 좋아하고 앙탈심이 많아서 남을 중상, 모략하는 사람도 있다.

3) 자주 걸리는 병은 무엇인가?

혈액형 A형(소음인)은 신장의 기능이 실하고 비장의 기능이 허한 신대비소의 체질이다. 이러한 체질은 신에 열을 받으면 열이 오르고 두통이 나며 몸이 쑤신다. 또 오한이 나고 땀이 줄줄 흐르게 된다. 위가 한기를 받을 때에는 배꼽 아래가 얼음같이 차고 냉기가 심하여 두통, 구토 증세를 일으키며 변비가 생긴다. 발병률이 높은 질병은 비장이 약하여 위장의 소화를 돕지 못하면 급·만성위장병, 위궤양, 위하수증, 위산과다증, 소화불량성 위염, 상습적 복통, 부종, 설사 등으로 위암, 직장암, 대장암, 후두암 등에 노출되고 그밖에도 동맥경화, 심근경색, 식중독, 우울증, 수족냉증, 사지마비, 월경과다, 자궁출혈, 외한증 등을 일으키므로 주의해야 한다.

4) 건강관리는 어떻게 해야 하나?

혈액형 A형(소음인)은 주로 부분 비만 형태로 나타나며 비만의 부위는 강한 부위와 약한 부위로 대별될 수가 있다. 강한 부위는 하체인데 하체와 얼굴은 나이가 들어도 예쁘나 복부와 어깨 상박부에 불균형적인 지방 축적이 일어나기 쉽다. 상체는 잘 균형이 잡혀 있는데 하체만 지방 축적이 일어나는 경우가 있으며 전체적인 비만은 거의 없다. 소음인은 주로 부분 비만이 대부분이나 오랫동안의 식생활 습관과 질병에 의하여 전체 비만인 경우도 가끔 있다.

혈액형 A형(소음인)은 주로 신경이 예민하며 신경성 질환에 걸리기 쉽다. 이러한 체질의 비만은 대부분이 스트레스와 소화장애에 의한 비만이라고 보면 된다. 그러므로 혈액형 A형(소음인)은 스트레스를 이기기 위한 적당한 운동과 소화장애가 생기면 곧바로 치료하여 비만을 예방해야 한다. 소화장애로 비만이 생긴다는 말은 언뜻 듣기에 이해가 잘 안 될 것이다. 비만인 중에는 오히려 정상적인 사람보다 훨씬 소식을 하는 데도 불구하고 살이 빠지지 않는 경우가 많다. 심한 경우는 1일 기초대사량에도 못 미치는 식사를 하며 억지로 음식을 먹어도 곧 토하는 경우를 종종 볼 수 있다. 위장과 비장은 소화 흡수만을 담당하지는 않는다. 비장의 기능은 인체의 가장 중요한 운화작용을 주관하는 장기이다.

운화작용이란 체내에서 발생되는 운행과 변화를 조절하는 작용을 말한다. 에너지 대사가 제대로 이루어지려면 바로 운화작용이 원활해야 한다. 운동 중 발생하는 지방의 에너지 대사도 일종의 운화작용이라고 볼 수 있다. 그러므로 비장과 위장이 약하여 운화작용의 능력이 떨어지게 되면 이로 인하여 지방의 에너지 대사가 떨어지고 조금밖에 먹지를 못하는 데도 살이 빠지지 않는 경우가 생기게 된다.

혈액형 A형(소음인)은 소화기 장애, 혈액공급 장애, 신경증세, 심장쇠약, 몸이 차서 오는 증상들이 주류를 이룬다. 그러므로 혈액형 A형(소음인)은 항상 몸을 따뜻이 하는 것이 중요하다. 음식은 따뜻한 음식을 먹고 찬 음식을 삼가며 규칙적인 식생활을 해야 한다. 원래부터 신경이 예민한 편이므로 가급적 활동적인 생활과 일을 하는 것이 불안신경증이나 심장쇠약 등을 예방하는 길이다.

5) 몸에 맞는 운동은 무엇인가?

혈액형 A형(소음인)은 격렬하고 승부욕을 요하는 운동보다는 신체를 골고루 움직이는 가벼운 체조나 산책, 조깅이 적합한 운동이다. 가벼운 운동을 자주 해주는 것이 운동 요령이다. 체력을 요하는 운동은 짧은 시간 동안 스피드를 내는 배드민턴, 사격, 승마, 양궁, 탁구, 테니스 등의 종목이 좋다. 몸이 냉하므로 수영은 적합하지 않으며 달리기보다는 걷기가 알맞다. 등산은 완만하고 숲이 우거진 산을 긴 시간 동안 천천히 산책하는 기분으로 하는 것이 좋다. 신체적으로 하체는 발달되어 있지만 상체가 약하다. 턱걸이나 윗몸 일으키기로 상체를 강화시켜 주고 헬스를 한다면 아령 등이 효과적이다.

6) 남성의 성생활은 어떠한가?

혈액형 A형(소음인) 남성은 물기운을 타고나 정력이 좋은 사람이다. 잔잔하면서 깊이가 있는 물처럼 혈액형 A형(소음인) 남성은 풍부한 감성으로 상대를 배려하며 감미로운 로맨스를 추구한다. 이들은 성행위를 할 때 결코 난폭하게 덤벼드는 법이 없다. 욕망을 억제 해가며 감미로운 말과 애무로 여성을 리드해 점점 달아오르게 만든다. 마른 장작이 잘 타는 것처럼 화력이 좋다는 말은 혈액형 A형(소음인)에게 해당된다.

이들은 주도면밀한 성격이어서 결혼 전에 성에 대한 서적을 두루 읽거나 포르노 필름을 구해 교과서처럼 모방해 배우기도 한다. 첫날밤 행사를 위해 완벽한 준비를 하고 그 날을 기다린다. 그래서 정상위 체위에 만족하지 않고 자신이 배워 놓은 각종 체위를 모두 활용하는 스타일이다. 섹스 테크닉이 뛰어난 편이다.

이 같은 체질은 남성적 매력보다 여성스러운 부분이 많고 잘생긴 사람이 많아 약간 왕자병이 있다. 여성을 선택할 때도 학력이나 재력보다 외모를 중시하고 연예인 형의 미인을 좋아한다. 이것이 간혹 바람기로 나타나 여자의 애간장을 태우기도 하지만 치밀한 성격인 탓에 바람을 피워도 꼬리를 밟히지 않는 형이다. 혈액형 A형(소음인) 체질을 가진 남성은 혈액형 A형(소음인) 여성과 속궁합이 가장 잘 맞으며 다른 체질의 여성과도 괜찮은 편이다.

7) 여성의 성생활은 어떠한가?

혈액형 A형(소음인) 여성은 명경지수란 말처럼 조용하고 해맑은 이미지다. 겉으로는 요조숙녀요, 성에 대해서는 숙맥이요 숫처녀처럼 보이지만 막상 결혼 후 침실에서는 전혀 다른 모습을 보이는 경우가 많다. 비록 혈액형 O형(소양인) 여성처럼 요란한 섹스를 추구하지 않지만 수줍은 듯 끄는 힘이 있다. 흔히 말하는 내숭형이다. 자극에 대한 반응도 대단히 민감해서 완전히 심취하며 섹스를 즐긴다. 자기만족에 빠지는 경향도 있다.

이러한 여성은 워낙 섬세한 기질이 있어서 사기그릇 다루듯 조심조심 해야 한다. 우악스럽게 돌진한다든지 자기 방식만을 앞세워 일방적으로 진행하려는 남성을 만나면 오르가즘은커녕 두려움에 빠져 섹스 공포증이나 불감증이 될 수도 있다. 혈액형 A형(소음인) 체질을 가진 여성의 환상적인 궁합은 같은 혈액형 A형(소음인) 남성이다. 이들은 몸이 약해 자주 섹스를 하지 못해도 일단 한 번 성관계를 하면 예술처럼 하는 것이 특징이다.

8) 식사습관과 생활습관은 어떠한가?

혈액형 A형(소음인)은 성격적으로 꼼꼼한 편이라서 음식을 먹을 때에도 꼭꼭 씹어 먹는 경향이 있다. 그리고 미각도 발달되어 있어 음식을 천천히 음미하면서 먹으며 분위기를 중시한다. 음식에 대한 집착력과 욕심이 강하고 맛과 모양에 신경을 쓰며 반찬의 가짓수가 많은 것을 좋아한다. 또 음식을 담을 때에도 푸짐한 것보다는 정갈스럽게 오밀조밀하고 예쁘게 차려놓은 것을 좋아한다. 소음인은 체질적으로 소화 기능이 약하여 편식하기가 쉽다.

또한 냉한 체질이므로 따뜻한 성질의 음식이 좋다. 음식은 꼭꼭 씹어 먹고 조리할 때에는 자극성 있는 조미료를 사용해서 식욕을 북돋우어 주는 것이 소화에 이롭다. 이러한 체질은 전에 한 번 먹고 속이 불편했던 음식은 결코 먹지 않는다. 왜냐하면 해독력도 떨어져 자주 피곤해 하기 때문이다. 따라서 냉수, 냉면, 냉우유, 빙과류, 생맥주, 청량음료 등의 찬 음식은 피하고 열을 내는 고추, 귤, 닭고기, 마늘, 인삼 등을 먹어 허약한 비장의 기능을 보하는 것이 좋다. 그러므로 찬 음식보다는 더운 음식을 먹는 것이 몸에 이롭다. 특히 술은 독한 술 마시기를 좋아하고 찬 맥주를 마시면 설사를 한다.

제3장
체질별 식품분류 및 슈퍼건강식품

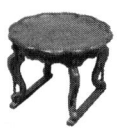

「채근담」을 보면 내용 중에
'입에 맛 나는 음식은 모두 창자를 녹이고
뼈를 썩히는 독약이 되므로 언제나 모자랄 정도로
적게 먹어야 탈이 없는 법이다'라는 글귀가 나온다.
이 뜻은 음식물은 되도록이면 복잡한 가공을 하지 않고
간단하게 조리하여 알맞게 먹어야 한다는 것과 일치한다.

요즈음 건강에 대한 관심이 높아져서 자신의 건강은 자기가 지켜야겠다는 인식이 높아져 가고 있는 것은 매우 바람직한 일이라고 생각한다. 이에 따라 검증되지 않은 건강에 관한 책들이 봇물을 이루고 있으며 날개 돋친 듯이 팔리고 있다. 그러나 좋다는 것도 많고 나쁘다는 것도 많아서 무엇을 택하고 피해야 할지 갈피를 잡기 힘든 것이 또한 사실이다. 이런 때일수록 올바르게 검증된 건강법을 정확히 알고 실천하는 일이 무엇보다 중요하다. 무턱대고 남이 좋다니까 과학적 근거도 없는 이상야릇한 것을 찾아 먹어서는 안 된다.

한 때 비타민C가 거의 만병통치약인 냥 떠들어 대던 때가 있었다. 모든 국민이 식문화를 개선하자고 주장하는 필자의 입장에서 그러한 말들이 너무 쉽게 언론 매체를 통해서 흘러나오는 것에 대하여 불만이 많았다. 여기저기 많은 자료를 찾아보고 나면 모든 것은 양면성이 있는데 가끔 언론 매체는 사람들을 현혹시키는 이야기를 쉽게 다루고 있다. 뿐만 아니라 몇몇 유명세와 돈에 눈이 먼 의학자, 건강학자, 영양학자, 생명과학자 등의 유명한 인사들이나 그 말을 여과 없이 대중에게 알려 선동하는 언론 매체들의 정신상태가 제대로 박혀 있는지 의문스러울 때가 한두 번이 아니다. 자신의 방법으로 알아 본 몇 가지 근거를 가지고 그것이 진실이라고 믿고 떠들어 버리는 편협한 자들로 인해 이것이 좋다, 저것이 좋다 하고 떠들어 댄다. 누가 뭐라고 해도 가장 당연한 진리는 있는 법이다. 체질에 맞게 적당히 먹고 활동하는 것이 가장 좋은 식보이다.

근래에 와서 웰빙으로 이어지는 자연식이니 약식동원이니 의식동원이니 식약일체니 하는 말이 많이 유행하고 있는데 건강관리를 위해서는 약보다 매일 먹는 음식이 더 큰 영향을 미친다는 사실에 대하여 더 이상 말할 필요는 없을 것이다. 식자명이라는 말이 있듯이 생명의 근원은 먹는 데 있으므로 음식이 가장 중요하다. 건강을 유지하고 증진시키는 데 기적이란 있을 수 없다. 하고 싶은 짓 다하면서 건강을 유지하는 방법은 도저히 용납되지 않는다. 불로초를 찾던 진시황이 불과 49세에 세상을 떠났고 조선조 500년 동안 27명의 임금 중에서 60세 이상 산 임금이 불과 5명밖에 없었다. 전해오는 말로 임금님이 못 먹어서 일찍 돌아가셨나! 라는 말이 있을 정도다.

잘 먹는 데도 주어진 수명을 다 채우지 못하고 일찍 단명 하는 것은 여러 가지 이유가 있겠지만 그 중에서 가장 큰 이유는 체질의학이 발달되지 못한 상태에서 과도한 음주, 과식, 편식, 폭식, 과로, 수면부족, 운동부족, 스트레스 등으로 활성산소(유해산소)를 대량으로 만들어 낸 결과다. 누구나 어렸을 때부터 식습관과 생활습관이 올바르지 못하면 체내에 활성산소가 쌓이게 되어 40년 정도가 지나면 혈중농도가 급격히 떨어지게 되면서 건강에 적신호가 오는 것이다. 활성산소는 40대에 접어들면서부터 노화를 촉진시키고 심혈관 질환 등을 일으킨다. 예나 지금이나 이 때문에 40대에 돌연사가 많이 발생되는 것이다. 그러므로 건강과 장수를 누리는 방법은 생명의 원동력이 되는 상생의 음식을 계속해서 자신의 체질에 맞게 섭취하는 것이다.

인간은 누구를 막론하고 궁극적인 소망은 건강하게 살다가 생을 마감하기를 원한다. 그러므로 건강하게 살기 위해서는 음식이 얼마나 중요한가를 깨닫고 편식, 절식, 과식, 과음을 삼가며 제철에 나는 음식을 되도록 신선한 상태에서 체질에 맞게 섭취하여야 한다. 중국 명나라 말기의 환초도인 홍자성의 어록인 「채근담」을 보면 내용 중에 '입에 맛나는 음식은 모두 창자를 녹이고 뼈를 썩히는 독약이 되므로 언제나 모자랄 정도로 적게 먹어야 탈이 없는 법이다'라는 글귀가 나온다. 이 뜻은 음식물은 되도록이면 복잡한 가공을 하지 않고 간단하게 조리하여 알맞게 먹어야 한다는 것과 일치한다. 이것이 바로 올바른 식생활이 되는 것이다.

식보에 대해서 재미있는 설화가 있다. 옛날 어느 마을에 아픈 사람을 잘 치료 해주는 유명한 의원이 있었다. 많은 사람들이 그 의원의 치료를 받고 건강을 회복했다. 그래서 왕이 그 의원을 불러오라고 하여 크게 칭찬을 했다. '네가 가장 훌륭한 의원이라고 하는데 너에게 좋은 상을 내리겠다.' 그러자 그 의원이 하는 말이 '그렇지 않습니다. 제 형님이 진짜 훌륭한 의원입니다. 저는 제 형님에 비하면 아무것도 아닙니다'라고 하는 것이었다. 그래서 왕이 '오호라 그렇다면 너의 형님은 어떻게 환자를 치료한단 말이냐?' 라고 물어보았다. 그러자 그 의원이 하는 말이 '저의 형님은 치료를 하지 않습니다. 형님은 평상시에 체질에 맞게 좋은 음식을 먹는 방법을 가르쳐 주어 사람들이 아예 아프지 않게 합니다. 아픈 다음에야 치료를 해주는 저에 비하면 형님이야 말로 훌륭한 의원입니다'라고 대답하였다 한다. 바른 식생활이 질병을 사전에 예방하기 때문에 알고 보면 우리의 몸은 우리가 먹는 음식으로 만들어 지는 것이다. 따라서 좋은 음식 즉, 체질에 맞는 음식을 먹으면 당연히 몸이 좋아지고, 나쁜 음식 즉, 체질에 맞지 않는 음식을 먹으면 몸이 나빠지는 것이다. 이것이 진리고 인간이 갖추어야 할 음식에 대한 예의다. 평상시 좋은 음식을 먹어서 건강한 몸을 유지하는 것이야 말로 인간의 도리를 다하는 가장 기초적인 실천방법이다.

이에 따라 식품의 성질을 음양으로 분류하면 따뜻한 성질의 식품을 양성식품이라 하고 차가운 성질의 식품을 음성식품이라고 하며 따뜻하지도 차지도 않은 중간 성질의 식품을 평성식품이라 한다. 양성식품은 몸을 덥게 해주는 성질이 있어 냉성체질에 적합하고 음성식품은 몸을 차갑게 해주는 성질이 있어 열성체질에 적합하며 평성식품은 양성과 음성 어느 성질에도 속하지 않아 모든 체질에 적합하다. 보편적으로 열성체질은 찬물이나 차가운 음식을 좋아하고 냉성체질은 따뜻한 물이나 더운 음식을 즐기기 때문에 병중에 이러한 식보를 사용하는 것이다.

그러나 식보를 거슬리지 않기 위해서는 몇 가지 주의해야 할 수칙을 실천해야 한다. 첫째는 절대로 편식해서는 안 된다는 것이다. 가령 회사 근처 식당에서 점심을 사먹는데 1년 내내 설렁탕만 먹는다든가, 몸에 좋다고 해서 보신탕만 계속 먹어서는 안 된다. 한 음식만 계속 먹으면 물려서 딴 것이 먹고 싶어지는 것이 섭리인데 욕심이 앞서서 좋다는 것만을 계속 먹는 데 문제가 있다. 어떤 때는 국수도 먹고 비빔밥도 먹으며 때로는 해장국이나 산채나물도 먹는 것이 건강유지에 좋다.

둘째는 중년이 되면 건강비결의 으뜸이 식음유절이다. 먹고 마시는 데도 절도가 있어야 하므로 과식하지 않고 소식으로 골고루 먹는 것이 필요하다. 한꺼번에 너무 여러 가지를 먹으면 소화 흡수에 지장이 있다. 잔칫집이나 뷔페식으로 하는 식사에서는 식탐을 내어 여러 가지를 한꺼번에 먹게 된다. 가령 육류만 하더라도 쇠고기, 돼지고기, 닭고기, 생선류, 햄, 소시지, 달걀 등이 있는데 이것들을 한꺼번에 먹으면 소화를 맡고 있는 위장이 어리둥절하여 놀랄 수밖에 없다. 상다리가 휘어지도록 차린 태산 같은 진수성찬 앞에서도 욕구를 억제하고 자신의 양에 따라 알맞게 식사를 해야 한다.

셋째는 시식이다. 계절에 따라 나오는 자연식품의 종류가 다른데 제철에 나는 것을 먹는 것을 시식이라 하며 가장 영양분이 좋다. 오늘날은 식품공업과 온실재배가 발달되어 계절에 관계없이 모든 자연식품을 먹을 수 있지만 그래도 제때에 생산되는 유기농 자연식품을 되도록 신선한 상태로 먹어야 한다. 우리가 식품을 통해서 섭취하는 것은 칼로리가 아니라 식품이 지니고 있는 생명력이라는 사실을 인식할 필요가 있다.

마지막으로 알아두어야 할 것은 체질에 맞는 음식을 먹고 음식에 대한 고마움을 전하는 수행을 실천해야 한다. 음식은 약처럼 하루 이틀에 효과가 나타나는 것이 아니라 1달, 2달, 반년, 1년 이렇게 꾸준히 계속해야만 효과를 나타낸다는 점이다. 고혈압이니 당뇨병이니 암이니 하는 성인병이 유전되는 것으로 생각되어 왔으나 그와 같은 경우의 대부분이 그 집안에서 먹는 식사패턴 때문이라는 것이 알려지고 있다. 음식의 종류, 음식을 만드는 솜씨, 양념과 간 맞추기 등은 집집마다 전통이 있게 마련이다. 가정의 식단을 고정시키지 말고 되도록 우리의 전통 발효음식과 함께 이것저것 다양하게 식단을 변화시켜 체질에 맞게 먹는 것이 건강을 지키는 비결이다. 특히 김치, 장아찌, 젓갈, 간장, 된장, 고추장, 청국장, 식초 등의 전통 발효식품은 모든 체질에 적합한 식품이다.

이에 필자는 앞서 혈액형사산체질에 따른 체질분류법을 제시하여 누구든지 혈액형만 알면 자신의 체질을 알 수 있게 하였다. 이제는 체질별로 먹어야 할 식품을 알리기 위해 혈액형사상으로 분류된 열성체질의 혈액형 AB형(태양인)과 혈액형 O형(소양인), 냉성체질의 혈액형 B형(태음인)과 혈액형 A형(소음인) 체질의 허약함을 보하는 식품의 약성과 효능을 파악하고 식품의 음양 관계에 따른 식품의 성질을 분석하였으며 산성식품과 알카리성 식품의 영양 성분을 참고하는 등 식품이 각각 가지고 있는 독특한 특징과 풍미에 따라 연구한 결과를 독자들에게 알리기 위하여 체질별로 먹어야 할 570가지의 식품을 분류하고 보약이 되는 167가지의 슈퍼건강식품을 소개하였다.

건강하게 살기를 바라는 최선의 방법은 먼저 체질별로 분류한 식품을 각자의 체질에 맞게 식단에 응용하여 바른 식생활을 실천하는 것이 건강을 지키는 최선의 방법이 될 것이다.

1. 체질별로 먹어야 할 570가지 식품

우리가 무심코 먹는 식품은 체질과의 궁합에 따라 약도 되고 독이 될 수 있으므로 어떤 식품이 내 몸에 이롭고 해로운지를 알아야 한다. 그 궁금증에 대한 답은 혈액형 AB형은 태양인과 같고 혈액형 O형은 소양인과 같아 열성체질이므로 차가운 성질의 음성식품을 섭취하며, 혈액형 B형은 태음인과 같고 혈액형 A형은 소음인과 같아 냉성체질이므로 더운 성질의 양성식품을 섭취하면 음양이 상호보완 되어 건강에 유익을 주는 상생의 식품이 된다. 또한 차갑거나 덥지도 아니한 성질의 식품은 평성식품이므로 기타 혈액형을 포함한 모든 체질에 적합하다.

O: 적합, △: 보통, X: 부적합

분류	구분 번호	식품명	열성체질 AB형 (태양인)	O형 (소양인)	냉성체질 B형 (태음인)	A형 (소음인)
곡류	1	미 강	O	O	O	O
	2	백 미	O	O	O	O
	3	보 리	O	O	X	X
	4	납작보리	O	O	X	X
	5	메밀(냉면)	O	O	X	△
	6	메밀묵	O	O	X	△
	7	메 조	O	O	X	X

분류	번호	식품명	열성체질		냉성체질	
			AB형 (태양인)	O형 (소양인)	B형 (태음인)	A형 (소음인)
곡류	8	밀	O	O	X	△
	9	밀가루	O	O	X	△
	10	수 수	X	X	O	O
	11	옥수수	O	O	X	△
	12	율 무	X	X	O	O
	13	차 조	X	X	O	O
	15	호 밀	O	O	X	X
	16	흑 미	O	O	O	O
	17	현 미	O	O	O	O
	18	현미찹쌀	X	X	O	O
콩류	19	강낭콩	O	O	O	O
	20	검정콩	O	O	O	O
	21	검정팥	O	O	X	X
	22	낫 또	O	O	O	O
	23	녹 두	O	O	X	X
	24	청포묵	O	O	O	O
	25	대 두	O	O	O	O
	26	두 부	O	O	O	O
	27	동부콩	O	O	X	X
	28	붉은팥	O	O	O	O
	29	비 지	O	O	O	O
	30	순두부	O	O	O	O
	31	완두콩	O	O	O	O
	32	작두콩	X	X	O	O
종실류	33	검정깨	O	O	X	X
	34	들 깨	X	X	O	O
	35	아마씨	O	O	X	X
	36	참 깨	O	O	O	O
	37	해바라기씨	X	X	O	O
	38	호박씨	X	X	O	O
	39	땅 콩	O	O	O	O
	40	도토리	X	X	O	O
	41	도토리묵	X	X	O	O

구분 분류	번호	식품명	열성체질		냉성체질	
			AB형 (태양인)	O형 (소양인)	B형 (태음인)	A형 (소음인)
종실류	42	밤	X	X	O	O
	43	아몬드	O	O	O	O
	44	은 행	O	O	O	O
	45	잣	O	O	O	O
	46	호 두	X	X	O	O
뿌리채소류	47	감 자	O	O	O	△
	48	고구마	O	O	O	△
	49	녹말가루	O	O	O	O
	50	당 근	X	X	O	O
	51	당 면	O	O	O	O
	52	더 덕	O	O	X	X
	53	도라지	X	X	O	O
	54	래디쉬	X	X	O	O
	55	마 늘	X	X	O	O
	56	무	X	X	O	O
	57	무말랭이	O	O	O	O
	58	생 강	X	X	O	O
	59	순 무	X	X	O	O
	60	알타리무	X	X	O	O
	61	야 콘	O	O	O	O
	62	양 파	O	O	O	O
	63	양 하	X	X	O	O
	64	연 근	O	O	X	X
	65	우 엉	O	O	X	X
	66	울 금	O	O	X	X
	67	죽 순	O	O	X	X
	68	참 마	X	X	O	O
	69	토 란	O	O	O	O
열매채소류	70	가 지	O	O	X	X
	71	고 추	X	X	O	△
	72	노 각	O	O	X	X
	73	늙은 호박	O	O	O	O
	74	단호박	O	O	X	X

분류	번호	식품명	열성체질		냉성체질	
			AB형 (태양인)	O형 (소양인)	B형 (태음인)	A형 (소음인)
열매 채소류	75	동 아	O	O	X	X
	76	애호박	X	X	O	O
	77	오 이	O	O	X	X
	78	토마토	O	O	O	O
	79	피 망	X	X	O	O
잎 채 소 류	80	가죽나물	O	O	X	X
	81	갓	X	X	O	O
	82	깻 잎	X	X	O	O
	83	고구마순	O	O	X	X
	84	고들빼기	X	X	O	O
	85	고 비	O	O	X	X
	86	고사리	O	O	X	X
	87	고춧잎	X	X	O	O
	88	곤드레	O	O	O	O
	89	곤 약	O	O	X	X
	90	곰 취	O	O	O	O
	91	근 대	O	O	O	O
	92	냉 이	O	O	X	X
	93	달 래	X	X	O	O
	94	돗나물	O	O	X	X
	95	두 릅	O	O	O	O
	96	마늘종	X	X	O	O
	97	머 위	X	X	O	O
	98	무 청	O	O	O	O
	99	미나리	O	O	X	X
	100	민들레	O	O	O	O
	101	배 추	O	O	X	X
	102	부 추	X	X	O	O
	103	브로콜리	O	O	O	O
	104	비 름	O	O	X	X
	105	상 추	O	O	O	O
	106	샐러리	O	O	X	X
	107	쑥	X	X	O	O

분류	번호	식품명	열성체질		냉성체질	
			AB형 (태양인)	O형 (소양인)	B형 (태음인)	A형 (소음인)
잎채소류	108	쑥 갓	X	X	O	O
	109	숙 주	O	O	X	X
	110	씀바귀	O	O	X	X
	111	시금치	O	O	X	X
	112	신선초	O	O	O	O
	113	아스파라거스	O	O	O	O
	114	아 욱	O	O	X	X
	115	양배추	O	O	O	△
	116	양상추	O	O	O	O
	117	열 무	X	X	O	O
	118	원추리	O	O	X	X
	119	유 채	O	O	X	X
	120	적상추	O	O	X	X
	121	적 채	O	O	O	O
	122	질경이	O	O	X	X
	123	참나물	O	O	X	X
	124	청경채	O	O	O	O
	125	취나물	O	O	O	O
	126	치커리	O	O	X	X
	127	케 일	O	O	O	O
	128	콜리플라워	O	O	O	O
	129	콩나물	O	O	O	O
	130	파	X	X	O	O
	131	파슬리	O	O	O	O
	132	함 초	O	O	X	X
버섯류	133	느타리버섯	AB형	O형	B형	A형
	134	능이버섯	O	O	O	O
	135	동충하초	X	X	O	O
	136	목이버섯	O	O	O	O
	137	싸리버섯	O	O	O	O
	138	상황버섯	O	O	O	O
	139	새송이버섯	O	O	O	O
	140	석이버섯	O	O	O	O

분류	번호	식품명	열성체질		냉성체질	
			AB형 (태양인)	O형 (소양인)	B형 (태음인)	A형 (소음인)
버섯류	141	송이버섯	O	O	O	O
	142	아가리쿠스	O	O	O	O
	143	양송이버섯	O	O	O	O
	144	영지버섯	O	O	X	X
	145	운지버섯	X	X	O	O
	146	차가버섯	O	O	O	O
	147	팽이버섯	O	O	O	O
	148	표고버섯	O	O	O	O
과일류	149	감	O	O	X	X
	150	감 귤	O	O	X	X
	151	곶 감	O	O	O	O
	152	금 귤	O	O	X	X
	153	다 래	O	O	X	X
	154	딸 기	O	O	O	O
	155	대 추	O	O	O	O
	156	레 몬	X	X	O	O
	157	망 고	O	O	O	O
	158	매 실	O	O	O	O
	159	머 루	O	O	O	O
	160	멜 론	O	O	X	X
	161	모 과	X	X	O	O
	162	무화과	O	O	O	O
	163	바나나	O	O	X	X
	164	배	O	O	X	X
	165	복숭아	X	X	O	O
	166	사 과	X	X	O	O
	167	살 구	X	X	O	O
	168	석 류	X	X	O	O
	169	수 박	O	O	X	X
	170	아보카도	O	O	X	X
	171	앵 두	X	X	O	O
	172	오 디	O	O	X	X
	173	오렌지	X	X	O	O

분류	번호	식품명	열성체질 AB형 (태양인)	열성체질 O형 (소양인)	냉성체질 B형 (태음인)	냉성체질 A형 (소음인)
과일류	174	올리브	O	O	O	O
	175	유자	O	O	X	X
	176	으름	O	O	X	X
	177	자두	O	O	O	O
	178	자몽	O	O	O	O
	179	참외	O	O	X	X
	180	체리	X	X	O	O
	181	키위	O	O	X	X
	182	파인애플	O	O	X	X
	183	파파야	O	O	X	X
	184	포도	O	O	O	O
	185	한라봉	O	O	X	X
어패류	186	가물치	O	O	X	X
	187	가오리	O	O	X	X
	188	가자미	O	O	O	O
	189	가재	O	O	O	X
	190	간유	O	O	O	O
	191	간재미	O	O	X	X
	192	갈치	X	X	O	O
	193	갑오징어	O	O	O	O
	194	고등어	O	O	X	X
	195	고래고기	O	O	O	O
	196	꼴뚜기	O	O	O	O
	197	골뱅이	O	O	X	X
	198	꽁치	O	O	X	X
	199	꽃게	O	O	X	X
	200	광어	O	O	X	X
	201	굴	O	O	O	O
	202	낙지	O	O	O	O
	203	놀래미	O	O	O	O
	204	농어	O	O	O	O
	205	다슬기	O	O	X	X
	206	대게	O	O	X	X

분류	번호	식품명	열성체질		냉성체질	
			AB형 (태양인)	O형 (소양인)	B형 (태음인)	A형 (소음인)
어패류	207	대 구	O	O	△	X
	208	도다리	O	O	O	O
	209	도루묵	O	O	O	O
	210	도 미	O	O	O	O
	211	랍스터	O	O	X	X
	212	멍 게	O	O	X	X
	213	메 기	X	X	O	O
	214	멸 치	X	X	O	O
	215	명 태	O	O	O	O
	216	문 어	O	O	O	O
	217	미꾸라지	X	X	O	O
	218	미더덕	O	O	O	O
	219	민물장어	O	O	X	X
	220	민 어	X	X	O	O
	221	바닷장어	O	O	X	X
	222	박 대	O	O	O	O
	223	뱅어포	O	O	O	O
	224	병 어	O	O	X	X
	225	복 어	O	O	X	X
	226	북 어	O	O	O	O
	227	붕 어	X	X	O	O
	228	빙 어	O	O	O	O
	229	삼숙이	O	O	O	O
	230	삼 치	O	O	X	X
	231	새 우	X	X	O	O
	232	생 태	O	O	O	O
	233	쏘가리	O	O	O	O
	234	송 어	O	O	O	O
	235	숭 어	O	O	O	O
	236	아 귀	O	O	O	O
	237	아 지	O	O	O	O
	238	양미리	O	O	O	O
	239	어 묵	O	O	O	O

구분 분류	번호	식품명	열성체질		냉성체질	
			AB형 (태양인)	O형 (소양인)	B형 (태음인)	A형 (소음인)
어패류	240	연어	O	O	O	O
	241	오징어	O	O	O	O
	242	우럭	O	O	O	O
	243	우렁이	O	O	X	X
	244	은어	O	O	O	O
	245	이면수	O	O	O	O
	246	잉어	X	X	O	O
	247	자라	O	O	O	O
	248	재첩	O	O	X	X
	249	전어	O	O	O	O
	250	전복	O	O	O	O
	251	정어리	O	O	X	X
	252	조개류	O	O	X	X
	253	조기	O	O	O	O
	254	주꾸미	O	O	O	O
	255	쥐치	X	X	O	O
	256	준치	O	O	O	O
	257	참게	O	O	O	O
	258	참치	O	O	O	O
	259	철갑상어	O	O	O	O
	260	청어	O	O	X	X
	261	캐비아	O	O	O	O
	262	한천	X	X	O	O
	263	한치	O	O	O	O
	264	해삼	O	O	X	X
	265	해파리	O	O	O	O
	266	향어	O	O	O	O
	267	홍어	O	O	X	X
	268	홍합	O	O	X	X
	269	황태	O	O	O	O
해초류	270	김	X	X	O	O
	271	다시마	X	X	O	O
	272	매생이	X	X	O	O

분류	구분 번호	식품명	열성체질 AB형 (태양인)	열성체질 O형 (소양인)	냉성체질 B형 (태음인)	냉성체질 A형 (소음인)
해초류	273	미 역	X	X	O	O
	274	톳나물	X	X	O	O
	275	파 래	X	X	O	O
육류	276	개고기	X	X	O	O
	277	꿩고기	X	X	O	O
	278	달팽이	O	O	X	X
	279	닭 간	X	X	O	O
	280	닭고기	X	X	△	O
	281	닭 발	X	X	O	O
	282	돼지간	O	O	X	X
	283	돼지고기	O	O	X	X
	284	돼지곱창	O	O	X	X
	285	말고기	O	O	X	X
	286	메뚜기	X	X	O	O
	287	메추리	O	O	O	O
	288	번데기	O	O	O	O
	289	소 간	O	O	O	O
	290	소곱창	O	O	O	O
	291	소시지	O	O	X	X
	292	쇠고기	O	O	O	O
	293	양고기	X	X	O	O
	294	오골계	O	O	O	O
	295	오리고기	O	O	X	X
	296	족 발	O	O	X	X
	297	참새고기	X	X	O	O
	298	칠면조	O	O	O	O
	299	타조고기	X	X	O	O
	300	토끼고기	O	O	X	X
	301	흑염소	X	X	O	O
난류	302	꿩 알	X	X	O	O
	303	달 걀	O	O	O	O
	304	메추리알	O	O	O	O
	305	오리알	O	O	X	X

구분 분류	번호	식품명	열성체질		냉성체질	
			AB형 (태양인)	O형 (소양인)	B형 (태음인)	A형 (소음인)
	306	타조알	O	O	O	O
유제품류	307	검정콩두유	O	O	O	O
	308	두유	O	O	O	O
	309	버터	O	O	O	O
	310	분유	O	O	O	O
	311	아이스크림	O	O	X	X
	312	양젖	O	O	O	O
	313	요구르트	O	O	O	O
	314	요플레	O	O	O	O
	315	우유	O	O	O	O
	316	치즈	O	O	O	O
유지류	317	대두유	O	O	O	O
	318	들기름	X	X	O	O
	319	마가린	O	O	O	O
	320	아마씨유	O	O	X	X
	321	옥수수유	O	O	O	O
	322	올리브유	O	O	O	O
	323	참기름	O	O	O	O
	324	카놀라유	O	O	O	O
	325	포도씨유	O	O	O	O
	326	해바라기씨유	X	X	O	O
장류	327	간장	O	O	O	O
	328	고추장	O	O	O	O
	329	된장	O	O	O	O
	330	두반장	O	O	O	O
	331	쌈장	O	O	O	O
	332	우스타소스	O	O	O	O
	333	자장	O	O	O	O
	334	초고추장	O	O	O	O
	335	청국장	O	O	O	O
식초류	336	감식초	O	O	△	△
	337	매실식초	O	O	O	O
	338	민들레식초	O	O	O	O

분류	번호	식품명	열성체질 AB형 (태양인)	열성체질 O형 (소양인)	냉성체질 B형 (태음인)	냉성체질 A형 (소음인)
식초류	339	사과식초	△	△	O	O
	340	석류식초	△	△	O	O
	341	유자식초	O	O	△	△
	342	자두식초	O	O	O	O
	343	포도식초	O	O	O	O
	344	현미식초	O	O	O	O
양념류	345	고춧가루	X	X	O	O
	346	겨 자	X	X	O	O
	347	마요네즈	O	O	O	O
	348	머스터드	X	X	O	O
	349	바닐라	O	O	O	O
	350	산 초	X	X	O	O
	351	다시다	O	O	O	O
	352	소 금	O	O	O	O
	353	죽 염	O	O	O	O
	354	카 레	X	X	O	O
	355	케 첩	O	O	O	O
	356	핫소스	X	X	O	O
	357	허브향신료	O	O	O	O
	358	화학조미료	O	O	O	O
	359	혼다시	O	O	O	O
	360	후 추	X	X	O	O
당류	361	벌 꿀	O	O	O	O
	362	로열젤리	X	X	O	O
	363	물 엿	O	O	O	O
	364	설 탕	O	O	O	O
	365	엿	△	△	O	O
	366	조 청	O	O	O	O
	367	초콜릿	X	X	O	O
	368	포도당	O	O	O	O
	369	황설탕	O	O	O	O
	370	흑설탕	O	O	O	O
	371	깍두기	△	△	O	O

구분 분류	번호	식품명	열성체질		냉성체질	
			AB형 (태양인)	O형 (소양인)	B형 (태음인)	A형 (소음인)
김치류	372	갓김치	△	△	O	O
	373	고들빼기김치	△	△	O	O
	374	나박김치	O	O	O	O
	375	도라지김치	△	△	O	O
	376	동치미	△	△	O	O
	377	돗나물김치	O	O	X	X
	378	두릅김치	O	O	O	O
	379	무말랭이김치	O	O	O	O
	380	무생채	X	X	O	O
	381	무청김치	O	O	O	O
	382	민들레김치	O	O	O	O
	383	배추겉절이	O	O	X	X
	384	배추김치	O	O	O	O
	385	백김치	O	O	O	O
	386	보쌈김치	O	O	O	O
	387	부추김치	△	△	O	O
	388	비지미	△	△	O	O
	389	석박지	△	△	O	O
	390	순무깍두기	△	△	O	O
	391	알타리동치미	△	△	O	O
	392	양배추김치	O	O	O	O
	393	열무김치	△	△	O	O
	394	오이소박이	O	O	X	X
	395	유채김치	O	O	△	△
	396	장김치	△	△	△	△
	397	총각김치	△	△	O	O
	398	파김치	△	△	O	O
	399	호박지	O	O	O	O
장아찌류	400	감장아찌	O	O	△	△
	401	깻잎장아찌	△	△	O	O
	402	고추장아찌	△	△	O	O
	403	단무지	△	△	O	O
	404	더덕장아찌	O	O	△	△

분류	번호	식품명	열성체질 AB형 (태양인)	열성체질 O형 (소양인)	냉성체질 B형 (태음인)	냉성체질 A형 (소음인)
장아찌류	405	마늘장아찌	△	△	O	O
	406	마늘종장아찌	△	△	O	O
	407	매실장아찌	O	O	O	O
	408	무장아찌	△	△	O	O
	409	양파장아찌	O	O	O	O
	410	연근장아찌	O	O	△	△
	411	오이장아찌	O	O	△	△
	412	우엉장아찌	O	O	△	△
	413	피 클	O	O	△	△
젓갈류	414	멸치젓	△	△	O	O
	415	명란젓	O	O	O	O
	416	밴댕이젓	O	O	△	△
	417	새우젓	△	△	O	O
	418	액 젓	O	O	O	O
	419	오징어젓	O	O	O	O
	420	조개젓	O	O	△	O
	421	해피젓	O	O	△	△
떡류	422	가래떡	O	O	O	O
	423	감설기	O	O	X	X
	424	감자떡	O	O	O	O
	425	검정깨경단	O	O	X	X
	426	곶감설기	O	O	O	O
	427	국화전	O	O	△	△
	428	꿀경단	O	O	O	O
	429	녹두찰편	O	O	X	X
	430	대추단자	O	O	O	O
	431	무지개떡	O	O	O	O
	432	백설기	O	O	O	O
	433	부꾸미	O	O	O	O
	434	빈대떡	O	O	X	X
	435	송 편	O	O	O	O
	436	수리취떡	O	O	O	O
	437	수수경단	X	X	O	O

분류	번호	식품명	열성체질		냉성체질	
			AB형 (태양인)	O형 (소양인)	B형 (태음인)	A형 (소음인)
떡류	438	수수부꾸미	X	X	O	O
	439	수수전병	X	X	O	O
	440	쑥 떡	△	△	O	O
	441	쑥인절미	X	X	O	O
	442	시루떡	O	O	O	O
	443	약 식	O	O	O	O
	444	인절미	X	X	O	O
	445	장 떡	O	O	O	O
	446	콩찰떡	△	△	O	O
	447	팥고물찰편	△	△	O	O
	448	호박설기	O	O	O	O
	449	호박찰떡	△	△	O	O
	450	흑임자편	O	O	△	△
빵류	451	갈릭브레드	△	△	△	△
	452	고로케	O	O	△	△
	453	곰보빵	O	O	△	△
	454	도 넛	O	O	△	△
	455	바게트	O	O	△	△
	456	베이글	△	△	O	O
	457	보리빵	O	O	△	△
	458	술 빵	O	O	△	△
	459	식 빵	O	O	△	△
	460	옥수수빵	O	O	O	O
	461	찜 빵	O	O	O	O
	462	찹쌀도넛	△	△	O	O
	463	카스테라	O	O	△	△
	464	케이크	O	O	△	△
	465	크로상	△	△	O	O
	466	호밀빵	O	O	△	△
다류	467	감잎차	O	O	X	X
	468	녹 차	O	O	X	X
	469	대추차	O	O	O	O
	470	모과차	X	X	O	O

구분분류	번호	식품명	열성체질 AB형 (태양인)	열성체질 O형 (소양인)	냉성체질 B형 (태음인)	냉성체질 A형 (소음인)
다류	471	보리차	O	O	X	X
	472	쌍화차	X	X	O	O
	473	설록차	O	O	X	X
	474	수정과	△	△	O	O
	475	연자육차	O	O	O	O
	476	옥수수차	O	O	O	O
	477	우롱차	X	X	O	O
	478	유자차	O	O	△	△
	479	율무차	X	X	O	O
	480	작설차	O	O	X	X
	481	칡 차	O	O	O	O
	482	커 피	△	△	O	△
	483	코코아	X	X	△	△
	484	현미녹차	O	O	O	O
	485	홍 차	X	X	O	O
주류	486	경주법주	O	O	X	X
	487	꼬 냑	O	O	O	O
	488	고량주	X	X	O	O
	489	데킬라	X	X	O	O
	490	동동주	△	△	O	O
	491	럼	X	X	O	O
	492	막걸리	O	O	△	△
	493	매취순	O	O	O	O
	494	맥 주	O	O	X	X
	495	머루주	O	O	O	O
	496	모과주	O	O	△	△
	497	문배주	△	△	O	O
	498	보드카	X	X	O	O
	499	복분자주	O	O	O	O
	500	브랜디	△	△	O	O
	501	소 주	△	△	O	O
	502	안동소주	△	△	O	O
	503	오가피주	X	X	O	O

구분 분류	번호	식품명	열성체질		냉성체질	
			AB형 (태양인)	O형 (소양인)	B형 (태음인)	A형 (소음인)
주 류	504	오디주	X	X	O	O
	505	와 인	O	O	O	O
	506	위스키	△	△	O	O
	507	인삼주	X	X	O	O
	508	정 종	O	O	X	X
	509	진	X	X	O	O
	510	청 하	O	O	X	X
한 약 재 류	511	갈 근	O	O	O	O
	512	감 초	O	O	O	O
	513	개똥쑥	O	O	X	X
	514	겨우살이	O	O	O	O
	515	결명자	O	O	X	X
	516	계 피	X	X	O	O
	517	고로쇠수액	O	O		
	518	구기자	O	O	O	O
	519	국화꽃	O	O	X	X
	520	노루궁뎅이버섯				
	521	녹 용	X	X	O	O
	522	느릅나무	O	O	O	O
	523	다슬기기름	O	O	X	X
	524	당 귀	X	X	O	O
	525	두 충	X	X	O	O
	526	둥굴레	O	O	O	O
	527	맥문동	O	O	X	X
	528	백복령	O	O	O	O
	529	복분자	O	O	O	O
	530	뽕 잎	X	X	O	O
	531	사상자	X	X	O	O
	532	산수유	X	X	O	O
	533	산 약	X	X	O	O
	534	산조인	O	O	O	O
	535	삼백초	O	O	X	X
	536	송화가루	O	O	X	X

구분 분류	번호	식품명	열성체질		냉성체질	
			AB형 (태양인)	O형 (소양인)	B형 (태음인)	A형 (소음인)
한 약 재 류	537	수세미	O	O	X	X
	538	숙지황	X	X	O	O
	539	알로에	O	O	X	X
	540	야관문	O	O	O	O
	541	어성초	O	O	X	X
	542	엄나무	O	O	O	O
	543	엉겅퀴	O	O	O	O
	544	연자육	O	O	O	O
	545	오가피	X	X	O	O
	546	오미자	X	X	O	O
	547	옥수수수염	O	O	O	O
	548	옻나무	X	X	O	O
	549	우슬초	O	O	O	O
	550	우 황	O	O	O	O
	551	웅 담	O	O	X	X
	552	육종용	X	X	O	O
	553	음양곽	X	X	O	O
	554	익모초	O	O	X	X
	555	인 삼	X	X	O	O
	556	인진쑥	O	O	X	X
	557	자귀나무	O	O	O	O
	558	죽 력	O	O	X	X
	559	죽 염	O	O	O	O
	560	진 피	X	X	O	O
	561	천년초	O	O	X	X
	562	천문동	X	X	O	O
	563	치 자	O	O	X	X
	564	토사자	O	O	O	O
	565	파고지	X	X	O	O
	566	파극천	X	X	O	O
	570	하수오	X	X	O	O
	570	홍 삼	X	X	O	O
	569	홍화씨	X	X	O	O
	570	황 기	X	X	O	O

2. 보약이 되는 167가지 슈퍼건강식품

그 사람의 식생활을 보면 성격이라든가, 건강과 수명을 알 수 있다. 생명을 받아서 이 세상에 태어나지만 그 생명을 건강하게 유지시켜 나가는 것은 음식이다. 사람은 먹지 않고는 생명을 유지할 수 없다. 한마디로 말해서 식생활이 올바르면 건강하게 오래 살 수 있고 식생활이 올바르지 못하면 병이 생기고 오래 살지 못한다. 그래서 예부터 동·서양을 막론하고 위대한 의사들은 우선 식생활이 올바르지 못한 것을 고쳐 주고 그래도 병이 낫지 않을 때에 비로소 약을 써야 한다고 했다. 그러므로 가정이나 개인의 건강을 생각하는 사람은 자신의 체질에 맞는 식품에 대한 지식을 지니고 있어야 한다.

그런데 생각할수록 신기한 사실은 모든 식품이 과학의 기술로 합성된 것이 아니라 식물이건 동물이건 모두 흙과 태양과 공기에 의해서 생산된 생명력이 있다는 사실이다. 아무리 농업기술이 발달하였다 할지라도 결국 식품은 모두 자연의 힘에 의해서 만들어 진 것을 알 필요가 있다. 따라서 식품치고 자연식품이 아닌 것이 없다고 해도 지나친 말은 아니다. 그러나 사람의 잔재주가 발달되어 감에 따라서 자연 생산물에 인공을 가미하는 기술이 생기기 시작하더니 오염시킨 토양에서 제철도 아닌 때에 화학약품의 힘을 빌려서 기가 빠진 농산물을 만들어 내고 있다.

또 그 뿐만이 아니다. 생산된 농산물에 식품첨가물이라는 독성물질을 넣어 가공식품을 만들어 내는 것을 첨단식품 공법이라고 자랑하며 떠들어대고 있다. 물론 음식물이 좋은 방향으로 가공, 발전되는 것을 장려해야 한다. 그렇지만 오늘날의 식품은 영양소나 칼로리는 지나칠 정도로 풍부하나 생명력을 잃은 것이 너무나 많다. 오행사상으로 표현하면 기가 빠진 음식물을 먹고 있다. 인간이 음식물을 먹는 것은 영양분이나 칼로리만 먹는 것이 아니라 그 속에 들어 있는 생명력을 먹고 상생해야 하는데 그렇지 못하다. 따라서 성인병이 생기지 않을 수 없는 것이다. 암, 뇌졸중, 심장병, 간장병, 당뇨병은 물론 요즈음은 더욱 발전되어 노인성 치매 등이 범람하고 있다.

성인병은 결국 올바르지 못한 식생활에서 생긴다는 것이 점차 밝혀지면서 식원병으로 상식화되어 가고 있다. 바꿔 말해 성인병을 예방하고 치료하려면 식생활을 바로 잡아야 한다. 그러려면 무엇보다도 필요한 것이 음식물에 대한 올바른 지식이며 건강에 관심을 지닌 모든 사람들, 그 중에서도 특히 가족의 건강과 식사를 관리하는 주부들에게 올바른 체질별 식품지식이 보급되어야 한다. 식생활이 올바르면 병이 생길 턱이 없고 만약 병이 생겼더라도 식생활을 바로 잡으면 고칠 수 있다. 음식물이 약이요, 식생활을 바로 잡는 것이 바로 건강법이요, 병을 고치는 의료가 된다고 하여 식약일체니 의식동원이라는 말이 있는 것이다.

하루도 빠짐없이 먹는 음식처럼 중요한 것이 또 어디 있겠는가? 그런데도 딴 의약품이나 건강법에 대한 지식은 많이 갖고 있으면서도 식품에 관한 지식은 형편없이 빈약하다. 의약품이나 병에 관한 지식이 많아지면 많아질수록 살아간다는 것에 대해서 겁이 나고 자기의 건강에 대한 열등의식이 생겨 건강염려증에 시달리기 마련이다. 이와 반대로 체질별 식품에 관한 지식이 많아지고 깊어질수록 건강에 대한 자신감과 생에 대한 의욕이 생긴다. 그러므로 오늘을 건강하게 사는 지혜는 어떻게 하면 생활습관병을 예방하고 치료하는가에 달려 있다고 할 수 있다.

이전에는 병균에 감염되어서 생기는 감염병 때문에 건강에 위협을 받고 사람의 수명도 짧았으나 오늘날은 에이즈(AIDS)만 제외하고는 병균에 감염되는 병은 문제가 되지 않게 되었다. 그 대신에 오늘날의 주요한 사망원인은 거의 생활습관병이다. 생활습관병이란 만성퇴행성 질환들인데 뇌졸중, 동맥경화증, 당뇨병, 심장병, 암 등 다섯 가지가 중요한 것들이다.

이와 같은 병들이 전에는 중년 이후에 생긴다고 하여 성인병이라고 하였으나 근래에 와서는 안타깝게도 태어 난지 얼마 안 된 어린아이들에게도 당뇨병이 생기고 젊은 청년들에게도 조기 동맥경화증과 고혈압이 생기기 때문에 성인병이라는 표현이 무색하게 되었다. 성인병이 모두 다 자신의 생활이 올바르지 못하여 스스로 만들어 내는 병이라는 것이 알려지게 되면서부터 성인병을 생활습관병이라고 부르고 있다. 올바르지 못한 음식을 먹는 것이 대부분을 차지하지만 성격 탓인 것도 있고 또 한 가지 중요한 원인은 생활습관이다.

현대의 건강학자들은 올바른 식생활을 하지 않는 한 어느 누구도 질병에서 벗어날 수 없다고 말하고 있다. 이들이 말하는 올바른 식생활이란 잘못된 식생활을 바꾸어 지방과 콜레스테롤, 당분과 무기염류가 많이 함유된 식품과 인체에 위해를 가하는 술과 담배, 마약 성분의 카페인이 다량 함유된 청량음료를 피하는 것이다. 그리고 매일같이 이 땅에서 제철에 나는 30~40 종류의 신토불이 슈퍼건강식품을 체질에 맞게 선택하여 균형식으로 하루 세 끼 식사와 세 번 간식을 습관화하는 소식을 하는 것이다. 또 질병을 예방하고 치료하기 위해서는 앞서 필자가 주장한 혈액형사상체질에 맞는 음식을 먹으면 누구나 건강염려증에서 벗어나 무병장수를 누릴 수 있다.

우리나라 사람의 최고 건강밥상은 잡곡밥이나 현미밥, 된장찌개나 청국장, 김치, 김구이, 생선구이, 나물무침 등이면 충분하다. 이 귀한 음식을 하루 세 끼만 잘 챙겨먹어도 주식과 부식이 잘 조화되고 영양적인 면에서도 균형 있는 식사를 할 수 있기 때문에 100% 건강지킴이가 된다. 이러한 음식은 5대 영양소를 거의 섭취할 수 있는 건강밥상이다. 건강밥상에 올라가는 채소는 제철에 나는 것을 기본으로 한다. 제철채소는 가장 알맞은 기후에서 자라기 때문에 가장 맛이 좋고 병충해에 강하다. 때문에 농약이나 화학비료를 상대적으로 덜 쓰고도 싱싱하고 질이 좋으며 그리고 값도 한결 싸다.

만약 고기를 먹을 경우에는 하루에 100~150g 정도가 알맞다. 채식주의자들처럼 동물성 식품을 완전히 배제하면 2% 부족한 식단이 될 수밖에 없다. 영양학자들 사이에도 이론이 분부하여 갈피를 잡을 수 없지만 고기는 1주일에 두어 번 정도를 적당하게 먹는 것이 가장 이상적이다. 매번 육류의 양을 측정해 먹을 수는 없지만 그만큼 가끔 귀하게 조금씩 먹는 것이 건강에 이롭다. 30~40년 전만하더라도 우리나라 국민 대부분이 1년에 한두 번 정도 고기를 먹을 수 있었다. 물론 육고기 대신에 생선이나 콩을 주로 먹었기 때문에 단백질 보충에는 문제가 되지 않았다. 되도록이면 육고기보다 불포화지방산이 많은 등푸른 생선이나 콩제품을 먹는 것이 좋다. 생선구이는 필요한 동물성 단백질과 필수지방산을 충분히 섭취할 수 있다. 그리고 매끼마다 밥상에 된장국이나 청국장이 오르면 보약이 된다. 그러므로 건강을 유지한다는 명목으로 고기만을 꼭 먹어야 한다는 법칙은 성립되지 않는다.

이 땅 위에서 제철에 생산되는 것으로 오염되지 않은 것이면 저마다 훌륭한 약성이 있어 몸과 마음을 건강하게 하는 슈퍼건강식품이 된다. 또한 식품영양학에 근거하여 두뇌활동, 피부미용, 산후보양, 비만관리, 정력증강, 노화방지를 위한 보약이 되는 식품들이 무수히 많다. 그러므로 굳이 생명력을 잃어버린 서양음식이나 고기요리를 눈여겨 볼 필요가 없다. 최적의 건강상태는 어떤 특정한 영양소나 영양소 집단을 거론하지 않아도 자연에서 생산되는 식품을 골고루 섭취함으로써 건강이 얻어지는 것이다.

최근에 미국의 스티븐 프랫 박사가 출간한 자신의 책 〈슈퍼푸드-당신의 삶을 바꾸는 14가지 음식〉에서 오래 살기 위해 섭취해야 할 장수음식으로 강낭콩, 귀리, 녹차, 딸기, 브로콜리, 블루베리, 시금치, 연어, 오렌지, 요구르트, 칠면조, 토마토, 호두, 호박 등의 슈퍼푸드를 소개했다. 프랫 박사의 슈퍼푸드가 인기를 끄는 것은 그동안 주로 피해야 할 음식을 소개한 각종 건강·다이어트 요법과는 달리 먹어야 할 음식을 소개했기 때문이다. 그는 복잡한 칼로리 계산표와 회피음식 목록 등에 의존하지 않고 몸에 좋은 음식을 마음껏 먹음으로써 건강해질 수 있다고 강조하였다.

이같이 서구에서는 뒤늦게 건강에 도움을 주는 14가지 정도의 식품을 가지고 세계가 떠들썩하고 있지만 우리는 이들이 소개하는 식품보다 더 우수한 신토불이 건강식품을 12

배나 더 많이 가지고 있다. 이에 필자는 독자들의 이해를 돕기 위해 가장 한국적이고 우리 체질에 적합한 식품을 선별하여 보약이 되는 167가지의 슈퍼건강식품을 분류하였다. 여기에 소개되는 슈퍼건강식품의 약성과 효능을 이해하고 식생활에 참고한다면 독자 여러분의 건강관리에 크게 도움이 될 것이다.

1) 식물성 슈퍼건강식품의 약성과 효능

(1) 가지 AB형(태양인)과 O형(소양인)에 적합

가지에는 93%의 수분과 단백질·탄수화물·칼슘·인·비타민A·C 등이 함유되어 있으나 과실류 중에서는 영양가가 낮은 편에 속한다. 가지의 특유한 색은 안토시안계 색소인 나스닌(자주색)과 히아신(적갈색)이라는 배당체가 나타내는 색이다. 이 색소는 지방질을 잘 흡수하고 혈관 안의 노폐물을 용해, 배설시키는 성질이 있어서 피를 맑게 한다.

가지의 효능은 간장 및 췌장의 기능을 항진시키고 이뇨작용도 가지고 있으며 가지의 스코폴레틴과 스코파론 성분은 진경작용을 나타내기도 하여 진통을 위해 사용되는 경우도 있다. 또한 빈혈, 하혈증상을 개선하고 혈액 속의 콜레스테롤 양을 저하시키는 작용이 있고 특히 고지방식품과 함께 먹었을 때 혈중콜레스테롤치의 상승을 억제한다는 연구보고도 있다. 지방질을 잘 흡수하는 성질이 있어서 튀김으로 조리해서 먹기에 알맞다. 가지는 주로 가지나물로서 많이 먹게 되는데 가엽(가엽포)이라 하여 어린 가지 잎을 찐 것으로 쌈을 싸 먹는 경우도 있다.

뿐만 아니라 가지는 발암성을 억제하는 물질인 폴리페놀이 채소나 과실에 함유되어 있는데 특히 가지에 많아 가지는 발암성을 80% 이상도 억제할 수 있는 채소 중의 으뜸이라는 연구결과가 나왔다. 우리나라에서는 가지에 대한 연구가 그렇게 많지 않은 편이지만 일본 식품종합연구소 연구팀의 연구결과에 의하면 가지는 벤조피렌, 아플라톡신 또는 탄 음식에서 나오는 발암물질 등에 대해 브로콜리와 시금치보다도 약 2배 정도의 돌연변이 유발 억제효과를 나타내었고 암세포를 이용한 실험에도 항암활성이 높게 나타났다.

가지에 함유된 암 예방 물질로는 알칼로이드·페놀화합물·클로로필·식이섬유소 등이 있는데 특히 항산화활성 및 암 예방활성이 있는 청색의 안토시아닌이 중요한 역할을 하는 것으로 보인다. 오랫동안 우리 조상들이 먹어왔기에 식품의 건강기능성에 대한 계속적인 연구는 앞으로 반드시 이행해야할 과제라 할 수 있다.

(2) 감 AB형(태양인)과 O형(소양인)에 적합

◎ 감

감은 다른 어떤 과일보다 영양소가 풍부하게 함유되어 있으며 특히 당분이 많아서 14%를 함유하고 포도당·과당·서당이 많이 들어 있고 비타민C는 사과의 약 8배 정도인 30~59mg 정도가 함유되어 있다 따라서 한국인 영양 권장량에서 성인이 비타민C의 1일 권장량이 55mg이기 때문에 감 2개 정도면 비타민C의 1일 권장량을 충족시킬 수 있다. 비타민A도 다량 함유되어 있어 100g당 450IU 정도가 있으며 특히 감의 색소에 많이 함유된 카로틴이란 물질은 우리 체내에서 비타민A로 전환된다.

「동의보감」에 의하면 '감은 성질이 차고 맛이 달며 독이 없어 심폐를 부드럽게 하고 갈증을 멎게 하며, 폐위와 심열을 낫게 하고, 위를 열며 술의 열독을 풀고 위 사이의 열을 억제하며, 구건과 토혈을 그치게 한다'고 하였다. 그러나 주의해야 할 점이 있는데 첫째, 떫은 감을 먹지 않도록 한다, 떫은 감을 먹으면 펩신, 트리프신, 디아스타제 등 소화효소의 작용을 저해하기 때문에 소화에 지장을 주어 변비로 고생할 수 있다. 둘째, 술을 마신 후 먹어서는 안 되고 과당이 풍부해서 숙취를 푸는 데 도움이 된다고 하지만 동의보감에는 술 마신 후 연시를 먹으면 위통이 생기고 술이 더 취하게 된다고 기록하고 있다. 셋째, 게와 함께 먹어서는 안 된다. 감과 게를 함께 먹으면 복통, 구토, 설사가 일어나기 때문이다.

◎ 감잎

요즈음 발달된 의학은 감잎이 혈압을 강화시키는 데 효과가 있다고 밝히고 있는데 특히 감잎에는 비타민A·C·미네랄 등이 풍부하게 함유되어 있다고 하여 감잎차를 상음하는 사람이 늘고 있다. 여러 야리작용 중 좋은 것은 감잎으로 여기에는 비타민A의 함유량이 다른 작물에 비하여 월등히 높기 때문에 당뇨병과 고혈압 같은 성인병에 좋은 것으로 전해지고 있다. 최근 암 환자들의 혈액을 조사해 보면 전반적으로 비타민A 함량이 낮다고 하는데 감잎차를 계속해 마시면 비타민A의 공급에 도움이 될 수 있다.

◎ 곶감

곶감의 비타민C는 사과의 8~10배, 비타민A도 풍부하게 함유하고 있어 종합비타민제라고 해도 과언이 아니다. 비타민C를 비롯해 감을 먹을 때 떫은 맛이 나는 것은 타닌이라는 성분이 들어 있기 때문인데 설사가 심할 때 곶감을 먹으면 설사를 멎게 하는 것도 이 타닌 때문이다. 타닌 성분은 모세혈관을 튼튼하게 해주는 역할도 한다. 호랑이도 무서워 한다는 곶감은 백시 또는 건시라 하는데 몸을 따뜻하게 보강하고 장과 위를 튼튼하게 한다.

한방에서는 만성기관지염 등에 사용하며 고혈압 환자에게는 훌륭한 간식으로 알려져 있고 또한 인체의 조직세포를 연결해 주는 콜라겐을 생성하여 얼굴의 주근깨를 없애며 숙취 예방과 바이러스 감염에 대해 저항력이 증가해서 감기를 예방해 주기도 한다. 오래된 곶감을 보면 겉에 하얀 가루가 묻어 있는데 이것은 밀가루나 흰 곰팡이가 아니라 감이 말라 물기가 빠져나가면서 단맛이 농축되어 포화상태가 된 것이다. 표면에 하얀 결정체가 곧 과당과 포도당의 결정체이다. 중국에서는 이것을 시상 또는 시설이라고 하는데 붓으로 털어 내어 고급요리의 감미제로 사용하기도 하고, 인체 안에서 정액을 늘리고 담을 없애 준다고 하여 민간 약제로 오래전부터 사용해 왔다.

(3) 감귤 AB형(태양인)과 O형(소양인)에 적합

감귤에 포함되어 있는 유효 성분 중에서 단연 으뜸인 것은 항산화 비타민인 비타민C다. 또한 껍질 안쪽의 흰 섬유질과 과육에 다량 함유되어 있는 비타민P는 모세혈관을 강화하는 데 효과적이다. 더욱이 감귤류에는 혈압이 높은 사람에게 필요한 칼륨도 다량 함유되어 있다. 그 외에 콜레스테롤을 낮추는 이시노톨 성분 등도 주목할 만하다.

2005년 일본 교토부립 의과대학의 니시노 호요크 교수팀도 C형간염 바이러스성 간경변 환자 30명을 대상으로 1년 동안 감귤주스를 마시게 하는 실험을 실시했다. 그 후 섭취군과 그렇지 않은 군의 간암 발병률을 비교한 결과, 감귤 주스를 섭취한 사람들의 간암발생률이 급격히 낮아졌다고 발표했다. 주스로 섭취할 경우엔 하루에 1컵 정도가 좋고 과육을 직접 먹는 경우 감귤 2개 정도가 적당하다.

(4) 감식초 모든 체질에 적합

감은 비타민C가 사과의 8배에 해당한다. 비타민A와 탄닌 성분은 수렴작용이 뛰어나고 체독을 분해하며 모세혈관을 튼튼히 하며 혈액순환 장애에 좋다. 또 당분과 비타민C와 콜린은 알코올 성분의 산화와 분해를 도와주는 영양소로서 숙취에 효과가 있으며 간 기능을 도와 피로를 회복시킨다. 감식초는 산이지만 구연산 사이클을 잘 순환시켜 몸을 약알칼리성 체질로 바꿔주며 피로물질인 젖산은 물론 탁한 피를 맑게 해 주고 천연 수목의 미네랄이 풍부하여 우리 몸에 유효한 작용을 한다.

감식초를 꿀에 타서 매일 차로 마시면 숙취로 인한 업무장애, 사지가 쑤시는 증세, 헛구역질을 다스리고 정신을 맑게 하며 또한 피를 맑게 하여 심장, 신장, 간장을 보한다.

그리고 고혈압, 간장병, 당뇨, 비만, 신경통에 좋으며 불면증, 차멀미에 좋을 뿐 아니라 수족이 저린 데나 냉중에도 좋다.

특히 감식초는 남성 불임치료에 도움이 되는 것으로 알려져 있으며 옛날에 자손이 귀한 집에서는 감식초를 만들어 두었다가 먹었다. 이것은 감식초가 정액을 생성, 분비하는 작용을 하여 남성의 불임을 치료하기 때문이다. 감식초를 만들려면 양조식초에 감을 잘게 썰어서 절여 두면 되는데 보름만 두어도 충분하다. 이 식초를 야채요리 초무침과 샐러드에 넣어 먹거나 매일 아침저녁으로 감식초 1순가락씩 먹으면 아주 좋은 건강식이 된다.

(5) 감자 모든 체질에 적합

감자는 예로부터 혈액을 맑게 하고 기운을 좋게 하며 뱃속을 든든하게 하고 소화기관을 튼튼하게 한다고 알려져 있다. 또한 약리작용이 있으면서 부작용은 크게 없어 악성 종양이나 고혈압, 동맥경화, 당뇨병, 비만증, 간장병, 심장병 등의 만성 질환을 치료하는 건강·자연식품으로 선호되고 있다.

감자의 당질은 18% 정도로서 밥이나 빵보다 훨씬 낮고 쌀밥보다 소화가 서서히 이루어져 혈당치가 급격하게 상승하지 않으므로 당뇨병 환자의 주식으로 가장 적당하다. 또 칼륨이 많아서 소금을 지나치게 섭취하는 우리나라 사람들에게는 나트륨과의 균형을 유지시켜주므로 혈액을 정상화하여 고혈압 환자에게 최고의 식품이다. 또한 철분도 쌀밥보다 많아 빈혈이 있는 사람에게도 좋다.

감자의 성분은 대부분 당질이지만 비타민B1·B2·C·판토텐산·칼륨도 많이 들어 있다. 그중에서도 특히 주목받는 것은 비타민C인데 비타민C는 전분에 싸여 있어 가열해도 잘 보존되므로 요리를 하여도 손실되지 않아 유럽에서는 채소 중의 왕이라 부르고 있다. 또한 비타민C는 스트레스를 줄이고 감기에 대한 면역성을 높이며 철분흡수 촉진, 콜레스테롤 감소, 바이러스성 간염 억제, 발암물질의 생성 억제 등 다양한 효능을 발휘한다.

이러한 병들을 예방하고 치료하는 최선의 방법은 감자생즙을 먹는 것인데 감자에는 알기닌이라는 성분이 있어서 궤양의 출혈을 막아 보호막을 만드는 데 놀라운 구실을 한다. 또 감자에는 사포닌이라는 성분이 있어서 호르몬의 분비를 촉진하고 콜레스테롤을 녹여 피를 맑게 하는 신기한 작용을 하기 때문에 현대인의 성인병을 예방하고 치료하는 데 최고의 식품으로 주목받고 있는 것이다.

(6) 감초 모든 체질에 적합

감초 추출물은 글리시리진산·글리시리헤티민산·리퀴리틴·이솔리퀴리틴 등의 정류된 성분으로 사용되고 있으며 특히 천연항생제의 역할을 하여 땀띠나 여드름에도 효과가 좋고 염증을 진정시키는 소염작용이 있다. 감초 특유의 노란색을 나타내는 플라보노이드 성분이 전립선암과 유방암 예방에 효과가 있는 것으로 알려지면서 더욱 각광을 받고 있는데 이 성분은 일부 과일이나 야채에도 함유되어 있다. 그 중에서도 감초에 함유된 것만이 더욱 효과를 발휘한다. 따라서 감초는 생것으로 먹는 것보다 유기용매를 사용하여 가공식품으로 섭취하는 것이 우리나라 여성의 암 발생 증가율 1위인 유방암을 예방하는 데 더 효과적이라고 한다.

이같이 감초에서 암을 억제하는 성분은 주로 플라보노이드라고 많이 연구되었는데 서울대 수의과대학 연구실에서는 비플라보노이드계인 칼콘 성분 또한 항암효과가 뛰어난 것으로 밝혀냈다. 칼콘은 벤잘아세토페논의 황색 색소군으로 열을 가해도 손상이 없다는 장점이 있으며 발암촉진 물질을 손상시켜 암 세포의 증식을 억제시킨다. 칼콘은 에탄올 추출물에서 가장 많이 나오고 여기서 나온 칼콘이 효능도 좋은 것으로 생각된다. 또 칼콘은 여성호르몬 에스트로겐과 유사한 식물성 화합물이어서 유방암 세포를 골라 사멸을 유도하는 것은 물론 골다공증 등 갱년기여성 질환을 예방하고 치료하는 호르몬 대체요법에도 사용될 수 있다.

감초는 성질이 평하여 모든 약의 독을 중화 및 완화시키는 작용을 하므로 한방 처방에서는 필수불가결한 묘약이다. 또한 감초는 부신피질 호르몬처럼 조정작용도 있어 급박한 증상을 푸는 것으로 근육의 긴장으로 인한 동통이나 신경의 긴장을 풀어주는 작용을 하며, 글리시리진산이 항알러지 작용을 하며 위궤양, 십이지장궤양에도 효과가 크다.

또한 탈콜레스테롤 작용이 있어 동맥경화를 예방하고, 유독물질을 해독하는 작용을 하므로 간장의 기능을 강화시킨다. 이 밖에 늑막염과 폐결핵에도 뚜렷한 치료효과를 보였고, 뇌하수체전엽기능부전증, 에디슨병, 유행성간염, 기관지천식, 피부염(두드러기, 습진, 여드름, 주근깨 등), 학질, 동상, 손발이 튼데 등 여러 질병에 뚜렷한 치료효과를 보았다는 보고가 있다. 감초를 계피와 생강에 곁들여 진하게 달여 마시면 오슬오슬 춥고 땀이 없는 초기 감기에 매우 좋은 효과가 있다.

(7) 강낭콩 모든 체질에 적합

강낭콩의 성분을 보면 녹말 60%, 단백질 20%로 어린 꼬투리에 탄수화물 63%, 단백질 6.2%, 지방 0.2% 정도를 함유하고 단백질과 비타민A·B·C가 풍부하여 채소로 많이 이용되고 있다. 특히 비타민B1·B2·B6성분이 많고 단백질은 글로블린이 많은데 필수아미노산으로 라이신·로이신·트립토판·트레오닌이 많아 쌀밥을 주식으로 한국 사람에게는 탄수화물 대사를 하는 식품이다. 또한 강장작용을 하는 식물성 식이섬유도 풍부하게 들어 있어 밥에 같이 넣어 먹으면 효과를 많이 볼 수 있다.

강낭콩은 식물성 식이섬유가 100g당 19.3g로 전체의 1/5을 차지할 정도로 풍부하다. 특히 강낭콩의 식이섬유는 섭취한 음식물 중에 고지혈증에 문제가 되는 중성지방이 체내에 흡수되는 것을 막고 대장에서 담즙산의 형태로 배설시킨다. 즉, 혈관 벽에 침착되어 혈액순환을 막는 중성지방을 대변과 같이 배출시킨다.

강낭콩은 성숙하기 전에 채소나 곡류의 혼식재료도 많이 이용되는데 쌀에는 필수아미노산인 리신이 적고 메치오닌은 많은 편이다. 이에 비해 콩에는 단백질과 리신은 많지만 메치오닌은 적다. 이 때문에 쌀과 콩을 같이 먹으면 단백질의 영양이 높아진다. 또 콩은 상대적으로 쌀에 적게 들어 있는 비타민B1이 풍부하다.

콩류는 대두, 땅콩과 같이 지방질이 많은 반면 탄수화물이 적은 것과, 강낭콩과 팥처럼 지방이 적은 대신 탄수화물이 많은 것으로 구분할 수 있다. 콩류는 모두 고지혈증에 탁월한 효과가 있지만 그 중에서도 강낭콩은 각종 유형의 간염과 간경화에 대하여 효과가 있다. 대하, 주독, 설사를 멎게 하고 만성 위장병에 좋으며 더위와 입안의 갈증을 해소하고 위장을 따뜻하게 하여 열을 내리게 한다. 「본초강목」에 의하면 대하증이 있는 여성이 강낭콩 꽃을 볶아서 가루로 만든 것을 복용하면 좋다고 하였으며 독에 중독되어 죽어 가는 사람에게 구급약으로 마시게 하면 좋다.

(8) 검정콩 모든 체질에 적합

검정콩은 품종에 따라 약간의 차이는 있으나 양질의 단백질과 지방, 그리고 천연의 황산화 물질이며 노화방지와 스테미나를 촉진시키는 토코페롤을 비롯하여 비타민류와 칼슘·칼륨·철·셀레늄 등의 미네랄이 풍부하다. 콩 가운데 검정콩에는 불가사의한 약효가 있다. 검은콩을 먹으면 신장의 작용이 활발해져 장기관이 활발하게 움직이고 몸의 대사가 활성화되므로 수분과 지방이 축적되지 않아 체질 개선이 이루어지는 것이다.

콩 단백질에는 흥분계 아미노산인 아르기닌과 페닐알라닌이 많이 들어 있는데 아르기닌은 정액 내 단백질의 80%에 관계하며 정자수를 늘리고 정력을 높여주는 것으로 알려져 있다. 페닐알라닌은 몸속에서 도파민(쾌감을 일으키는 물질)과 노르아드레날린(성욕을 불러일으키는 물질)으로 변하기 때문에 섹스의 흥미를 높여 주는 성분이다.

중국 문헌에는 검은콩에 대한 약용 기록이 많이 등장한다. 이 중 「본초강목」에 '검은콩은 신장을 다스리고 혈액을 활발히 하며 모든 독을 푼다'고 나와 있다. 이렇듯 콩은 신장계통의 대사촉진에 좋다고 알려져 있다. 신장계통이 약한 사람은 수분의 대사나 배설이 좋지 않기 때문에 몸이 냉하고 신진대사가 원활하지 않아 몸에 여분의 수분이나 지방이 쌓여 부종이나 비만의 원인이 되는 것이다.

(9) 결명자 AB형(태양인)과 O형(소양인)에 적합

결명자는 옛날부터 간장과 눈을 좋게 하며 완하, 강장, 이뇨, 고혈압, 위가 약한데 좋다는 사실이 입증되어 많이 이용하고 있는 생약제 중의 하나로 성질은 맛이 달고 쓰며 약간 차고 무독하다. 결명자의 주성분은 비타민C, 에모딘, 비타민A의 전구물질인 카로틴, 캠페롤 등이며 각종 필수지방산과 완하작용을 나타내는 안트라퀴논 유도체가 들어 있다. 결명자에는 완하작용을 하는 안트라퀴논 유도체가 함유되어 있어서 변비에 효과가 있으며 대황과 함께 끓여 마시거나 꿀을 넣어 마시면 변비치료에 더 효과적이다. 또한 위장병에 좋다. 위가 약해서 소화를 잘못시키거나 위궤양 등에 좋다. 눈의 피로나 충혈을 낫게 하고 간에 좋다. 한방에서는 간의 화가 위로 치솟아 풍열이 상초에 머물면 눈이 충혈되고 붓는 증상이 있을 때 결명자가 매우 좋은 효과를 나타낸다고 한다. 이 밖에도 야맹증이나 결막염, 백내장, 녹내장 등의 안과질환에 응용된다. 결명자차는 열이 많은 열성체질과 혈압이 높은 사람들에게 효과가 좋으나 몸이 차가운 냉성체질과 저혈압인 사람에게는 해가 되므로 주의해야 한다.

(10) 고구마 모든 체질에 적합

고구마에는 탄수화물·조섬유·칼슘·칼륨·인·비타민A의 전구체인 베타카로틴과 비타민C 등이 들어 있어서 대표적인 알칼리성 식품중의 하나이며 소량의 지방과 비타민B2 등도 들어 있다. 고구마에 들어 있는 비타민C(100g당 25mg)은 조리과정을 거쳐도 70~80%가 파괴되지 않고 남는 장점이 있다. 또 고구마에는 항산화작용을 나타내는 폴리페놀 화합물인 클로로겐산과 배변에 도움을 주는 하얀 진인 수지배당체가 들어 있다.

몇몇 암, 특히 폐암에 대한 연구에서 고구마는 폐암을 잘 예방하는 삼대 적황색 채소인 고구마, 호박, 당근 중의 하나로 뽑혔다. 이들 3가지 야채를 합하여 하루에 1/2컵 정도의 즙만 마셔도 폐암의 가능성을 절반으로 줄일 수 있다. 이러한 야채즙을 먹은 흡연자의 경우 먹지 않은 흡연자에 비해서 폐암의 위험도가 많이 감소되었지만 그래도 비흡연자에 비해서는 폐암의 위험성은 몇 배나 높으므로 금연하는 것이 무엇보다도 중요하다. 비흡연자일지라도 주위의 담배연기, 공해물질에 노출되어 있으므로 고구마나 기타 적황색 야채를 먹으므로 암의 위험을 줄일 수 있다.

또한 고구마 100g 중에는 칼륨이 460mg이나 함유되어 있어 여분의 염분을 소변과 함께 배출시켜 혈압을 내리는 작용을 하므로 고혈압 환자에게 아주 좋은 식품이다. 그러나 고구마의 주성분은 당분이기 때문에 비만증, 고혈압, 당뇨병, 심장 질환을 앓는 사람은 피하는 것이 좋다. 뿐만 아니라 고구마는 여러 한방서적에서도 언급하고 있는데 간장과 비장, 위를 튼튼히 하고 혈액을 편안하게 하며 따뜻하게 하는 효능이 있어 오장을 튼튼하게 하며 이질과 음주 후 설사, 어린이의 영양부족과 만성소화불량에 좋다고 한다. 고구마에 멥쌀을 섞어 밥이나 죽을 만들어 먹으면 좋다.

특히 고구마를 자를 때 나오는 우윳빛 액체인 얄라핀은 섬유소와 더불어 변비해소에 큰 도움이 되므로 요구르트, 청국장 등과 함께 부작용이 없는 변비치료 보조제로 사용될 수 있다. 또한 철분도 풍부하여 요즘 편식하는 아이들이나 다이어트를 하는 여성들에게 흔한 철 결핍성 빈혈해소에도 도움이 된다. 중간 크기 고구마 한 개의 열량은 170Kcal 정도로 다른 음식에 비해 섬유질이 풍부하여 포만감이 쉽게 느껴지고 변비해소와 피부미용에도 도움이 되므로 간식으로 우유 한잔과 함께 먹으면 다이어트 하는 사람에게 아주 좋은 대용식이 될 수 있다. 고구마 한 개만 먹어도 하루 권장 베타카로틴의 2배 가까이 섭취가 가능하므로 환경오염 속에 살아가는 현대인들에게는 보물과 같은 음식이 아닐 수 없다.

(11) 고사리 AB형(태양인)과 O형(소양인)에 적합

고사리는 고사리과의 식물로 순이 올라와서 어린애 주먹처럼 아직 잎이 펴지지 않았을 때 채취하여 삶아서 식용으로 쓴다. 「향약집성방」에 '고사리는 성질이 차고 활하며 맛이 달다. 이질, 이뇨, 황달, 고혈압, 장풍열독, 불면증 등에 효과가 있다고 했다. 하지만 오래 먹으면 다리 힘이 약해지고 냉한 사람이 먹을 경우 복부팽만을 유발할 수 있다'고 했다.

고사리에는 단백질과 당질, 칼슘과 철분 등 무기질이 많다. 고사리는 피를 맑게 하고 머리를 맑게 하는 특성이 있다. 고사리에는 비타민B1을 분해하는 아네우리나제라는 효소가 있는데 이 효소는 다른 효소와는 달리 열에 강하여 함께 먹는 식품의 비타민B1을 파괴하여 비타민B1 결핍증을 유발할 수 있다. 또 고사리에는 브라켄톡신이라는 발암성인 물질이 있다는 것이 밝혀졌는데 이 성분은 삶으면 많이 녹아서 나가며 하루에 200~300g정도의 양을 장기간 먹을 경우에 문제가 생기는 정도이므로 일상적인 이용을 주저할 필요는 없다.

고사리를 식용을 할 때는 대개 삶아서 물에 담가 두었다가 요리하므로 차고 활한 성질이 많이 완화되어 고사리에 들어 있는 유해한 물질은 거의 제거되기 때문에 걱정 없이 사용할 수 있다. 요즈음 같은 봄철에는 식욕이 떨어지기 쉽고 속에 울열이 생기기 쉬우므로 가끔 고사리를 요리해서 먹는 것도 건강에 도움이 되리라 생각된다.

(12) 고추 B형(태음인)과 A형(소음인)에 적합

고추는 우리 식탁에서 빠트릴 수 없는 전통식품으로 여러 가지 성분이 있지만 가장 많이 들어 있는 성분은 캡사이신과 비타민A·C이다. 캡사이신은 매운맛을 내는 성분이라는 걸 많은 사람들이 너무나 잘 알고 있다. 김치에 젓갈을 넣을 때 젓갈의 비린내를 없애고 지방산패를 억제하는 역할을 한다. 기름의 산패를 막고 젖산균의 발육을 도와 김치를 먹는 사람이 유산균 음료를 따로 마실 필요가 없이 소화율이 높다는 발표가 있었다. 그렇지만 공기 중에 오래 방치하면 캡사이신 성분이 서서히 증발해 비타민의 효능이 떨어지므로 고춧가루를 보관할 때는 공기가 통하지 않게 잘 싸서 냉동실에 보관하는 것이 가장 좋다.

그런데 흥미로운 것은 인간을 제외한 포유동물은 캡사이신을 좋아하지 않는다는 것이다. 캡사이신이 신경의 단위인 뉴런을 자극해 심한 고통을 주기 때문이라고 한다. 고추는 성질이 뜨겁고 맵기 때문에 평소 몸이 차서 소화장애를 자주 경험하는 사람들에게는 좋은 식품이다. 고추의 매운 맛은 입안과 위를 자극해 체액의 분비를 촉진하여 식욕을 증진시키고 소화를 촉진시키며 혈액순환을 촉진시키므로 신경통 치료에 효과적이다.

비타민A는 요즘처럼 밀폐된 공간에서 냉방에 계속 노출되면 각종 호흡기 질환에 걸리기 쉬운데 이에 대한 저항력을 증강시킨다. 이것은 비타민A의 모체가 카로틴이라는 형태로 들어 있기 때문이다. 비타민A의 모체인 카로틴이라는 성분이 감기에 대한 민간요법으로 콩나물국을 끓여 고춧가루를 넣어 먹는 것도 우리 국민들의 지혜로운 민간요법이라 할 수 있겠다. 풋고추를 많이 먹는 것도 비타민A와 C를 섭취하는 좋은 방법이다. 캡사이신 성분이 지방세포에 작용하여 몸속 지방을 분해하는 작용을 하기 때문에 다이어트 식품으로도 권장된다.

연세대 생화학과 권영근 교수는 '고추에 다량 들어 있는 캡사이신 성분이 새로운 혈관 생성을 억제해 암을 예방하고 전이를 억제한다'고 말하고 있다. 고추에 함유된 또 다른 성분인 베타카로틴은 호흡기계통의 감염 저항력을 높이고 면역력을 증진시켜 질병의 회복을 빠르게 한다. 고추에는 사과의 20~30배, 귤의 2~3배나 되는 비타민C가 들어 있는데 캡사이신 때문에 쉽게 산화되지 않아 조리 시에도 비타민C의 손실이 적다. 고추는 여러 가지 소화를 촉진시키고 거담작용과 진통작용을 하는 등 여러 가지 효능이 있으나 한꺼번에 많이 먹으면 피부에 반점이 생기기도 하고 위장 점막손상, 설사, 간장 기능을 해치기도 하므로 위장 질환이 있는 사람들은 자제하는 것이 좋다. 이런 사람들은 백김치를 담글 때 고추씨를 넣어 담그면 고추의 여러 가지 성분도 섭취할 수 있고 김치의 맛도 즐길 수 있다.

(13) **곤약** AB형(태양인)과 O형(소양인)에 적합

곤약의 주성분은 글루코만난이라는 함수탄소인데 이것은 물을 흡수하면 끈끈한 풀처럼 되고 여기에 잿물이나 석회와 같은 알칼리를 넣으면 응고되어 굳는다. 글루코만난은 전혀 소화되지 않아서 흡수도 되지 않지만 장관을 통과하면서 장내의 잡균을 중화하고 장을 청소해주는 특수효소가 있어서 우수한 정장작용을 나타낸다. 또 곤약에는 지방의 흡수를 조절하는 작용이 있고 또 피를 맑게 한다.

곤약은 또한 소화가 전혀 안되고 배설이 되며 위장관에 아주 부드러운 자극을 주므로 변비증인 사람에게 매우 좋으며 특히 고지혈증, 당뇨병 등의 만성병이나 노인변비, 임신부 변비, 육식을 즐겨하는 사람 등에 권장할 만한 식품이다. 곤약의 주요한 성질중의 하나는 습기가 많은 것인데 그래서 습열, 습포에 매우 유용하게 이용되며 온기가 오랫동안 지속되어 냉중, 관절염, 신경통 등에 이용한다. 신장, 간장, 비장 등이 약한 경우에도 곤약 습포를 하면 장기의 피곤을 풀어줄 수 있다.

(14) **구기자** 모든 체질에 적합

구기자는 구기자나무의 열매이다. 구기자나무의 특이한 점은 잘 자라는 나무에서는 한 해에 두 번 꽃이 피고 두 번 잎이 돋아나며 두 번 열매가 열린다. 열매는 건조하여 약용으로 쓰지만 생식하기도 하는데 약성은 평하 은 약간 달작지근하다. 잎과 열매를 식용으로 할 때는 주로 차로 만들어 마신다. 뿌리는 지골피라 하여 한약재로 쓴다.

한방에서는 열매를 구지자, 잎을 구기엽이라 한다. 구기엽은 어린잎을 따서 응달에 말려 저장하는데 여름에는 벌레가 먹음으로 가을에 다시 돋아나는 새 잎을 따서 말려 쓴다. 열매는 여름과 가을에 두 번 수확하고 햇볕에 말린다. 구기자를 원료로 한 식품으로는 구기치, 구기주, 구기죽 등이 있다. 구기자는 차 또는 술을 만들어 먹는 것이 좋다.

주로 차로 달여 마시는 구기자가 정력에 빼어나게 좋은 식품이라고 하면 잘 믿어지지 않겠지만 옛말에 먼 길 떠나는 남편에게 구기자를 주지 말라는 말이 있을 정도니 효능은 의심치 않아도 될 것이다. 옛 고서에는 구기자는 정기를 보익하고 음도를 강성하게 하는 불로장생의 약이라고 적혀 있다. 이로 미뤄보아 구기자는 성 기능을 강화시키는 작용이 매우 강하다는 것을 알 수 있다.

구기자는 인삼, 하수오와 함께 3대 야생정력초로 부를 만큼 한방의 영약이며 민간약으로도 애용되어 왔는데 특히 고지혈, 고혈압, 당뇨병, 동맥경화, 만성간염을 예방하고 노화를 방지한다. 「본초강목」에는 '구기잎은 상초의 객혈을 없애고 지골피는 하초의 허혈을 내리게 한다. 구기자는 신을 자양하고 폐를 윤택하게 한다'고 기록되어 있다. 또 「약용식

물사전」에는 '구기자는 강정·강장의 효과가 있으며 신장의 허혈을 없애는 데 응용한다'고 했고 정액을 늘리고 양기를 돕는다는 기록도 있다.

(15) 김치 모든 체질에 적합

맛있게 발효되어 있는 김치는 사랑스러운 아내와 같다. 밥상에 김치가 있을 때는 늘 그냥 있으려니 생각하지만 있어야 할 자리에 김치가 없으면 어쩐지 허전하다. 김치는 우리 밥상에 꼭 있어주어야 하는 맛 샘이다. 아무리 맛있는 산해진미를 먹는다 해도 김치가 곁들여지지 않으면 음식을 먹은 것 같지 않다. 김치를 먹어야 개운하다. 그러므로 김치는 가장 생기 있는 맛을 탄생시킨 음식이라고 예찬하지 않을 수 없다.

김치는 우리의 밥상문화를 형성하는 데 빠져서는 안 되는 식품이다. 실과 바늘이라면 김치는 실의 역할을 톡톡히 해내는 보조음식이다. 곡물에는 김치를 곁들여 먹어야 소화가 잘 된다. 사람들은 김치를 매끼니 먹어 오면서도 김치의 고마움을 모르고 있다. 그렇지만 김치의 효능을 알고 먹으면 과거에 느껴보지 못했던 김치의 맛을 더 한층 느껴 김치의 위대함에 감사하게 될 것이다. 어떠한 보약을 먹는 것보다 김치가 곧 보약이기 때문이다. 보약의 효능은 식욕을 증진시키는 데 있다. 김치도 이에 뒤지지 않는 역할을 감당하고 있다.

김치는 오색과 오미를 모두 갖춘 우리나라 대표 음식으로 채소류의 신선한 맛, 젖산발효에 의한 상쾌한 맛, 고춧가루 등 향신료에 의한 독특한 맛, 젓갈류의 감칠맛과 정성이 어우러져 식욕을 돋우며 여러 채소에서 우러난 비타민과 무기질 등 영양물질을 풍부하게 포함하고 있는 자연 발효식품이다. 발효가 진행되면서 미생물의 작용에 의해 맛과 풍미를 좋게 하는 각종 유기산과 최고 1억 마리/g에 달하는 유산균이 만들어 진다. 이같이 김치는 수준 높은 과학적인 음식으로 세계가 주목하고 있다. 우리의 김치가 세계 5대 음식으로 선정된 것은 식품 고유의 효능과 상품가치를 높게 평가받았다는 점에서 더욱 의미가 깊다고 할 수 있다.

김치의 효능은 수없이 많지만 그 중에서 김치의 유산균은 변비 및 대장암과 동맥경화에 효과가 있고 이 유산균이 돌연변이와 종양 생성을 억제하는 항암효과가 있으며 피부노화 억제와 식욕촉진 등에 탁월한 효과가 있다. 또한 김치에 들어가는 다양한 채소들은 열량이 적고 식이섬유를 많이 함유하고 있어 체중조절에 도움을 준다. 특히 고추에는 캡사이신이라는 성분이 있어 신진대사 작용을 활발히 함으로써 지방을 연소시켜 주기 때문에 다이어트 음식으로도 효과가 크다.

(16) 냉이 AB형(태양인)과 O형(소양인)에 적합

봄나물 하면 가장 먼저 떠오르는 냉이는 싫어하는 사람이 거의 없을 정도로 향기와 맛이 좋다. 냉이는 야채 중에서 단백질 함량이 가장 많고, 칼슘과 철분도 풍부하고, 비타민A가 많아 춘곤증 예방에는 그만이다. 냉이에 함유된 무기질은 끓여도 파괴되지 않으며, 특히 푸른 잎 속에 비타민A가 많은데 100g만 먹으면 하루에 필요한 비타민A의 1/3은 충당이 된다. 냉이는 한방에서 소화제나 지사제로 이용할 만큼 위와 장에 좋고 간의 해독작용을 돕는다고 한다.

또 냉이 뿌리는 눈 건강에 좋고, 고혈압 환자에게 냉이를 달여 먹도록 처방하기도 한다. 「동의보감」에 '냉이로 국을 끓여 먹으면 피를 끌어다 간에 들어가게 하고, 눈을 맑게 해준다'고 기록되어 있다. 어린순은 봄에도 나오지만 가을에도 여름에 여문 씨앗이 떨어져 자란 어린순을 먹을 수 있다. 냉이는 고추장 등의 양념을 곁들여 생채로 먹는 것이 가장 맛있다. 김치를 담가 먹기도 하고 국을 끓이고 죽도 쑤어 먹고, 냉이를 잠깐 삶아낸 물에 국수를 말아먹어도 별미다.

(17) 노루궁뎅이버섯 모든 체질에 적합

노루궁뎅이버섯은 저온성으로 가을에 높은 산 고지의 활엽수에서 아주 소량만을 채취할 수 있는 귀한 버섯으로 맛은 달고 성질은 평하여 모든 체질에 적합한 식품이다. 우리나라에서는 노루궁뎅이를 닮았다 하여 노루궁뎅이버섯이라 부르며 일본에서는 일명 야무부시다케라 부르고 중국에서는 후두라 부르는데 즉, 원숭이 머리를 닮았다 하여 붙여진 이름이다. 노루궁뎅이버섯의 조직은 백색이며 스펀지 모양으로 말랑말랑하고 침 표면에 자실층이 발달되어 있다. 약용으로서 그 효능이 우수하다는 것이 연구결과와 매스컴과 입소문을 통해 알려지기 시작하고 있으나 사원산은 그 개체수가 워낙 작을 뿐만 아니라 가을철 한 철에만 고산에서 소량 발견되기에 아주 귀하다.

뛰어난 항암효과로 많은 사람들에게 관심 받고 있는 노루궁뎅이버섯에는 헤테로 β-D-글루칸이 함유되어 있는데 이 성분은 우리 몸속에 원래부터 가지고 있는 면역기능을 활성화시켜 주어 암세포들이 증식하는 것을 억제해 주는 역할을 한다. 헤테로 β-D-글루칸 성분은 노루궁뎅이버섯에만 함유되어 있는 활성다당체 성분으로 각종 종양 억제율이 다른 것들에 비하여 현격하게 높으며 실제로 이루어진 쥐 실험에 의해 높은 항암효과가 있는 효능이 있음이 증명되었다.

노루궁뎅이버섯 효능 중 항암효과에 이어 알츠하이머 즉, 치매에도 아주 좋은 효과가 있다. 노루궁뎅이버섯에는 헤리세논D & 에리나신C 성분이 함유되어 있는데 이 성분들은 신경세포 성장인자의 생합성을 촉진시켜주는 역할을 한다. 또한 신경세포 증식을 도와주고 손상을 방지해주는 효과가 있어 치매환자의 인지능력을 향상시켜주는 좋은 식품이다. 모든 질병의 원인이 되는 우리 몸의 과다한 활성산소를 제거해주고 독성을 없애주어 각종 세포들의 산화를 막아 발암과 노화방지에 효과적이다.

(18) 녹두 AB형(태양인)과 O형(소양인)에 적합

녹두는 숙주나물, 빈대떡, 청포묵, 녹두죽 등으로 우리의 식생활과 밀접한 관계를 지니고 있다. 전에는 가정마다 맷돌이 있어 녹두를 물에 불려낸 후 곱게 갈아서 죽도 쑤고 빈대떡도 부쳐 먹었는데 요즘은 점차 그런 풍습도 없어지고 식생활이 단조로워지며 인스턴트식으로 변해 가는 것이 아쉽다. 몸살이 나서 입맛이 떨어졌을 때 정성들여 만들어 주는 녹두죽은 천하일품이 아니던가! 맛도 좋을 뿐만 아니라 해열, 해독작용이 있으며 고혈압인 사람이 두통이 나고 어지럼증이 있을 때 좋다. 녹두는 영양가가 풍부하고 비타민 A·B·C가 다량 들어 있으며 특히 숙주나물의 비타민A는 갑절로 늘어나고 비타민B는 30배 이상이며 비타민C는 40배로 증가된다.

예부터 한방에서는 녹두를 약으로 사용하였으며 소변이 잘 나오게 하며, 종기를 없애고 열을 내리며, 위장을 튼튼하게 하고, 눈을 밝게 하며 원기를 도와주고, 모든 내장의 기능을 조절하고, 정신을 안정시키고, 혈압을 내리고, 피부를 윤택하게 하고, 약물중독이 되었을 때 해독작용을 한다고 효능이 열거되어 있으니 굉장한 건강식품이라고 아니할 수 없다.

뿐만 아니라 잇몸이 들뜨고 입안이 헐고 피로할 때 녹두음식을 먹으면 효과가 나타난다. 피부가 약해 잘 짓무르고 땀띠가 나는 어린아이들에게도 녹두음식이 좋다. 녹두를 고운 가루로 만들어 따뜻한 물에 개어 자기 전에 얼굴을 깨끗이 씻은 다음에 문질러 바르면 피부의 기름기가 빠지고 여드름, 주근깨 등이 깨끗하게 없어진다.

한방에서는 약을 먹을 때 녹두로 만든 음식은 피해야 한다는 말이 있는데 그것은 녹두가 약의 독성을 없애주는 작용이 있기 때문이며 약이란 결국 독성을 이용하여 약리작용을 나타내게 하는 것인데 그 약리작용이 녹두 때문에 없어지기 때문에 주의를 요하는 것이다.

(19) 녹차 AB형(태양인)과 O형(소양인)에 적합

녹차의 성질은 서늘하고 맛은 단맛과 쓴맛이 있다. 현대 의학의 약리적 적용을 토대로 차의 효능을 살펴보면 첫째, 녹차의 카페인은 각성작용과 흥분작용으로 대뇌 중추신경을

자극하여 정신을 맑게 하고 피로회복은 물론 기억력, 판단력, 지구력을 높여주며 정신적인 활력을 주어 기분을 상쾌하게 만들어 준다. 둘째, 항염과 세균발육 억제작용이 이질균, 장티푸스균, 포도상구균 등의 세균의 성장을 억제하고 식중독과 감기를 예방하며 식후의 차는 입안 세균의 번식을 억제한다. 셋째, 고혈압과 동맥경화를 예방하는 데 녹차의 카테킨 성분은 혈청의 콜레스테롤 함량을 크게 감소시키며 효율적으로 배설하게 하고 찻잎 중의 비타민C와 색소 성분들도 고혈압과 동맥경화의 발병을 억제한다고 보고되어 있다. 넷째, 항암효과가 있는데 녹차의 탄닌 중 폴리페놀 성분은 발암성을 갖는 불안정한 단자와 결합하여 암을 예방하고 암세포의 증식을 억제하는 효과가 나타나고 있다. 또 녹차의 카페인은 지방을 연소시켜 다이어트를 하는 데도 도움이 된다.

녹차는 하루에 2~3잔 정도 마시는 것이 좋다. 그렇지만 너무 진하게 많이 마실 경우 녹차의 타닌 성분 때문에 변비가 생길 위험이 있다. 몸이 찬 사람은 녹차가 안 맞을 수 있으므로 하루에 한잔 정도만 마시고 그래도 체질에 맞지 않는다면 삼가 하고 대용차로 마시는 것이 좋다.

(20) 딸기 모든 체질에 적합

딸기를 하루에 6~7개 정도 먹으면 하루의 비타민C 필요량이 충족된다. 4~6월이 되면 딸기가 흔하게 나돌아 마음까지 풍요로워진다. 딸기는 원래 남미의 칠레가 원산지이며 1715년 프랑스에 소개되어 영국을 비롯하여 점차 유럽에 퍼지기 시작했다. 우리나라에는 19세기 중엽 이후에 기독교 선교사에 의해 도입된 것으로 추측된다. 딸기는 먹기도 좋고 맛도 좋지만 가장 큰 특징은 비타민C의 함량이 가장 풍부하다는 사실이다.

100g당 비타민C가 80mg이나 들어 있어 거뜬하게 하루의 비타민C의 필요량이 충족되는 셈이니 얼마나 좋은 식품인가! 비타민C는 몸의 저항력을 증대시켜 독감 예방에 그만이며 암 예방에도 좋다고 한다. 더욱이 피부의 멘라닌색소 생성을 억제하여 얼굴을 희게 한다고 하여 여성들이 먹는 화장품이라고 하니 정말 좋은 과일임에는 틀림이 없다.

(21) 달래 B형(태음인)과 A형(소음인)에 적합

달래는 잃었던 입맛을 되찾아주고 나른함을 없애주는 대표적인 봄나물이다. 작은 마늘로 불리는 달래는 봄에는 신진대사가 활발해지면서 비타민 등의 영양소가 많이 필요한데 이를 손쉽게 보충할 수 있는 것이 봄나물이다. 쓴 듯 쌉사름한 맛이 매력인 달래는 비타민C를 비롯한 갖가지 영양소가 골고루 들어 있고 특히 칼슘이 많이 들어 있다. 비타민C는 체내에서 부신피질호르몬의 분비, 조절에 관여하여 피부노화를 방지하고 저항력을 키워줄 뿐만 아니라 빈혈을 없애 주고 간 기능을 개선하며 동맥경화를 예방하는 특별한 효능이 있다.

달래는 주로 날 것으로 먹기 때문에 열에 약한 비타민C의 손실을 막을 수 있다. 식초를 곁들이면 비타민C가 자연 파괴되는 시간이 연장되므로 달래무침에는 식초를 치는 것이 좋다. 봄철 입맛이 없을 때 새콤달콤하게 달래무침을 만들거나 부침으로 먹으면 밥맛이 돌고 활력증진에 효과가 있다. 달래무침은 봄에 늘어진 몸과 마음을 흔들어서 바짝 정신 차리게 해주는데 매운 맛의 달래가 좋은 이유가 여기에 있다.

달래는 파처럼 매운 맛을 가지고 있는데 이런 매운 맛은 봄에 입맛이 떨어진 경우에 좋다. 한방에서도 입맛을 돌게 하고 소화를 시켜주는 약들은 대개 그 맛이 매운데 이는 매운 맛이 들어가서 위장을 각성시켜 위장관의 활동력을 증강시켜 준다. 매운 맛은 한의학에서는 폐에 해당하며 나태해진 정신을 확 흔들어 각성시켜 주는 능력이 있다고 한다.

달래는 한방에서 불면증, 장염, 위염에 효과가 있다고 하며 자궁출혈이나 월경불순 등 부인과 질환에 효과가 좋아 여성에게 좋은 봄나물로 손꼽힌다. 또 비장과 신장의 기능을 돕고, 가슴이 답답하고 아플 때 뭉친 기운을 밑으로 내리고 흩어지게 한다. 그뿐만 아니라 양기를 보강하여 성욕을 왕성하게 하므로 특히 남성에게 좋은 봄나물이다. 그러나 달래는 성질이 따뜻하므로 몸에 열이 많은 사람이 너무 많이 먹는 것은 좋지 않다.

(22) 당귀 B형(태음인)과 A형(소음인)에 적합

해가 바뀔 때마다 설날 떡국을 먹고 나면 또 나이 한 살을 더 먹게 된다. 40대 이후부터는 이제 한해가 다르게 정력이 쇠함을 느끼게 될 것이다. 깊은 생각에 잠기다보면 젊은 시절로 다시 되돌아 갈 수는 없을까? 회춘하는 비방은 없을까? 고민하다 비아그라 약이라도 처방받을 생각으로 비뇨기과의원을 찾아간 적도 있을 것이다. 그러나 애석하게도 한방에서 사용하는 보약재 중에 '마땅히 돌아간다', '회춘한다'는 뜻을 가진 당귀라는 약재를 알지 못하고 있다. 우리 주위에 지천으로 널려 있어 얼마든지 손쉽게 구할 수 있는 것이 당귀다.

당귀란 참당귀의 뿌리를 말하며 고려시대 목귀초, 당적이라고도 하였으며 1600년대는 숭엄초불휘라고도 하였다. 다른 이름으로 숙근초라고도 한다. 뿌리는 약재로 쓰이며 성질은 따뜻하고 맛은 달고 쓴데 방향성 정유와 서당과 비타민E 등이 함유되어 있다.

쓰임새를 보면 당귀는 미나리과에 속하는 다년생 풀이며 뿌리를 말린 것으로 한약재로 많이 쓰이는데 그럼 한약으로만 먹을 수 있는 걸까? 당귀는 보통 한방에서는 혈을 보하는 약재로서 당귀작약산, 당귀건중탕, 당귀탕, 사물탕, 십전대보탕 등의 약재로 많이 쓰이나 봄 입춘절기에는 어린순을 나물로 무치는 승검초를 만들어 식용하기도 하고 또한 향기가 좋아 예로부터 차로 끓여서 마시거나 또는 술을 담가서 보양주로 복용해 왔다.

당귀의 여러 가지 효능에 대하여 고서의 내용을 보면 「동의보감(1613년)」에서는 '모든 혈을 다스리고 치료한다'라고 했고 정보섭과 신민교가 집필한 「도해향약대사전(1950년)」에서는 '피를 보하고 혈압을 조정한다'라고 했으며 금세기 최고의 중약학 성서인 「중약대사전(1975년)」에서는 '혈을 생겨나게 하고 잘 돌게 한다'라고 하였다. 그리고 임상에서 당귀는 부인의 각종 자궁 질환 및 산전산후에 요약이 되며 빈혈, 두통, 변비, 불안, 신경쇠약, 저혈압, 식은땀을 흘리는 증세와 노화방지 및 정력보강에 효과가 있는 것으로 밝혀졌다.

특히 당귀는 보혈 기능이 있어 스트레스로 인한 생리불순을 겪는 여성에게 효과가 좋다. 또한 임산부가 출산하기 전에 복용을 하게 되면 출산 시에 자궁의 수축력을 키워주는 작용을 한다. 당귀의 경우 여성 질환에도 좋지만 남성에게도 좋다. 당귀는 관상동맥의 혈류량 및 혈액순환을 촉진시켜 심혈관계 질환 예방에 좋으며 간 기능 보호작용이 뛰어나 잦은 음주로 인해 손상된 남성들의 간 보호에 좋다. 또 한 뇌신경 보호효과가 있어 허혈성 뇌손상을 억제하고 면역능력을 강화시켜 주며 항산화 능력이 있어 뇌졸중 예방에 우수하다고 할 수 있다.

(23) 당근 B형(태음인)과 A형(소음인)에 적합

당근은 당나라에서 처음 들어왔다고 해서 붙여진 이름이다. 색깔이 예뻐서 음식의 모양을 내기 위해 많이 쓰는데 당근이 몸에 좋은 이유도 바로 이 색깔에 있다. 당근이 주홍빛을 띠는 것은 베타카로틴이라는 성분으로 색깔이 진할수록 베타카로틴이 많이 들어 있다. 다른 식품에도 베타카로틴이 들어 있긴 하지만 함유량이 당근을 따라오지 못한다. 베타카로틴은 강한 항산화 성분으로 항암작용을 한다. 폐암과 후두암, 식도암, 전립선암, 자궁암 등을 예방하는 효과가 있다.

베타카로틴은 우리 몸 안에 들어가 비타민A로 바뀌기 때문에 프로비타민A라고도 한다. 비타민A가 피로회복을 도와 만성피로를 물리친다. 특히 혈압과 혈당, 혈중콜레스테롤 수치를 낮춰 고혈압, 당뇨병 등의 성인병을 예방하고 홍역, 빈혈, 저혈압, 야맹증 등에도 효과가 있으며 피부를 매끄럽게 하는 효과가 있다. 그러나 비타민A가 부족하면 살결이 거칠어지면서 피부의 저항력이 떨어져 여드름이 잘 생기고 쉽게 곪는다.

한방에서는 당근이 심장과 위장을 튼튼하게 하고 폐에도 좋다고 한다. 옛날에는 당근을 폐결핵의 신약으로 여겼을 정도이다. 당근의 잎과 씨는 몸의 불순물을 없애고 이뇨작용이 있어 방광염과 신장결석을 예방하는 효능이 있다고 한다. 당근은 성질이 따뜻하기 때문에 몸이 찬 냉성체질에 적합한 식품이다. 특히 당근의 대표 영양소인 베타카로틴이 껍질에 많으므로 껍질째 먹는 것이 좋으며 벗기더라도 살짝 긁어내는 정도로 최대한 얇게 벗긴다.

당근과 사과는 궁합이 아주 잘 맞는 음식이다. 사과와 함께 갈아 마시면 맛도 좋을 뿐 아니라 비타민의 효능을 더욱 극대화 시켜주고 레몬까지 살짝 뿌려먹으면 금상첨화이다. 그러나 오이와 같이 비타민C가 풍부한 야채하고는 즙을 내서 먹으면 좋지 않다. 당근에는 비타민C를 파괴하는 아스코르비나제가 들어 있기 때문이다. 당근은 공복에 먹는 것이 좋으며 당근의 즙을 내서 먹는 것보다 더 좋은 것은 바로 식용유에 살짝 볶아서 먹는 것이다. 이렇게 하면 영양소 파괴는 없고 비타민A 흡수가 잘된다.

(24) 땅콩 모든 체질에 적합

땅콩을 낙화생이라고도 한다. 꽃이 떨어져서 생긴다는 뜻으로 이는 땅콩의 열매 맺는 특이한 방법 때문이다. 일반적인 꽃은 꽃의 씨방부분이 변해 열매가 되는 것이 대부분이지만 땅콩은 꽃이 가루받이가 끝나면 씨방자루의 밑이 길게 뻗어 나와 땅속을 파고들어 땅속에서 열매를 맺는다. 또는 장생과라고도 하는데 땅콩을 많이 먹으면 나이보다 젊어지며 정력이 세진다고 붙여진 이름이다.

땅콩은 지방 함량이 44~56%, 단백질이 22~30%로 양질의 지방과 단백질원이며 콜레스테롤 수치를 낮춰 심장병 예방 효과가 있음은 물론 당질의 함량이 낮고 다량의 비타민E를 함유하고 있어 노화를 방지하고 피부미용에 효과가 있다. 비타민B1·B2가 많이 들어 있어 피로회복에 좋으며 올레인산이 다량 함유되어 동맥경화 예방에도 좋다. 땅콩에는 레시틴이 풍부하여 인슐린 분비를 촉진하는 효과가 있으며 혈액순환을 돕고 잇몸을 튼튼하게 하는 작용을 하기도 한다. 병이 없는 사람도 장기 복용하면 보양강장제로 좋으면 갱년기 장애로 고생하고 있는 남여 또는 공부하는 어린이나 정신노동을 하는 사람에게 좋은 간식이 될 수 있다. 한방에서는 땅콩이 기침을 멈추고 혈액을 만들어 주며 젖이 잘 나오도록 하고 비장과 위장을 튼튼하게 하며 폐를 윤기 있게 해준다고 한다. 나이아신이 다량 함유되어 있으므로 숙취해소에 좋아 술안주로도 안성맞춤이다.

(25) 대두 모든 체질에 적합

콩은 흔히 밭에서 나는 쇠고기라고 할 만큼 단백질과 지방을 풍부하게 가지고 있다. 대두에 함유된 사포닌은 인체의 노화를 방지하고 레시틴 성분은 혈관 벽의 콜레스테롤을 제거하며 피니톨 성분은 당뇨병 치료에 효과가 있다. 철분과 이소플라본 등은 여성의 갱년기 증상 완화와 암 예방에도 좋다. 특히 토코페롤이 풍부하게 들어 있어 피로를 풀어주는 효과도 있다. 또한 포도당이 중성지방으로 변화하는 것을 억제하고 소화기관으로부터 지방의 흡수를 방지한다. 오래 먹으면 장관 표면의 조직이 변화하고 비만체질이 개선되는 효과도 있다. 뇌혈관 장애나 동맥경화 예방도 된다.

골다공증과 갱년기 장애를 겪는 여성이 먹으면 여성호르몬 기능이 좋아지고 성장기 여성의 유방조직 발육에 좋으며 성장기 이후에는 유방 건강에도 유익하다. 사포닌은 지방의 분해를 돕지만 요오드를 방출시켜 갑상선 기능을 저하시키기 때문에 김과 함께 먹는 것이 좋고 콩으로 가공된 된장, 청국장, 두부, 두유 등은 가장 완벽한 건강식품이다. 콩에는 여러 가지 무기질과 비타민이 풍부하게 들어 있어 영양상으로 균형 있는 식품이지만 콩에는 인이 다량 함유되어 있어 칼슘이 풍부한 치즈와 같이 먹으면 인과 칼슘이 결합해 인산칼슘이 체내에 흡수되지 못하고 그대로 빠져나가는 단점도 있다.

콩은 암을 이기는 식이요법으로 가장 많이 연구된 것은 콩 관련 식품이다. 많은 사람들이 콩을 건강식품으로 인식하면서 콩 섭취가 꾸준히 증가하고 있다. 여러 가지 암 중에서 콩의 역할이 가장 두드러진 것은 유방암과 전립선암이라 할 수 있다. 최근 미국의 저명한 학술지에 발표된 논문에 따르면 20만 명의 여성에 대한 역학추적 조사결과 유방암 발병이 콩 제품 또는 콩의 생리활성 물질인 이소플라본의 섭취와 역상관 관계를 나타내었고 미국의 제콥센 그룹의 연구는 전립선암의 발병률이나 완치율이 두유섭취나 이소플라본 보충요법에 의하여 효과가 나타남을 보여주고 있다.

콩의 대표적인 유효 성분은 이소플라본이고 이소플라본에는 제니스틴·다이드제인·글리이세틴 등 3가지가 있는데 이 물질들은 콩 안에서 당과 결합한 상태로 존재한다. 이들은 인체에 섭취되면 장내 미생물에 의해 당이 떨어져 나간 뒤 장에서 흡수된다. 흡수된 이소플라본은 특수한 생리작용을 나타내는데 대표적인 세포수준의 작용은 세포 내 신호전달에 관여하는 단백질 인산화효소의 저해작용이다. 콩의 이소플라본 3가지 중에서 제니스틴의 암세포 억제 능력이 가장 두드러진 것으로 보이는데 이 제니스틴은 에스트로겐과 화학구조가 매우 유사하다. 제니스틴은 에스트로겐에 의한 암 촉진작용을 직접적으로 억제할 수도 있지만 이보다는 제니스틴 고유의 암 억제작용이 더 강한 것으로 보여 진다.

전립선암 세포에 의하여 암이 유발된 실험동물에게 제니스틴을 투여하면 암세포의 크기가 현저하게 줄어드는 것을 볼 수 있다. 이외에도 제니스틴은 아폽토시스라고 하는 암세포 사멸과정을 촉진하는 것으로 관찰되었고 암세포의 혈관생성 인자나 암세포 전이 인자들의 작용도 억제하는 것으로 보고되고 있다. 이소플라본을 함유한 캡슐, 알약 등이 시중에 판매되고 있으나 이를 사용해 항암효과를 기대하는 것보다는 동물성 식품의 섭취를 줄이고 대신 콩제품의 섭취를 늘리는 식이요법을 하는 것이 더 현명한 암 예방법이다. 최근 미국 내의 아시아계 여성의 역학조사에 의하면 유방암의 발병이 사춘기에 섭취한 이소플라본의 양에 의하여 결정된다는 연구가 있으므로 청소년기 여성이 콩류 식품을 풍부하게 섭취하여 유방암에 걸릴 확률을 낮추는 것이 필요하다.

(26) 대추 모든 체질에 적합

대추의 성질은 평하고 맛은 달며 모든 식품을 조화롭게 하는 과일이다. 대추에는 단백질·지방 등의 영양소와 사포닌·포도당·과당·다당·유기산·칼슘·인 등 36종의 다양한 무기원소가 들어 있다. 특히 비타민C와 P가 풍부한데 비타민P는 비타민C의 작용을 도와 노화를 방지하고 모세혈관을 튼튼하게 해줘 고혈압과 동맥경화 등 성인병을 예방한다. 우리 몸에 피를 보충해 주는 보혈작용도 하기 때문에 월경으로 빈혈에 걸리기 쉬운 여성을 위한 식품이라 할 수 있다. 우울증이 있는 여성의 경우엔 대추에 감초와 볶은 옥수수를 함께 넣어 끓여 먹으면 마음을 안정시켜 준다. 그 밖에도 신경쇠약, 불면증, 식욕부진, 위장보호, 이뇨작용, 진정작용, 피로회복, 피부를 윤택하게 하는 데 효과가 있다. 대추는 물에 끓여먹는 것이 가장 좋은 방법이다. 단, 대추의 당분이 충치를 유발할 수 있으므로 적당량만 먹고 양치하는 것을 잊지 말아야 한다.

(27) 더덕 AB형(태양인)과 O형(소양인)에 적합

더덕은 도라지과의 여러해살이풀로 향기가 뛰어나서 독특한 향을 내는 데 많이 쓰인다. 뿌리나물로서 식용 섬유질이 풍부하고 씹히는 맛이 탄탄하여 산에서 나는 고기에 비유한다. 생김새는 인삼과 산도라지 등과 비슷하지만 맛은 많이 다르다. 더덕은 고려시대에 이미 나물로 만들어 먹었다고 할 만큼 역사가 깊다.

한의학에서는 인삼처럼 약효가 뛰어나다고 해서 사삼이라고도 불린다. 보통 8~9월에 꽃이 피고 높이 2m 안팎으로 자란다. 특히 뿌리로 반찬이나 술을 담가 먹으면 보양, 보신에 좋다하여 남자들의 정력제로 쓰인다. 줄기나 잎을 자르면 흰 유액이 나오는데 맛은 쓰지만 몸에는 좋다. 일본에서는 도도끼라고 해서 한국과 달리 잔대를 사삼으로 부른다.

사삼은 위를 튼튼하게 하고 폐, 비장, 신장이 약한 사람에게 이롭다고 되어 있다. 기관지염에도 좋고 여성의 월경불순에도 효과가 뛰어나다. 성분은 인삼이나 도라지와 마찬가지로 사포닌 화합물이 들어 있다. 더덕뿌리 중에서 몸이 매끈하고 쭉 빠진 것을 수컷이라고 하고 통통하면서 수염이 많이 달린 것을 암컷이라고 하는데 요리를 할 때는 수컷을 선호한다.

먹는 방법은 더덕의 성장기인 봄에 싱싱한 생더덕을 갖은 양념에 무쳐 석쇠에 굽는 더덕구이를 비롯하여 더덕김치, 더덕누름적, 더덕생채, 더덕장아찌, 더덕정과, 더덕회 등이 있으며 모두 사찰 음식에서 유래된 것이다.

(28) 도라지 B형(태음인)과 A형(소음인)에 적합

도라지의 주요 약리 성분은 트리테르페노이드계 사포닌으로 밝혀졌으며 기관지분비를 항진시켜 가래를 삭이는 효능이 있다. 도라지에서만 특별히 관찰되는 사포닌 성분은 진정, 해열, 진통, 진해, 거담, 혈당 강하, 콜레스테롤 대사개선, 항콜린, 항암작용 및 위산분배 억제효과 등 여러 약리효과가 있는 것으로도 알려져 있다. 그리고 도라지에 함유된 물질들은 곰팡이의 독소생성을 감소시키며 실험동물에 투여했을 때 식균작용을 촉진하였을 뿐만 아니라 특히 이눌린 성분은 생쥐를 이용한 항암실험에서 강력한 항암활성을 보임이 확인되었다.

도라지의 효능에 관한 연구는 주로 한국과 일본의 과학자들에 의하여 이루어지고 있는데 2000년까지는 도라지의 항염증 효능 및 도라지 성분 분석에 관한 약리학적 연구 위주로 수행되어 왔다. 그 후 간독성 보호효과 및 면역증진 등과 같은 도라지의 우수한 효능이 한국 과학자들에게 알려지면서 도라지의 암 예방 및 항암작용 가능성이 강력히 대두하기 시작했다. 그리고 시험관 및 동물실험에서 염증성 질환 관련 유전자들의 발현증가 현상이 도라지 추출물에 의하여 현저하게 억제되었으며 아울러 강력한 항산화 효능이 있음이 최근 밝혀졌다.

특히 염증 유발관련 유전자들의 활성화가 암화 개시에 매우 중요한 역할을 함이 알려지면서 도라지의 항염증작용은 강력한 암 예방 효능이 있음을 간접적으로 보여주는 결과라고 생각된다. 그동안 동의대 한의과대학 연구실에서 도라지 추출물이 암세포의 증식에 미치는 영향을 주로 폐암세포를 대상으로 조사한 결과 폐암세포의 종류에 따라 암세포 증식억제 효능에 다소 차이가 있었으나 특정 유전자의 발현 조절을 통하여 암세포의 증식을 강력히 억제하였으며 이는 암세포자살 유발과 연관성이 있음을 알 수 있었다. 아직까지 도라지의 항암작용에 관한 연구가 더 진척돼야 하겠지만 도라지를 다양한 방법으로 꾸준하게 섭취한다면 큰 효능을 볼 수 있을 것이라 생각한다.

(29) 도토리 B형(태음인)과 A형(소음인)에 적합

도토리는 특유의 쓰고 떫은맛이 나는데 천연 타닌 성분 때문이다. 타닌은 장과 위장을 튼튼하게 하여 소화 기능을 촉진시키고 모세혈관을 튼튼하게 하여 혈액순환을 원활하게 한다. 도토리로 만든 묵을 섭취하면 심한 설사도 멈추는데 이는 불용성으로 존재하고 있는 타닌 때문이며 도토리묵은 킬로리가 적은 완전 무공해 저열량 식품이기 때문에 적당량의 도토리가루와 밀가루를 섞어 국수, 빵, 과자, 피자, 빈대떡, 스프 등을 만들어 먹으면 만복감이 생기기 때문에 다이어트식으로 권장할 만하다.

또한 도토리 속에 함유되어 있는 아콘산은 인체 내부의 중금속 및 여러 유해물질을 흡수, 배출시키는 작용을 하여 당뇨병과 심장병에 좋으며 피로회복과 숙취에도 탁월한 효과가 있다. 1989년 10월 28일 과학기술처에서는 도토리에 항암작용이 있다고 발표하기도 했다. 그러나 도토리는 성질이 따뜻해서 몸에 열이 많은 사람이 한꺼번에 너무 많이 먹으면 변비가 생기고 혈액순환 장애가 생길 수 있으므로 주의해야 한다.

(30) 동아 AB형(태양인)과 O형(소양인)에 적합

동아는 이뇨작용이 있어 체중을 조절해 날씬하게 해주며 피부가 거칠고 기미, 주근깨가 있는 사람에게는 미용식이 된다고 한다. 여성의 아름다운 조건을 춘원 이광수는 체격, 동작, 용모, 표정, 취미, 정신의 미를 들고 있지만 여성미는 뭐니 뭐니 해도 얼굴의 피부에 달려 있다고 할 수 있다.

영국 속담에 미인도 피부 한 꺼풀이라는 말이 있듯이 그 피부 한 꺼풀이 문제인 것을 어찌하랴! 삼백이라고 하여 3가지가 희어야만 미인으로 치는데 피부, 치아, 손의 3가지가 희어야 한다는 것이다. 얼굴에 발라 피부를 희게 하는 것도 필요하겠지만 음식으로 저절로 얼굴이 피어서 희어지고 기미, 주근깨, 잔주름 등이 없어진다면 얼마나 좋겠는가?

동아는 박과에 속하는 한해살이 덩굴식물로 가을에 박과 같은 커다란 열매가 생기는데 그것을 식용으로 한다. 동아석박지라는 음식은 동아의 윗부분을 도려내어 속은 긁어버리고 각종 고명과 조기젓국을 넣은 뒤에 도려낸 뚜껑을 덮고 종이로 봉하여 증기로 쪄낸 뒤 국물과 함께 동아를 썰어 먹는다. 동아로 담근 동아김치, 동아에 새우젓을 넣어 끓인 동앗국도 있다.

동아로 만든 음식은 이뇨작용이 있어 체중을 조절하여 날씬하게 해주고 고혈압과 당뇨병 등에도 효과가 있으며 거친 피부, 기미, 주근깨가 있는 사람에게는 미용식이 된다고 한다. 동아껍질을 썰어서 그것으로 얼굴을 문질러도 피부가 예뻐진다. 호박씨같이 생긴 동아 씨를 껍질을 벗겨 찧은 뒤 꿀에 개어 환약으로 만들어 두고 매일 공복에 복용하면 '사람으로 하여금 피부를 옥처럼 희고 깨끗하게 만든다'라고 「동의보감」에 나와 있는데 글자 표현 그대로라면 얼마나 솔깃한 말이겠는가?

(31) **동충하초** B형(태음인)과 A형(소음인)에 적합

동충하초는 예로부터 중국에서는 불로장생의 비약으로 알려져 있으며 약성은 덥고 맛은 달다. 주요 약효는 폐를 보호하고 신장을 튼튼하게 함으로써 체질의 허약손상을 보하고 정기를 북돋아 주는 영양 강장제 작용을 한다. 동충하초에는 면역 기능을 강화하는 성질이 함유되어 있다. 이 면역 기능이 높아지면 당연히 어떤 병에 대해서라도 저항력이 증가하여 잘 걸리지 않게 될 뿐만 아니라 회복의 속도도 빨라진다.

자연적으로 동충하초는 체력을 증강시킴으로써 주로 감기, 폐결핵, 만성기침, 천식, 발작, 빈혈, 허약, 남성의 성 기능 장애, 고혈압 등에 좋은 치료력을 나타내며 피로회복에도 효과를 나타낸다. 동충하초 영양액은 완전한 자연생물 제품으로서 어떠한 호르몬이나 방부제도 들어 있지 않음으로 중년층과 노년층의 보양에 가장 이상적인 영양식품일 뿐만 아니라 또한 정신적 활동이나 육체적 노동을 하는 사람들에게 피로를 빨리 회복시켜 주는 효능을 가진 식품이다.

(32) **두릅** 모든 체질에 적합

쌉사름한 맛이 입맛을 돋우어 주는 두릅은 성질이 평하고 독이 없으며 봄에 돋아나는 어린순을 데쳐 먹는데 초고추장에 찍어 먹는 맛이 일품이다. 키가 3~4m인 두릅나무는 껍질에 작은 가시가 있어 다른 나무와 쉽게 구별이 된다. 두릅은 향기가 강하고 흰색으로 가지가 없으면서 통통한 것일수록 좋다. 두릅은 모든 체질에 좋은 식품이다. 한약명은 목두채로 아침에 잘 일어나지 못하고 활력이 없는 사람에게 좋다. 정신적으로 긴장이 지속되는 사무직 종사자와 학생들이 먹으면 머리가 맑아지고 잠도 잘 온다.

두릅은 단백질과 무기질·비타민C·B1 이외에 신경을 안정시키는 칼슘도 많이 들어 있어 이 마음을 편하게 해주고 불안, 초조감을 없애주는 데 많은 도움이 된다. 특히 두릅의 쓴맛을 나게 하는 사포닌 성분은 혈액순환을 도와 피로회복에 좋다. 뿐만 아니라 두릅나무의 껍질은 풍을 제거하고 통증을 진정시키는 작용이 뛰어나 예로부터 관절염과 신경통에 자주 써 온 약재로서 진통제 구실을 하였다. 최근에는 잎보다 뿌리나 껍질 쪽에 독성 없이 혈당치를 낮추고 인슐린 분비를 촉진시키는 물질이 함유되어 있다는 과학적인 실험결과가 발표되어 당뇨병과 신장병 또한 건위작용이 높아 위경련이나 위궤양을 낫게 하고 꾸준히 먹으면 위암을 예방하는 효능이 있다.

(33) **두충** B형(태음인)과 A형(소음인)에 적합

두충은 중국 사천성이 원산지이지만 우리나라 중남부 지방에서 재배하며 12~15년 된

나무의 껍질을 4월~6월 사이에 채취하여 깨끗이 씻어 음지에서 말려뒀다가 약재로 사용한다. 두충은 낙엽수로서 암수가 따로 있으며 암나무에서만 백색의 꽃이 핀다. 중국에서는 예로부터 두충의 약효가 잘 알려지고 있으며 인삼 녹용과 함께 약효가 뛰어난 상약 중의 3대 명약으로 알려지고 있다. 중국의 한의서 「본초강목」에도 두충차를 장기간 마시면 진정, 진통, 이뇨작용 및 혈압강압작용과 간신을 보양하고 근골, 강골, 요슬의 통증, 근골무력을 치료하는 요약이며 신허에 의한 요통증상을 치료한다고 기록되어 있다.

두충의 약성은 따뜻하고 독이 없으며 간과 신장의 기능을 촉진시키는 작용을 하여 한방과 민간에서 자양강장제로로 사용하고 있으며 공해에 찌든 도시인에게 반드시 필요한 약재이다. 특히 남자들에게 정력을 증강하는 데 아주 탁월한 효능이 있고 여자들의 자궁 출혈과 산후에 골반이 벌어진 상태를 빨리 회복시켜 주는 효과가 있다. 또한 두충은 허리통증, 무릎 관절통, 신경통, 고혈압, 부인병, 체중감소, 콜레스테롤감소, 혈액순환, 노화방지 등에 효과적이며 수술 후나 병을 앓고 난 후의 빠른 회복을 위해서도 많이 사용되고 있다.

(34) 둥굴레 모든 체질에 적합

둥굴레는 백합과로 잡목림 숲에 자생하는 내한성이 강한 여러해살이 풀이다. 예로부터 흉년기에 배고픔을 덜어주던 구황식물로 많이 쓰였으며 4~5월에 꽃이 핀다. 예전에 시골에선 둥굴레를 나물로 해먹고 뿌리는 된장이나 고추장 속에 박아 장아찌로 만들어 먹기도 하였다.

자양지초라 하여 300일을 계속하여 복용하면 귀신을 볼 수 있고 신선이 되어 승천한다는 이야기가 전해지고 있다. 마른기침, 혀가 건조하고 갈증이 나는 등의 증상에 사용하며 아드레날린에 의한 고혈당에 혈당을 억제하는 작용이 있다. 허약체질을 개선시키고 몸을 편안하게 한다. 또한 자연당이 풍부하고 맛이 부드러워 현대인들의 산성화된 체질개선에 그 효과가 크며 피부미용, 숙취제거, 변비, 고혈압, 저혈압, 간 질환 환자에게도 매우 적합한 약재로 알려지고 있다. 그 밖에 혈액순환을 원활하게 하고 강심작용, 자주 피로를 느끼는 사람, 병후 회복기에 효과적이다. 과거 개성에서는 유명한 황정엿을 만들어 놓고 어른들이 아이들은 못 먹게 했다고 한다. 그만큼 자양강장과 강정효과가 뛰어났기 때문이라고 한다.

(35) 들깨와 깻잎 B형(태음인)과 A형(소음인)에 적합

들깨에는 인체에 꼭 필요한 필수 지방산인 리놀렌산이 모든 음식 중 가장 풍부한데 토코페롤로 불리는 비타민E는 대표적인 항산화 비타민이다. 이 성분은 불포화지방산과 성호르몬 등의 산화를 방지하며 호르몬의 균형이 깨져 생기는 갱년기장애에 효과적이다. 들깨에 들어 있는 비타민E의 함유량은 콩을 갈아서 만든 두유의 4배 영양가 높은 식품으로 잘 알려져 있으며 쇠고기에 들어 있는 비타민E 보다 무려 10배가 포함되어 비타민E의 보고라 할 것이다.

뿐만 아니라 들깨를 장복하면 살이 오르고 피부가 윤택해지며 변비가 없어진다. 특히 고혈압에 좋다고 예부터 알려져 왔는데 들깨에 들어 있는 각종 불포화지방산의 효과이다. 이 외에도 항암효과가 있으며 성장기 어린이에게 매우 좋은 식품이다. 들깨가루는 불용성 식이섬유를 많이 지니고 있어 발암물질을 만나면 그것과 결합하여 발암물질을 제거해 버린다. 또한 들깨기름에는 오메가-3 지방산인 리놀렌산은 뇌의 신경 기능을 촉진하는 효과가 있어 어린이 학습능력에 좋으며 노인의 치매 예방에도 아주 좋은 효과가 있다. 아미노산 중에 아르기닌과 리신이 다량 함유되어 있으므로 리신이 부족한 참깨와는 좋은 대조가 된다.

또한 신선한 들깻잎에는 비타민C를 비롯한 미네랄이 풍부하게 함유되어 있으며 들깻잎의 엽록소는 세포부활작용, 지혈작용, 혈관청소작용, 항암작용 등을 나타낸다. 들깻잎은 30여종의 채소 중 암 예방 효과가 매우 높은 채소이다. 들깻잎에는 페닐라케톤과 리모넨 등의 정유 성분이 들어 있어 생선과 육류의 비릿한 냄새나 느끼한 맛을 없애주는 데 주요한 역할을 하기도 한다.

(36) 마늘 B형(태음인)과 A형(소음인)에 적합

중국 고대 의서인 「본초강목」에는 마늘이 여러 가지 질환에 효능이 있다고 기술되어 있으며, 「신농본초」에는 마늘을 장기 복용해도 몸에 해가 없는 상약으로 분류했다. 중국에서는 살균, 정장, 각기, 백일해, 폐결핵, 강장 등에 효과가 큰 것으로 전해오고 있다. 마늘의 대표적인 성분은 알린(allin)이라는 유황화합물이다. 알린은 아무런 향이 없지만 마늘 조직이 상하는 순간 알린은 조직 안에 있던 알리나제라는 효소와 작용해 자기방어물질인 알리신(allicin)이 된다. 알리신은 매운맛과 동시에 강한 냄새를 풍긴다.

알리신은 강력한 살균·항균 작용을 하여 식중독균을 죽이고 위궤양을 유발하는 헬리코박터 파이로리균까지 죽이는 효과가 있다. 또한 알리신은 소화를 돕고 면역력도 높이며, 콜레스테롤 수치를 낮춘다. 알리신이 비타민 B1과 결합하면 알리티아민으로 변하여 피로회복은 물론 정력증강에 도움을 준다. 「타임」지는 알리신이 페니실린보다 더 강한 항생제라고 소개했다. 마늘에는 알리신 외에 다양한 유황화합물질이 들어 있으며, 메틸시스테인은 간암과 대장암을 억제한다고 알려져 있다. 유황화합물질은 활성산소를 제거하는 항산화 작용도 한다. 아울러 마늘은 토양에 있는 셀레늄을 흡수, 저장하며 셀레늄 역시 암을 예방하는 것으로 알려진 무기질이다.

마늘은 이미 세계인들이 아는 세계 10대 건강식품중 하나이다. 현재까지 알려진 40여종의 항암 식품들을 피라미드형으로 배열한 결과 최정상을 차지한 것이 마늘이다. 이처럼 효과적인 항암 식품으로 꼽히는 마늘을 하루에 생마늘 또는 익힌 마늘 한 쪽 정도를 꾸준히 섭취하면 암을 예방하는 데 도움이 된다. 생마늘을 먹기가 힘들면 마늘을 구워 먹도록 한다. 마늘은 구워도 영양가의 변화가 거의 없으며 마늘 특유의 매운맛이 사라져 먹기에 훨씬 좋고 소화 및 흡수율도 높아진다. 그러나 몸에 좋은 마늘이지만 자극이 강해 너무 많이 먹으면 위가 쓰리므로 과도하게 먹는 것은 좋지 않다.

한편 화학 분야 최고의 학술지로 꼽히는 『앙게반테 케미(Angewandte Chemie)』지에 따르면(2009년 1월 28일자) 캐나다 퀸즈 대학교 화학과 프랫(Pratt) 교수팀은 마늘에 함유된 알리신이 신체 내의 유해 물질인 활성산소 제거에 매우 효과적이어서 마늘이 건강에 이롭다고 밝혔다. 마늘의 항산화 작용은 알려져 있지만 마늘에는 녹차나 포도에 들어 있는 강력한 항산화 물질인 플라보노이드 같은 알려진 항산화 물질이 없기 때문에 그 작용 메커니즘은 수수께끼였다. 즉 활성산소를 제거하는 항산화 기능이 마늘에 있는 것으로 알려져 있었으나 그동안 활성산소 제거 물질은 발견되지 않았다.

그 후 프랫 교수팀은 알리신이 생성하는 2차 물질인 설펜산(sulfenic acid)이 활성산소를 제거하는 사실을 확인하는 데 성공했다. 현재까지 알려진 항산화 물질 중에서 마늘에서 생성된 설펜산의 활성산소 제거 속도가 가장 빠른 것으로 입증됐다. 프랫 교수는 설펜산의 강력한 반응성이 마늘의 건강 효과와 관련이 있을 것으로 확신한다고 덧붙였다.

마늘은 양파, 부추 등과 같이 부추과에 속하고 이들 식물은 모두 알리신과 비슷한 물질을 가지고 있지만 항산화 효과 등 작용 특성은 모두 다르다. 양파, 부추에 들어 있는 알리신 유사 물질은 마늘의 알리신보다 느리게 분해되고 설펜산의 양이 적기 때문에 활성산소 제거 속도가 마늘보다 떨어지는 것으로 추정하고 있다.

허준의 「동의보감」에서는 마늘을 성질이 따뜻하고 맛이 매우며 독이 있다. 종기를 제거하고 풍습과 나쁜 기운을 없앤다. 냉과 풍증을 제거하고 비장을 튼튼하게 하며 위를 따뜻하게 한다. 토하고 설사하면서 근육이 뒤틀리는 것을 치료한다. 전염병을 예방하고 해충을 죽인다고 설명하고 있다. 사상의학에 의하면 마늘은 차가운 몸을 따뜻하게 하여 말초혈관을 확장시키는 작용을 하므로 손발이 차고 아랫배가 냉한 태음인과 소음인이 먹으면 소화기능과 순환기능이 좋아진다고 한다. 그러나 열이 많은 태양인과 소양인은 마늘을 과다 섭취하면 병이 악화될 수 있으므로 조심해야 한다.

　마늘에 들어 있는 생리활성 물질인 스코르디닌 성분이 내장을 따뜻하게 하고 혈액순환과 신진대사를 원활하게 한다. 마늘을 껍질째 끓는 물에 15분 정도 삶아 하루에 한 번, 식사 전에 2쪽씩 먹으면 저혈압 증세를 개선시킬 수 있다. 또는 껍질을 깐 생마늘을 곱게 찧은 다음 볶은 검은깨와 2:1의 비율로 섞어 꿀에 재웠다가 하루에 두 번, 1작은술씩 공복에 따뜻한 물로 복용하면 효과를 얻을 수 있다.

　마늘 속에 포함되어 있는 단백질은 호르몬 분비를 활발히 해 정자와 난자의 발육을 돕고 정력 증강에 효과가 있다고 한다. 스코르디닌 성분은 음경의 해면체를 충만하게 하는 힘을 갖고 있다. 또 마늘 속에 들어 있는 알리신은 비타민 B1과 결합하여 알리디아민이라는 성분으로 바뀌면서 비타민 B1의 흡수를 돕고 이용률도 높인다. 따라서 피로 회복에도 도움을 준다.

　그러나 이렇게 좋은 마늘의 효능도 특정약과 작용하면서 독이 될 수 있다. 요즈음 마늘이 좋다고 하여 마늘의 성분을 농축시킨 농축액이나 분말가루를 과다 복용하는 사람은 아스피린을 먹을 경우 위장장애를 일으킬 수 있고 치과 치료 시 항혈전제를 먹을 경우 생각지 못한 출혈이 발생할 수 있으며 혈당강하제를 먹는 당뇨병 환자는 혈당을 급속히 낮출 수 있기 때문에 유의해야 한다. 맛이나 향이 강한 식품은 대개 피부나 위장에 자극적이다. 마늘도 독한 식품이므로 주의하여야 한다. 특히 공복 상태에서 마늘을 복용하는 것은 절대 금물이다.

　최근에 농촌진흥청은 교잡육종법을 통해 항암 기능성 효과가 있으면서 품질이 우수한 새로운 마늘 품종인 '다산'·'화산'·'산대'를 개발했다고 밝혔다. 부산대 최영환 교수팀과 농진청 채소과 곽정호 박사는 인체 위암세포(AGS) 모델을 이용해 새로운 품종 마늘 3종의 암세포 증식 억제 실험을 한 결과, 이들 새 품종 마늘이 기존 재래종 마늘보다 알린 성분이 많이 함유되어 있어 암세포 생존율이 26~35% 줄어드는 것을 확인했다고 설명했다.

(37) 매실 모든 체질에 적합

　매실은 강알칼리성 식품으로 산성화되어가는 현대인에게 꼭 필요한 식품이다. 영양소는 칼슘·인 등의 무기질과 비타민·유기산 등이 풍부하다. 유기산은 위장의 운동을 자극하여 입맛을 돋우고 소화를 도우며 칼슘 함량이 높으면서 흡수를 촉진시켜 중년여성의 골다공증 예방에 좋다. 스트레스를 받으면 칼슘의 소모량이 많아지고 혈액이 산성화되어 초조감, 불면증에 시달리게 되는데 여름철 짜증을 가라앉히는 데 도움이 된다. 또 해열 작용이 있어 감기로 인해 열이 오르거나 울화병으로 가슴이 답답하고 머리가 아픈데 좋고 숙취해소 및 멀미에 좋다. 매실의 피크린산과 피루브산이 간의 해독작용을 향상시켜 다음날 아침 한결 가뿐해지게 한다.

여름철에 매실을 차로 즐기는 주된 이유는 이른바 물의 독, 음식의 독, 몸속의 독을 풀어주며 식중독을 예방한다. 특히 한방에서는 매실이 성질이 평하고 맛이 시며 갈증을 멎게 하지만 날것은 시어서 이와 뼈를 상하게 하고 허열이 난다고 하여 어린이와 임산부는 주의하고 술이나 장아찌로 담가 먹는 것이 좋다. 하루 2~3개의 매실이면 산성화된 현대인들의 혈액을 중화시켜 주며 무더위로 인한 스트레스, 피로, 노화방지 효과를 얻을 수 있다.

(38) 맥문동 AB형(태양인)과 O형(소양인)에 적합

맥문동은 백합과에 속하는 여러해살이 풀인데 이 식물의 뿌리에 맺히는 열매 즉, 괴근을 건조시킨 것이 한약재로 사용하는 맥문동이다. 뿌리가 보리와 닮았고 겨울에도 얼어 죽지 않는다고 하여 맥문동이란 이름이 붙었다. 보통의 풀들은 그늘진 곳에서 잘 자라지 못하지만 특히 이 맥문동은 어두울 정도의 나무 그늘 아래서도 견디는 힘이 커서 공원이나 정원의 지피식물로 흔히 재배되기도 한다. 성질은 약간 차고 맛은 달고 쓰다.

「신농본초경」에 '맥문동을 오래 복용하면 몸이 가벼워지고 장수할 수 있으며 양식이 떨어지더라도 굶주림을 느끼지 않는다'고 하였다. 맥문동을 신선의 음식 또는 신선의 약재로 여겼던 것이다. 「명의별록」에도 '몸을 강건하게 하고 안색을 좋게 하며 정력을 길러 주고 폐 기능을 돕는다'는 기록이 있다. 또 「중약대사전」에는 '양음윤폐, 청심제번, 익위생진 하는 효능이 있어 기침, 토혈, 각혈, 폐위, 폐농양, 천식, 번열, 변비 등을 치료한다'고 하였다. 예로부터 맥문동은 폐를 보하고 강장효과가 뛰어나 체력의 저하를 막고 원기를 북돋아 주는 약재로 알려져 있다. 그래서 중년의 정력부족, 노인이나 병후 회복기 환자, 허약체질 및 젖이 부족한 수유부에게 좋다.

(39) 머루 모든 체질에 적합

머루는 함유물 중에 항암성과 관련 있는 성분으로는 레스베라톨을 비롯하여 폴리페놀·카테친·레스베라톨·호피페놀·헤이니놀·이소호피페놀·시티신·비티시푸란 등이 함유되어 있다. 특히 레스베라톨은 머루뿐만 아니라 오디, 땅콩 등은 항암 및 심혈관 질환 예방에 뛰어난 기능성물질이다. 적포도주를 많이 마시는 프랑스 및 그리스지방 사람들의 심혈관계 사망률이 낮은 이유가 포도에 함유된 성분인 레스베라톨 때문이라는 프렌치 패러독스가 알려지면서 레스베라톨에 대한 연구도 활발히 이루어졌다. 레스베라톨은 강력한 항암작용이 있다.

암화는 3단계를 거쳐 일어나는데 레스베라톨은 암화의 3단계 모두에 작용한다. 즉, 암 개시를 촉진하는 단계 I효소인 CYP450를 저해하여 암 개시를 억제한다. 해독화와 관련된 단계 II효소인 쿠논 환원효소를 유도하여 DNA 변이를 억제하며 활성산소 소거에 의해 DNA 손상을 억제한다. 암 촉진 단계에서는 사이크로옥시게나제-2, 유도형 산화질소 합성효소 및 단백질인산화효소 등을 저해하며 암 진행 단계에서는 미분화된 암세포의 분화를 유도하고 암세포의 세포주기 저해 및 세포 사멸을 유도한다. 실제로 암 유발 동물 모델에서도 레스베라톨의 암 발생억제 효과가 입증되어 암 예방제로서의 가능성을 제시하였다.

이와 같은 화학적 및 기능적 특성 성분을 함유하고 있는 머루는 주로 포도와 같이 생과나 열매를 착즙한 주스 또는 주스를 발효시킨 와인의 형태로 섭취하고 있다. 그러나 항암성을 비롯한 기능성 측면에서 포도와 유사하거나 그 이상의 효과가 있을 것으로 기대되는 머루에 관한 연구는 아주 미약하다. 따라서 우리나라에서 많이 생산되고 기능성이 높은 머루에 대한 연구에 더 많은 투자가 이루어져야한다. 항암성이 강한 식품으로 활용하기 위해 육종(기능성 머루) 및 재배방법과 주스 및 와인제조를 포함한 가공법의 연구가 절실하고 특정인을 위해 기능성식품으로 가공할 수 있는 방법의 개발도 주요한 연구과제다.

(40) 메밀 AB형(태양인)과 O형(소양인)에 적합

메밀은 외국에서는 주로 사료용으로 쓰이나 한국, 일본 등지에서는 식용으로도 수요가 많다. 이를테면 유럽이나 미국에서는 메밀순을 소, 돼지, 사육용 사료로 사용하고 인도에서는 이것을 소채로 먹기도 한다. 또한 독일에서는 메밀로 맥주, 증류주 등 술의 원료로 쓴다. 한편 우리나라에서는 냉면, 메밀국수, 메밀묵, 메밀부침 등으로 식탁에 오르거나 메밀묵과 닭고기를 맑은 장국에 넣어 끓인 다음 여기에 달걀을 풀어 갖은 고명을 얹은 유탕 등을 보신제로 먹기도 한다. 또한 우리나라에서는 옛날부터 메밀껍질을 베갯속으로 이용해 왔다.

메밀가루에는 프롤라민의 함량이 적으며 메밀가루 입자 상호간의 끈기가 약하므로 밀가루를 30~80% 정도 배합하고 소금을 첨가하여 물로 반죽한 다음 메밀국수를 만든다. 특히 우리나라에서는 옛날부터 메밀가루로 죽을 만든 다음 이것을 굳혀서 젤리상태의 메밀묵을 만들었다. 그리고 메밀의 연한 잎사귀는 데쳐서 나물로 무쳐 먹기도 했다. 메밀가루는 너무 희면 영양분이 적다. 감피부분이나 겉껍질의 부서진 가루가 많이 섞여 있을

수록 영양면에서 좋으며 향기도 높다. 또한 메밀은 열매뿐만 아니라 줄기나 잎에도 루틴의 함량이 풍부하므로 채소로 이용할 수도 있다.

「본초강목」에 의하면 '메밀은 장과 위를 실하게 하고 북돋우어 준다. 또한 적체, 풍통, 설사 등을 없애 준다'고 하였으며 「식료본초」에는 '메밀은 정신을 맑게 해주고 오장의 부패물을 제거시켜 준다'고 기록되어 있다. 실제로 요즘에 민간요법을 연구하는 사람들은 비만이나 변비, 숙변 제거에 메밀줄기를 활용하는 경우가 있다. 말린 메밀대를 푹 삶아서 우린 물을 먹으면 장 속의 온갖 찌꺼기가 씻겨 나온다. 물론 정상적인 사람들에게 권장할 방법은 못된다. 그렇지만 온갖 약이나 운동 등의 요법으로도 치료되지 않은 만성변비환자는 한 번쯤 시도해볼만한 방법이다.

이밖에도 메밀은 소화불량, 중풍 예방 등에도 도움이 되는 식품이다. 소화불량으로 고생하는 사람은 메밀가루와 대황가루를 섞어 잠자기 전에 온수나 술과 함께 먹으면 효험이 있다. 메밀껍질과 함께 검은콩, 녹두껍질, 결명자, 국화초를 각각 같은 분량으로 베개 속에 넣어 베고 자면 뇌와 눈이 맑아진다. 이 방법은 두풍열이 있는 사람이나 고혈압 환자에게도 좋다.

(41) 모과 B형(태음인)과 A형(소음인)에 적합

한방에서 모과는 감기, 기관지염, 폐염 등을 앓아 기침을 심하게 하는 경우에 탁월한 효과가 있다고 알려져 있다. 가래를 없애고 기침을 그치게 하기 때문에 만성기관지염이나 인후염 등에 쓰이기도 한다. 또 모과 표면의 끈끈한 정유 성분이 향과 소화효소를 촉진하여 위의 소화 기능을 튼튼하게 만들기 때문에 구역질이 나거나 자주 체하는 사람에게도 좋다.

모과에는 철분·칼슘 같은 무기질이 풍부해 근육과 뼈를 튼튼하게 해주며 사포닌 성분이 많이 들어 있어 간을 보호하고 술독도 풀어 준다. 모과에는 비타민C·플라보노이드·탄닌 성분이 풍부하여 감기 증상이나 기침, 가래에 효과가 있다. 플라보노이드 성분은 콜레스테롤 함량을 낮춰주어 혈관을 튼튼하게 해주는 구실도 한다. 또 바이러스에 대한 저항력이 생기고 노화방지 및 피부미용 효과도 있으며 체력도 보강된다. 여성의 경우에는 특히 모과 효소가 유선발육을 촉진시키기 때문에 가슴을 풍만하게 만들어 주는 효과가 있다. 노랗게 익은 껍질에 약간 붉은 반점이 나타났을 때 얇게 썰어 말린 다음 차로 끓여 먹는다.

(42) 무 B형(태음인)과 A형(소음인)에 적합, 무청·무말랭이는 모든 체질에 적합

무에는 우리 인체에 필요한 여러 가지 영양소가 많이 들어 있을 뿐만 아니라 좋은 약효도 지니고 있다. 그 한 예로 무잎 속에는 카로틴이라는 중요한 물질이 들어 있는데 이것은 체내에서 비타민A로 변한다. 또한 칼슘과 비타민C도 풍부하게 들어 있다. 또한 여러 가지 소화효소와 전분 분해효소인 아밀라제가 많아서 천연의 소화제라 일컬어질 정도이다. 떡이나 밥을 과식했을 때 무즙이나 무로 만든 음식을 먹으면 소화가 잘되는 것도 이러한 이유 때문이다.

무는 소화불량, 만성 기관지염, 천식, 구토, 기침 등에 좋을 뿐만 아니라 건위, 거담, 이뇨 및 소염제의 약효도 지니고 있다. 무즙은 소화촉진과 함께 니코틴 독을 없애주고 지해, 지혈, 소독, 해열작용도 한다. 담즙과 함께 담석을 용해하는 작용도 한다. 무는 수분이 대부분을 차지하고 당질·단백질·칼슘·인·철·비타민B·C 등으로 이루어졌으며 특히 무잎에는 비타민A가 많이 들어 있다.

예로부터 속병이 깊은 사람이 무를 상식하였는데 그 이유는 무속에 있는 전분의 분해요소인 디아스타아제와 글리코시다제 등이 소화를 돕는 데 중요한 역할을 하기 때문이다. 무즙에 함유되어 있는 수분은 장에 습기를 더해 주고, 식이섬유가 풍부하여 장내의 유익한 세균의 수를 불려 준다. 이렇게 해서 늘어난 세균에 의해 노폐물의 배설이 활발하게 촉진되어 비만이 해소된다. 뿐만 아니라 무는 칼로리가 굉장히 적으므로 포만감을 느낄 정도로 먹어도 살찌는 걱정을 할 필요가 없다. 따라서 비만 환자에게 있어서 무는 실로 반가운 식품이 아닐 수 없다.

무의 장점은 지방분이 매우 적다는 점이다. 반면 비타민과 미네랄이 많이 함유되어 있다. 만일 다른 식품에서 무와 같은 양의 비타민과 미네랄을 섭취하려면 아무리 조심해도 다량의 지방분을 함께 섭취하게 된다. 그러나 무를 이용하면 배고픔의 고통을 당하지 않고도 다이어트를 할 수 있다. 한방에서는 여덟 가지 사 중의 하나인 풍사가 체내에 들어와 감기를 일으킨다고 한다. 이 풍사는 음의 성질을 가지고 있는데 몸의 균형을 맞춰 주기 위해서는 양의 식품을 섭취해야 하는데 대표적인 양의 식품이 바로 무다.

무의 매운맛은 시니글린이라는 성분 들어 있기 때문인데 이 성분은 점막을 자극하여 수성점액의 분비를 활발히 하는 기능이 있다. 이 수성점액의 분비가 활발해지면 가래가 엷어져 쉽게 뱉어낼 수 있게 되고 기관지에 붙어 있던 이물질도 제거된다. 이밖에도 무는 소염작용을 하므로 술로 인한 위의 염증을 치료할 수 있고 소화와 배변을 촉진시켜 숙취를 해소한다.

(43) **미강** 모든 체질에 적합

　미강은 현미에서 백미로 정미하는 과정에서 발생하는 쌀겨와 쌀눈으로 이루어진 속껍질 가루를 이름 하여 미강이라 한다. 쌀의 영양을 분석해보면 쌀겨부분에 29%, 쌀눈에 66%, 그리고 백미라고 일컫는 쌀에는 5%의 영양이 분포되어 있고 쌀이 가지고 있는 영양분의 95%는 쌀겨와 쌀눈 즉, 미강이 보유하고 있는 것이다. 그래서인지 요즘은 현미를 많이 찾는 것도 이러한 이유이다.

　미강은 지방·단백질·식이섬유가 영양소의 많은 부분을 차지하고 있고 비타민A와 티아민·피리독신·나이아신 등의 비타민B군 및 칼슘·아연·철분 등의 미네랄이 주성분을 이루고 있다. 미강 중에는 곡류에 부족한 필수아미노산인 리신이 다량 함유되어 있고 구성지방산의 70% 이상이 올레인산·리놀레산·리놀렌산 등의 불포화지방산으로 영양적인 가치가 뛰어나다. 특히 리놀레산과 리놀렌산은 각각 오메가-6 및 오메가-3 계의 다가불포화지방산으로 체내에서 합성이 안 되는 필수지방산에 속하여 영양학적으로 매우 중요하게 생각된다.

　현재까지의 연구에 따르면 다가불포화지방산의 섭취는 혈중콜레스테롤이 상승하는 것을 억제하여 심혈관계 질환을 예방하여 주는 것으로 알려져 있는데 특히 DHA, EPA와 함께 대표적인 오메가-3 지방산의 하나인 리놀렌산은 고지방식으로 인한 면역력의 저하를 막아주고 유선암의 증식억제 효과를 보인 것으로 최근 연구에서 밝혀져 암 예방에 효과가 있을 것으로 기대된다.

　미강을 미강유로 정제하는 과정에서 오리자놀·토코페롤·레시틴 등 다양한 생리활성물질이 부산물로서 발생된다. 이중 오리자놀은 페룰산과 스테롤류와 알코올류가 결합된 화합물로 갱년기 장애 및 자율신경 실조증 등에 효과가 있는 것으로 알려져 있으며 토코페롤, 레시틴과 함께 항산화 활성이 높아 활성산소로 인한 세포의 손상을 막아주어 암의 발생을 줄여줄 수 있다.

　미강에 9.5~14.5%로 다량 함유되어 있는 피틴산은 암세포의 이상 증식을 억제시켜 항암효과도 있는 것으로 알려져 있다. 헤미셀루로스 등의 식이섬유와 함께 미강의 다당 성분인 아라비녹실란은 아라비노스와 자일로스로 구성된 복합다당체로 항알레르기, 면역활성 및 항암에 관련된 생리활성 물질인데 최근 다양한 연구들이 발표되고 있다. 아라비녹실란은 대식세포, 자연 살해 세포와 TNF-a 등 암의 제거에 관련되는 면역세포를 활성화시켜 암의 발생을 억제시키고 치료에 도움을 준다는 연구결과들이 나오고 있으며 면역세포 활성화는 알레르기를 유발하는 히스타민의 생성을 억제시켜 항알레르기 효과가 있다는 보고들도 발표되고 있다.

이밖에도 미강의 일반적인 효능은 숙변제거와 내장의 연동운동 활성화 콜레스테롤과 중성지방 감소로 고혈압과 동맥경화 치유에 효과가 있으며 뇌세포의 기능을 활발하게 하여 집중력과 기억력을 높여주고 체내의 노폐물이나 유해 금속을 배출, 위장병, 간장병, 신장병, 피부미용, 식욕부진, 두통, 산후회복, 갱년기장애, 생리불순, 알레르기에도 효과가 있다.

(44) 미나리 AB형(태양인)과 O형(소양인)에 적합

미나리에 대한 최근 연구결과를 살펴보면 간염이나 위염에 효과적이라는 결과가 보고되고 있다. 미나리의 함유 성분을 분석해 본 결과 단백질·지방·다른 무기물과 함께 플라보노이드라고 불리는 식물성색소 물질인 쿼르세틴과 캠프페롤 등을 함유하고 있다. 쿼르세틴은 항산화물질로 체내세포를 산화시키는 물질로부터 보호하고 항염증과 항암 등에 유효한 물질임이 밝혀지고 있으며 유방암, 대장암, 난소암, 위암, 방광암에 항암 효과가 있는 것으로 밝혀졌다. 또 캠프페롤은 대장암, 유방암, 폐암, 전립선암 등에서 세포사멸을 유도하여 세포의 증식을 억제하는 것이 밝혀졌다.

미나리를 끓는 소금물에 데친 후 카로티노이드 및 플라보노이드 색소함량의 변화를 조사한 실험결과에 의하면 쿼르세틴과 캠프페롤이 60% 증가한 것으로 나타났다. 따라서 미나리를 끓는 소금물에 살짝 데쳐 섭취하는 것이 플라보노이드 색소의 이용 측면에서 유용하다고 보고되고 있다. 미나리를 꾸준히 섭취하면 지금껏 잘 알려져 온 고혈압 예방이나 항염증, 면역증강뿐만 아니라 암의 발생을 예방하고 억제하는 데도 큰 도움을 얻을 수 있을 것이다.

(45) 민들레 모든 체질에 적합

민들레는 우리 나라에서뿐 아니라 중국, 일본, 인도, 유럽, 아메리카의 인디언들 까지도 중요한 약으로 썼다. 옛 의서를 대강 찾아봐도 민들레에 대한 기록이 적지 않을 만큼 여러 질병에 효과가 뛰어난 약초이다. 그중에서도 봄의 들을 곱게 장식하는 민들레는 국화과 식물을 가리키는 영어 단어 'dandelion(사자의 이빨)'이란 뜻이다. 톱니 같은 잎이 그것을 연상시켰나 보다. 보통 사람에게 민들레는 야생화지만 건강 전문가에겐 훌륭한 약초가 된다.

민들레는 버릴 것이 하나도 없다. 무공해로 자란 어린 것을 뿌리째 캐어 죽을 끓이거나 나물로 무쳐 먹을 수 있으며 상추쌈에 곁들이고 김치를 담거나 된장국에 넣어 먹기도 한다. 꽃은 봄에 따서 향취가 독특한 술을 담근다. 잎은 비타민과 미네랄이 풍부한 건강식품이다. 잎에 들어 있는 베타카로틴은 유해산소를 제거해 노화와 성인병을 막아주는 항산화물질이다. 비타민A는 야맹증을 예방하고 면역력을 높인다. 비타민C는 감기 등 감염성 질환을 예방하고 상처 치유를 빠르게 도와준다. 뼈와 치아 건강을 돕고 혈압을 조절해 주는 칼슘 함량도 100g당 108mg에 달한다. 빈혈을 예방하는 철분도 제법 들어 있다.

또 잎을 먹으면 소변보기가 쉬워지고 정력을 강화하는 데도 한 몫 한다. 효과는 병원에서 처방받은 이뇨제와 별 차이가 없을 정도다. 게다가 약국에서 산 이뇨제와는 달리 칼륨을 소변과 함께 몸 밖으로 배출시키지도 않는다. 민간에선 사마귀와 검버섯을 제거하는 데 민들레즙을 사용하기도 한다.

뿌리는 동서양 모두에서 약재로 사용해 왔다. 꽃피기 전에 통째로 말린 민들레 뿌리를 한방에선 '포공영'이라 부른다. 이를 열독을 풀고 종기를 삭이며 위를 튼튼하게 하는 건위제 약재로 썼다. 뿌리는 훌륭한 간 기능 개선제다. 뿌리에 든 콜린은 간 영양제로 알려져 있다. 따라서 간염·간경화·담석으로 고생하거나 황달 증세가 있는 사람에게 추천할 만하다.

뿌리는 당뇨병 치료에도 유용하다. 동물실험에선 이눌린이란 성분이 혈당조절을 돕는 것으로 밝혀졌다. 또 크로아티아 자그레브대학 연구팀이 당뇨병에 걸린 쥐 72마리에게 뿌리 추출물을 투여한 결과 혈당이 현저히 감소한 것으로 나타났다고 발표하기도 했다. 유럽에선 오래전부터 뿌리를 고혈압 치료에 이용해 왔다. 여기서 혈압강하 성분은 만니톨이다. 모유가 부족한 산모에게도 뿌리가 효과적이다. 모유를 만드는 작용을 해서다. 호흡기에 염증이 있거나 담석증, 이하선염, 수두, 신장병, 홍역 등 질병에 걸렸다면 뿌리와 잎을 넣어 만든 민들레차가 유용하다. 민들레차는 소화기 질환에 약효가 뛰어나 만성위장병과 위궤양을 치료하는 데 상당한 효과가 있다.

(46) 밤 B형(태음인)과 A형(소음인)에 적합

밤은 가난하던 시절 식량 대용으로 이용되었던 밤은 탄수화물과 단백질·비타민이 풍부하고 칼슘·철·칼륨 등의 영양소가 들어 있어 몸이 약한 사람들에게 좋은 영양원이 된다. 원기를 북돋우고 소화기 계통을 튼튼하게 하여 이유식과 환자 회복식 재료로 많이 사용된다. 또한 비타민C가 풍부해 성장기 청소년에게 좋고 성인병 예방, 감기 예방, 피부미용, 피로회복, 숙취해소 등에 효과가 있다.

밤의 단백질은 체내에 빨리 흡수되기 때문에 근육을 많이 사용하는 사람들에게도 좋다. 한방 서적을 보면 '밤은 맛이 달고 성질이 따뜻하며 독이 없다'고 기록되어 있으며 「동의보감」에도 '밤은 기운을 돋우고 위장을 강하게 하며 정력을 보하고 사람의 식량이 된다'고 적혀 있다. 또한 양위건비라 하여 위장과 비장의 기능을 좋게 해 소화 기능을 촉진시킨다. 더불어 속을 편하게 하고 설사나 출혈을 멎게 하며 하체를 튼튼하게 하는 효과가 있다. 단, 변비가 있거나 몸에 열이 많은 사람은 한꺼번에 많이 먹어서는 안 된다. 그리고 칼로리가 낮아 다이어트에도 좋다. 특히 백미에 부족한 염산이 풍부해서 밤밥을 해 먹으면 좋다.

(47) 배 AB형(태양인)과 O형(소양인)에 적합

배는 칼륨·식이섬유·솔비톨·폴리페놀 등의 성분을 함유하고 있어 당뇨병을 예방하고 콜레스테롤 상승을 억제하며 비만 및 변통을 좋게 하여 대장암 예방에 도움을 준다. 또 열과 기침을 억제하고 담을 제거하며, 배의 성질은 양성으로 폐를 보호하고 기관지, 천식, 가래 등 만성호흡기 질환이 있는 사람에게 아주 좋으며, 갈증이 심하거나 심한 숙취에는 간장활동을 촉진시켜 체내의 알코올 성분을 해독시킨다. 특히 지방질이 많은 고기를 섭취한 후에 배를 먹으면 지방의 소화를 촉진하여 다이어트에 아주 좋고 단백질에 대한 분해효소가 아주 풍부하다.

뿐만 아니라 발암 물질인 다환방향족 탄화수소(PAHs)를 체내에서 신속하게 배출시킨다. 다환방향족 탄화수소란 흡연, 매연, 태운음식 등에서 유래된 발암을 유발하는 물질이다. 최근 숙명여대 독성학교실 연구팀은 동물실험과 인체실험을 통하여 배가 다환방향족 탄화수소의 대사산물을 신속히 배설하는 경향을 발견하여 보고하였다. 세포를 이용한 실험에서도 다환방향족 탄화수소의 돌연변이 발생을 생 배즙이나 열처리 배즙이 낮추었다. 배가 탄 음식, 흡연 등 다환방향족 탄화수소 노출에 대한 암 예방 가능성을 가지고 있음을 보여주는 것이다. 배를 120℃ 이상 열처리하면 항산화 성분인 폴리페놀이 증가하고 이러한 열처리 가공을 통해 항산화력이 증가함을 발견하였다. 열치리를 하지 않은 일반 생배 과육을 먹어도 소변 중 산화적 손상지표인 말론디알데하이드가 감소하는 것으로 배의 항산화 효과를 발견하였다. 아직 배의 경우 어떠한 성분이 다환방향족 탄화수소의 대사산물의 대사와 배설에 영향을 미치는지는 모른다. 또한 과육과 과피의 효과도 연구되어야 한다.

배의 기능성 성분이 밝혀지기 전까지 배는 과육 전체를 먹어야 좋을 듯한데 숙대 연구진은 실제용량, 효과실험을 통하여 1일 1/4개(약 200g) 또는 1/2개(400g) 정도로도 배의 다환방향족 탄화수소의 대사체 배설효과가 증가함을 보았다. 따라서 지방질이 많은 고기를 섭취한 후에 배를 먹으면 지방의 소화를 촉진하여 다이어트에 아주 좋고 단백질에 대한 분해효소가 아주 풍부하다. 한국 사람이 불고기와 함께 습관적으로 먹어온 배 섭취는 암 예방을 위하여 환상적인 식단이 되는 것이다.

(48) 배추 AB형(태양인)과 O형(소양인)에 적합

배추의 역사를 살펴보면 지중해 연안에서 자라는 잡초성 유채가 중앙아시아를 거쳐 약 2,000년 전에 중국에 전파되었다. 중국, 한국, 일본 등에서는 중요한 채소지만 미국이나 유럽 여러 나라에서는 샐러드용으로 약간 재배될 뿐이다. 우리나라에서는 배추를 숭채, 백숭, 우두숭, 백채, 배추, 배차, 배채, 벱추 등으로 불려 져 왔으며 배추가 우리나라에 전파된 것은 최종준이 고려 고종 23년에 간행한 「향약구급방(1236년)」의 부록인 〈방중향약목초부〉에 처음으로 기록되어 있다. 또 「본초강목」에는 '막힌 장위를 뚫어 통하게 하고 가슴의 답답함을 없애며 술을 먹고 난 후의 갈증을 없앤다. 음식을 소화시키며 막힌 기운을 내려 덥고 습한 지역의 풍토병을 치료하고 열이나 기로 인한 기침을 그치게 한다. 겨울에 배추즙을 먹으면 속을 편안하게 하여 대소변이 잘 나가게 한다'고 기록되어 있다.

배추의 다양한 효능을 보면 배추에는 비타민C가 다량 함유되어 있어 피로회복 및 감기 예방에 도움을 주고 항암작용이 있는 것으로 알려져 있다. 배추의 푸른잎에는 비타민A의 전구체인 베타카로틴이 많이 함유되어 있어 면역력 강화 등에 도움을 주고 섬유질이 다량 함유되어 있어 변비 예방에 도움을 주며, 대장암 예방에 효과적이며, 칼륨이 많이 함유되어 있는데 포타슘은 혈압을 낮추는 효과가 있다. 배추는 차가운 성질이 있어 몸이 냉한 사람이 쌈이나 배추겉절이 등 날 것으로 많이 섭취하면 배탈이 날 수 있으므로 피하는 것이 좋다.

(49) 버섯류 모든 체질에 적합

느타리, 능이, 새송이, 송이, 양송이, 팽이, 표고 등의 버섯은 단백질 외에도 비타민과 미네랄 등 인체에 유효한 미량원소가 다양하게 함유되어 있으며 특히 종류에 따라 페놀화합물, 단백다당체 등의 여러 가지 생리활성 물질이 함유되어 있어 암의 예방 및 치료에 도움을 줄 수 있다. 그리고 버섯의 단백질 구성 성분 중 많은 함량을 차지하는 글루타치온은 유해산소를 제거하는 항산화활성이 높은 물질로 여러 가지 질병에 다양한 활용이 가능하다.

버섯의 세포벽은 다른 식물들과는 달리 키틴질로 구성되어 있는데 항종양 및 면역활성 등의 작용이 보고되어 있다. 버섯을 구성하는 다당체 중 많은 함량을 차지하는 베타글루칸은 여러 연구 결과 항종양 및 면역조절에서 높은 활성을 나타내어 암의 치료에 많은 기대를 모으고 있다. 베타글루칸은 또 체내 지질대사개선, 항당뇨 효과 및 간독성 완화 등에 대한 많은 연구가 보고되고 있어 다양한 활용이 기대된다.

이밖에도 버섯에는 탄닌, 레소르시놀 등의 페놀화합물과 쿼르세틴 등의 플라본화합물 및 항암활성을 나타내는 다양한 생리활성 물질이 함유되어 있어 이를 이용해 의약품으로 개발하려는 연구도 많이 이루어지고 있다. 버섯을 섭취하는 방법은 구입하기 쉽고 널리 알려져 있는 종류를 택하는 것이 안전하다. 식용으로 많이 사용되는 느타리, 새송이, 양송이, 팽이, 표고, 노루궁뎅이도 암의 예방과 치료를 위한 좋은 건강식품이다.

요즈음 한방에서 많이 사용되고 인기를 끌고 있는 동충하초, 영지버섯, 상황버섯, 아가리쿠스버섯, 차가버섯 등도 활용할 수 있는 좋은 재료들이다. 섭취방법은 각 종의 특성에 따라 달라지는데 일반적으로 생리활성을 나타내는 베타글루칸을 포함한 다당체 성분들은 대부분 수용성이며 열에 안정하기 때문에 달여서 섭취하는 것이 좋다.

(50) 벌꿀 모든 체질에 적합

꿀에 들어 있는 주성분은 과당과 포도당이며 이밖에 설탕·엿당·덱스트린 등이 포함되어 있다. 단백질·회분·비타민B군 등도 미량 함유하고 있다. 꿀은 밀원에 따라서 성분에 차이가 나는데 토종꿀이 우리에게 좋은 이유가 바로 여기에 있다. 이를테면 메밀, 참피나무, 밤나무 등에서 채취한 꿀은 색깔이 짙고 철분이 많다. 색깔이 옅은 꿀은 철분 함유량이 1/6정도 밖에 되지 않는다.

꽃의 화밀(꿀)을 꿀벌이 모아 농축 저장한 꿀의 주성분은 당질로서 약 80%를 차지한다. 당은 과당과 포도당이 주체로 과당이 포도당보다 더 많다. 이밖에 설탕·엿당·덱스트린 등을 포함한다. 꿀에는 이 밖에도 비타민B1·B2·B6·판토텐산·젖산·개미산·철분·칼슘 등의 성분이 다양하게 들어 있다.

특히 꿀에는 칼륨이 상당량 들어 있어 박테리아가 생존하지 못하게 하는 역할을 한다. 옛날부터 꿀이 건강과 미용에 효용이 있다는 평은 비타민B군 특히 비타민B6가 많고 피부의 거칠음을 방지하는 효과를 기대할 수 있기 때문이었다. 철분은 메밀, 참피나무, 밤나무 등에서 얻어진 꿀에 많다. 꽃의 당분은 대부분이 설탕이지만 벌의 분비액 중의 효소인 인베르타아제에 의해서 설탕이 반전당으로 변화되므로 꿀은 흡수되기 쉬운 당질식품이다.

꿀 속의 과당은 체내의 당분 흡수를 지연시키고 흡수된 당분의 소비를 촉진시켜 혈당의 상승을 막아주며 빨리 분해되기 때문에 신장을 편하게 하는 역할과 피로회복, 진정작용, 보혈작용 등도 한다. 뿐만 아니라 꿀은 장의 연동운동을 도와 정장작용을 해주고 비피두스균을 증식시켜 창자속의 잡균은 억제시킨다. 또한 꿀 속의 칼륨 성분은 체내의 콜레스테롤 및 혈관속의 노폐물을 제거해주는 역할을 하여 혈액순환을 원활하게 해주고 혈액을 알칼리성으로 유지하여 내장의 활동을 활발하게 하는 작용이 있으므로 고혈압, 심장병, 변비 등에 좋다.

그러나 꿀은 당뇨병에 유효하지 않고 오히려 악화시킨다. 꿀의 주성분은 과당이지만 거의 설탕과 같다고 생각해도 무방하다. 꿀이라고 해서 특별한 약효를 나타내는 건강식품이 아니고 소량이라도 칼로리가 높고 장에서 빠르게 흡수되어 혈당을 급격히 증가시킨다.

(51) 보리 AB형(태양인)과 O형(소양인)에 적합

보리는 밀가루의 5배, 쌀의 16배에 해당하는 많은 양의 식이섬유를 함유하고 있으며 콜레스테롤의 함량을 낮추는 것으로 알려진 수용성 식이섬유는 다른 어느 식품보다도 많이 함유하고 있다. 단, 보리는 도정을 해도 쌀처럼 속겨 층이 완전히 제거되지 않는다. 그리고 보리알의 중앙에 깊은 골이 있고 그곳에 섬유가 많이 남아 있어 먹을 때 거친 질감을 준다.

일반적으로 보리쌀은 쌀에 비해 거칠고 물이 잘 스며들지 않아 익히는 데 오랜 시간이 걸리므로 쌀과 섞어 바로 밥을 지을 수가 없다. 이런 불편함을 덜기 위해 요즘에는 도정한 보리를 적당히 불려 눌러놓은 압맥과 홈을 따라 쪼갠 후 도정한 할맥을 사용해 쌀과 함께 바로 밥을 지어 먹을 수 있다.

특히 보리는 한국인들에게 부족하기 쉬운 무기질인 칼슘과 철의 함량은 쌀에 비해 각각 8배 및 5배나 높다. 보리에 함유된 비타민으로서 중요한 것은 비타민B1·비타민B2·나이아신 등인데 이들은 각각 쌀에 비해 1.5~2배 이상 함유되어 있고 보리쌀에 함유된 비타민류는 쌀과 달라서 도정한 후에도 보리쌀의 내부에 분포되어 있으므로 도정하더라도 손실이 비교적 적다.

한편 보리에 함유된 프로안토시아니딘 성분은 암 예방 효과를 나타낼 것으로 기대되어 연구에 박차를 기하고 있으며 최근에는 보리에 들어 있는 폴리페놀 화합물에 면역증강, 혈압강하, 항알레르기 작용 등이 있는 것으로 보고되고 있다. 폴리페놀화합물은 인체에 유해한 것으로 알려진 활성산소를 제거하는 능력과 우수한 항산화성을 갖고 있다.

이와 같은 천연 항산화제는 적당한 양을 주기적으로 섭취할 경우 노화와 관련된 성인병을 줄이는 데 중요한 인자이다. 뿐만 아니라 보리에는 미량이지만 콜레스테롤 합성을 억제하는 토코트리에놀이라고 하는 토콜 화합물이 함유되어 있어 최근 더욱 주목 받고 있다. 지금까지 보리밥은 가난의 상징이었지만 이제는 오히려 성인병을 예방하는 견지에서 건강에 대단히 유익한 식품으로 입증되고 있다.

(52) 복분자 모든 체질에 적합

복분자를 먹고 나서 소변을 보았는데 요강이 엎어졌다는 유래에서 엎어질 복(覆)과 요강 분(盆)자가 합해져 복분자(覆盆子)가 되었다고 한다. 복분자는 7~8월에 검붉은 빛깔로 익는데 익은 것은 새콤달콤하여 맛이 좋다. 그러나 약으로 쓸 때는 덜 익은 것을 따서 말려서 사용한다. 「동의보감」에 복분자는 '성질은 평하며 맛은 달고 시며 독이 없다. 남자의 신기가 허하고 정이 고갈된 것과 여자가 임신되지 않는 것을 치료한다. 또한 간을 보하며 눈을 밝게 하고 기운을 도와 몸을 가뿐하게 하며 머리털이 희어지지 않게 한다' 라고 기록되어 있다.

한의학에 따르면 복분자는 신장 기능을 튼튼하게 하고 눈을 밝게 하며 성 기능이 떨어진 사람과 야뇨증, 체한 것을 내리는 효과가 있다. 또한 당뇨에도 뛰어난 효능이 있다. 특히 복분자는 신장 기능을 강화하고 강정·강장 효능이 뛰어나다. 복분자를 이용한 활용법은 술과 차를 만들어 마실 수 있다. 복분자의 유효 성분은 색소가 가지고 있으므로 끓이거나 삶아도 성분은 변함이 없다. 복분자는 술로 만드는 것이 그 중에 최고로 꼽는다.

(53) 복숭아 B형(태음인)과 A형(소음인)에 적합

복숭아는 장미과 자두 속의 낙엽 교목성 식물로 맛은 달고 시며 성질은 따뜻한 과실이다. 복숭아는 비타민A와 C가 무척 많이 들어 있고 펙틴질이 풍부한 알카리성 식품이다. 단맛이 강하게 느껴지나 실제 당분은 10% 정도이다. 복숭아의 새콤한 맛은 유기산으로 사과산과 구연산이 0.5%정도 들어 있다. 특히 황도에는 1% 정도로 많이 들어 있다. 복숭아는 당분·단백질·유기산·비타민·섬유소·무기질 등 인체 영양상 요구되는 영양소가 골고루 함유되어 하나의 종합영양제라 할 수 있다.

복숭아는 수박, 참외와 함께 여름철에 생산되는 대표 과실로 칼로리가 낮고 식이섬유가 풍부해 배변을 촉진하여 변비치료에 효과가 있으며 대장암과 신장병 예방에도 효과가 있다. 여름철 소화 및 정장효과가 뛰어나고 비타민과 기능성 알데히드 유도체가 많이 있어 면역력 증강 및 항암효과가 있고 이뇨, 혈맥증상 및 고지혈증 예방에 효험이 있는 것으로 알려져 있으며 얼마 전 농촌진흥청이 초복 날 먹는 과일로 정한 복숭아는 실제로 우리 조상들이 복중에 많이 먹은 과일이다. 일명 장수과일로 불리며 신선이 먹는 과일이라 하여 선과로 취급하고 있다.

과육이 흰 백도와 노란 황도로 나뉘는데 생과일로는 수분이 많고 부드러운 백도를 쓰고 통조림 등 가공용으로는 단단한 황도를 사용한다. 우리나라에서는 1906년부터 재배하였고 현재 경북 영덕, 청도, 경산, 김해 그리고 충북 장호원, 음성, 충남 연기 등이 주산지다.

(54) 부추 B형(태음인)과 A형(소음인)에 적합

부추의 별명은 양기초라 부르기도 하는데 이 양기초라는 이름은 부추를 먹고 나면 강정효과가 현저해 일은 안하고 색만 밝힌다는 데서 연유한다. 말 그대로 양기를 일으키는 즉, 정력을 좋아지게 하는 채소라는 뜻이다. 부추에는 마늘과 양파와 같은 매운맛을 내는 식물에 공통으로 들어 있는 황화알릴 성분이 들어 있다. 또 비타민A·비타민B1·비타민C 등이 풍부해 비타민의 보고라고 불리며 성 기능에 필요한 미네랄인 셀레늄·칼슘·칼륨도 풍부하게 들어 있다.

부추는 몸을 덥게 하는 보온효과가 있어 몸이 찬 사람에게 좋으며 상식하면 감기도 예방한다. 부추의 아릴 성분은 소화를 돕고 장을 튼튼하게 하며, 부추즙은 피를 맑게 하여 허약체질 개선 ,피부미용, 성인병 예방에 효과가 있으며 이 밖에도 산후통, 치질, 혈변, 치통, 변비 및 구토증의 치료와 개선에 효과가 있다. 예로부터 봄 부추는 인삼 녹용하고도 안 바꾼다는 말이 있을 정도다. 또 아무리 솎아내도 잘 자라는 생명력 때문에 마늘에 버금가는 정력채소로도 알려져 있으므로 매일 무침, 김치, 부침 등으로 밥상에 올려보자.

(55) 브로콜리 모든 체질에 적합

브로콜리는 미국에서 영양가치가 뛰어난 16가지 채소를 대상으로 당당 1위를 차지한 채소이다. 비록 서양에서 들어온 채소이지만 요즈음 우리나라 사람들도 가장 즐겨 먹는 채소 중의 하나이며 칼슘과 비타민A·C·K의 덩어리이다. 브로콜리에는 설포라판과 셀레늄 성분이 함유되어 있어 유방암, 대장암, 위암 등의 발생을 억제하는 효과가 탁월하다.

또한 비타민K는 뼈에서 칼슘이 빠져 나가는 것을 억제하므로 뼈의 건강을 위해서 필요한 영양소이다. 양파와 궁합이 잘 맞는 식품이다. 브로콜리 속에 풍부하게 들어 있는 셀레늄은 노화를 촉진하는 활성산소를 중화시키는 작용을 하고 항암작용이 탁월한 것으로 알려져 있다. 암 중에서도 주로 전립선암, 대장암, 폐암, 간암, 유방암, 췌장암 등에 효과가 크다.

특히 스트레스를 많이 받거나 환경오염 물질에 지속적으로 노출될 경우 45세 이상부터는 셀레늄을 많이 섭취해야 한다. 그밖에 셀레늄은 면역체계를 강화해 질병을 예방하고 어린이 성장발육을 촉진시키며 고혈압과 심장병 등 각종 성인병 예방에도 효과적이다. 물에 직접 넣고 삶기보다는 살짝 데쳐 초고추장을 곁들여 먹는 것이 좋으며 칼로리가 낮아 많은 양을 섭취해도 살찔 염려가 없다.

(56) 사과 B형(태음인)과 A형(소음인)에 적합

사과는 시력에 중요한 역할을 하는 비타민A와 함께 미량원소 셀레늄이 들어 있어 눈을 밝게 하는 과일로 불린다. 사과에는 섬유질·칼륨·비타민C 등이 많이 함유되어 있고 폴리페놀 성분은 성인병을 예방한다. 사과는 피부미용에도 좋고 유방암 예방효과도 있다. 붉은 색 껍질 속에 캠페롤과 쿼르세틴 성분은 암 예방에 좋으며 폐를 보호하므로 흡연자에게도 좋다. 사과의 껍질 속에 많이 있는 펙틴은 고혈압, 동맥경화, 비만을 예방하는 데 도움이 되므로 껍질째 먹는 것이 좋다. 사과 섬유소는 혈중 인슐린을 통제하고 혈당치 변동을 막아 당뇨병 환자에게 도움이 된다. 또한 육식을 많이 하는 사람에게 사과는 비타민과 미네랄 특히 칼륨이 많아 육식으로 과잉 흡수된 염분을 몸 밖으로 배출하는 작용을 해서 좋다.

50세 이상의 냉성체질의 사람들이 붉은색 사과를 하루에 적어도 한 개씩만 먹으면 건강에는 그만이다. 동양 의학에서는 사과를 비장과 위의 기능을 돕고 식욕을 돋우는 약으로 여겼고 현대 의학에서도 우울증을 치료하며 스트레스를 완화시켜 주는 약으로 통한다. 어린이나 청소년들에게 구운 사과를 먹일 경우 변비치료에 효과가 있다. 단, 당뇨병 환자들은 많이 먹지 않는 것이 좋으며 식사 후 바로 사과를 먹으면 배에 가스가 차고 변비가 생기므로 2~3시간 정도 지난 뒤 간식 삼아 껍질째 먹는 것이 좋다.

(57) 사상자 B형(태음인)과 A형(소음인)에 적합

오자 중의 하나인 사상자는 미나리과에 속한 뱀도랏의 종자로 뱀이 이 풀 덩굴에 몸을 사리고 이 씨를 즐겨 먹는다고 하여 붙여진 이름이다. 우리나라에서 약용으로 사용하는 것은 3가지가 있다. 그것은 벌사상자, 사상자, 개사상자 등이다. 경기도 이북에서는 벌사상자를 애용하고 경기 이남에는 사상자를 애용한다. 사상자는 정유와 지방유를 포함하고 있으며 약간 따뜻함을 가지고 있고 맛은 약간 쓰며 또한 약간 매운 맛을 가지고 있다. 사상자는 우리 인체 장기의 신장과 비장의 기운을 도우는 약물 중의 하나다.

효능으로는 복부를 따뜻하게 하고 기운이 위로 올라가 있을 때 내려주며 찬 기운을 없애 준다. 신장의 양기를 돋우어 남성들의 발기부전, 여성의 불임, 자궁냉증, 트르코모나스성 질염에 의한 심한 가려움증, 백대하, 피부소양증에 효과가 있으며 남녀 흥분강장제로 신장 기능과 생식 기능을 강하게 하고 소변이 잘 나오지 않는 것을 다스린다. 관절이 약한 것을 부드럽게 하고 허리와 무릎이 시리고 통증이 있을 때나 사지가 뭔가에 맞은 듯이 무겁거나 저릴 때 사용한다.

특히 외음부의 가려움증이나 통증이 있을 때에 사상자를 끓인 물로 음부를 씻거나 가루로 만들어서 바르며 그 효과가 있다. 또한 여성의 대하증이나 탈항에도 사용한다. 다만 고열이 있는 사람이나, 성욕이 강한 자, 소화가 잘 안 되는 사람은 복용하지 않는 것이 좋다.

(58) **산수유** B형(태음인)과 A형(소음인)에 적합

산수유는 층층나무과의 낙엽교목인 산수유나무의 열매이다. 타원형의 핵과로서 처음에는 녹색이었다가 8~10월에 붉게 익는다. 성질은 약간 따뜻하고 약간의 단맛과 함께 떫고 강한 신맛이 난다. 10월 중순의 상강 이후에 수확하는데 육질과 씨앗을 분리하여 육질은 술과 차 및 한약재로 사용한다. 과육에는 코르닌·모로니사이드·로가닌·탄닌·사포닌 등의 배당체와 포도주산·사과산·주석산 등의 유기산이 함유되어 있다. 그밖에 비타민A와 다량의 당도 포함되어 있다. 성분 중 코르닌은 부교감신경의 흥분작용이 있는 것으로 알려져 있다.

「동의보감」에서는 '정력을 보강시켜 성 기능을 높이고 뼈를 보호해 주며 오줌이 잦은 것을 낫게 한다'라고 기록되어 있는 것처럼 산수유의 가장 큰 약리작용으로는 허약한 콩팥의 생리 기능 강화와 정력증강 효과가 좋다. 산수유를 장기간 먹을 경우 조루현상이나 발기부전, 몽정이나 지나친 수음 행위 등으로 정신이 산만하거나 집중력이 떨어졌을 때, 과다한 정력소모로 인한 요통 등에 효과가 좋다. 이러한 현상은 신장 기능을 강화해 정기를 돋워주기 때문이다.

특히 산수유의 신맛은 근육의 수축력을 높여주고 방광의 조절능력을 향상시켜 어린 아이들의 야뇨증을 다스리며 노인들에게서 많이 나타나는 요실금 증상에도 효능이 있다. 또한 성인남녀의 허리와 무릎 등의 통증과 시린 데에 효능이 높고 여성의 월경과다 조절 등에 좋다. 독성이 없어 오래 두고 먹어도 부작용이 없고 독특한 향기를 지니고 있어 부담 없이 차로 끓여 마시면 좋다.

(59) **상황버섯** 모든 체질에 적합

상황버섯은 성질이 차갑고 약간의 단맛이 있으며 칼륨·칼슘·마그네슘·비타민B2·B3·C·섬유질·아미노산을 함유하고 있다. 그렇지만 상황버섯은 이러한 성분 외에 다당류를 함유하고 있는데 이 물질이 바로 면역활성 작용을 하는 것으로 알려져 왔다. 다당류는 면역 기능을 향상시켜 바이러스, 박테리아, 곰팡이균, 기생충, 항암작용, 항황산제, 유리기 등에 효과가 있는 것으로 알려져 있다. 다당류에 대한 연구는 수천 건에 달하며 위장 질환, 폐 질환, 대장균, 타박상사고, 해독작용, 알레르기, 노화, 각종 바이러스 감염 등의

치료에 사용되어 왔으며 현재까지 나온 면역 강화제 중에서 가장 우수한 것으로 알려져 있다.

인체는 외부 환경으로부터 끊임없이 스트레스와 세균, 바이러스 등 각종 병원체의 침입을 받고 있는데 이들 병원체와 외부 스트레스에 대항하여 자신을 보호하는 일종의 무기고를 면역체계라고 한다. 이런 면역체계는 스트레스, 과로, 환경오염 등 여러 가지 요인들에 의해 약화되어진다. 그러나 상황버섯이 생산하는 다당류는 인체 내의 면역 기능을 활성화시켜 준다. 이러한 이치로 상황버섯은 암치료제가 아니라 면역작용을 보완해 주는 건강식품이다.

상황버섯은 암과 다른 병과의 합병을 원천적으로 막아주는 역할을 한다. 식물 중에는 상황버섯에 다당체가 다량으로 함유되어 유기물을 무기물로 바꾸는 역할을 한다. 뿐만 아니라 상황버섯을 복용하면 체력이 강화되고, 숙취가 없어지며, 빈혈의 예방과 치료에 도움을 주며, 자궁출혈 및 월경불순에 효과를 준다. 위장 기능을 활성화하여 소화가 잘 되고 위장이 튼튼해진다.

상황버섯은 담자균의 항종양 성분은 대부분 단백결합 다당체이며 그밖에 염기성단백 등이 보고되어 있는데 단백 다당류는 항암성 화학 요법제와는 달리 정상세포에 독작용을 나타내지 않을 뿐 아니라 오히려 면역 기능을 강화함으로써 항암력을 발휘하기 때문에 기존 항암제와 병행할 때 이상적인 치료효과가 나타나게 된다.

또한 상황버섯은 면역증강 활성작용 및 강력한 항암작용을 하면서도 부작용이 없는 것이 특징인 것으로 밝혀져 있다. 버섯류의 담자균 중 월등한 항암력을 지닌 것이 상황버섯인데 종양 저지율 96.7%로서 가장 강력한 항암력을 지니고 있다. 상황버섯은 일반적인 항암 화학요법제와는 달리 정상세포에 독작용을 나타내지 않고 오히려 면역 기능을 강화시켜 해독작용을 활성화시킨다.

상황버섯의 약리작용으로서는 소화기 계통의 암인 위암, 식도암, 십이지장암, 결장암, 직장암을 비롯한 간암 수술 후 화학요법을 병행할 때 면역 기능을 향진시키며 오장의 기능을 활성화시키고 해독작용을 한다. 항암력의 주요 성분은 단백 결합체 또는 다당체와 염기성 단백이 작용하는 것으로 알려져 있으며 이러한 요법들은 기존의 항암제와 병행할 때 이상적인 치료효과를 낼 수 있다.

(60) 생강 B형(태음인)과 A형(소음인)에 적합

생강은 우리 음식에 필수적인 양념재료로 사용해 왔으며 특유의 매운맛이 음식의 좋지 못한 냄새와 맛을 고쳐주는 작용을 한다. 항균 및 살균작용으로 음식의 위해물질을 제거해주는 역할을 하는가 하면 식욕을 돋우어 주고 소화작용도 도와준다. 또 혈액순환을 원활히 하여 체온을 조절해 주는 작용이 있어 전통차로도 애용된다. 뿐만 아니라 동양 의학에서는 수천 년 동안 생강이 염증, 관절염 등에 효과가 있다고 알려져 왔다.

최근에 미네소타대학 연구소는 혈액의 점도와 혈중콜레스테롤 수치를 낮추며 항암물질이 들어 있다는 것을 발견하고 생강의 대표적인 매운 성분인 6-진저롤이 쥐에게서 대장암을 예방하거나 치료하는 효과가 있다고 주장했다. 종양을 유발시킨 흰쥐를 대상으로 한 실험에서 6-진저롤이 인간 대장암의 세포성장을 현저하게 억제하는 것을 발견했다는 것이다. 이 성분들은 강한 항산화 및 항염증작용이 있으며 항암작용 기전은 대장암 세포에 직접 작용하거나 종양 촉진물에 작용하는 것으로 생각된다고 하였다.

또한 미시간대학 종합 암센터는 난소암 세포의 자연사를 유도하는 세포자살과 자기세포를 먹어치우는 자가 소화작용의 2가지 역할로 항암작용을 한다고 보고하기도 했다. 6-진저롤은 유방암 예방에도 효과가 있으므로 여성들의 건강을 지키는 데 큰 도움을 줄 수 있으며 플라보노이드를 함유한 흰색채소에 속하므로 폐경을 앞둔 갱년기 여성에게 도움이 된다는 보고도 있다.

이같이 6-진저롤이 암 발생 및 성장에 관계되는 여러 성분들의 생성과 작용을 억제한다는 주장들이 발표되고 있는 가운데 생강의 또 다른 성분인 쇼가올도 항암, 항산화작용이 있어 신경계 종양세포의 성장을 억제한다고 보고되고 있다. 쇼가올도 6-진저롤과 마찬가지로 생강의 매운맛을 내는 주성분이다. 춘곤증이 밀려오는 봄이면 향기로운 생강차로 나른한 신체를 깨워주고 암을 일으킬 수 있는 위해작용을 몰아내는 데 없어서는 안 되는 식품이다.

(61) 석류 B형(태음인)과 A형(소음인)에 적합

고대로부터 생명의 과일 또는 지혜의 과일로 귀중히 여겨왔다. 동양에서는 절세미인이라고 전하는 양귀비가 매일 석류를 반쪽씩 먹었다는 기록이 있을 정도로 석류는 아름다움과 건강을 위한 과일이기도 하다. 특히 석류는 천연과실로는 압도적으로 많은 여성호르몬인 에스트로겐을 함유하고 있기도 하다. 에스트로겐은 자궁의 발육, 내막의 증식, 유선의 발육, 제2차 성장 등 여성을 보다 여성스럽게 하는 매우 중요한 역할을 한다. 뿐만 아니라 살균작용이 뛰어나 설사와 장염 치료에 효과가 있고 소화를 도와 식욕을 증진시키며 임신 중 입덧과 치매를 방지한다. 그리고 봄철 기생충을 퇴치해주는 기능이 있다.

석류는 남성에게도 좋은 과일이다. 정자의 감소를 억제하고 심장, 간장, 신장의 기능을 회복시켜 피로를 풀어 준다. 석류는 여성은 보다 여성스럽게 남성은 보다 남성스럽게 만들어 주는 신비로운 과일이다. 최근 일본의 마르킨추유사와 긴키대학 약학부 공동연구를 통해 석류 성분분석 결과 석류 씨앗 1kg에 에스트로겐이 10~18mg이나 함유된 것으로 밝혀지면서 일본에서는 여성들에게 석류가 크게 사랑받고 있다. 또 독일 에를랑겐-눔메르그 대학의 루드비히 빌트 교수와 칠레대학 테레사서-피티만 박사는 영국 의학전문지 란셋에서 혈중 에스트로겐 농도에 따라 실제 자신의 나이보다 10세까지 젊어 보일 수 있다는 연구 결과를 발표해서 주목을 끌자 최근 영국, 스웨덴, 일본 등의 중년 여성들에게 석류가 아주 귀중한 생명의 과실로 인정받고 있다.

석류는 더러워진 혈액을 정화해 주는 작용이 크기 때문에 자연치유력을 높여 면역력을 강화시켜 준다. 혈액이 깨끗하고 해독 배설 기능이 잘되면 체내에 침투한 공해 물질도 축적되지 않고 배출되며 건강한 적혈구의 조혈을 촉진하여 병적체질을 개선할 수 있다. 실제로 석류는 펙틴질(수용성 당질)을 40.5%나 함유하고 있으므로 납중독과 다이옥신류 등의 배설을 촉진시켜 공해에 강한 몸을 만들 수 있다. 그 밖에도 포도당의 분해를 촉진시키는 구연산과 에너지대사를 활발하게 하는 데 필요한 비타민B1·B2·C와 칼슘과 철분 등의 미네랄을 균형 있게 함유하고 있다.

석류는 살균작용이 뛰어나며 어깨 절임 등을 해소하는 등 건강유지, 노화방지, 질병이나 상처 등의 증상 완화, 빈혈이나 병후 체력회복, 건강한 사람들의 영양보조, 정력증강 등에도 이용이 가능한 과실이다. 석류에 포함되어 있는 에라그산은 탄닌과 결합한 에라그탄닌이라는 형태가 되어 있지만 가수분해가 되면 에라그산으로 돌아간다. 에라그산의 항암작용은 동물을 사용한 기초실험에서 확인되었으며 식도, 위암, 폐암, 피부암 등의 발생에서 진행억제까지 기대할 수 있다고 보고되고 있다. 더욱이 에라그산에는 항산화작용, 소화관의 산의 분비억제 등의 기능이 있다.

(62) 셀러리 AB형(태양인)과 O형(소양인)에 적합

셀러리의 성분으로 특이할 만한 것은 비타민B1과 B2가 채소 중에서 셀러리에 특히 많이 들어 있다. 비타민A·C·나트륨·칼슘 등도 많아 피로회복이 빠르고 스태미나가 부족한 사람들의 기력을 북돋운다. 셀러리에 풍부한 유기 나트륨은 땀을 많이 흘리는 옥외 근무자에게 도움을 준다. 셀러리에 다량으로 들어 있는 마그네슘과 철분은 혈액의 생성을 돕는다. 특히 불감증이나 부인병을 앓고 있는 여성은 셀러리를 자주 먹으면 성욕이 회복되는 치료효과도 있다.

셀러리도 부추처럼 강정·강장작용이 있어 생즙을 내어 매일 마신다. 먹기가 나쁘면 생즙에 사과나 레몬을 갈아 넣어 마신다. 셀러리즙은 병에 대한 저항력을 강화하고 염증,

변비, 신경쇠약을 다스리며 이뇨효과가 있어서 지나친 수분으로 인한 체중을 정상화시켜 주기도 한다. 다이어트를 할 때에 셀러리즙을 마시면 단 것을 먹고 싶어 하는 갈망을 쫓을 수 있다는 또 다른 이점도 있다. 셀러리의 생즙은 체온을 정상화시켜주는 기능이 있어서 더울 때 이 즙을 마시면 다른 사람들이 땀을 흘릴 때에도 편히 지낼 수 있다. 셀러리+사과로 만든 즙은 불안과 스트레스를 없애주며 불면증을 완화시켜주고 두통을 가라앉힌다. 또한 체내에 과잉된 이산화탄소를 배출시킨다.

(63) 수수 B형(태음인)과 A형(소음인)에 적합

수수는 배젖의 녹말 성질의 차이에 따라서 메수수와 찰수수가 있다. 척박한 땅이나 건조한 땅에서도 잘 자라며 조생종은 화곡류 중에서 생육기간이 가장 짧아서 파종 후 약 80일이면 수확할 수 있으므로 고랭지·개간지 등의 작물로 이용된다. 수수는 오곡에 속하는 곡물로 오곡밥에서 빼놓을 수 없는 잡곡이다. 수수쌀은 주성분이 탄수화물이어서 식량으로 쓰이는 외에 엿, 과자, 떡, 술 등의 원료로 사용한다. 어린아이의 생일이나 돌에는 수수경단을 만들어 먹이는데 이것은 나쁜 귀신이 붉은색을 싫어하므로 이의 접근을 막고 건강하게 자라라는 의미를 담고 있다고 한다.

찰수수의 배유전분은 거의 100% 아밀로팩틴으로 조성되어 있고 메수수는 22~24%의 아밀로오스로 조성되어 있다. 그리고 인·칼슘·철회분 등의 무기질이 풍부하여 피부의 단백질 생성을 촉진시켜 피부를 한 층 부드럽고 매끈하게 가꾸어주고 순환기 계통의 질병에 효과가 있으며, 식욕증진에도 좋고 골격을 튼튼히 하여 인체의 성장에 도움이 되는 곡물이다. 수수는 성질이 따뜻해서 뱃속이 차가울 때 먹으면 위장을 따뜻하게 해 설사를 멈추게 하는 효과도 있다.

쌀, 현미, 통보리, 통밀, 수수, 차조, 율무 등 대표적인 몇 가지 곡류를 가지고 항돌연변이 및 항암효과에 대한 연구를 실시한 결과 수수의 항돌연변이 효과가 가장 우수하다고 발표했다. 수수의 항돌연변이 효과는 무려 86%로 현미(60%)보다 더 뛰어나다는 것이다. 뿐만 아니라 수수의 추출물을 가지고 발암을 억제하는 효과까지도 밝혀냈다. 이처럼 수수가 암 예방에 효과적인 이유는 수수에 들어 있는 탄닌과 페놀 성분이 항돌연변이 및 항산화작용, 항암작용을 하기 때문이라 고 생각되고 있다. 또한 수수의 겉껍질에 들어 있는 각종 색소들 역시 항암작용에 한몫을 할 것으로 기대된다.

(64) 쑥 B형(태음인)과 A형(소음인)에 적합

쑥은 비타민A·B1·B2·C 등이 골고루 함유되어 산성화된 현대인의 체질을 개선해 주는 아주 좋은 식품이다. 쑥은 식품으로서도 탁월하다 봄 일찍 어린 쑥잎을 나물로 이용을 하여 쑥국을 만들어 먹는다. 이 쑥은 봄나물의 대명사로 입맛을 돋우며 나른한 봄철에 향긋한 쑥의 향은 활기를 불어넣어주는 아주 좋은 식품이다. 또한 쑥은 떡으로도 인기가 매우 높다 쑥의 독특한 향기와 고소한 콩가루의 조화는 환상의 맛을 만들어 낸다. 찹쌀과 맵쌀 그리고 쑥을 적당량 섞어서 만든 쑥떡은 봄철 우리 몸에 필요한 비타민의 공급에 주요한 역할을 담당해 왔다

「본초강목」에 따르면 '쑥은 속을 덥게 하여 냉기를 쫓으며 습기를 덜어 준다. 기혈을 다스리고 자궁을 따뜻하게 하며 모든 출혈을 멎게 한다. 배를 따뜻하게 하고 경락을 고르게 하며 태아를 편하게 한다. 또 복통, 곽란 등으로 사지가 뒤틀리는 것을 다스린다.' 이처럼 옛날부터 쑥은 100가지 병을 고칠 수 있다고 할 만큼 귀한 약재로 쓰이고 있다. 현대 한방에서도 쑥을 적극적으로 이용하고 있으며 꾸준히 쑥뜸을 하여 주고 쑥을 달여 먹으면 오장육부를 따뜻하게 하여 잔병이 걸리지 않는다고 한다.

쑥은 비타민A와 C가 가장 많이 함유되어 눈을 밝게 하고 피부를 탄력 있게 하여주며 병에 대한 저항력을 크게 해주는 면역효과가 있다. 해독작용이 뛰어나 간장병, 간염, 지방간, 간경화 등으로 고생하는 환자는 쑥을 달여 먹으면 효과가 좋으며 황달에도 아주 좋다. 정혈작용이 뛰어나 쑥은 피를 깨끗하게 만들어 주므로 혈관을 튼튼하게 하여주며 고혈압, 저혈압 및 신경통에 효과가 좋다. 특히 위장병과 변비에는 쑥이 최고다. 근래에는 암세포를 억제하는 항암작용이 있는 것으로 밝혀지고 있다. 이렇듯 쑥이 가진 엄청난 잠재력은 놀랄 정도이다.

(65) **숙지황** B형(태음인)과 A형(소음인)에 적합

숙지황은 예로부터 보혈 강장, 보신의 용도로 사용된 한방의 귀한 약재로 사용한다. 그 맛은 달면서 쓰고 성질은 따뜻해 우리 몸의 대사 기능을 유지케 한다. 숙지황은 건지황을 아홉 번 찌고 아홉 번 말리는 과정을 거쳐 만들어지는데 이 공정은 숙지황의 효능을 높이는 것은 물론 부작용을 줄이는 중요한 방법이 되기 때문에 정확하고 체계화된 제조과정을 거쳐야 한다.

특히 숙지황차는 이미 FDA인정 기관의 안정성 검사를 거치고 대학기관의 실험을 통해 그 효능이 입증된 식품으로 공부에 지친 수험생들이나 전문 경영인들의 기억력 및 체력을 증진시켜 업무 효율을 높여 주며 혈당치가 높아 당뇨병으로 고생하는 환자들에게 장기 음용을 통해 혈당조절이 가능하므로 당뇨로 고생하는 사람들에게는 좋은 음료가 된다. 또한 간장이나 신장 기능이 약해 고생하는 사람들에게는 숙지황의 항산화작용이 도

움을 준다. 숙지황을 차로 만들어 장기간 복용하게 되면 오장육부의 기능 강화는 물론 남성은 정력이 증강되고 몸이 찬 여성에게는 몸을 따뜻하게 해주므로 각종 질병에 대한 면역력을 높일 수 있다. 단, 소화가 안 되고 설사를 잘 하는 사람은 주의해야 한다.

(66) 시금치 AB형(태양인)과 O형(소양인)에 적합

시금치는 비타민C·철분·칼슘 등이 다량 들어 있는 건강식품으로 임산부에게는 더욱 좋다. 시금치나 당근 등의 녹황색채소를 매일 먹는 사람은 위암 발생이 약 35%, 대장암 발생이 무려 40%나 감소된다는 보고가 있다. 특히 시금치에 많이 함유된 비타민B의 일종인 엽산은 폐암 전단계의 세포를 정상으로 회복시키는 폐암 억제효과가 있고 엽산과 함께 비타민B12를 투여하면 항암효과가 더욱 커진다. 이는 엽산이 손상된 암 억제유전자를 복구하는 작용이 있는데 비타민12를 병용하면 엽산의 활성이 향상되기 때문이다. 따라서 시금치를 먹을 때는 등푸른 생선과 어패류 등의 비타민B12가 풍부한 식품과 같이 먹는 것이 좋다.

그 밖에도 또한 시금치는 장과 위를 자극하고 췌장액의 분비를 촉진시켜 소화를 돕고 배변을 용이하게 하는 효과가 있어 피부트러블을 예방해 준다. 또 두 눈을 맑게 하며 머리 결을 윤기 있게 해준다. 특히 혈액순환을 돕는 효과로 인해 다리에 신선한 영양과 산소를 공급하여 다리가 가늘어지고 탄력 있게 만들어 준다. 특히 열성체질의 사람이 시금치즙에 우유와 꿀을 섞어 만든 음료를 매일 1컵씩 마시고 같은 성분으로 마사지를 1~2달 동안 계속하면 얼굴의 기미가 없어지는 효과가 크다.

그러나 시금치도 과잉 섭취하면 건강에 좋지 않다. 왜냐하면 시금치에는 식물성 독즙인 수산이 함유되어 있어 대량으로 섭취하면 신장결석의 위험이 있기 때문이다. 시금치는 오래 삶거나 끓이면 베타카로틴이 삶은 물에 유출되어 버리고 비타민C가 파괴되므로 효과가 상당히 저하된다. 따라서 살짝 데쳐 먹으면 좋고 베타카로틴은 기름과 함께 요리하면 흡수율이 증가되므로 올리브기름에 살짝 볶아 먹으면 효과가 훨씬 상승한다.

(67) 신선초 모든 체질에 적합

신선초는 생명력이 얼마나 왕성한가 하면 오늘 순을 따면 내일 다시 순이 나올 정도라 한다. 그래서 그곳에서는 정력이 왕성한 남성을 뜻한다하여 여인들은 신립초라 하면 얼굴을 붉힌다고 하는 강정·강장식품이다.

신선초에는 비타민B1·B2·B6·B12·C와 철분·인·칼슘 등의 미네랄이 많이 들어 있어서 빈혈, 고혈압, 당뇨병, 신경통에 탁월한 효능이 있다 또 특수 약성이 들어 있어 이뇨

완화, 강심작용, 식욕증진, 피로회복, 건위정장 및 신진대사를 도와서 병후, 산후, 냉증 등에 효과가 뛰어나며 탈모도 방지해주는 기적의 약초라고도 한다. 녹즙이나 쌈 야채로 먹으면 된다.

(68) 아마씨 AB형(태양인)과 O형(소양인)에 적합

아마씨는 오메가-3 계열의 필수지방산인 알파리놀렌산, 식물성 에스트로겐의 일종인 리그난, 수용성 섬유소의 좋은 급원으로 알려져 있다. 오메가-3 계열의 지방산은 오메가-6계열의 리놀레산과 경쟁적으로 작용함으로써 오메가-6계열 지방산으로부터 만들어 지는 염증매개 물질의 생성을 방해하여 동맥경화증과 류마티스관절염 등의 염증성 질환 발생을 억제하는 것으로 규명된 바 있다. 우리가 식품을 조리할 때 흔히 사용하고 있는 식물성 기름인 옥수수유와 대두유는 전체 지방산 중 오메가-3 계열의 지방산 함량이 각각 1%와 8%인데 비해 아마씨유는 전체 지방산의 57%가 오메가-3 지방산이다.

한편, 아마씨는 대장 박테리아에 의해 엔테로락톤, 엔테로다이올과 같은 호르몬 유사체인 포유류 리그난으로 전환되는 리그난 전구체의 함량이 다른 채소, 과일, 두류, 곡식류 및 종실류의 75~800배에 달할 정도로 매우 높다. 이들 물질은 유방암, 전립선암, 대장암 등 특정 암을 예방하는 효과가 있는 것으로 밝혀지고 있다. 리그난은 그 구조가 여성호르몬인 에스트로겐과 유사하여 세포막에서 에스트로겐 수용체와 결합하는 성질을 소유한다.

리그난은 내인성 에스트로겐의 존재 여하에 따라 에스트로겐 유사체 혹은 에스트로겐 길항제로 작용할 수 있는 양면성을 지닌다. 폐경 전 여성의 경우와 같이 내인성 에스트로겐의 혈중농도가 정상일 때에는 리그난이 에스트로겐 수용체와 결합하여 내인성 에스트로겐의 작용을 저해함으로써 에스트로겐 길항제작용을 하게 된다. 내인성 에스트로겐은 유방암 발생 위험인자로 잘 알려져 있고 따라서 아마씨는 과도한 에스트로겐 노출에 의해 유도되는 유방암의 발생을 억제할 수 있을 것으로 기대된다. 실제로 다수의 동물실험에서 리그난의 유방암 발생 억제효과가 입증되었다.

최근에 발표된 임상실험 결과에 따르면 수술을 기다리고 있는 유방암과 전립선암 환자들이 저지방 식사를 유지하면서 25g의 아마씨를 섭취하였을 때 아마씨를 섭취하지 않은 환자들에 비해 암 세포의 성장이 현저하게 낮아지는 것이 관찰된 바 있다. 이같이 아마씨는 암세포의 성장을 억제할 수 있는 생리활성 성분을 함유하고 있으며 다수의 동물실험과 초기 임상실험을 통해 그 효능과 관련기전이 입증되고 있지만 암 예방물질 또는 암 치료와 병행하여 사용할 수 있는 보조식품으로써의 사용 가능성과 섭취량을 결정하기 위해서는 좀 더 세밀한 인체실험이 추가로 진행되어야 할 것으로 보인다.

(69) 야관문 모든 체질에 적합

야관문(비수리)은 맛은 쓰고 약간 매우며 성질은 평하고 독이 없다. 폐와 간, 콩팥에 주로 작용한다. 간과 콩팥을 튼튼하게 하고 어혈을 없애며 부은 것을 내리게 한다. 몽정, 대하, 설사, 타박상, 천식을 낫게 하고 눈을 밝게 하며 근육과 힘줄을 부드럽게 하며 혈액순환이 잘 되게 한다. 또 열을 내리고 뱃속에 있는 충을 죽이며 유방에 생긴 종기, 뱀에 물린 상처, 눈이 빨갛게 충혈된 것을 치료한다. 위궤양과 탈항에도 효과가 있다. 야관문의 잎, 뿌리, 줄기에는 플라보노이드, 피니톨, 페놀, 탄닌, 시토스테롤 등의 성분이 들어 있는데 이들 성분이 염증을 없애고 가래를 삭이며 황색포도상구균, 폐렴상구균, 연쇄상구균, 카타르구균 등을 죽이거나 억제한다.

특히 야관문은 여러 가지 성인남성의 질병인 양기부족, 조루, 유정, 발기부전 등을 치료하는 데 뛰어난 효력이 있다. 2~3일만 복용하면 그 효과를 확인할 수 있다. 부작용이 전혀 없는 천연비아그라의 효능을 지닌 약초로 남성의 정력을 강하게 한다. 야관문은 반드시 술로 우려내야만 그 진가가 나타난다. 35℃ 이상 되는 증류주에 야관문을 1/3쯤 넣고 3개월 정도 우려내어 1잔씩 마신다.

이 약초는 장기간 도로공사 하는 길가에 지천으로 널려 있다. 이렇게 좋은 약초를 길가에 내 버려두고 사람들은 왜 신장의 기능을 고갈시키고 부작용도 만만찮은 비아그라만 열심히 찾는 것일까? 야관문은 경북 지방에 주로 많이 자생을 하고 있다. 군위, 영덕, 울진, 봉화 등지의 산간 오지마을에서 채취한 것은 오염되지 않아 다소 비싼 가격에 거래되고 있다.

(70) 양배추 모든 체질에 적합

양배추는 세계 3대 건강식품(양배추, 올리브, 요구르트) 중 하나이다. 양배추의 잎에는 비타민A와 비타민C가 많다. 혈액을 응고시키는 작용을 하는 비타민K와 항궤양 성분인 비타민U도 많다. 그래서 위염, 위궤양, 위암 환자들의 치료식으로 사용하기도 한다. 또 식물성 섬유질이 많아 변비를 없애주고 현대인의 산성체질을 바꾸는 데도 효과적이다.

양배추에 함유되어 있는 클로로필과 비타민류는 열에 약하므로 이들 성분을 효과적으로 섭취하려면 가능한 익혀 먹는 것보다 샐러드나 양배추겉절이 등을 만들어 생것으로 먹는 것이 좋다. 양배추는 비타민K가 풍부하게 들어 있다. 비타민K는 골밀도를 높여주고 **뼈**를 튼튼하게 해주는 효과가 있어 여성건강에 필수적인 영양소다. 양배추는 칼로리가 낮아 다이어트 중인 여성에게 안성맞춤이며 특이 자주색 양배추는 식용을 억제하기 때문에 다이어트에는 최고의 음식이다.

(71) 양파 모든 체질에 적합

양파는 강알칼리성 식품이기 때문에 산성식품인 육류와 궁합이 잘 맞는다. 그래서 고기를 요리할 때 양파를 쓰면 고기의 누린내를 없앨 뿐만 아니라 맛까지 돋우어 주는데 자연의 이치란 참말로 오묘하다는 것을 느끼지 않을 수 없다. 하다못해 자장면을 한 그릇 시켜도 양파가 따라 나오게 마련이다. 중국음식은 그만큼 양파를 많이 넣는다. 양파는 익혀 먹어도 좋고 고추장에 날것으로 찍어 먹으면 당장에 피로가 확 풀리고 불면증이 있는 경우에는 잠도 잘 오게 한다.

양파를 썰 때 눈물이 날 정도로 자극적인 냄새가 나는 것은 황화알릴이라는 성분 때문인데 파나 마늘에도 같은 성분이 들어 있다. 황화알릴이 비타민B1과 결합하면 비타민B1의 체내 흡수율이 좋아지기 때문에 몸에 좋다는 것도 이미 상식으로 알려져 있다. 또 양파에는 섬유질이 많아 변비를 없애는 효과도 있다. 갈색인 양파껍질에는 쿼르세틴이라는 성분이 들어 있는데 이것이 혈압을 내리며 혈관의 탄력성을 높여주어 동맥경화와 중풍을 예방하는 효과가 있다.

평소에 양파를 음식에 넣어 많이 먹으면 모르는 사이에 고혈압을 예방하고 노화를 막는 효과가 있으며 피부미용에 좋다고 하므로 이 얼마나 좋은가! 혈액을 맑게 하기 위해서는 하루 50g 정도의 양파를 먹어야 한다. 이는 중간 크기 양파의 1/4정도에 해당한다. 기름에 잘 융화되므로 볶아 먹어도 되지만 가능하면 생것으로 섭취하는 것이 좋다. 양파와 마늘은 예로부터 최음제로 알려져 온 식품으로 말초혈관계의 노폐물을 제거하고 발기력 증강에 도움이 된다고 전해지고 있다.

최근에는 양파에 들어 있는 비타민A와 B의 기능이 밝혀졌다. 비타민A가 정자 생산에 이용되고 비타민B가 섹스 욕구를 자극하는 부교감신경을 왕성하게 해준다는 것이 밝혀지며 정력제로서 과학적 증거를 갖추게 되었다. 그런가 하면 양파의 스코르딘이란 성분은 강장효과를 발휘한다. 실제로 흰쥐를 대상으로 실험한 결과 스코르딘을 먹인 수컷의 정자수가 크게 증가했다는 연구결과가 있다.

(72) 엉겅퀴 모든 체질에 적합

엉겅퀴는 남성의 스태미나 강화작용과 혈액을 보충하는 작용을 한다. 엉겅퀴생즙은 마시는 정력제라고들 말한다. 나이가 들어 정력이 눈에 띄게 떨어진 노인이라도 30g씩 생즙을 내어 마시면 잃었던 정력이 다시 샘솟는 효험을 볼 수 있을 정도다. 따라서 조양이라고 하는 아침 발기 현상이 이루어지지 않거나, 아침에 잠자리에서 일어나려면 허리가 아파서 꼼짝 못하거나, 소변 줄기가 시원치 않고 소변을 보고 싶어도 금방 배뇨가 이루어지지 않는 증상이 있는 남성들에게 적합하다. 물론 달인 다음 마셔도 약효를 볼 수 있지만 오래 끓일수록 약효는 떨어지므로 생즙이나 술로 담가 1~2잔씩 마시는 것이 더 효과가 있다.

뿐만 아니라 다리에 힘이 없고 발바닥이 화끈거리며 열이 달아오르는 자각증이 있을 때, 또 성욕이 줄어드는 것을 말할 것도 없고 성생활의 질적 양적으로 전만 못하다고 느낄 정도여서 인생 전반의 의욕마저 떨어질 때, 더구나 입이 잘 마르며 항상 뒷머리가 무겁고 목과 어깨가 짓눌리는 듯한 증상이 있을 때 더없이 좋은 것이 엉경퀴술이다.

(73) 연근 AB형(태양인)과 O형(소양인)에 적합

연근은 연꽃의 뿌리로 약간 차면서 달고 떫은맛이 나는 성질을 가진 약용식물이다. 작은 무와 같은 모양에 큼직큼직한 구멍이 뚫려 있으며 식탁 위의 단골 반찬 재료이기도 하다. 연근에는 뿌리채소로는 드물게 비타민C가 풍부하여 100g 중에 레몬 1개 정도의 함유량인 55mg 정도를 가지고 있으며 녹말로 보호되어 쉽게 파괴되지 않는 장점까지 가졌다.

연근을 얇게 자르면 가는 실처럼 끈끈하게 엉겨있는 물질이 육안으로 확인된다. 이는 뮤신이란 물질로 세포의 주성분인 단백질의 소화를 촉진시켜주는 역할과 함께 위벽을 보호해주는 기능을 한다. 뮤신은 콜레스테롤 저하작용과 해독작용도 있다. 또 연근을 잘랐을 때 검게 변하는 것은 탄닌과 철분 성분 때문인데 탄닌에는 강력한 수렴작용과 지혈효과가 있어 치질이나 궤양, 코피, 부인과 출혈 등을 억제하는 효능이 있다. 그리고 어혈을 없애주는 작용을 하는 한약재로도 쓰인다.

연근을 효과적으로 섭취하는 방법의 하나는 연뿌리로 죽을 쑤어 먹으면 출혈성 위궤양이나 위염에 효과가 있고, 연근생즙은 고혈압을 예방하고 술독을 없애주며 심한 기침이나 가래를 가라 멈추어 준다. 그러나 연근도 몸에 열이 많거나 만성 설사에 시달리는 사람이 너무 많이 먹으면 오히려 해로울 수 있으므로 주의해야 한다.

(74) 영지버섯 AB형(태양인)과 O형(소양인)에 적합

우리나라에서는 옛날부터 영지 또는 불로초라 불리어왔다. 중국에서는 신지, 상지, 여의지, 금지, 옥래, 용지 등으로 불리 우며 일본에서는 만년버섯, 영지, 행버섯, 복초, 삼지, 신지, 옥래, 길상버섯, 삼경, 단지, 불사초 등 경사스러운 명칭으로 불리어지고 있다. 일찍이 3000년 전 중국의 진시황제는 영지버섯이 만병통치와 불로장생의 신비함을 지니고 있다 하여 중국은 물론 한국과 일본까지 찾아 헤맸다는 이야기가 있을 정도로 최상급의 영약으로 대단히 귀중하게 여겨왔으며 궁중에서도 귀히 여긴 것으로 추정되고 있다.

영지에 대한 약물적 가치와 효능에 대해서는 중국 고대의 「동양식효서」와 명나라 이시진이 지은 「본초강목」은 물론 「신농본초경」 등에 잘 기록되어 있다. 「본초강목」에는 영지를 산삼과 더불어 상약중의 상약으로 취급하여 '영지를 오래 복용하면 몸이 가벼워지고 불로장생하여 마침내 신선이 된다'고 했을 정도이며 남자의 정력을 높이는 약재로서 영지를 으뜸으로 기록하고 있다.

(75) 오가피 B형(태음인)과 A형(소음인)에 적합

오가피(오갈피)는 뛰어난 약효를 갖고 있어 제2의 인삼으로 불린다. 우리나라 야생 식물가운 데는 신비한 약리효과를 발휘하는 것들이 많은데 그중 초본식물의 대표가 인삼이라면 목본식물의 대표가 오가피이다. 「본초강목」과 「동의보감」에 따르면 오가피는 성인병의 예방과 치료는 물론 항염, 피로, 항스트레스, 중추신경흥분, 대사촉진, 근육강화, 해독작용 등에 효력을 발휘한다. 전 세계적으로 오가피 약효에 대해선 많은 연구가 이뤄졌다.

특히 러시아에선 가장 풍부한 연구실적을 갖고 있으며 40여 년 전부터 강장제로 실용하면서 시베리아의 인삼이라고 부른다. 그러나 독일의 노벨상 수상자인 와그너 박사 연구에 의하면 한국산 오가피가 중국산의 6배. 소련산의 4배나 더 강하다고 한다. 오가피는 약성이 따뜻하다. 맛은 맵고 쓰며 독이 없다. 오로와 칠상을 보하고 기운을 더하며 정을 더한다. 근골을 튼튼하게 하며 정신력을 강하게 한다. 남자의 발기부전과 여자의 음부소양증을 다스리며 허리뼈가 아픈 것과 양다리가 아프고 저린 것, 관절에 쥐가 나는 것, 하지무력증 등을 고친다.

(76) 오미자 B형(태음인)과 A형(소음인)에 적합

오미자는 열매는 하나인데 성질은 따뜻하고 단맛, 신맛, 매운맛, 쓴맛, 짠맛 등의 5가지 맛이 있어 붙여진 이름으로 사과산과 주석산이 많이 들어 있어 신맛이 강하다. 오미자는 폐 기능을 보호해 주기 때문에 기침, 가래나 만성기관지염, 인후염, 편도선염 등에 좋고 신맛이 있어 입이 마르고 갈증이 심할 때도 좋다. 오미자는 자양강장제로 오래 전부터 이용되어 왔는데 특히 정신적 스트레스를 많이 받는 사람에게 정신 신경을 이완해 주고 머리를 맑게 해주며 정신 집중도를 높여주는 신비의 영약으로 불리고 있다.

따라서 소변을 자주 보는 사람은 생활에서 불편한 점이 많은데 오미자차를 마시면 신장을 강하게 하여 방광을 수축시키는 작용이 뛰어나다. 소변을 잘 참지 못하고 자주 눕는 경우에 아주 효과가 좋다. 차를 만드는 방법은 오미자를 그대로 물에 넣고서 끓이게 되면 신맛 때문에 먹기에 역겨우므로 물 2ℓ를 끓여 그 물에 오미자를 20알 정도를 넣고 10시간 이상 우려낸 후에 오미자를 건져 내고 차를 마실 때마다 마실 양만큼 덥혀 마시게 되면 기가 막힌 차 맛을 느낄 수 있다.

(77) 오이 AB형(태양인)과 O형(소양인)에 적합

오이는 비타민C를 산화시켜 파괴하는 효소가 들어 있기 때문에 다른 과일이나 야채와 섞어 생즙으로 마실 경우 비타민C가 파괴된다. 여름철이 되면 과자가 붙는 채소가 많이 나온다. 수박(서과), 호박(남과), 오이(고과 또는 황과), 참외(첨과) 등이 그것이며 또 먹는 것은 아니지만 주렁주렁 매달려 크는 모습이 운치가 있는 수세미(사과)도 있다. 모두 박과에 속하는 열매들이다. 하여튼 더위가 기승을 부리는 여름철은 오이의 계절이라고 할 수 있다. 땀이 많이 나는 계절이라 체내의 수분대사를 원활하게 해주는 것이 여름철 건강에 절대적으로 필요하기 때문에 대부분 성분이 수분으로 되어 있는 수박, 참외, 오이가 여름에 많이 나온다.

이와 같이 계절에 따라 인체에 필요한 음식물의 종류가 달라지는 것을 시식이라고 하며 시식을 그때그때 먹도록 하는 것이 건강을 유지하는 비결이라고 옛사람들은 생각했다. 그렇게 본다면 여름철에는 수박, 참외, 오이 등을 많이 먹는 것이 좋으며 이와 반대로 겨울에 수박이나 참외를 먹는 것이 희소가치가 있어 신기할지는 모르나 몸에는 유익하다고 할 수 없다는 이론도 성립될 수 있다.

식품의 영양가를 따질 때 흔히 칼로리가 얼마나 되느냐를 비교하는데 오이, 참외, 수박 등을 칼로리로 따진다면 각각 100g당 오이가 9Kcal, 참외는 23Kcal, 수박은 15Kcal에 불과하여 보잘 것 없이 느껴질 것이다. 그러나 '식품을 먹는 것은 칼로리만을 먹는 것이 아니라 식품이 지니고 있는 생명력을 먹는 것이다'라는 말이 있듯이 모든 식품은 모두 그 나름대로의 존재가치를 지니고 있다.

오이는 소변을 순조롭게 하는 이뇨제라서 신장병, 부종, 심장병 등으로 소변이 잘 나오지 않을 때 좋다. 또 오이를 얇게 썰거나 또는 갈아서 즙을 내어 얼굴에 바르면 피부미용에 최고다. 그리고 술 마신 이튿날 오이를 갈아서 생즙으로 만들어 마시면 좋다. 이때 주의할 점은 오이가 비타민C를 산화시켜서 파괴하는 효소가 들어 있기 때문에 딴 과일이나 채소와 같이 섞어서 과채즙을 만들면 비타민C가 파괴된다는 사실이다.

(78) 옥수수 모든 체질에 적합

삶거나 구운 옥수수는 30% 정도만 소화되고 튀겨서 먹으면 80~90% 정도가 소화된다.

옥수수의 주성분은 탄수화물이고 씨눈에는 불포화지방산과 레시틴·비타민E가 풍부하여 노인들의 치매 예방과 노화방지에 좋다. 불포화지방산은 콜레스테롤 수치를 낮춰주어 비만에 좋고 고운 피부를 만들어 주며 다른 곡물보다 2~3배의 섬유질이 들어 있어 정장, 변비, 소화불량 개선, 항암작용 등의 효과가 있다. 다른 곡류에 비해 단백질의 필수아미노산과 비타민B6의 함량이 적으므로 단백질이 풍부한 우유나 달걀, 생선, 땅콩 등과 함께 먹으면 영양 보충에 그만이다. 세계 47개국 개별조사에서 밀가루 전분보다 옥수수 전분을 많이 먹은 어린이나 청소년의 충치비율이 낮다는 사실이 확인되었다.

(79) 올리브유 모든 체질에 적합

올리브유는 식물성 기름 중에서 유일하게 베타카로틴을 함유하고 있어 콜레스테롤 수치를 낮추어주며 항암효과도 있다. 올리브기름은 위산의 분비를 억제하고 약해진 위나 장의 활동을 활성화시켜주기 때문에 위산과다증, 위궤양, 십이지장궤양의 예방에 효과가 있고 위통이나 변비증상을 해소하는 데도 도움을 준다. 또 위액의 역류에 의한 식도에의 부담이 적기 때문에 먹었을 때 메슥거림이 적고 다른 식용유에 비해 담즙분비가 촉진되어 소화 흡수가 잘 된다.

또한 올리브유는 다른 면실유에 비해 쉽게 산화되지 않는 특징을 가지고 있을 뿐만 아니라 비타민E와 같은 항산화물질이 들어 있어서 노화를 늦추어 준다. 또 올리브유에 함유되어 있는 칼슘이나 비타민D는 뼈의 노화를 예방해 준다. 올리브유는 가열하기보다는 생으로 섭취하는 것이 영양가의 손실이 적기 때문에 샐러드의 드레싱이나 버터 대용으로 섭취하는 것이 효과적이다.

(80) 완두콩 모든 체질에 적합

풍부한 단백질·철·엽산·섬유소 등이 들어 있는 완두콩은 영양 만점에 가격도 저렴한 편이다. 완두콩에 다량 함유된 단백질과 리놀레산은 근육과 뼈의 성장을 도와 어린이나 청소년의 체력보충에 좋은 식품이다.

뿐만 아니라 완두콩은 효능이 뛰어난 건강식품이다, 시력을 증진시키고 골격을 튼튼하게 하며 장 질환, 이질, 장막 흡수불량, 대변부실 등에 좋고 간 경변 예방작용과 항암작용이 있으며, 비장을 튼튼하게 하고 습을 빼주므로 비위가 허한 사람에게 특히 좋으며, 몸이 쇠약한 사람에게는 건위강장이 될 뿐 아니라 양기를 보하는 특별한 효력이 있으며, 위의 음액이 부족하여 갈증을 자주 느끼는 사람에게도 좋다.

먹는 방법도 매우 다양하다. 쌀과 함께 죽을 쑤어 먹으면 당뇨병 환자에게도 좋고 모유를 먹이는 산모에게는 기혈을 보충해주고 젖이 잘 나오게 하며 그 밖에 음식으로는 백설기, 약식, 떡이나 빵 등에 잘 어울리고 완두콩 가루를 밀가루와 함께 섞은 음식을 만들어 섭취하면 영양면에서 균형 잡힌 식단이 된다.

(81) 우엉 AB형(태양인)과 O형(소양인)에 적합

거친 음식을 먹어야 장수한다는 말이 있다. 거친 음식이라면 당근, 무, 우엉, 연근과 같은 뿌리채소들이 대표적이다. 이들 식품은 흙에서 바로 영양분을 섭취하기 때문에 미네랄과 효소가 풍부하고 세포를 활기 있고 피를 맑게 해준다. 입안에서 씹히는 맛이 좋고 식이섬유가 풍부하여 건강식품이라 불리는 우엉도 뿌리음식의 하나로 사시사철 반찬으로 이용된다. 품종 개량으로 언제나 접할 수 있지만 겨울이 제철이다. 맛깔스러운 우엉을 음식으로 만들어 먹는 나라는 우리나라와 일본뿐이다. 특히 일본에서는 오래 전부터 우엉을 많이 먹으면 늙지 않는다고 좋아했다.

우엉은 당질이 많은 알칼리성 식품이며 비타민류는 적으나 칼륨·마그네슘·아연·구리와 같은 미네랄이 많이 함유되어 있다. 우엉은 근채류 중 가장 많은 식이섬유를 함유하고 있다. 장의 오염은 만병의 근원이다. 그러나 이런 장의 청소부 역할을 하는 것이 바로 식이섬유이다. 식이섬유는 얼마 전까지만 해도 소화가 되지 않고 영양적 가치가 없으며 오히려 함께 섭취하면 다른 영양소의 흡수를 방해하는 성분으로 여겨졌다.

그렇지만 정제한 곡물이나 부드러운 가공식품, 동물성 지방 등을 많이 섭취하는 식생활로 바뀌면서 당뇨병, 심장병, 동맥경화 같은 성인병이 늘고 변비로 인한 대장암 환자가 급증하자 건강과 식이섬유와의 관계에 대해 재인식하고 있다. 우엉을 강판에 갈면 식이섬유가 여러 배로 불어나므로 우엉즙이나 채로 쳐서 먹는 것이 보다 효율적이다.

우엉에는 필수아미노산인 아르기닌 성분이 들어 있다. 아르기닌은 성장호르몬의 분비를 촉진하고 강정효과가 있어 정신력과 체력을 강화한다. 철분도 많아서 조혈하는 능력도 있고 빈혈 방지나 미용에도 좋다. 우엉 속의 당질은 녹말이 적은 대신 이눌린이라는 다당분이 절반 가까이 되어 우엉 특유의 씹는 맛을 내주는데 간의 독소를 제거하여 피를 맑게 해주고 신장 기능을 도와주므로 당뇨와 신장병으로 고생하는 경우에 유용하다.

이렇게 약효 성분은 뛰어나지만 영양분을 따져보면 그다지 풍부한 편은 아니므로 표고버섯이나 깨처럼 영양가가 듬뿍 들어 있는 식품과 함께 먹는 것이 좋다. 또한 우엉은 성질이 차므로 평소 몸이 냉하거나 허약한 사람, 설사가 있을 때는 피하는 것이 좋다.

(82) 울금 AB형(태양인)과 O형(소양인)에 적합

울금은 생강과의 여러해살이식물로 성질은 차갑고 맛은 맵고 쓰다. 진도 등 남쪽지방에서 10월경에 많이 생산되며 진도지방에서는 울금을 만병통치약으로 생각한다. 아직은 대중화가 되어있지 않아 재배업자나 행정기관에서 많은 홍보를 하고 있으며 KBS의 6시 내 고향에서 방송된 바 있다. 인도 등 열대지방이 원산지로 카레나 노란색 식용색소의 원료로도 사용한다.

최근의 생리활성에 관한 연구를 종합하면 간장해독 촉진, 담즙분비 촉진, 담도결석 제거, 강심, 이뇨, 항출혈, 항균, 항궤양, 콜레스테롤 억제, 골수종 세포사멸, 다발성 경화증 진행차단 효과 등이 알려졌고 간염, 담도염, 황달, 위염, 생리불순, 고혈압, 동맥경화, 신부전증, 알레르기 등에 대한 효능과 항암, 항당뇨에 대한 기대가 크다. 또 노화나 만병의 근원인 활성산소의 제거와 항산화작용에도 주목되는 약초이다.

(83) 원추리 AB형(태양인)과 O형(소양인)에 적합

원추리는 예로부터 봄의 대표적인 맛있는 산나물의 하나였고 특히 정월 대보름이 되면 나물로 먹는 민속까지 있던 귀한 식물이다. 원추리는 성질이 차고 맛이 달며 연하고 매끄러워서 감칠맛이 나는 순하고 담백한 산나물이다. 쇠지 않은 어린 순을 따서 살짝 데쳐 초고추장에 무치거나 어린 싹을 생으로 국거리로 이용하기도 하며 튀김으로도 요리하고 데친 것을 기름에 볶아 먹으면 별미다.

뿐만 아니라 원추리 뿌리는 멧돼지가 즐겨 파서 먹을 만큼 영양분이 많은데 자양강장제로도 쓰이고 녹말을 추출해 쌀, 보리 등의 곡식과 섞어 떡을 만들어 먹기도 했다. 또 꽃의 술을 제거해 밥을 지을 때 넣으면 밥이 노랗게 물들고 독특한 향기가 난다.

최근 연구결과를 살펴보면 고서에 기록되어 있는 원추리의 약효들이 속속 확인되고 있다. 원추리에는 폐결핵과 항우울증 치료에 효과가 있음이 확인되었으며 원추리 잎과 뿌리에는 염증과 황달 치료에 효과가 있는 성분이 존재함이 보고되고 있다. 미국 미시간주립대학의 나이르 박사팀은 원추리로부터 분리한 새로운 안트라퀴논류의 성분들이 종양세포의 분화를 강력히 억제하는 효과가 있음을 보고하였다.

또한 일본 류큐의과대학의 요심 박사 연구팀은 원추리의 잎과 줄기로부터 추출한 성분들이 대장암 세포의 성장과 증식을 강력히 억제하는 효과가 있음을 보고하였다. 이 외에도 패혈증 치료효능이 있는 락탐을 비롯하여 에너지 증강효과가 있는 스테로이드성 사포닌 등이 다량 함유되어 있음이 밝혀졌다. 자칫하면 식욕이 감퇴하여 영향섭취에 불균형을 초래하기 쉬운 나른한 봄날에는 신선한 봄나물로 입맛을 돋우기 바란다.

(84) 유자 AB형(태양인)과 O형(소양인)에 적합

유자는 추위에 견디는 힘이 강해서 제주도뿐만 아니라 전라도와 경상도에서도 많이 재배되는데 다른 감귤류에 비해 껍질이 두껍고 과육에 씨가 많은 것이 특징이다. 유자는 신맛이 강해 그대로 먹을 수 없고 설탕이나 꿀에 재웠다가 차를 끓여 마시는데 유자에는 비타민C가 레몬의 3배가 넘을 만큼 많이 들어 있어 대표적인 감기치료약으로 꼽힌다. 유자의 성질은 서늘하면서 맛은 달고 시다. 유자청을 만들어 두었다가 차를 끓여 마시면 목이 따뜻해지고 기침, 감기에 잘 듣는다.

유자의 새콤한 맛을 내는 것은 구연산인데 이것이 비타민C와 함께 우리 몸의 피로를 풀어주는 역할을 하므로 과로로 인한 감기, 몸살에 더욱 효과가 있다. 그 밖에 식물성 섬유와 칼슘·칼륨 등의 미네랄도 풍부하게 들어 있다. 유자 속에는 비타민P와 같은 효력을 발휘하는 헤스페리딘이라는 물질이 들어 있는데 이 성분은 모세혈관을 튼튼하게 해주어 동맥경화에 효과가 있다. 이 밖에 풍부한 비타민C가 신경통, 관절염, 중풍, 암 예방 등에도 효과를 나타낸다.

(85) 육종용 B형(태음인)과 A형(소음인)에 적합

육종용은 쇄양이라고 부르며 쇄양은 육종용의 뿌리다. 쇄양은 '자물쇠와 같이 양기를 단단히 잠근다'는 뜻을 가지고 있으며 허준의 「동의보감」을 보면 '쇄양은 남자의 정액이 저절로 흐르는 유정과 꿈에 사정하는 몽정을 멎게 하고 노인성 변비를 치료하며 성 기능을 보강한다'고 하였다.

육종용은 맛은 달고 시고 짜며 성질은 따뜻하며 신장과 대장에 작용한다. 신장의 양기를 보하고 정액과 혈을 불려주어 신의 양기가 허하여 생긴 정력감퇴, 고환위축, 전립선염, 유정, 불임증, 골연화증, 허리와 무릎이 시리고 아픈데, 늙은이나 허약자의 변비, 여러 가지 출혈 등에 쓰인다. 대개의 보양약이 매우 메마른 성질을 가지고 있으나 육종용은 촉촉한 점액질의 성분을 지녀 양기를 보충하면서 혈과 정액을 함께 보하는 효과를 지닌 부드러운 약재이다.

(86) 율무 B형(태음인)과 A형(소음인)에 적합

율무는 성인병을 예방 또는 치료하고 무사마귀나 티눈을 말끔히 없애는 효과가 있다. 율무는 쌀과 비슷한 영양가를 가지고 있어 쌀 대체곡식으로도 중요하지만 그보다도 당뇨병, 암, 고혈압 등의 성인병 예방에 좋다. 아직 성분은 알려지지 않고 있지만 여성들이 율무를 먹으면 거친 피부는 놀라우리만큼 부드러워진다. 또 이뇨작용이 있어 체내의 수분을 조절해주고 체내의 노폐물 축적을 막아주기 때문에 체중이 조절되고 신경통 등에 효과가 있다. 차로 마셔도 좋고 쌀과 섞어 밥을 지어먹어도 좋으며 율무만을 오트밀처럼 죽으로 만들어 먹어도 그만이다.

특히 폐결핵 환자의 영양식으로도 좋고 얼굴이나 다리에 부종이 생기고 황달이 있는 사람에게도 좋다. 건강식은 꾸준하게 오래 계속하는 가운데 모르는 사이에 좋아지는 것이지 해열제나 진통제처럼 하루 이틀 먹어서 당장에 효과가 나타나는 것이 아니다. 병이 생기는 것도 오랫동안의 원인이 쌓여서 되는 것처럼 건강을 쌓아 올리는 것도 꾸준한 식생활이 필요한 것이다.

(87) 은행과 은행잎 모든 체질에 적합

은행나무의 열매인 은행은 맛은 달고 쓰고 떫으며 성질은 평하고 독이 있다. 은행은 특히 호흡기 계통에 좋은 식품이다. 견과류 중 베타카로틴이 월등히 많으며 비타민C와 식이섬유도 배추 못지않게 풍부하다. 덕분에 가래를 배출하고 기침을 멎게 하는 효능이 있다. 그러나 독이 조금 있고 또 떫은 기운이 있어 한꺼번에 많이 먹으면 해롭다. 굽거나 익혀서 조금씩 장기 복용하면 이롭고 증세에 따라 약으로서 적당량을 먹으면 아무런 해가 없고 도리어 우리 인체에 커다란 유익을 주는 것이 은행이다.

또한 은행잎은 혈액순환을 잘 되게 하여 심장을 돕고 폐와 설사에 효능이 있다. 그래서 예로부터 가슴앓이, 가래 및 천식, 백태, 상피증 등을 치료하는 데 널리 사용되었다. 최근에는 은행잎에서 뇌혈관 개선제인 플라보노이드와 징코라이드가 추출되어 현대인의 여러 가지 난치병인 암, 고혈압, 중풍, 류마티스, 치매 등을 예방할 수 있는 획기적인 약물로 기대를 모으고 있다. 이 밖에 테포닌 성분은 혈관을 확장시키는 작용을 한다. 또 혈소판의 응고를 억제하여 혈전이 생기지 않게 한다. 하루 120ml 정도를 섭취하는 것이 좋다. 또 효과를 보기 위해서는 적어도 3개월 정도는 먹어야 한다.

은행잎은 특히 현대인 모두가 시달리고 있는 공해독을 풀어주는 신비한 약재이다. 음력 5월에 딴 은행잎은 공해를 푸는 묘약으로 알려져 있는데 은행잎 1냥(37.5g)에 원감초 5돈을 넣고 오랜 시간 달인 차를 자주 복용하면 공해독 해독에 매우 효과가 있다고 한다.

(88) 음양곽 B형(태음인)과 A형(소음인)에 적합

음양곽(삼지구엽초)은 왕실의 비아그라로 불릴 정도로 내분비대사와 혈액순환을 촉진시키고 신경활동을 정상화하여 남녀의 성 기능을 높여주는 데 탁월한 효과가 있다. 음양곽은 뿌리에 데소메틸, 줄기에는 이카린·에피메드시드, 잎에는 플라보노이드 배당체인 이카린·인·비타민E·팔미탄산·리놀렌산 등이 함유되어 있다. 성 기능이 감퇴되거나 정액의 양이 줄어들고 사정을 하고 난 후 음경 주위에 통증을 느낄 때, 고환이 위축되고 땀이 고이며 성교 후 고환이 당기면서 기분이 나빠질 때, 소변이 자주 마렵거나 잔뇨감이 있을 때 혹은 전립선 질환이 있을 때 쓰인다.

또한 치매, 건망증을 비롯하여 심리적인 압박감이나 억눌린 감정을 표출하지 못하여 생긴 억울형 신경증, 귀울림 등의 정신력을 강화한다. 그리고 관절부위에 통증이 있을 때, 뼈마디가 가늘어지며 힘이 빠지고 마비되는 증세가 있을 때, 풍기와 냉기에 의한 사지 저림증이나 신경통, 근육통 등이 있을 때에도 두루 응용된다. 아울러 말초혈관을 확대하여 혈액순환을 촉진시키고 혈압을 떨어뜨려주므로 신경성 고혈압이나 갱년기성 고혈압 등에 좋다. 혈당과 콜레스테롤을 조절하고 혈중콜레스테롤을 억제한다. 때문에 중풍이나 협심증, 심근경색 등을 예방할 수 있다. 여성의 경우에는 월경불순, 불임증, 불감증, 자궁발육부전 등에도 사용한다.

현재 북한에서는 음양곽에서 이카린과 에피메드시드 등의 성분을 추출하여 첨단기술로 만든 천궁백화라는 성 기능 향상 건강보조식품을 판매하고 있어 세계적인 눈길을 끌고 있다.

(89) 인삼과 홍삼 B형(태음인)과 A형(소음인)에 적합

◎ **인삼**

인삼은 오가피과에 속한 다년생 숙근초로서 산에 자생하는 것은 산삼, 재배하는 것은 가삼이라고 한다. 인삼은 오랜 옛날부터 신비의 영약으로 인정되어 왔으며 학명으로는 '파낙스'라고 하는데 그리스말로 만병통치약이란 뜻이다. 우리나라는 인삼의 주산지로 종주국이라 할 수 있으며 특히 한국산 인삼을 고려인삼이라 하여 그 뛰어난 약효는 세계적으로 인정받고 있다. 인삼의 다른 이름은 땅의 정력제란 뜻의 지정이다. 옛 궁중에선 성욕 증강을 위해 인삼탕에 목욕을 했는데 서울 영동의 고급 사우나에 인삼탕이 있는 것도 이런 이유 때문이 아닌 가 추측한다. 예로부터 강정·강장효과가 좋아 불로장수의 신비한 영약으로, 뿌리 모양이 남녀행위를 연상케 한다고 해서 합정초라고 불렸다.

「동의보감」을 보면 인삼은 '오장육부의 양기가 부족한데 쓰고 정신을 안정시켜 기억력을 좋게 하며 허약하고 손상된 몸을 보강한다'고 하였다. 그 중에서도 성 기능 증강 효과가 대단히 크다. 피로를 회복시키고 원기를 보강함으로써 성력을 강화하는데 게르마늄과 졸미틴산·리놀산·사포닌 등을 함유하여 성선 기능과 성호르몬을 정상화한다. 발기부전 남성에게 투여한 실험결과 성욕, 발기력은 물론이고 성적 만족도와 정자 수까지 늘어났다.

　인삼의 효능에 대해서는 세계 여러 나라 과학자들이 연구에 몰두하여 여러 가지 효능이 밝혀지고 있다. 지금까지 밝혀진 효능을 보면 강심작용, 건위작용, 항암작용, 간 기능 회복작용, 스트레스 해소, 동맥경화의 예방, 조혈작용, 정력증진, 피부미용, 두뇌활동 촉진을 비롯하여 당뇨병, 고혈압, 알레르기 질환, 류머티즘, 갱년기장애, 알코올중독 등 말 그대로 만병통치의 명약이며 최고의 건강식품이다. 인삼은 주로 보약으로 조제하여 쓰지만 최근에는 인삼차, 인삼정, 인삼넥타, 인삼드링크제, 홍삼정 등 많은 건강식품이 개발되어 있고 많은 사람들이 애용하고 있다. 그러나 인삼은 체질에 따른 부작용이 있을 수 있으므로 체질을 알고 복용하는 것이 바람직하다.

◎ 홍삼

　홍삼은 밭에서 캐낸 6년근 수삼을 증기로 쪄서 익혀 건조시킨 인삼의 가공물이다. 보통 담황갈색 혹은 담적갈색을 띄므로 홍삼이라는 이름이 붙었다. 수분이 많은 수삼과는 달리 홍삼은 장기 보관이 용이하다. 홍삼에는 수삼이나 백삼 등 다른 인삼에는 들어 있지 않은 노화억제 성분, 암세포 증식억제 성분 및 항종양 성분, 암 세포 전이억제 성분 등 홍삼만의 특수성분이 있다. 홍삼은 증숙, 건조 등 홍삼 제조과정을 거치는 동안 화학적 성분 변환이 일어나고 새로운 생리활성 성분이 생성되어 인체에 유익한 성분이 증가되므로 유효 성분의 함량이 높다.

　1987년 우리나라의 윤택구 박사는 홍삼 복용군과 복용하지 않은 군과의 암 발생률을 비교했다. 최근 고려의대 서성옥 교수도 소화기계 암 환자들에게 항암제와 면역요법제를 투여하면서 홍삼을 투여한 군과 투여하지 않은 군 사이의 면역활성을 비교했다. 이에 따르면 홍삼 복용군에서는 암을 극복할 수 있는 생체 내 여건이 좋아졌다고 한다.

　동물을 이용한 실험에 따르면 홍삼의 항암효과는 사포닌과 다당체에 의한 것으로 밝혀졌다. 일본의 사이키 교수는 홍삼 사포닌이 암세포를 죽이고 암이 전이하는 작용을 억제하는 효과가 우수하다고 소개했다. 이러한 효과는 홍삼 사포닌이 우리 몸 안에서 우수한 성분으로 변환되기 때문이며 우리 몸에서 변화한 우수한 사포닌은 현재 항암제로 사용하고 있는 약물 못지않게 암세포를 죽이고 전이를 억제하는 효과를 보였다고 발표했다.

　우리나라의 윤현숙 박사와 박종대 박사는 홍삼 다당체가 암세포를 죽일 수 있도록 우리 몸의 면역세포들을 증강시키는 효과가 탁월하다고 보고했다. 이 같은 결과를 종합하면 홍삼은 사포닌 성분 하나가 아니라 사포닌과 다당체의 조화에 의해서 우리 몸에서 생기는 암세포를 직접 죽이는 한편, 면역계를 증강시켜 간접적으로 암세포를 죽이는 등 서로 상승작용을 일으켜 항암효과를 나타낸다고 하겠다.

지난 2002년 우리나라에서 개최된 국제인삼심포지엄에서 캐나다의 벅산 교수는 홍삼이 혈당을 조절할 뿐만 아니라 인슐린 내성을 개선하는 효과가 있다고 발표했다. 단기 투여에서는 혈당을 저하시켰으며 장기 투여에서는 혈당저하와 함께 인슐린 내성과 혈중 당화 헤모글로빈 수치가 개선된다고 발표했다. 이보다 앞서 일본의 요코자와 교수는 동물실험을 통해 홍삼 사포닌이 혈당을 저하시켜 항당뇨 효과를 내고 있다는 사실을 뒷받침하고 있다. 이 외에 홍삼은 항스트레스, 기억력향상, 노화방지, 성 기능향상, 항염증 및 항알러지, 에이즈치료 등에 효과가 있는 것으로 밝혀지고 있다.

(90) 작두콩 B형(태음인)과 A형(소음인)에 적합

작두콩은 다른 콩에는 대체로 없는 비타민A와 C도 다량 함유되어 있고 비타민B군도 4~5배가량 함유되어 있다. 특히 작두콩에서 분리한 혈구응집소에는 콘카나발린A라는 단백질이 다량 함유되어 있어 해독작용, 항종양에 효능이 있으며 변형세포에 대한 강한 분열억제 작용과 독성억제작용도 있는 것으로 알려져 있다. 작두콩 성분 중 나이아신으로 불리는 비타민B3는 혈액순환 촉진과 혈압강화 효과 및 콜레스테롤 저감효과가 있다고 한다. 최근에는 모 기업이 숙취해소 및 건위효과와 피부 및 치아미백, 구강세척제로 특허를 얻기도 했다.

최근 서울대학교 세포주 센터로부터 분양받은 간암 세포주 위암 세포주, 구강암 세포주, 자궁경부암 세포주, 혈액암 세포주에 대한 실험결과 작두콩 추출물은 매우 뛰어난 항암효과가 있음이 확인되었다. 작두콩 추출물이 암세포의 50%를 죽일 수 있는 효능인 IC50은 낮은 농도에서도 저해활성이 뛰어난 것으로 나타나 특히 한국 성인남성의 간암 예방과 치료에 효과가 가장 큰 것으로 나타났다.

작두콩 추출물과 어성초 추출물을 같은 분량(1:1)으로 처리하였을 경우에도 위에 언급한 다양한 세포주에 대하여 동일한 효과를 나타냈다. 보통의 항암제는 간암이나 위암 등 특정한 암에만 효능이 있지만 작두콩은 구강암, 자궁경부암, 혈액암 등에도 효능이 있는 것으로 밝혀져 작두콩을 밥이나 청국장에 넣어 혼식하면 여러 가지 불특정 암 예방에 큰 도움이 될 것이다.

(91) 잣 모든 체질에 적합

잣의 성질은 평온하고 맛은 달고 고소하며 독이 없다. 잣에는 탄수화물·단백질·지방 등의 기본 영양 성분은 물론 무기질과 비타민까지 골고루 갖추고 있어 완전식품이라고 말할 수 있다. 특히 지방과 단백질의 함량은 잣 100g당 각각 64.2g과 18.6g으로서 다른 어떤 식품과도 비교가 안될 만큼 높다. 뿐만 아니라 잣 100g은 640Kcal의 고열량을 낼 수 있는 고단백 영양식품이라고 말할 수 있다.

잣은 동양 의학에서 장생의 열매로 불린다. 불포화지방산·양질의 단백질·비타민 E·철· 인 등이 풍부하게 들어 있어 체력이 좋아지고 면역력도 강화된다. 또 리놀산과 리놀레인 산 등의 불포화지방산이 풍부하여 혈압을 내려주고 심기를 보양하여 신경쇠약과 뇌신경 쇠약을 보하며 여성의 피부미용에 없어서는 안 되는 양약으로 알려져 있다. 이 밖에도 비위를 튼튼하게 하고 대변이 이로우며 소변 잦은 것을 멎게 한다.

한의학에서 '해송자'라 불리는 잣은 몸이 허약할 때 기운을 보충해주는 보익제로 사용 될 만큼 정력을 강화하여 기력을 높이는 자양강장식품으로 꼽히고 호두나 땅콩보다도 철 분 함량이 높아 빈혈을 막는 효과도 있다. 옛 의서에 잣은 오장을 강화하고 몸을 튼튼히 해주기 때문에 노인이나 병약자에게 잣죽이 좋다고 하였다. 요즈음은 잣죽이 강정식품으 로 인기를 모으고 있다. 또 어린이나 청소년에게 잣을 자주 먹이면 뇌와 신체발육에 뛰 어난 효능을 보인다. 잣은 고열량식품이므로 너무 많이 먹었다면 그날 식사량을 조절하 는 것이 좋다.

(92) 조 메조는 AB형(태양인)과 O형(소양인)에 적합, 차조는 B형(태음인)과 A형(소음인)에 적합

조는 단백질과 지방을 많이 함유하고 있으며 소화 흡수율이 뛰어나다. 도정한 조의 영 양 성분을 보면 단백질10%, 당질 70%로 대부분 쌀과 같은 녹말이다. 과거에 조는 쌀이 나 보리와 함께 섞어서 주식으로 이용되었다. 또한 엿, 떡, 소주, 풀, 새먹이 등으로 이 용된다. 또한 짚은 연료 및 벌레를 잡는 데 쓰인다. 특히 조의 줄기는 가난한 사람들이 봄철 부릿고개를 지날 때 다른 곡물이나 채소와 함께 섞어서 싶벅을 만들어 먹기도 했 다. 이밖에도 가축의 사료, 지붕 이엉, 땔감 등에 사용되어 왔다. 근래에 들어 조의 생산 량도 줄고 쓰임새도 축소되어 이제는 가축이나 새의 사료로 사용되는 정도이다. 그러나 만주 일대에 살고 있는 우리 교민들은 아직도 조를 주곡으로 먹는다고 한다. 그리고 구 미지역에서는 좁쌀가루와 밀가루를 섞어 빵을 만들기도 한다. 순수한 밀가루 빵보다 맛 은 약간 떨어지지만 영양면에서는 손색이 없다.

한편으로 조는 민간약으로 쓰이기도 한다. 「신수본초」에 의하면 '좁쌀 뜨물은 곽란으 로 열이 나고 번갈이 있을 때 마시면 즉시 낫고 소갈을 그친다'고 나와 있고 「본초습유」 에서는 '좁쌀을 물에 끓여 먹으면 복통 및 코피를 멎게 하고 가루를 만들어 물에 타서 죽을 먹으면 몸의 독을 푼다. 곽란 및 위통을 다스리고 놀라는 병에 좋다'는 기록이 있

으며 「본초강목」에 의하면 '차좁쌀은 폐병을 다스린다. 차조는 폐의 곡물이니 마땅히 폐병환자에게 도움이 된다'고 하였다.

좁쌀미음은 특히 환자들에게 좋다. 인삼을 함께 넣어서 푹 끓여 체에 밭쳐서 먹는다. 좁쌀미음은 신장병 환자에게 아주 적합한 식품이다. 병원에 입원한 환자에게는 쌀밥보다는 조밥을 주는 것이 현명하다. 쌀에 차좁쌀을 적당히 섞어서 밥을 지어 먹으면 소화나 영양 면에서 매우 좋다고 한다. 이밖에도 조는 각종 전염병 예방과 위장, 비장, 간장, 안 질환 등에 탁월한 약효를 지니고 있다.

(93) 질경이 AB형(태양인)과 O형(소양인)에 적합

질경이는 길옆에 흔한 풀이지만 이뇨작용과 완화작용, 진해작용, 해독작용이 뛰어나서 만성간염, 고혈압, 신장염, 변비, 천식, 백일해 등에 효과가 뛰어나며 약성은 차고 맛이 달다. 특히 각종 암세포의 진행을 80% 억제한다는 연구보고도 나와 있다. 그러나 별로 쓸모없어 보이는 이 풀이 인삼, 녹용에 못지않은 훌륭한 약초이며 제일 맛 나는 들나물의 하나임을 누가 알겠는가! 질경이는 생명력이 대단히 강하다.

질경이는 심한 가뭄과 뜨거운 뙤약볕에도 죽지 않으며 차바퀴와 사람의 발에 짓밟힐수록 오히려 강인하게 살아난다. 얼마나 질긴 목숨이기에 이름조차 질경이라 하였을까? 질경이는 민들레처럼 뿌리에서 바로 잎이 나는 로제트 식물이다. 원줄기는 없고 많은 잎이 뿌리에서 나와 옆으로 넓게 퍼진다. 6~8월에 이삭 모양의 하얀 꽃이 피어서 흑갈색의 자잘한 씨앗이 10월에 익는다. 이 씨를 차전자라고 한다. 민간요법에서는 만병통치약으로 부를 만큼 질경이는 그 활용범위가 넓고 약효도 뛰어나다. 옛 의서에도 질경이를 오래 먹으면 몸이 가벼워지고 언덕을 뛰어 넘을 수 있을 만큼 힘이 생기며 무병장수하게 된다고 하였다.

질경이를 일상생활에서 유용하게 활용할 수 있는 방법은 다음과 같다. 무기질과 단백질·비타민·당분 등이 많이 들어 있어 나물로 즐겨 먹고 삶아서 말려 두었다가 묵나물로도 먹었다. 소금물에 살짝 데쳐 나물로 무치거나 국을 끓여도 맛이 좋으며 잎을 날로 쌈을 싸 먹을 수도 있다. 특히 질경이로 김치를 담그면 그 맛이 각별하다. 씨앗으로 기름을 짜서 메밀국수를 반죽할 때 넣으면 국수가 잘 끊어지지 않는다. 질경이 잎과 줄기, 씨앗 등 어느 것이나 차로 마실 수 있다.

(94) 차가버섯 모든 체질에 적합

차가버섯에는 다양한 성분들이 포함되어 있지만 아직까지도 규명되지 않은 성분들이 많다. 지금까지 규명된 성분으로는 자연색소인 멜라닌과 플라보노이드·트리토핀·오블리콜·라노스테롤·이노토디올·이노시톨·아가산·폴리페놀·리그닌 및 알칼로이드 등이 있으며 무기질로는 칼슘·마그네슘·철 및 망간 등이 함유되어 있다. 민간에서 혈압조절, 신체저항력 증강, 종양발생 억제 등에 사용되고 있을 뿐만 아니라 당뇨, 신경통, 신경쇠약 등 많은 질병의 치료를 위하여 이용되고 있다. 그러나 차가버섯의 과학적인 생리활성에 대해서는 연구가 그리 많지 않다.

차가버섯은 러시아에서 항암물질로 승인을 받은 이래 일본에서 항암제 혹은 항암식품으로 제품화되어 판매되고 있으며 초기 위암 및 폐암, 그리고 자궁암과 후두암 치료에 효과가 있음이 러시아와 미국에서 발표되었다. 그 외에도 차가버섯에는 항에이즈 바이러스 효과와 항인플루엔자 바이러스제로서의 효과도 있는 것으로 알려져 있다. 한편, 당뇨병 개선에도 효과가 있음이 일본에서 보고되었으며 췌장 기능 활성화, 혈당유지 기능이 있음이 밝혀졌다. 기타 임상효능으로는 관절염과 혈압조절, 장 기능 장애 회복 및 원기회복 효과 그리고 항균 및 항돌연변이 효과가 있음도 입증되고 있다.

러시아의 연구 자료에 의하면 차가버섯은 특히 위암, 위궤양, 위산과다, 위염등 위장질환의 치료 및 예방에 매우 효과가 우수하다고 하며 폐암, 당뇨 등의 치료에도 우수한 효능을 보이는 것으로 알려져 있고 또한 신경쇠약자 및 노약자의 신경안정에도 효과가 있는 것으로 알려져 있다. 특히 차가버섯은 초기의 위암 및 폐암 치료에 효과가 우수하고 독성이나 부작용이 없으며 각종 위장 질환의 치료에도 효과가 뛰어나다고 의학적으로 밝혀졌다. 또한 여러 과학자들의 연구논문에서도 차가버섯의 항종양효과, 즉 매우 뛰어난 항암효능을 확인하였고 이에 러시아에서는 이미 1955년에 러시아 의약청에서 차가버섯 추출물을 항암용 물질로 승인하여 국민들에게 복용을 권장하고 있다.

이와 같이 차가버섯은 암을 치료하는 물질일 뿐 아니라 흡연, 사동차 배기가스나 매연으로부터의 변이원성 물질로 인한 암 유발을 억제하는 항변이원성 물질로도 작용한다. 앞으로 대기오염 등으로 지구환경이 점점 악화되는 상황이 계속된다고 볼 때 환경오염으로부터의 피해를 조금이나마 줄이기 위해서도 차가버섯 추출물과 같은 식품을 자주 섭취하는 것이 건강에 크게 도움이 되리라고 생각한다.

(95) **참깨와 참기름** 모든 체질에 적합, 흑임자는 AB형(태양인)과 O형(소양인)에 적합
◎ **참깨**
참깨는 섹스 미네랄로 불리는 아연과 셀레늄 성분이 많고 칼슘도 많이 들어 있다. 비타민으로는 E와 B1이 많이 들어 있는데 비타민E는 혈액순환을 돕고 비타민B1은 체내 탄

수화물의 대사를 도와 활력과 에너지를 만드는 기능을 한다. 참깨는 지방분이 많은 흰참깨, 향기가 높은 황금참깨, 요리에 알맞은 검정참깨(흑임자) 등의 3종류가 있다. 참깨에는 식물성 지방이 많이 들어 있다. 깨의 지방에는 리놀산과 리놀렌산이란 불포화지방산이 많아 야채류의 흡수를 돕는다.

이 지방성분은 버터와 치즈 등 동물성 지방과 달라서 혈관에 괴어있는 콜레스테롤을 녹이는 작용이 있으며 따라서 동맥경화를 방지한다. 그리고 만성위장병, 신경염, 고혈압, 변비, 치질, 정력강화, 빈혈 등에 효과가 있다. 이 외에도 혈액순환을 도와 뇌에 영양을 공급하고, 피부미용에 좋고, 아름다운 검은 머리를 만들고, 내장의 작용을 촉구하여 변통을 돕는다.

◎ **참기름**

참기름은 리놀산과 올레인산과 함께 강력한 천연항산화제의 작용을 하는 세서미놀이 참기름 속에 있다. 참기름은 심장과 혈관의 기능을 도와 온 몸에 활력을 주고 간장을 튼튼하게 만들며 해독작용을 한다. 그리고 악성 콜레스테롤(LDL)이 혈관 벽에서 쌓이지 않게 해주기 때문에 동맥경화를 예방하는 효과가 아주 뛰어나다. 이것을 달리 말하면 불포화지방산이 풍부하여 몸에 해로운 포화지방산이나 중성 지방질의 용해와 배출의 기능을 하기 때문이다. 또한 기관지염이나 변비, 위궤양, 감기 등의 예방과 치료에 도움이 되기도 하며 체내 활성산소를 없애고 노화예방에 좋다. 그 밖에 당뇨나 비만과 같은 성인병 예방에도 효과적이다. 야채를 조리할 때에는 불포화지방산을 함유한 참기름과 함께 먹는다.

참깨를 한방에서는 호마, 호마인, 흑지마라고 하는데 흰 참깨보다는 검은 참깨가 영양과 약효가 높다고 인정하기 때문에 흑임자라 하여 아주 귀하게 여긴다. 검은 참깨가 간과 신장을 보하고 힘줄과 뼈를 튼튼히 한다고는 하나 이것은 칼슘 성분이 아니라 다른 성분들이 상호작용을 하여 허약한 체질을 개선하는 데에 도움이 되고 혈액 속의 혈소판을 증가시키는 기능을 하기 때문이다.

◎ **흑임자**

검은 참깨는 흰 참깨보다 영양과 약효가 높다고 인정하기 때문에 흑임자라 하여 아주 귀하게 여긴다. 검은 참깨가 간과 신장을 보하고 힘줄과 뼈를 튼튼히 한다고는 하나 이것은 칼슘 성분이 아니라 다른 성분들이 상호작용을 하여 허약한 체질을 개선하는 데에 도움이 되고 혈액 속의 혈소판을 증가시키는 기능을 하기 때문이다.

흑임자에 포함된 항산화물질 중 세사미놀과 세사민은 강력한 황산화작용으로 깨끗한 혈액이나 건강한 혈관을 유지하는 데 도움이 된다. 특히 혈관 벽을 두껍게 만드는 원인 물질인 나쁜 콜레스테롤을 줄이는 데 특효가 있다. 환자의 회복식으로 흑임자죽을 먹이는 것도 이러한 이유 때문이다. 그렇지만 흑임자는 열량이 높기 때문에 많이 섭취하는 것은 금물이다.

(96) 참마(산약) B형(태음인)과 A형(소음인)에 적합

마는 산야에 자생하는데 재배도 많이 한다. 원산지 중국이며 한국, 만주, 일본 등지에 분포되어 있다. 마는 강장제로 애용해 왔으며 재배한 것 보다 자생한 것이 약효가 강하다. 뿌리를 이용하는 마는 당질이 많이 함유되어 있는데 마의 당분은 대부분이 녹말이며 끈끈한 성분을 글로부린과 만난이 결합한 것이다. 또 알기닌·히스티딘·라이신·트립토판·시스틴·메티오닌 등의 아미노산이 들어 있으며 칼륨과 마그네슘이 풍부한 알카리성 식품이다.

이 밖에도 아밀라제를 비롯한 여러 가지 효소가 들어 있어 소화작용을 돕는다. 「신농본초경」의 '마는 허를 보하고 한열과 사기를 없앤다'는 기록이 있고 「본초강목」에는 '마는 신기를 증대시키고 비위를 튼튼히 한다'고 했으며 「약용식물사전」에는 마는 한방에서 자양강장제 및 거담제로 쓰이며 민간에서는 식은 땀, 유정, 야뇨증 등에 쓰인다고 하였다.

특히 한방에서 약재로 사용하는 산약은 가을 상강 후부터 동지 사이에 채취하여 건조한 것으로 외면은 백색 또는 황갈색을 띠고 내부는 분질 또는 호화된 각질로 단단하다. 성분은 전분·점액질·단백질·지방·아르기닌콜린 등과 디아스타제를 함유하고 있으며 지라·폐·콩팥·위·간의 경락에도 작용한다. 약효는 비장을 튼튼하게 하고 폐를 보하며 신장을 다지면서 정력을 북돋아 주는 효능이 있다. 또한 기침·천식·식은땀·숨 가쁨을 치료하고 당뇨병에 좋으며 허약체질을 개선하는 효과가 있다. 식욕이 감퇴하며 원기가 부족할 때는 백출·연밥·인삼 등과 함께 달여 복용하면 효과 만점이다.

(97) 천년초 AB형(태양인)과 O형(소양인)에 적합

우리나라에 자생하는 토종 손바닥선인장은 2종류가 있는데 한 종류는 제주도를 비롯하여 따뜻한 곳에서 자라는 온대성 식물인 백년초가 있으며, 또 한 종류는 추운 지방 영하 20℃에서도 자라는 한국토종 천년초가 있다. 천년초는 영하 40℃의 혹한과 얼음 속에서도 견디고 영상 50℃에서도 생명력을 키워 나가는 지구에서 자생하는 식물 중 몇 안 되는 강인한 식물로 분류되고 있으며 인삼이나 산삼과는 달리 태양열과 빛을 가장 많이 흡수하는 식물로 뿌리에서 삼 냄새가 난다고 해서 태삼이라 불리기도 한다. 채취 시기는 줄기가 10~5월이고 열매는 10~12월 사이에 거둔다.

천년초는 플라보노이드가 5%로 율무 0.19%. 표고 0.21%, 칡뿌리 2.21% 보다 월등히 높이 함유되어 있으며 천년초에는 식이섬유가 48.5%로 과일류0.19~2.91%, 채소류 0.99~7.42%, 곡류1.19~10.35%보다 높다. 또한 비타민C가 240mg/100g (2.4%)로서 알로에 33.2mg(0.33%)보다 무려 8배가량 높게 함유되어 있다. 비타민C·무기질·사포닌·아미노산·복합 다당류가 타 작물에 비해 높게 함유되어 있으며 우리 몸의 뼈와 치아 구성에 필요한 성분인 칼슘이 다량으로 함유되어 있다. 이렇듯 천년초는 칼슘이 멸치의 7배, 식이섬유가 곡물과 채소의 각각 6배와 8배, 불포화지방산이 생선 중 가장 높은 고등어의 3배, 비타민C가 오렌지보다 무려 13배나 수치가 높게 나타나 있다. 이는 제주산 백년초와는 비교할 수 없이 높은 수치며 노화나 만병의 근원인 활성산소의 제거와 항산화작용에도 주목되는 약초이다

선인장은 일반 약용으로 식용으로도 많은 쓰임새를 가지고 있는데 우선 줄기는 오래전부터 피부 질환, 류마티스 및 화상 치료에 민간요법으로 이용되어 왔으며 신경성 통증을 치료하고 이질을 다스리며 피를 맑게 하고 하혈을 치료하는 작용이 있어 한방 약재로도 사용되는 것으로 알려져 있다. 아울러 천년초는 열매와 줄기를 공복에 갈아 마시면 변비치료, 이뇨효과, 장운동의 활성화 및 식욕증진, 아토피피부 등에 효능이 있다고 알려져 있다. 특히 천년초 선인장은 당뇨병 환자에게 자연이 준 최고의 완벽한 건강식품이다. 왜냐하면 여타 당뇨 치료제 들은 장기복용 시 투약 단위를 높여가야 되지만 천년초 선인장은 인슐린 내성이 전혀 생기지 않을 뿐더러 혈당 강하제 장기복용으로 인한 간 기능 저하를 막아주고 각종 합병증에 대한 우려가 없기 때문이다.

(98) 청국장 모든 체질에 적합

삼국시대 때부터 전해 내려온 우리의 전통 장인 청국장은 과학적으로 건강에 좋다는 사실이 입증되면서 단순한 음식 재료가 아닌 건강식품으로 주목받고 있다. 청국장은 겨울철 찌개거리로 오래 전부터 사랑받아왔지만 특유의 냄새 때문에 젊은 층과 아이들에게는 인기가 없었다. 하지만 몇 년 전부터 청국장이 건강에 좋다는 사실이 과학적으로 입증되면서 최고의 건강식품으로 주목받고 있다.

호서대 미생물학박사 김한복 교수는 1993년부터 청국장을 연구하기 시작하여 이제는 아예 청국장박사로 불린다. 그는 국민건강에 도움이 될 수 있는 것이 무엇인가? 골몰하던 끝에 한국의 발효식품에 주목해 청국장을 연구하게 되었다. 11년의 연구 끝에 그가 내린 결론은 청국장이야말로 각종 암, 중풍, 생활습관병을 예방하는 최고의 음식이라는 것이다.

청국장의 나토키나제 성분은 뇌경색이나 심근경색 등 혈관이 혈전으로 막혔을 때 병원에서 사용하는 혈전용해제와 같은 작용을 한다. 끈끈한 실 같은 성분이 있는 생청국장이 가루를 낸 것보다 효과가 훨씬 좋다. 매일 50~100g 정도 먹는 것이 적당하다. 단, 병원에서 혈액 관련 약을 먹고 있는 환자라면 의사와 상담을 통해 양을 결정해야 한다. 대두에 함유된 레시틴·사포닌·이소플라본 등의 성분은 혈관에 나쁜 콜레스테롤이 쌓이는 것을 막아 준다. 사포닌은 불포화지방산의 산화를 방지하며 이소플라본은 여성호르몬 에스트로겐과 유사한 작용을 함으로써 불필요한 중성지방이 혈관에 침착되는 것을 막는다.

청국장은 발효과정에서 질병을 예방하는 물질이 대량으로 생긴다. 청국장의 발효균은 콩을 푹 삶아 온도를 섭씨 40℃ 정도 유지하면 자연스럽게 달라붙는다. 이것이 바로 청국장을 발효시키는 바실러스균이다. 이 균은 유산균과 같이 우리 몸속에서 소화를 촉진하는 역할을 한다. 이 같은 청국장은 어떤 효능을 갖고 있을까? 그가 전하는 과학적인 실험의 결과를 토대로 청국장의 정보를 열거하면 고혈압, 골다공증, 뇌졸중, 당뇨병, 심장병, 암, 치매 등을 예방하고 간 기능 개선 및 숙취해소, 피부미용, 변비개선, 다이어트, 빈혈, 정력증진, 무좀 등에 효과가 커 만병통치약으로 통하고 있다.

(99) 취나물 모든 체질에 적합

취나물은 산나물의 왕이라고 칭송받고 있는데 그 이유는 향소라고 불릴 만큼 미각을 돋우는 뛰어난 쌉쌀한 맛과 약간 아릿한 향기 때문이다. 이 뿐만 아니라 그 함유 성분도 뛰어나서 칼륨·비타민A·C·β-카로틴·아미노산 함량이 많은 알카리성 식품이다. 취나물에는 여러 가지가 있는데 우리가 주로 먹는 것은 참취의 어린잎이다. 끓는 물에 데쳐서 무쳐 먹으면 입맛을 돋우어 주고 봄철 춘곤증 예방에도 매우 좋다.

취나물에 들어 있는 식이섬유와 플라보노이드와 같은 폴리페놀이 혈액청정에 도움을 주고 농축된 탄닌류가 대변으로의 지방배설을 증가시켜 혈장, 간의 지질수준을 낮추어 준다. 국내 연구에 의하면 체내 총콜레스테롤, 중성지방, 인지질의 농도를 낮추고 HDL-콜레스테롤 수준을 높여 지질대사를 개선시켰다는 보고가 있다. 그 외에도 취나물에 들어 있는 비타민C와 β-카로틴류 같은 항산화 비타민류가 혈중콜레스테롤을 낮추고 HDL-콜레스테롤을 증가시키는데 이는 항산화 비타민이 지질대사에 영향을 미치기 때문이다.

성숙한 취나물은 두통과 현기증에 약으로 쓰이며 하루에 5~10g을 지속적으로 먹으면 당뇨병을 예방할 수 있다고 한다. 만성기관지염, 인후염 등으로 가래가 끓는 사람이 장기복용을 하면 효과적이며 목소리가 갈라지거나 말을 많이 해서 목이 아플 때도 좋다. 나물로 만들어 먹거나 달여 마시면 되는데 달이거나 가루로 빻아 복용해도 된다. 또 타박상에 즙을 내서 바르면 효과적이다.

(100) 칡 모든 체질에 적합

흙속의 진주라 불리는 칡은 칡뿌리는 성질이 평하고 맛은 달며 독성이 없는 콩과의 식품으로 모든 체질에 잘 맞는 식품이다. 옛 의서「동의보감」이나「민초강목」등에도 칡의 효능에 대한 기록이 있으며 3사 TV방송국에서도 여러 프로그램에서 칡에 대한 내용을 방송하였다. 문헌과 방송내용을 토대로 칡의 효능을 정리하자면 혈액순환을 원활하게 해주어 고혈압, 동맥경화, 고지혈증, 협심증 등에 좋으며 두통을 완화시켜주고 피로회복에도 좋은 식품이다.

칡 하면 많은 사람들은 숙취해소에만 좋은 식품으로 알고 있지만 숙취해소뿐만 아니라 갈증해소 및 소화불량, 변비, 설사나 해열에도 좋다. 또한 칡즙을 꾸준히 복용하면 음주량을 감소시킨다는 미 하버드대 연구결과도 있다. 다음으로 칡은 조기감기에 효과가 있으며, 위장과 간장을 보호해주는 역할을 하기도 한다. 칡은 위장에 약리작용을 가장 많이 하는 약재이며 간에 과산화지질이 생기는 것을 방지하고 알코올성 간 손상을 완화시켜서 간을 보호하고 간 기능을 높일 수 있다.

칡에는 식물성 에스트로겐인 다이드제인(이소플라본의 일종) kg당 6.3g이나 함유되어 대두보다 10배 석류보다는 600배 이상 많아 갱년기 여성들에게 폐경을 지연시켜주고 골다공증 예방에 효과적이다. 또한 어린아이의 성장호르몬 분비를 촉진시켜주고 탄수화물·무기질·비타민C등 각종 영양소를 다량 함유한 알칼리성 식품에 속하며 아토피나 여드름 등 피부미용에도 좋다고 한다.

남성과 여성 모두 칡즙을 우유, 멸치, 달걀, 연어 등과 함께 먹으면 칼슘 흡수를 도와 골다공증에 매우 좋은 음식이라고 한다. 당뇨로 고생하는 사람은 칡즙을 꾸준히 음용하면 혈당이 조절된다고 하여 당뇨병 환자에게도 아주 훌륭한 식품이다. 그러나 계속해서 장복은 하지 않는 것이 좋으며 특히 간염이나 간경화가 있는 사람은 복용을 자제하는 것이 좋다. 황사가 심한 요즈음 중금속을 내포한 황사가 골치인데 칡즙을 마시면 체내에 있는 중금속을 배출시켜 준다는 내용을 얼마 전 비타민이라는 프로그램에서 방영을 하기도 했다.

(101) 카레 B형(태음인)과 A형(소음인)에 적합

카레의 성분은 특히 매운맛 성분에 의해 식욕을 크게 증진시킨다. 카레가루는 커민·터메릭·코리앤더 등 10가지가 넘는 강한 향신료로 구성되어 있다. 이 성분은 폐와 위장을 튼튼하게 해주며 항산화와 항암효과가 있다. 한 연구에 따르면 카레 향료에 함유된 물질이 몸 속 종양이 자라도록 돕는 단백질을 억제하는 것으로 나타났다. 이는 카레 원료인 인도산 생강과 식물 강화의 색소 성분인 쿠르쿠민의 작용 때문인 것으로 밝혀졌다. 이 물질은 상처 치료를 돕고 알츠하이머병과 다발성 경화증 치료에 도움을 주는 것으로 추정되고 있다. 카레의 효능은 크게 4가지로 나눠볼 수 있다.

첫째, 다이어트에 효과적이다. 카레에 포함된 캡사이신이 체내에 흡수되면 뇌를 활동시켜 카테고라민이라는 호르몬의 분비를 촉진시킨다. 이 호르몬이 지방의 대사를 촉진시켜 다이어트에 도움을 준다.

둘째, 야채를 체내에 효과적으로 흡수시킨다. 카레는 야채와 과일을 많이 사용하고 오랜 시간 푹 끓여서 만든다. 끓이는 과정에서 야채가 소스에 충분히 녹아들어서 야채에서 나오는 비타민C와 섬유질 성분이 소스와 섞여 눈에 보이는 것 이상의 영양분이 체내에 흡수된다.

셋째, 몸을 따뜻하게 만든다. 사모그라피를 사용한 실험 결과 카레를 먹고 난 후 입에서부터 얼굴, 상반신 전체가 적색의 부분이 넓게 퍼져가는 양상을 보이는 것으로 확인되어 혈액순환에 도움을 주는 것을 알 수 있다.

넷째, 고혈압, 골다공증, 당뇨병 등 성인병을 예방한다. 카레는 혈액의 지방질을 산화시켜 성인병을 발생시키는 활성산소를 없애는 데는 탁월하다. 카레에 들어 있는 크로프·터머릭·코리앤더 등의 성분은 마늘이나 생강처럼 강력한 산화작용을 하기 때문이다.

(102) 케일 모든 체질에 적합

케일은 암 예방 효과가 있다고 알려진 십자화과 채소의 하나로 요즈음 사랑받는 쌈채소다. 녹황색채소가 건강식품으로 인기를 끌면서 근래에는 녹즙 재료로도 즐겨 사용되고 있다. 케일은 비타민·무기질·클로로필·식이섬유소 등이 많이 함유되어 있다. 비타민C는 100g당 83~146mg으로 귤보다도 3배 이상 들어 있고 베타카로틴의 함량도 높다. 특히 클로로필은 그 함량이 높다고 알려진 시금치의 127mg보다도 많은 187mg이나 들어 있고 칼슘의 함유량도 320mg으로 우유의 105mg보다 3배 정도 높다.

특히 암 예방 효과가 있는 10여종의 십자화과 채소를 이용한 실험에서 케일과 브로콜리가 가장 높은 암 예방 및 항암효과를 나타내었다. 케일주스를 이용한 연구에서 아메스 실험계, 초파리실험계, 여러 종류의 인체암세포 실험에서 케일은 가장 높은 항돌연변이 활성 및 암세포를 사멸시키는 효과를 보였으며 암세포의 DNA의 합성을 크게 억제하였다. 그리고 발암과정도 억제하는 효과가 있었는데 이는 케일주스에 있는 페놀과 플라보노이드 성분이 중요한 역할을 하였다.

케일의 메탄올추출물도 항돌연변이 활성이 큰데 파이톨과 클로로필 유도체가 주요 물질이었다. 동물실험에서 케일주스와 메탄올추출물, 케일엽록소는 살코마-180 복수암세포 이식에 의한 고형암 발생을 62~71% 정도 억제하였으며 면역에 관련된 대식세포의 활성을 3배 정도 증가시키는 효과를 나타내었다. 또한 케일의 수용성 및 불용성 식이섬유소는 다른 채소 즉, 당근, 시금치, 브로콜리, 콩나물, 대두 등의 식이섬유소보다 항돌연변이 활성이 크게 나타났다. 다른 여러 연구에서도 케일을 비롯한 진한 녹색채소는 폐암, 위암, 식도암, 대장암 등을 비롯한 각종 암을 예방하는 식품으로 보고되고 있다.

더불어 케일은 높은 베타카로틴 등의 카로티노이드 및 비타민C·클로로필·식이섬유소·이소티오시아네이트·플라보노이드 성분들이 항암 기능성을 가지고 있기 때문으로 보고 있다. 한국 사람들은 그동안 십자화과 채소로 배추와 양배추 등을 먹어왔지만 이제는 브로콜리, 케일, 콜리플라워 등 서양 사람들이 즐겨먹는 십자화과 채소를 암 예방을 위해 우리 밥상에 많이 올리는 것도 건강을 지키는 현명한 방법이라 하겠다.

(103) 콜리플라워 모든 체질에 적합

남부 유럽이 원산지인 콜리플라워는 예로부터 서양에서 폐결핵과 기침을 치료하는 약재로 사용했다. 콜리플라워는 위암 예방 효과가 탁월하다. 일본 국립암센터 이것을 1주일에 한 번 이상 먹는 사람은 거의 먹지 않은 사람에 비해 위암 위험이 무려 52%나 낮았다고 한다. 특히 이것 속에 풍부한 인돌 성분이 발암물질을 무독화하고 위암을 예방하는 데 효과가 있다. 또 고혈압과 심장병 환자에 좋고 골다공증을 예방하는 칼슘과 철분 및 엽산이 풍부하다. 여러 가지 비타민이 풍부하여 장의 해독 기능을 강화시키고 어린이나 청소년의 성장발육과 고운 피부유지에 좋다.

일반적으로 야채 속의 비타민C는 가열하면 손상되기 쉬운데 콜리플라워는 열을 가해도 쉽게 파괴되지 않아 가열해서 먹어도 무관하다. 맛이 상큼하고 부드러워 서양에서는 샐러드로 즐겨 먹지만 우리식으로 볶거나 무치거나 된장국에 넣어 먹을 수 있고 수프, 볶음, 피클, 튀김요리 등을 만들 수 있다.

(104) 키위 AB형(태양인)과 O형(소양인)에 적합

키위는 과일의 여왕으로 여성들의 사랑을 듬뿍 받는 과일로서 비타민이 풍부하고 섬유질과 나트륨 그리고 광화합물 함유량이 많다. 특히 글루타민·아르기닌과 같은 아미노산이 많아 성장과 발육을 촉진하고 노화를 방지하기에 피부미용을 하는 여성들의 사랑을 받고 있다. 키위가 몸에 좋은 이유로 비타민C와 E가 풍부하고 식물성 섬유인 팩틴 성분과 칼슘이 다른 과일보다 뛰어나며 칼륨·구리 등 20대 영양소를 거의 함유하고 있어 성장기의 어린이나 치유기의 환자, 젖을 먹이는 산모, 소화기 질병을 가진 사람, 다이어트 효과에 특히 좋은 과일이다. 그리고 키위는 혈액속의 콜레스테롤 감소 효과로 성인병 예방과 함께 과당형태의 당으로 혈당량의 변화를 막아줌으로써 당뇨병에도 효과가 있는 것으로 알려져 있다.

키위는 갖은 요리의 장식과 고기요리에 주로 쓰이는데 이는 키위가 단백질 분해효소인 악티니딘을 함유하여 소화를 돕고 고기육질을 부드럽게 해주는 효능이 있다. 그리고 키위는 스트레스해소에도 효과가 있다. 스트레스에 저항하는 힘을 올리는 코르티손호르몬이 비타민C에 의해 촉진되기 때문이다. 그리고 피로회복과 감기 예방 효과도 있다. 키위는 벌레가 잘 생기지 않는 특징이 있어 농약을 사용하지 않으므로 키위주스가 건강식품으로 각광 받는 이유 중에 하나이다.

(105) 토란과 토란대 모든 체질에 적합

먼 옛날부터 토란은 잎, 줄기 등을 사용하여 국, 탕, 나물 등 다양하게 음식을 만들어 먹어 왔다. 더운 여름에는 쇠고기에 토란줄기를 넣어 끓인 매콤한 육개장을 만들어 몸을 보신하였고 추석엔 과식을 예방하기 위하여 토란국을 먹었으며 또한 낮이 짧아지고 밤이 점점 더 길어지는 가을철에 토란국을 먹음으로써 우리 조상들은 잠 못 이루는 긴긴 겨울밤을 대비하여 신체 바이오리듬을 지혜롭게 적응시켜 왔다. 그러나 토란은 소화가 잘되고 변비에도 좋은 식품이지만 잘 손질하지 않으면 아린 맛이 난다. 토란의 아린 맛은 수산석회 성분 때문인데 이 성분이 몸속에 많이 쌓이면 결석이 생길 수 있다. 다시마에는 알긴산이라는 당질과 요오드가 들어 있다. 이 성분은 수산식회 같은 토란의 유해 성분이 몸속에 흡수되는 것을 억제한다. 토란과 다시마를 함께 조리하면 나쁜 성분도 없앨 수 있고 맛도 훨씬 부드러워진다.

토란의 주성분은 당질과 단백질이지만 다른 감자류에 비해서 칼륨이 풍부하게 들어 있다. 토란 특유의 미끈거리는 성분은 무틴으로 이것이 체내에서 글루크론산을 만들어 간장이나 신장을 튼튼히 해주고 고혈압, 비만증, 노화방지에도 좋다. 한방에서는 뱃속의 열을 내리고 위와 장의 운동을 원활하게 해주는 식품으로 알려져 있다. 민간요법에서는 독충에 쏘였을 때 토란즙을 바르면 잘 낫고 변비를 치료하는 데도 탁월한 효과가 있다.

토란이 식품으로 주목을 받을만한 이유 중의 하나는 특이한 천연물 성분으로 멜라토닌을 함유하고 있다는 점 때문이다. 현재 미국을 비롯하여 유럽에서는 천연 멜라토닌 성분을 건강보조식품으로 만들어 약국이나 건강 식품점에서 판매하고 있다. 이 성분의 특성 중의 하나가 비행기를 타고 여행을 할 때 시차 때문에 생기는 불면증, 피로감을 완화시키는 작용을 한다.

(106) 토마토 모든 체질에 적합

이수광의 「지봉유설」을 보면 '봄에 생하여 가을에 결실을 맺으니 그 맛이 감과 비슷하다. 본래 남만에서 나왔는데 근자에 한 사신이 종자를 중국에서 얻어왔다. 매운 신기한 과일이다'라고 씌어 있다. 토마토가 우리나라에 전래될 무렵의 기록이다. 토마토는 이와 같이 조선조 광해군 때에 전래되었으나 냄새나 맛에 익숙지 못하여 보급되지 못하고 끊겼다가 선교사에 의하여 재차 도입되어 오늘날에는 없어서는 안 될 과일이 되었다.

원래 토마토는 페루가 원산지이며 서양 속담에 '토마토를 심는 가정엔 위암이 없다'라고 할 정도로 건강식품의 으뜸을 차지하고 있다. 토마토는 비타민C가 많고(100g/20mg) 비타민A가 되는 카로틴도 풍부한데 카로틴은 새빨간 토마토에 많다. 그러므로 잘 익은 빨간 토마토를 골라 당근, 양배추, 사과 등을 섞어 주스를 만들어 마시면 미용식으로 그만이다. 또한 토마토는 만병통치약이라 할 정도로 고혈압, 골다공증, 당뇨, 비만, 암, 치매 등 성인병 예방에 효과가 탁월하며 그 외에도 노화방지, 변비, 불면증 등에도 아주 좋은 식품이다. 토마토의 성질은 평하여 누구나 먹어도 별탈이 없으며 소화작용을 촉진하고 위장 기능을 좋게 하는 효능이 있다.

유럽에서는 '토마토가 빨갛게 익기 시작하면 의사의 얼굴이 파래진다'는 속담이 있다. 토마토는 영국에서 사랑의 사과, 이탈리아에서는 황금의 사과로 불린다. 이러한 별칭이 붙은 것은 모양과 맛이 모두 좋은데도 이유가 있지만 무엇보다 토마토가 정력강화에 좋다는 사실이 밝혀지면서 더욱 선호하고 있다. 토마토가 정력에 좋은 이유는 힘을 내는 데 필요한 철분과 비타민이 풍부하기 때문이다. 또 미국에서는 토마토를 늑대사과라고 부르기도 하는데 정력을 상징하는 늑대처럼 토마토를 먹으면 힘이 솟는다는 뜻에서 나온 말이다.

최근 노화방지 음식의 대표주자로 사람들의 입에 자주 오르내리며 각광을 받고 있는 토마토는 특히 남성에게 더 좋은 음식이다. 토마토는 가장 강력한 항산화 성분인 라이코펜을 함유하고 있다. 라이코펜은 면역을 강화하는 효능은 물론 심혈관 질환을 예방하는 효능도 있다.

무엇보다 중요한 것은 라이코펜이 전립선암을 포함한 전립선관련 질환을 예방하는 효과가 크다는 사실이다. 전립선은 남성에게만 있는 분비샘으로 정액을 만드는 기능을 한다. 따라서 전립선에 문제가 생기면 직·간접적으로 정력에 나쁜 영향을 미칠 수 있다. 토마토가 남성들에게 좋다는 것은 바로 전립선 질환을 예방하는 효과가 있기 때문이다.

(107) 토사자 모든 체질에 적합

토사자는 메꽃과에 속하는 한해살이 덩굴성 식물인 새삼의 씨앗으로 새삼씨라고도 한다. 새삼은 칡이나 쑥 등에 기생하여 양분을 흡수하므로 땅속의 뿌리가 없어지고 전체에 엽록소가 없다. 누런색이나 누런 밤색의 덩굴이 다른 식물을 감고 올라가며 자란다. 줄기는 직경이 1.5mm로 황갈색이고 흔히 자갈색 반점이 있다. 열매는 들깨 크기만 하고 빛깔은 갈색이다.

토사자의 맛은 달고 매우며 성질은 평하다. 주로 간과 신장을 보호하며 눈을 밝게 하고 양기를 도우며 신장 기능을 튼튼하게 해주는 약재로 알려져 있다. 신장이 허약하여 생긴 남성의 발기부전증, 저절로 정액이 흐르는 경우, 몽정 등에 효과가 있다. 뼈를 튼튼하게 해주고 허리힘을 강하게 해주며 신장 기능이 허약하여 허리와 무릎이 시린 것을 치료한다. 또한 오줌소태와 소변을 잘 보지 못하는 질병을 낫게 하며 당뇨병 치료에도 효과가 있는 것으로도 알려져 있다. 비타민A·배당체·효소 등이 함유되어 있는 토사자는 피부진정 효과, 기미, 주근깨에 효과가 있으며 미백효과에도 뛰어나다.

(108) 파고지(보골지) B형(태음인)과 A형(소음인)에 적합

파고지란 우리말로 개암풀 열매를 말한다. 콩과 식물로 7~8월에 작은 나비 모양의 자줏빛 꽃이 핀 뒤 가을에 콩깍지 모양의 열매가 익는데 흔히 파고지콩이라 부른다. 열매는 향기와 함께 비릿한 냄새가 있다. 약으로 쓰이는 것은 주로 열매다. 파고지의 약성은 성질이 따뜻하며 맛은 맵고 조금 쓰기도 하다.

전통 한방에서는 양기를 북돋우기 위한 처방에 감초만큼이나 흔하게 파고지를 사용하였다. 중국 의서 「본초강목」은 파고지에 대하여 이렇게 적고 있다. '파고지는 따뜻하니 염초나 주초해서 쓰면 요통을 다스리며 고정하는 효력이 교묘하다.' 파고지는 남성이나 노인의 양기를 돕는 것이 대표적인 효능이다. 동신대 한의학과 정종길 교수는 '파고지는 신을 보하고 성 기능을 돕는다'고 설명한다. 즉, 양기를 북돋아 정력제로서의 효능이 있다는 것이다. 이 외에도 항균작용, 관상동맥 확장작용, 강심작용에 탁월하고 조루, 이명, 어지럼증, 체력허약, 야간다뇨, 대하, 새벽 설사, 요통 등을 치료한다.

(109) **파극천** B형(태음인)과 A형(소음인)에 적합

파극천은 땅이름 파(巴), 찌를 극(戟), 하늘 천(天) 자를 사용하여 땅에서 하늘을 찌른다는 뜻을 가진 약재이다. 이것을 먹으면 남근이 성내어 하늘을 향해 찌를 듯이 솟구친다 해서 붙여진 이름이다.「동의보감」에는 '파극천은 정액이 저절로 사정되는 데 좋고, 꿈에 사정하는 증세와 음경이 위축되어 발기가 안 되는 것을 치료하고 정력을 돕는다'고 하였다.

파극천의 성분은 비타민C를 제외하고는 규명할 수 없는 신비한 물질로 이루어져 있는데 임상에서 뇌력과 성욕을 왕성케 하여 남자의 조루와 발기부전, 여자의 생식 기능 감퇴와 월경이상, 허리와 다리의 관절 질환 및 뇌빈혈 치료효과가 탁월하다. 2월과 8월에 뿌리를 캐어 그늘에서 말리는데 살이 두텁고 구슬을 꿰놓은 것 같은 제품이 좋다. 약으로 쓸 때에는 소금물로 심을 빼는 수치법을 거친 다음 사용한다.

(110) **팥** 붉은 팥은 모든 체질에 적합, 검정팥은 AB형(태양인)과 O형(소양인)에 적합

팥에는 단백질·지방·탄수화물·미네랄·비타민B1·B2 등의 영양소와 소량의 사포닌이 들어 있는데 주성분은 단백질과 당질이다. 당질 중에서도 특히 전분을 많이(34%) 함유하고 있다. 또한 팥의 전분은 세포섬유에 쌓여 있기 때문에 혀끝에 닿는 감촉이 좋으며 삶아도 전분이 풀처럼 끈적끈적하여 풀리지 않는다. 그러나 소화는 비교적 안 되는 편이다. 또한 기초적인 영양분 함유량에 있어서도 콩의 1/5밖에 되지 않는다.

그러나 팥은 비타민B군이 풍부하기 때문에 각기 예방에 대단히 효과가 있다. 특히 비타민B1은 당질이 체내에서 연소될 때 꼭 필요한 성분이다. 이 비타민B1은 신경과 관련이 깊어 이것이 부족하면 식욕부진, 피로감, 수면장애, 기억력 감퇴, 신경쇠약 등의 증세가 나타난다. 쌀밥을 주식으로 하는 우리나라 사람들은 흔히 비타민B1이 부족하기 쉽다. 따라서 팥과 같은 식품을 같이 먹음으로써 영양의 균형을 맞추어주면 좋다.

「약성론」에 의하면 '팥은 열독을 다스리고 나쁜 피를 맑게 한다'고 하였으며 「명의별록」에는 '팥은 한열과 속이 열한 것을 다스리고 소변을 이롭게 하며 소갈에도 좋다'고 기록되어 있다.

물론 먹을거리로 만들어서 거기에 주술적인 의미를 담는 경우도 있다. 팥죽이나 시루떡 등이 그런 것이다. 팥은 조금 독특한 식물이다. 우선 그 색깔부터 선명한 붉은 빛을 띠고 있다. 그런 이유로 예로부터 주술적인 면에 많이 이용되어 왔다. 역학자들의 말에 따르면 붉은색은 양의 색깔로 귀신을 쫓는 힘을 가지고 있다고 한다. 따라서 굿을 할 때 잡귀를 쫓아내기 위하여 사용되기도 한다. 일반 민가에서는 동짓날 팥죽을 쑤어 먹는 등

의 세시풍속으로 나타나기도 한다.

요즘은 기업체에서 인스턴트식품으로까지 내놓은 팥죽을 비롯하여 팥밥, 팥시루떡, 송편이나 절편 안에 넣는 팥고물, 팥단자, 팥고추장, 팥장 등이 민속음식으로 지금까지 전해 내려온다. 요즘에도 일부 지방에서는 생일날 팥밥을 지어 먹는다. 찹쌀에 팥을 넣어 밥을 지으면 찹쌀의 끈기와 팥의 붉은빛이 합쳐져 묘한 조화를 이루는데 이것을 보통 찰밥이라고 한다. 여기에 밤, 대추, 호도 등속을 넣어 약밥을 만들어 먹기도 하는데 팥은 최고의 열량식이 된다.

(111) 포도 모든 체질에 적합

과일의 여왕으로 불리는 포도는 성질이 평하고 맛이 달며 독이 없는 과일이다. 널리 알려진 사실이지만 포도에 함유된 플라보노이드들이 심장 질환과 뇌졸중의 원인이 되는 혈전의 생성을 억제하고 동맥경화와 심장병을 예방한다. 또한 소화 기능을 돕는 효능이 있으며 이뇨작용이 있는데 한방에서는 그 씨를 강장제로 쓴다. 과즙에는 포도당과 과당·주석산·사과산·구연산·포도산·탄닌 등이 함유되어 있고 칼륨·칼슘·철분 등이 많이 들어 있는 알카리성 식품이다. 설탕 같은 당분을 먹으면 우선 위에서 분해되어 포도당과 과당으로 변한 다음 장에 흡수된다.

그러므로 포도를 먹으면 곧바로 포도당과 과당을 섭취하므로 쉽게 소화 흡수가 된다. 피로했을 때 포도 한 송이를 먹으면 다른 식품과는 비교가 안 될 정도로 빠른 효력을 나타낸다. 「신농본초경」에는 '포도가 근골과 습비를 다스리며 살을 찌게하고 몸을 튼튼히 한다'고 했고 「약용식물사전」에는 '적포도주는 흥분성 음료로서 모든 쇠약과 허탈증에 좋으며 씨를 볶아서 가루 내어 먹으면 음위증을 치료하는 효과가 있다'고 기록하고 있다. 따라서 포도를 정력증강을 위해서 먹을 때는 과육보다 씨가 좋은데 그냥 먹으면 소화가 잘 안 되므로 씨만 빼서 볶아 가루로 만들어 꿀에 재워 먹으면 좋다.

포도씨유는 요즘 건강식으로 각광받고 있는 와인의 영양소를 그대로 담고 있으며 토코페롤을 풍부하게 함유하고 있다. 또한 필수지방산 리놀레산이 다량 함유되어 있는데 이는 체내에서 생성되지 않아서 음식으로 꼭 섭취해야 하는데 심장병 예방, 혈압조절에도 탁월하며 신체 내 유해한 콜레스테롤 수치를 낮추어 준다는 미국 내 연구결과도 발표되었다. 칼로리가 낮아서 다이어트에도 그만이다. 또한 포도씨유는 가열해도 재료의 향과 조화롭게 어울려져 요리의 맛을 더욱 살아나게 한다. 특히 볶음, 튀김, 지짐 등 우리나라 음식과 궁합이 잘 맞는다.

또한 프랑스인들은 다른 서양 사람들에 비하여 심장병이 적은 것은 적포도주를 꾸준히 마시기 때문이라는 연구가 발표된 바 있다. 포도 껍질에는 노화를 방지하는 플라보노이드 성분이 다량 함유되어 있는 것으로 알려져 있다. 또한 조혈 성분인 철이 풍부하게 들어 있어 몸을 따뜻하게 하고 혈액순환을 도우며 조혈작용을 한다. 안토시아닌 성분은 강력한 항산화물질인데 이것은 포도 껍질에 많이 들어 있다. 그러나 포도주 역시 술이므로 과음은 곤란하다. 건강을 해치지 않으려면 1주일에 3~4잔 정도가 적당하다고 한다.

(112) 피망 B형(태음인)과 A형(소음인)에 적합

피망은 비타민캡슐이라고 불릴 만큼 A·C·E 등 다양한 비타민이 풍부하게 들어 있다. 비타민C가 100g당 무려 191mg으로 파슬리 다음이다. 이것 1개만 먹어도 성인이 필요로 하는 1일양의 비타민C가 모두 보충된다. 그리고 콜레스테롤 제거하는 효과로 동맥경화에 도움이 되고 신진대사를 촉진하여 피부를 윤택하게 하므로 주름살을 감소시키는 효능이 있다. 유기농 피망을 생주스로 갈아 마시면 더욱 좋은데 기호에 따라 꿀을 넣어 마시면 거친 피부, 스트레스, 담배를 많이 피우는 사람, 피로회복에 많은 도움을 받을 수 있다. 피망은 고추와 비슷한 성질을 가지고 있어서 몸이 찬 사람이 속을 데워주고 추위를 없애주며, 위가 차서 배앓이를 하거나 설사를 자주하는 사람에게 좋다.

(113) 하수오 B형(태음인)과 A형(소음인)에 적합

하수오는 우리말로 큰조롱 또는 은조롱이라고 하며 황해도나 경상도 지방에서는 새박덩굴이라 부르기도 한다. 여러해살이 덩굴풀로 줄기는 1~3m쯤 자라고 뿌리는 원기둥 혹은 저울추 모양으로 구슬처럼 이어져 달린다. 뿌리는 겉은 누런빛이 도는 갈색이고 속은 흰빛인데 단단하고 약간 특이한 냄새가 난다. 맛은 약간 쓰면서도 떫다. 잘 씹어 보면 밤 맛, 고구마 맛, 배추뿌리 맛이 섞여 있다. 재배한 것은 별로 효과가 없고 반드시 우리 땅에서 자란 야생 하수오라야 좋은 효험이 있다. 중국 사람들은 하수오를 인삼, 구기자와 함께 3대 명약으로 여긴다.

하수오는 약성이 온화하여 쓰임새가 넓다. 신장 기능을 튼튼하게 하여 정력을 높이고 머리칼을 검게 하며 오래 살게 하는 약초로 이름이 높다. 간장의 기능을 좋게 하여 피곤함을 없애고 살결을 곱게 하며 뼈와 근육을 튼튼하게 한다. 심장을 튼튼하게 하여 신경쇠약이나 불면증 같은 데에도 효과가 있다. 조혈작용이 뛰어나 빈혈 치료에도 좋고 여성의 생리불순, 자궁염, 만성변비 등에도 두루두루 널리 쓰이며 피를 토하거나 피를 많이 흘려 뇌빈혈이 될 때, 여성이 아이를 많이 낳아 피가 부족할 때, 갖가지 만성병으로 체력이 약해졌을 때에 좋다.

또 허리와 무릎을 튼튼하게 하고 신장 기능을 강화시키며 체력을 키워 준다. 오랜 병으로 몸이 약해졌을 때에나 허리와 무릎에 힘이 없을 때, 허리와 무릎이 시리고 아플 때, 겨우살이나 속단 등과 같이 쓰면 좋다. 남성의 성 기능 감퇴, 조루, 유정 등에도 효력이 있다. 하수오는 부작용 없이 혈압을 낮추고 콜레스테롤이 간에 축적되는 것을 막는 작용을 한다. 콜레스테롤을 낮추는 데 현저한 효능이 있어 한 실험에 따르면 80% 이상이 효과를 보았다고 한다.

(114) 해초류 AB형(태양인)과 O형(소양인)에 적합

◎ **김**

김은 체내 단백질, 지방, 당의 대사에 관여하는 리보플라빈이 풍부하게 들어 있다. 리보플라빈이 부족하면 인체 내 점막 층이 얇아져 여성의 경우 질 내벽의 건조, 충혈 등으로 인해 성관계 도중 통증을 느끼는 원인이 된다. 김에는 100g당 4.8g의 섬유소가 들어 있어 체내 불순물을 배출하고 미세순환을 촉진시켜 다이어트에도 효과적이다. 매일아침 공복에 1공기 정도의 김국을 마시면 변비해소에 좋다.

◎ **다시마**

다시마는 갑상선 비대증을 예방 치료할 수 있고 혈압과 혈액 속의 콜레스테롤 수치를 낮출 수 있다. 어린이나 청소년의 뇌 발육에 도움을 주고 지능을 강화하며 망막이 잘 발육하는 데도 도움을 준다. 열량이 낮고 각종 미네랄이 많이 들어 있어 성인병 예방, 변비 예방, 비만 증세를 보이는 아이들에게도 좋다. 단, 너무 많이 먹으면 갑상선암을 유발하는 갑상선 기능 항진증에 걸릴 수 있으므로 소량씩 자주 먹는 것이 좋다.

◎ **미역**

미역은 칼로리가 없는 알칼리 식품인 미역은 신진대사를 돕는 요오드와 칼슘이 많아서 미네랄 보충에 적합하다. 요오드는 혈압을 안정적으로 유지시키고 칼슘은 몸을 알칼리 체질로 바꿔 준다. 불안감을 없애 주어 요오드와 함께 천연의 정신안정제라 불릴 정도이다. 알긴산은 스펀지가 물을 빨아들이듯이 중금속이나 농약, 발암물질 등을 빨아들여 몸 밖으로 내보내는 작용을 한다. 미역은 쌈이나 국, 냉국, 무침 등으로 만들어 먹는다.

◎ **파래**

파래는 양배추의 70배에 해당하는 비타민U가 들어 있어 위궤양이나 급성위염 치료에 아주 효과적이다. 베타카로틴·칼슘·마그네슘이 골고루 들어 있어 골다공증 예방과 피부 미용에도 좋다. 김이나 파래에 함유되어 있는 비타민A는 폐 점막을 재생시켜 주고 보호하는 작용을 하며 결핵이나 폐암환자의 치료까지도 해주는 영약인데 파래는 김보다 3배의 비타민A가 함유되어 있다.

◎ **함초**

함초(퉁퉁마디)는 프랑스에서 최고급 요리에 사용하고 일본에서는 천연기념물로 지정할 정도로 귀하게 여기는 식물이다. 함초는 지구상에서 거의 유일하게 소금을 영양분으로 삼아 흡수하면서 자라는 식물이다. 지금까지 이 특이한 풀에 관심을 가진 사람은 거의 없었지만 함초는 육지에 자라는 식물이면서도 바닷물 속에 있는 모든 미네랄 성분을 농축하여 함유하고 있는 만능의 약초로 그 약성과 효능이 알려지면서 갯벌의 산삼으로 불리고 있을 정도다. 전라남도 수산시험연구소는 국립여수대학교 연구팀과 공동으로 퉁퉁마디의 약리효과 검증을 위한 임상실험을 수행한 결과 퉁퉁마디가 고혈압, 골다공증, 동맥경화, 비만증 등 성인병 예방에 효과가 있음을 밝혀냈다.

(115) **현미** 모든 체질에 적합

현미는 쌀 속의 탄수화물·지방·단백질 등의 영양소가 95% 이상이 쌀겨와 쌀눈에 집중되어 있으나 백미는 이러한 영양소가 모두 떨어져 나간 죽은 쌀로 현미에 비해 영양소가 5% 정도 밖에 남아 있지 않다. 따라서 현미 한 그릇이 백미 19그릇을 먹는 것과 동일한 효과가 있다. 현미는 탄수화물·단백질·미네랄·아미노산·칼슘·각종 비타민B군 등 필수영양소 22종이 풍부하게 들어 있으며 특히 식이섬유의 함유량이 백미보다 월등히 높아 균형 있는 영양섭취가 가능하다.

뿐만 아니라 현미는 백미에 비해 비타민E는 4배, 칼슘은 8배 정도 함유되어 있다. 또한 옥타코사놀이 함유되어 있어 체내의 콜레스테롤을 감소시키고 몸의 피로를 회복시켜 주는 글리코겐을 증가시킨다. 현미속의 토코트리에놀은 토코페롤보다 혈관에 대한 항산화작용이 40배 정도 강하고 다량의 식이섬유가 들어 있어 만성변비나 숙변제거, 성인병 예방에 좋다.

성인병은 결국 식생활이 올바르지 못해 생기는 식원병이라고 이미 말한 바 있다. 식원병의 예방 또는 치료하기 위해서는 흰쌀밥을 현미밥으로 바꾸는 것이 제일 좋지만 문제는 흰쌀밥에 익숙해진 우리의 입맛이 현미밥을 받아들이지 않는 데 있다. 현미밥을 어떻게 하면 먹을 수 있을까? 를 해결하기 위해서는 압력솥을 사용하는 것이 좋고 또 현미밥을 흰쌀밥처럼 거의 씹지도 않고 넘겨서는 안 되며 적어도 50회 이상 잘 씹으면 씹을수록 진미가 생긴다는 것도 터득해야 한다.

(116) **호두** B형(태음인)과 A형(소음인)에 적합

　호두는 불포화지방산과 지방·단백질·칼슘·포도당·비타민B·E 등이 들어 있어 영양가가 높은 식품이다. 특히 호두의 약성은 맛이 달고 성질이 따뜻하며 폐와 신경에 작용한다. 호두의 지방은 리놀산·리놀렌산·올레인산 성분이 들어 있어 혈액 속의 콜레스테롤을 제거하는 역할을 하므로 혈관 노화를 방지하여 동맥경화, 고혈압, 신장병, 치매 예방에 좋다. 또 비타민B군과 철분·단백질이 들어 있어 수험생의 보양식으로도 뛰어나다. 또한 호두는 기관지 천식뿐만 아니라 특히 신장이 허하여 허리가 아프거나 다리가 연약하거나 노인성 변비에 매우 효과가 좋다. 더욱이 40대 이상 중년기에 들어 선 사람에게 호두는 정력증강에 좋은 강장식이 된다. 중병을 앓고 난 환자가 계속적으로 호두를 먹으면 건강 회복이 빠르고 불면증이나 신경쇠약이 치료되며 조혈작용이 왕성해진다. 또 오래 먹으면 살이 찌고 힘이 생기며 피부가 고와지고 머리칼이 까맣게 된다고 한다.

(117) **호박** 늙은 호박은 모든 체질에 적합, 단호박과 호박잎은 AB형(태양인)과 O형(소양인)에 적합, 애호박과 호박씨는 B형(태음인)과 A형(소음인)에 적합

　호박은 박과에 속하는 1년생의 덩굴식물로서 다른 채소에 비해 기후조건에 대한 적응 범위가 넓고 가뭄과 병에도 강하여 약제의 살포가 필요 없는 무공해 식품이다. 유기농식품을 찾아다니는 주부들에게 반가운 소식이 아닐 수 없다. 우리나라에는 늙은 호박, 단호박, 애호박이 있다.

　「음선정요」에 기록되어 있는 '호박은 맛은 달고 성질은 평하며 약간 냉하고 독은 없다. 그 효능은 기를 도우고 얼굴의 혈색을 돌게 하며 허기를 느끼지 않게 한다'고 했다. 늙은 호박은 예로부터 식용과 약용으로 널리 이용되어 왔는데 전분질이 많아 주식 대신 먹어도 좋으며 칼로리가 고구마의 절반 정도여서 다이어트식으로도 알맞다. 늙은 호박은 떡, 엿, 범벅, 죽, 김치 등으로 이용하였으며 애호박은 주로 나물이나 전, 찌게 등의 음식으로 먹고 호박잎은 쪄서 쌈으로 먹기도 한다. 호박씨는 살짝 볶아서 먹으면 구충작용을 도울 뿐만 아니라 구취가 날 때 도움이 된다.

　호박은 인·칼슘·철분·비타민 등이 풍부하고 섬유질도 많아 혈액순환을 원활하게 하며 피부미용에 좋다. 체력증강에 효과가 있으며 인슐린의 생성을 촉진하고 췌장 기능을 강화하므로 당뇨병 환자도 부담 없이 먹을 수 있다. 늙은 호박의 황색을 나타내는 베타

카로틴은 발암물질인 활성산소를 무독화 하여 암을 예방하는 효능이 있으며 비타민B2·C·E도 풍부하여 마찬가지로 강력한 항산화작용을 발휘함으로써 동맥경화를 예방하고 혈관을 튼튼하게 한다. 흔히들 늙은 호박으로 산후 붓기에 호박죽을 쑤어 먹으라 하는데 콩팥 기능이 나빠서 이뇨 기능을 돕기 위한 것이라면 좋지만 출산 후 무턱대고 호박을 찾는 것은 좋지 않다. 늙은 호박을 산후조리용 식품으로 활용하고자 한다면 출산 1개월 후 소변이상이나 붓기가 있을 때 활용하는 것이 더욱 좋다.

호박은 비타민C를 파괴하는 아스코르브나아제 효소가 들어 있어 익혀 먹는 것이 좋다. 또한 기름에 살짝 데쳐 먹어도 소화 흡수가 잘 된다. 한방에서는 애호박을 남과라고 부르며 성질이 달고 따뜻하며 소화 기능을 돕고 염증을 없애며 통증을 멎게 하고 해독하는 기능이 있다. 다만 많이 먹으면 몸이 습하고 기의 순환이 장애를 받을 수 있으므로 주의한다. 호박의 베타카로틴은 몸속에서 비타민A로 변하여 피부나 점막을 튼튼하게 만들고 감염에 대한 저항력을 키워주는 효능이 있다.

(118) 황기 B형(태음인)과 A형(소음인)에 적합

황기는 글루코스·후로크토스·과당·전분·점액질 등이 함유되어 있다. 뿌리는 주로 약재로 이용하는데 그 약효 성분은 폴리산, 콜린 등이다. 동물실험 결과 중추신경계의 흥분작용과 이뇨작용에 뛰어난 효과를 발휘한다는 사실이 입증되었다. 또한 흰쥐에게 대량의 분말을 투여하였을 때 신염의 발생을 억제하는 효과가 확인되었다. 뿐만 아니라 콜레스테롤 혈증의 발생도 지연시켰으며 혈압강하작용도 인정 되었다.

황기는 대부분 한약재로 사용된다. 황기의 약성은 온화하고 매우 달다. 따라서 원기를 돕고 땀을 많이 흘리는 데 좋은 약재이다. 또 예로부터 강장약의 하나로서 허약체질을 튼튼하게 해주며 살결을 아름답게 해주는 효능도 있는 것으로 알려져 왔다. 또한 황기는 비위를 보강시켜주고 심장의 기능을 항진시키며 피로회복과 체력증강에 좋다. 그리고 이뇨작용과 지한작용을 하며 설사를 멈추게 한다. 한방에서는 십전대보탕, 황기별갑탕, 보중익기탕 등 중요한 처방에 쓰인다.

조선후기 황도연이 집필한 의서 「방약합편(1884년)」에 따르면 '미감이 성온하며 한표를 거둔다. 창이 난 곳을 아물게 하며 허한데 많이 쓴다.' 또한 당뇨병, 결핵성 질환, 신체허약, 만성궤양, 심장쇠약 등에도 효험이 있다. 이밖에도 당귀 등의 약재와 함께 보혈제로도 많이 쓰인다. 황기가 음식의 재료로 쓰이는 경우도 있다. 그 중 한가지로 황기닭찜이라는 것을 들 수 있는데 이 요리는 특히 여름철에 땀을 많이 흘려 원기가 떨어지고 식욕마저 떨어졌을 때 또 몸이 허약하거나 체질적으로 땀을 많이 흘리는 사람에게 훌륭한 보신제가 된다.

2) 동물성 슈퍼건강식품의 약성과 효능

(1) **가물치** AB형(태양인)과 O형(소양인)에 적합

가물치는 영물이라 하여 옛날에는 먹지 못하는 물고기였다. 고려 말 출산을 한 공양왕의 후궁이 입덧이 심하여 아무것도 먹지 못하였을 때 연못에 있는 가물치를 보고 입맛을 다시는 것을 본 왕이 가물치요리를 만들게 하여 가물치를 먹게 되었다는 고사가 전해오고 있다. 이와 같이 가물치는 한방에서 모유부족, 입덧, 아토피, 종양, 소화불량, 만성피로 등에 효험이 있다고 하여 임산부에게 필요한 식품으로 알고 있다. 가물치는 양질의 단백질이 약 20%, 지방 1.4%, 기타 비타민B군·칼슘·인·철 등이 다량 함유되어 있으며 성질은 차고 달다.

가물치의 효능에 대해 모든 한의학 서적에서는 공통적으로 맛은 달고 성질은 냉하며 부종을 다스린다고 하였으므로 산후에 우울증과 불만으로 인해 속열이 있어 소변이 잘 나가지 않고 부기가 빨리 빠지지 않을 때 잠시 먹으면 단맛으로 영양 보충도 되면서 그 냉한 성질로 울화를 식히고 소변을 통해 주므로 산후 부종을 빨리 푸는 것이다. 그러나 몸에 찬 냉성체질의 산모라면 성질이 냉한 가물치보다는 붕어나 잉어 미꾸라지 등이 회복에 더 유리할 것이다. 또한 가물치는 열이 많은 남성의 기와 혈을 크게 보하고 스태미나를 증강시키며 또한 심기, 심음, 비위를 보하는 작용을 한다. 가물치를 푹 고아서 곰국을 만들어 부부가 함께 먹으면 부부금슬을 위한 묘약이 된다.

(2) **간** 닭간은 B형(태음인)과 A형(소음인)에 적합, 소간은 모든 체질에 적합, 돼지간은 태양인(AB형)과 소양인(O형)에 적합

동물성 간은 간 보호를 위해서는 가장 좋은 식품 중의 하나이다. 간에 많이 함유된 고단백질은 간세포의 재생과 손상된 간세포의 회복을 위해서 꼭 필요한 영양소이다. 비타민A는 간세포를 보호해 주고 눈 발육에 좋아 야맹증, 눈병, 약시 등을 예방해 준다. 또 비타민B와 C는 신진대사를 촉진하므로 간 기능을 원활하게 하고 간의 손상을 예방할 수 있다. 특히 주의력 결핍이나 기억력 감퇴로 아무리 노력해도 성적이 오르지 않는 어린이나 청소년들에게는 철분이 풍부한 간을 먹이는 것이 좋다.

소간은 단백질이 약 19g으로 단백가가 매우 높은 달걀의 12g보다도 함량이 많다. 비타민A는 시금치의 4배 이상, 비타민B1은 비교적 많다고 하는 식물의 3배 이상, 비타민B2

는 콩의 10배 이상, 비타민B3(나이아신)은 콩의 8배 정도로 높은 함량을 나타낸다. 이같이 간은 체질이 허약하고 손발이 차거나 야뇨증이 있는 어린이에게 좋은 보양식이지만 한 번에 지나치게 많이 먹으면 급성 비타민A 중독을 일으킬 수 있으므로 주의해야 한다.

간을 조리할 때에는 우유에 담갔다가 하면 간의 특유한 냄새도 없어지고 물에 담갔다가 할 경우에 손실되는 수용성 영양소의 손실이 없어서 일석이조의 효과를 얻을 수 있으며 우유의 영양소도 합해져서 더 우수한 식품이 된다. 돼지간 요리는 간혹 특이한 냄새 때문에 아이들이 싫어할 수 있으므로 시금치를 섞어 요리하는 것이 좋다. 돼지간과 시금치는 모두 보혈 기능이 있어 시너지 효과를 얻을 수 있다.

(3) 게 꽃게는 AB형(태양인)과 O형(소양인)에 적합, 참게는 모든 체질에 적합

꽃게는 지방질이 낮고 각종 단백질이 풍부하여 위의 기능을 강화하고 음식물의 소화를 촉진시켜주며 입맛을 돋우어 준다는 것이 꽃게를 찾는 이유 중의 하나로 꼽히고 있다. 특히 생선을 좋아하지 않는 미국에서도 여름 보양식으로 최고의 인기를 누리고 있다. 따라서 꽃게 속에 들어 있는 타우린 성분은 간장의 기능을 강화시켜 줄뿐 아니라 성 기능을 강화하는 정력식품의 제왕으로 불리고 있으며 여성들에게는 산후통증과 생리장애를 치유하는 데 특효가 있는 것으로 알려져 있다.

참게는 가을철의 최고 밥도둑이다. 제철에 참게로 담근 게장은 그야말로 천하일미다. 참게에는 단백질과 지방질, 당질을 비롯해 칼슘·인·키토산 등 무기질이 풍부하게 함유되어 있어 어린이나 노약자는 물론 남녀노소 모두가 좋아하는 영양식품이다. 참게는 맛이 좋고 향이 독특해 임금님의 수랏상에 올렸던 최고급 식품으로 전해오고 있다. 거기에 참게의 풍부한 키토산과 필수아미노산은 간을 해독하는 데 탁월한 효능을 가지고 있기도 하다. 그래서인지 우리 선조들은 참게를 귀물로 여겼다.

민간요법에서는 정력을 보하는 음식을 만들기 위해 게를 잡은 즉시 산채로 깨끗이 씻어 껍질째 찧은 다음 고춧가루와 간장을 넣고 다시 찧는다. 잘 이겨지면 뚜껑이 있는 용기에 담아 냉장고에 3개월 정도 보관해 둔다. 이렇게 만든 게장식해는 성장기의 성기발육이 좋고 중년의 양기부족을 치료한다.

(4) 고등어 AB형(태양인)과 O형(소양인)에 적합

고등어에는 EPA가 참치 다음으로 다량 함유되어 있다. 이 EPA는 동맥경화를 예방하고 혈관을 확장하며, 혈소판의 응고를 억제하고 혈압을 강하시키며, 콜레스테롤 저하 및 혈전증을 예방하는 역할을 한다. 특히「동국여지승람」을 보면 우리 민족은 450년 전부터 고등

어를 영양식품으로 먹었음을 알 수 있는데 그때 이미 고등어 잡이가 성행했다는 기록도 있다.

특히 고등어, 꽁치, 삼치, 송어, 연어, 참치, 청어 등 등푸른 생선에 많이 들어 있는 오메가-3 지방산인 EPA와 DHA라는 불포화지방산이 풍부하게 함유되어 우울증이나 건망증, 심장병 치료에 효과적이다. 이들은 불포화도가 매우 높은 지방산으로 유연성이 탁월하여 혈액순환을 원활하게 함으로서 심장마비의 위험을 줄일 수 있다는 연구보고가 있다. 생선 섭취가 많은 에스키모 인들은 지방을 많이 섭취함에도 불구하고 심혈관계 질환 발생률이 낮은데 이들이 섭취하는 지방에 EPA와 DHA가 많기 때문인 것으로 분석되고 있다. 또 놀랍게도 고등어가 편두통에 탁월한 효능이 있다는 발표도 있다. 신시내티 의과대학의 발표에 의하면 고등어의 지방에서 나오는 EPA는 심한 편두통을 낫게 해줄 뿐만 아니라 편두통 발생률을 반 이상 줄인다고 한다.

구미 각국에서는 EPA와 DHA가 함유된 생선을 1주일에 적어도 2~3회 정도 섭취하도록 권장하고 있다. 그렇지만 천식이나 알레르기가 있는 아이들에게는 독이 된다. 등푸른 생선 속에는 알레르기를 일으키는 히스타민이 함유되어 천식이나 알레르기를 더욱 악화시킬 수 있으므로 아예 먹이지 않는 것이 좋다.

(5) 골뱅이 AB형(태양인)과 O형(소양인)에 적합

우리나라 동해안의 청정해역 수심 70m~130m에서 서식하는 백골뱅이는 주로 해초류를 먹고 자란다. 골뱅이의 끈끈한 점액질 안에는 메치오닌·페닐알라닌·이소로이신 등 필수 아미노산과 몸에 좋은 불포화지방산이 듬뿍 들어 있다. 골뱅이는 고단백 식품으로 특히 골뱅이의 단백질은 피부노화를 방지하는 히스친 점액을 함유하고 있으며 콘드로이친이라는 성분으로 인해 여름철 스태미나 강장식품으로 각광받고 있다. 「본초강목」이나 「동의보감」같은 한방 의학서에서도 골뱅이의 효능을 소개한 바 있다. 일본인들 역시 정력 보양식품으로 골뱅이를 즐기고 있다. 또한 타우린은 아미노산의 하나로 하루 필요량은 적지만 망막형성과 시력회복에 없어서는 안 되는 영양소다.

(6) 굴 모든 체질에 적합

바다의 우유로 불리는 굴은 비타민과 미네랄의 보고이며 그밖에도 단백질·지질·당질 등으로 구성되어 있고 당질의 대부분이 글리코겐인 것이 특징이다. 글리코겐은 섭취하면 대사작용을 거치지 않고 체내에 그대로 흡수되기 때문에 빠른 피로회복과 활력증진 효과가 있다. 굴은 다른 패류보다 훨씬 소화가 잘 되기 때문에 어린이나 노약자에게 부담을 주지 않으며 빈혈과 간장병 환자의 체력회복에도 아주 좋다.

특히 칼슘은 약으로 보충하려 해도 쉽게 흡수되지 않는 데 비해 굴은 칼슘 흡수가 가장 빠른 식품이다. 또 알칼리성 체질을 만들어 혈액을 맑게 하며 타우린·비타민E·글리코겐의 상승작용으로 혈당강하제 역할을 해 고혈압과 당뇨병 등의 성인병 예방에도 효과가 있다. 칼로리가 적어 비만 체질을 막고 멜라닌을 분해하므로 얼굴빛을 희게 하며 타우린 성분은 유아의 두뇌 발달에 효과가 높다. 글리코겐은 인체에 흡수되면 곧 포도당이 되어 에너지의 공급원이 되며 소화가 빠르기 때문에 환자나 노인, 유아 및 임산부 등에게 아주 좋은 식품이다.

카사노바가 즐겨 먹었다고 하는 굴은 동서고금을 통틀어 가장 유명한 정력식품이라고 할 수 있다. 굴이 정력에 좋은 이유는 바로 미네랄인 아연 때문이다. 아연은 남성호르몬의 분비와 정자생성을 촉진시키는 미량 영양소로 셀레늄과 함께 섹스 미네랄이라고 불린다. 굴에는 발기를 일으키는 산화질소의 원료이자 정자의 중요한 구성 성분인 아르기닌도 많이 들어 있다. 또 다른 아미노산인 타우린은 웬만한 자양강장제에는 필수적으로 들어가는 성분으로 간의 해독작용을 도와 피로회복과 활력증진에 도움을 준다.

(7) 꿩고기 B형(태음인)과 A형(소음인)에 적합

꿩은 저지방 고단백식품으로 타 육류와는 달리 섬유소가 가늘고 연하며 근육질에는 지방이 전혀 섞여 있지 않아 세포를 윤택하게 하고 피부노화를 방지하는 데 효과가 크다. 그리고 스태미나식과 미용식으로 적합하고 맛이 담백하면서 소화 흡수가 잘되는 고급 육류다. 꿩고기는 기름기가 전혀 없어 느끼하지 않고 꿩고기 특유의 맛을 내고 있다. 칼슘과 필수아미노산 등의 각종 미량효소가 듬뿍 들어 있어 특히 남성의 기를 보하고 강장양생하는 식품이며 노약자나 여성에 좋은 건강식이다.

꿩고기의 구성 아미노산은 인체가 스스로 만들지 못하는 8종의 필수아미노산이 고루 들어 있어 이상적인 단백질식품이며, 오메가-3 지방산을 함유하고 있다. 꿩고기에 함유된 오메가-3는 콜레스테롤을 억제시키는 작용을 한다. 날마다 먹으면 비위를 능히 보할 수 있으며 기력을 더하고 눈을 밝게 한다. 특히 꿩은 살만 발라 먹지 않는 고기이다. 뼈가 가늘고 그 사이에 녹혈이 들어 있는데 그것이 맛도 있고 보혈도 된다 하여 고루 다져서 살과 같이 먹는다. 다른 고기와는 뼈 씹히는 맛이 다르다. 닭처럼 뼈가 억세지 않고 잘 부서져서 오돌오돌 바삭거리며 씹히는 맛을 즐길 수 있다.

(8) 낙지 모든 체질에 적합

정약전의 「자산어보」에는 '말라빠진 소에게 낙지 서 너 마리를 먹이면 곧 강한 힘을 갖게 된다'라고 적혀있고 「동의보감」에는 '낙지 한마리가 인삼 한 근에 버금간다'고 하였다. 한방에서는 성이 평하고 맛이 달며 독이 없다고 했다. 낙지에는 타우린·인·칼슘·각종 무기질·아미노산 등이 풍부하게 함유되어 있어 개펄 속의 산삼이라 불린다.

타우린은 콜레스테롤 수치를 낮춰주고 혈액순환을 원활하게 하는 기능이 있어 정력을 증진시킨다. 원기를 북돋우는 데는 낙지만한 것이 없고 DHA가 다량 함유되어 피를 맑게 해준다. 여성의 피부미용이나 어린이 두뇌발달을 위해서도 낙지만큼 좋은 것이 없다. 낙지에는 신경전달 물질인 아세틸콜린도 많이 들어 있다. 아세틸콜린은 나이가 들면 점차 감소하는데 아세틸콜린의 감소는 기억력을 포함한 뇌 기능을 떨어뜨린다. 낙지는 남성의 가장 중요한 성 기관을 관장하는 뇌의 기능을 향상시켜 간접적으로 정력에 도움이 되는 효과가 있다.

(9) 녹용 B형(태음인)과 A형(소음인)에 적합

정력하면 녹용이라는 말이 떠오를 만큼 한방의 대표적 약재가 되는 녹용은 성욕을 일깨우는 소량의 난소호르몬 모양의 물질이 함유되어 있기도 하다. 주요 효능으로는 하체를 덥게 하고 보하는 작용이 뛰어나다. 정력을 생성시키고 피를 생성하며 양기를 크게 북돋우어 주기도 한다. 따라서 녹용은 남성의 허약증상을 다스리고 발기가 제대로 되지 않는 성 기능 저하나 감퇴에 뚜렷한 치료효과를 나타낸다.

한의학에서는 성호르몬이 부족하여 발생하는 발기불능, 조루증에 쓰이는 녹용은 심장의 수축력과 심박출량을 증가시켜 저혈압 등으로 인한 만성적인 혈액순환 장애를 개선시키므로 양위나 양기부족 등 각종 성 기능 장애 증상에 신정을 보강하는 약물과 병용하여 많은 효과를 나타낸다고 하였으며 유정이나 조루의 증상도 소실된다고 하였다. 또한 임신의 유지와 자궁을 보강하는 힘도 녹용에 있다고 하였다. 그러나 녹용도 습열이 속에 차 있고 음이 허하며 화가 거센 사람은 그 복용을 삼가야 한다.

(10) 다슬기 AB형(태양인)과 O형(소양인)에 적합

지루한 여름에는 무더위와 습기로 인해 지치고 스태미나도 떨어지므로 몸의 기운을 돋우기 위해 여러 가지 보양식을 찾게 된다. 그 중에서도 생태환경의 기초이며 세상에서 가장 느린 수서생물인 다슬기는 물속의 웅담이라고 일컫는 건강식품이다. 국물을 푹 우려낸 구수한 된장국이나 시원한 다슬기 수제비도 좋지만 다슬기 살과 부추를 넣고 지져낸 다슬기전이나 칼칼하게 양념을 한 무침이나 다슬기탕은 보기만 해도 침이 꿀꺽 넘어간다. 달콤하고 쌉싸래한 맛도 일품이지만 건강에도 좋아 얼큰한 다슬기탕 한 그릇이면 더위에 지친 심신이 날아갈듯 가벼워지는 영양만점의 웰빙식이 된다.

다슬기가 물속에 있는 웅담이라는 별칭을 갖게 된 것은 다슬기에는 간을 좋게 해주는 물질이 다량 함유되었기 때문이다. 우리나라 사람들은 유난히도 간 질환에 시달리는 사람이 많고 세계 최고의 간질환계 사망률까지 기록하고 있는데 성인 4명당 3인 정도가 과로와 스트레스, 지나친 음주, 흡연 등으로 간을 혹사시키고 있다. 다슬기는 예로부터 간염이나 간경화를 고치는 약으로 흔히 써왔다. 다슬기를 끓이면 우러나는 파란 물이 다슬기 피의 푸른 색소인데 이 청색소가 사람의 간 색소와 닮아 간 기능 회복에 탁월한 효과가 있기 때문이다.

다슬기는 지방마다 부르는 이름도 제각각이라 민물고둥, 대사리, 고디, 올갱이 등으로 불리 우며 다슬기의 살과 달인 물은 신장을 돕는 양약으로 사용하고 껍질은 간과 골다공증에 좋은 약으로 예부터 민간약용으로 상용되었다. 다슬기의 약성을 살펴보면 성질은 서늘하고 맛은 달며 독은 없다. 간장과 신장에 작용하는 탁월한 효능이 있으며 대소변을 잘 나가게 한다. 위통과 소화불량을 치료하고 열독과 갈증을 푼다. 그러나 다슬기는 폐흡충의 제1중간숙주이므로 제아무리 몸에 좋다고 해도 날로 먹어서는 안 된다. 또한 몸이 냉한 사람이 과식을 하면 배탈이 나거나 위에 통증을 느낄 수 있으므로 주의해야 한다.

(11) **달걀** 모든 체질에 적합

달걀은 성질이 평하고 맛이 달며 우유와 함께 지구상에 존재하는 가장 완벽한 단백질이라는 찬사를 받고 있다. 달걀은 흰자와 노른자의 영양적 조성이 다르지만 단백질·지방산·무기질·아미노산 등 풍부한 영양분이 들어 있다. 달걀의 흰자는 90%의 수분과 단백질, 소량의 탄수화물이 들어 있으며 지방이 없는 것이 특징이고 작지만 달걀 전체 중량의 1/3을 차지하는 노른자는 지방이 들어 있어 열량이 높다. 흰자에도 노른자만큼 단백질이 함유되어 있으며 달걀에 포함된 비타민과 무기질의 대부분이 노른자에 들어 있다.

달걀의 영양소는 어느 것 하나 빠짐없이 가지고 있다. 그래서 달걀을 완전식품이라 부르는 것이다. 실제로 많은 사람들이 달걀이 좋은 것은 알고 있는 데도 불구하고 달걀의 섭취를 꺼리는 이유는 바로 콜레스테롤 때문이다. 그렇지만 달걀 1개에 들어 있는 콜레스테롤 양은 250mg인데 반해서 세계보건기구(WHO)에서는 정상인의 하루 콜레스테롤 섭취량은 300mg 이하로 권장하고 있다. 따라서 많이 먹으면 혈중콜레스테롤을 지나치게 높여 동맥경화와 심장병 등을 일으킬 수 있지만 콜레스테롤 수치가 정상인 사람이나 어린아이들은 하루 1~2개 정도의 달걀을 먹는 것은 문제가 되지 않는다.

달걀노른자에는 칼슘·철 등의 미네랄과 해독작용이 있는 비타민군이 들어 있다. 특히 인지질인 콜린과 레시틴이 주성분이다. 콜린은 뇌의 학습에 관여하는 신경 전달물질의 원료가 된다. 불필요한 지방 축적도 막고 혈압도 정상화시킨다. 레시틴은 콜레스테롤이나 세포 속 노폐물을 녹여 동맥경화를 방지한다.

(12) 달팽이 AB형(태양인)과 O형(소양인)에 적합

달팽이는 바다의 전복이라 해도 과언이 아닐 정도로 다량의 단백질과 미네랄이 풍부한 영양소를 가지고 있으며 전복과 다른 점이 있다면 달팽이에는 사람의 성호르몬과 유사한 성분인 뮤신(콘드로이친황산)이라는 활력 성분이 주종을 이루고 있다. 이 성분은 피부세포 조직을 결합하여 신진대사를 원활하게 함으로써 원기회복과 피부미용 등에 좋은 영양보조식품이다. 옛 한방의서에도 식용 달팽이를 장복하면 간 질환, 위장 질환, 신장 질환, 뇌졸중, 당뇨, 동맥경화, 관절염, 신경통, 결핵, 빈혈, 변비, 상처재생 등에 효과가 좋다고 달팽이의 효능을 입증하고 있다.

사람은 나이가 들면 세포의 노화가 일어난다. 즉, 세포위축, 수분감소, 불필요한 물질의 침착, 색소 과립의 침착, 칼슘의 침착 등이 일어난다. 한편 조직 중의 콘드로이친황산도 줄어들게 마련이다. 따라서 콘드로이친황산을 충분히 공급해 주면 세포가 젊어지고 노화방지나 강정·강장효과가 생기므로 달팽이는 젊음의 전령사이다. 이같이 좋은 달팽이 요리를 과거에 우리나라 사람들은 먹지 않았으나 요즈음에 이르러 무침, 튀김, 볶음, 꼬치구이 등 달팽이요리가 우리 입맛에 맞게 개발되면서 젊은이들 사이에 큰 인기를 얻고 있다. 달팽이요리가 독특한 맛의 고급요리임에는 분명한 것 같다. 왜냐하면 전 세계 미식가들의 입을 즐겁게 해주는 프랑스의 3대 진미로 알려져 있으며 프랑스, 중국, 일본 등지에서는 달팽이가 밤을 위한 정력음식으로 애호를 받고 있기 때문이다.

(13) 닭고기 B형(태음인)과 A형(소음인)에 적합

닭고기는 몸을 보하는 음식의 왕이라고 불릴 정도로 효능이 좋다. 기를 보하고 정을 더하고 양생하는 데 있어 훌륭한 음식이다. 날마다 먹으면 오장의 기운을 더하고 자양강장한다. 몸이 마르고 약하거나, 병후나, 수술 후 몸이 회복되지 않거나, 산후허약에 좋다. 그리고 나이가 들어 몸이 약할 때나 특별한 병이 없을 때에도 먹으면 좋다.

닭고기는 훌륭한 단백질·무기질·비타민B군의 공급원이다. 또한 쇠고기나 돼지고기보다 섬유가 가늘고 연한데다 지방이 고기 안에 섞여 있지 않아 담백하고 소화도 잘 된다.

닭고기의 단백질 중에는 곡류와 야채를 주로 먹는 사람에게 결핍되기 쉬운 메티오닌이 풍부하다. 메티오닌은 지방간이 있거나 알코올 섭취로 간이 지쳐있는 사람들에게 꼭 필요한 아미노산이다. 젊은이가 먹으면 바람이 난다는 날개 살에는 콘드로이친황산이 들어 있다. 이 성분은 강정효과가 있는 것으로 알려지고 있다. 닭고기는 타 육류와 다르게 근육과 지방이 분리되어 있으며 지방의 양이 매우 적어 조리 또는 섭취 시 지방을 적게 섭취할 수 있다. 또한 콜레스테롤의 함량이 쇠고기나 돼지고기에 비해 낮기 때문에 고혈압 환자들에게 적합한 음식이다.

(14) 돼지고기 AB형(태양인)과 O형(소양인)에 적합

한의학에서는 돼지고기는 성질이 차고 맛은 달고 짜며 그 기름에는 약간의 독이 있다고 서술되어 있으며 「동의보감」에는 '허약한 사람을 살찌게 하고 음기를 보하며 성장기의 어린이나 노인들의 허약을 예방하는 데 좋은 약이 된다'고 하였다 아울러 내장, 발톱 등 돼지의 모든 부위가 사람의 병을 고치는 약으로 쓰임을 강조하고 있다. 돼지고기는 육질이 연하고 소화 흡수가 잘 되어 소화 기능이 약한 사람에게 더욱 좋다.

돼지고기는 몸에 남아있는 노폐물을 몸 밖으로 밀어내주는 역할을 하기 때문에 술, 담배 등에 시달리는 현대인의 피로를 말끔히 씻어준다. 또 중금속을 해독시키기 때문에 옛날엔 인쇄소에서 활자판을 만드는 사람들은 1주일에 꼭 한 번씩은 돼지고기를 먹었다고 한다. 황사는 물론 대기오염에 노출되어 있는 현대인에게 꼭 필요한 식품이다. 불포화지방산이 많이 들어 있어 혈관 내 콜레스테롤의 축적을 막아 주며 혈류를 왕성케 한다. 특히 비타민F는 필수지방산으로 뇌 질환을 억제시키고 뇌의 활동을 촉진시켜 준다. 돼지고기를 즐겨먹는 중국인들에게 고혈압 환자가 적은 것도 이 때문이다.

돼지고기는 필수아미노산이 풍부한 단백질원일 뿐 아니라 비타민B1·나이아신·비타민B12·철·아연 등이 풍부하다. 특히 비타민B1과 미네랄은 쇠고기보다 더 많다. 돼지고기에는 다른 육류에 비해 특히 비타민B군이 많이 들어 있으며 양질의 단백질과 각종 영양소가 곱고 윤택한 피부와 날씬한 몸매를 유지시켜 준다. 인과 칼륨 등이 많이 들어 있으며 각종 미네랄이 풍부하여 성장기의 어린이와 수험생의 영양보충으로 좋다.

아울러 돼지고기에 많이 들어 있는 철은 체내 흡수율이 높아 철 결핍성 빈혈을 예방하며 메치오닌 성분이 많이 들어 있어 간장보호와 피로회복에 좋다. 또한 열병에 의해 진액이 손상되고 소갈증에 몸이 야위며 신장이 허하여 몸이 약한 것과 산후의 혈액 부족이나 조열에 의한 기침과 변비에 효과가 있다. 폐와 위 등의 진액이 손상되는 열병으로 인한 상진, 신체가 허약으로 혈허한 자, 간신음허로 인해 현기증이 생기고 눈이 아른거리며, 귀울음이 있고 소리가 잘 안 들리는 이명이농을 치료하는 효능이 있다.

(15) 메기 B형(태음인)과 A형(소음인)에 적합

긴 수염과 툭 튀어 나온 눈에다 까무잡잡하니 볼품없이 생긴 메기를 옛날 양반들은 멀리했다고 한다. 그렇지만 요즘은 좀 있다는 사람들이 먼저 찾는다. 수분과 단백질·지방·칼슘·인·철분·비타민B가 풍부해 보양식품으로 인기가 있다. 메기는 양질의 단백질이 풍부하고 미네랄 성분이 많이 들어 있어 몸을 보하고 정력을 돋우는 민물고기다.

메기의 효능은 아주 다양하다. 수종을 다스리고 이뇨를 도와주며 복막염과 부종에 효과가 있어 임산부에게 좋다. 메기에 달걀을 넣고 끓여 장복하면 산모의 젖 분비에도 도움이 된다고 한다. 당뇨병 환자에게는 최적의 식품이며 치질과 만성심장병에 좋다. 저칼로리 고단백식품으로 정력증진은 물론 약해진 기운 보충에도 좋다. 고기 맛이 좋은 메기는 메기불고기, 메기튀김, 메기찜, 메기탕 등으로 요리되어 식도락가들의 입맛을 사로잡고 있다. 특히 메기매운탕은 강정·강장음식으로 추천되는 우리 고유의 전통음식이다.

(16) 메추리고기 모든 체질에 적합

메추리는 꿩과에 속한 병아리 비슷한 작은 새다. 몸빛은 대체로 황갈색 계통이며 요즘은 사육하는데 한 해에 100~300개의 알을 낳는다. 식당에 가면 메추리알이 심심풀이로 나오기도 한다. 「동의보감」을 보면 메추리고기는 순육이라고 하는데 '순육은 오장을 보강하고 힘줄과 뼈를 튼튼히 한다'라고 하였다. 즉, 내장 기능을 보강하며 기력을 강인하게 한다는 것이다. 그래서 메추리는 예로부터 강장제로 손꼽혀 왔다. 우유를 넣고 달여 먹으면 정수가 풍부해지고 양념해 구워 먹으면 정력을 굳건히 한다.

또한 술을 담가 먹기도 하는데 이것을 무후주라 하여 대단한 강정효과가 있다고 알려져 있다. 당나라 때 여 황제 측천무후는 매일 무후주를 마시고 역사에 기록될만한 호색가가 되었다. 매일 밤마다 성욕이 솟구치고 몸이 활활 달아올라 가만히 있을 수가 없었다고 한다. 건장한 장정들이 잠자리에서 수청을 들었지만 하룻밤에도 수많은 남자가 비틀거리며 쓰러졌다는 고사가 전해지고 있을 정도다.

(17) 멸치 B형(태음인)과 A형(소음인)에 적합

청정지역에서 어획되는 무공해 자연식품으로서 칼로리가 다른 어종이나 육류에 비해 월등히 높으며 특히 뼈를 튼튼하게 하는 칼슘과 인의 함량은 단연 첫째이다. 멸치에는 심장병, 뇌졸중의 원인인 동맥경화를 방지하고 어린이의 지능 발달에도 효과가 있는 고도 불포화지방산인 EPA와 DHA가 각각 9.2%와 14.1%나 들어 있으며 타우린 성분은 콜레스테롤의 함량을 낮추는 작용 외에 혈압을 정상적으로 유지하고 심장도 튼튼하게 한다.

멸치는 성질이 따뜻하면서 칼슘과 무기질이 풍부하여 골다공증을 예방하고 노화를 방지하며 청소년들에게는 성장하는 데도 많은 효과가 있다. 뿐만 아니라 멸치에는 항암작용이 있는 나이아신이 들어 있고 핵산의 함량도 풍부하며 영양적으로 균형이 잡힌 우수한 식품으로 성장기의 어린에게는 필수식품이며 청소년, 임산부, 노약자는 물론 건강생활을 지향하는 현대인에게 자연의 맛을 안겨주는 칼슘의 보고로서 천연 슈퍼건강식품이라 할 수 있다. 음식으로는 멸치볶음 외에도 감자, 꽈리고추, 마늘종, 땅콩, 아몬드, 호두 등의 식품과 잘 어울려 간장이나 고추장, 갖은 양념 등을 넣고 영양만점의 반찬을 만들 수 있다.

(18) **명태** 모든 체질에 적합

예로부터 '맛 좋기는 청어, 많이 먹기는 명태'라는 말이 있다. 그만큼 우리나라 사람들은 명태를 즐겨 먹었고 명태는 흔한 생선이었다. 그러나 꼭 흔하기 때문에 많이 먹은 것만은 아니다. 다양한 건사 방법에 따라 황태, 북어, 동태 등 여러 가지 형태로 맛과 향을 달리할 수 있었고 보다 중요한 이유로 단순히 식품 이상의 건강효과가 탁월했기 때문이다. 명태는 구하기 쉬운 일반 식품이면서도 값비싼 약재 이상의 효능을 갖고 있다. 몸 안에 축적된 여러 가지 독성을 풀고 소변이 잘 나오게 하는 데 탁월할 뿐 아니라 흔하게는 술독을 푸는 데 뛰어난 효과를 갖고 있다.

현대인들에게도 몸 안에 찌든 공해독을 제거하고 화공약품이나 농약 중독, 광견독, 지네독, 연탄가스 중독 등 각종 독성을 제거하는 식품으로 활용될 수 있다. 그 밖에도 흔히 나타나는 알레르기 체질을 개선하고 알레르기로 인한 각종 질병과 통증을 가라앉히는 효과도 있다. 말린 북어의 질긴 육질 때문에 부드러운 식품을 선호하는 아이들로부터 곧잘 외면 받는 생선이 되었지만 그 효과를 생각하면 가끔은 반드시 먹어야 할 건강 찬거리라 할 수 있다.

또 명태는 인체 각 부분의 세포를 발육시키는 데 필요한 리신이라는 필수아미노산과 뇌의 영양소가 되는 트립토판이 들어 있어 건강 유지에는 그만이며 기름기는 상대적으로 적어 비만환자나 노인들도 안심하고 먹을 수 있다. 명태는 열이 많이 나는 질환에 좋다. 감기 몸살이나 다른 감염으로 인한 급성 질환의 경우에는 식욕도 떨어지고 소화도 잘 되지 않아 칼로리 높은 음식이나 다른 생선을 먹기 어렵게 된다. 그러나 뜨거운 명태국을 먹으면 땀이 나면서 회복이 빨라진다. 명태는 성질이 평하고 맛이 짜며 독이 없기 때문에 소화 기능이 약한 사람도 잘 소화시킬 수 있다. 그밖에도 명태는 간을 보호하는 효능이 있어 해장국 재료로 좋으며 소변이 잘 나오지 않을 때에도 명태를 먹으면 효과를 볼 수 있다.

황태는 일교차가 크고 추운 지역에서 매년 12월부터 이듬해 3~4월까지 눈을 맞히며 얼리고 녹이는 과정을 반복해서 만든다. 낮에는 겉만 살짝 녹았다가 밤이면 꽁꽁 얼기를 20번 이상 반복한 끝에 질 좋은 황태가 되는데 이런 과정을 통해 명태는 속살은 솜같이 부드럽고 맛은 고소하며 색깔이 누런빛을 내게 된다. 눈 속에서 자연 상태로 말리기 때문에 육질이 부드럽고 비린내가 나지 않는 것이 특징이다. 은은하고 깊은 특유의 향내가 오랫동안 보존되어 가장 고급스런 명태 가공식품으로 꼽힌다. 특히 명태의 간유에는 대구 1마리의 3배량에 해당하는 비타민A가 들어 있어 영양제로서의 가치가 뛰어나며 자주 먹으면 눈이 밝아진다.

(19) 문어 모든 체질에 적합

문어는 한자어로는 팔초어라 하였고 그 밖에 장어 또는 팔대어라고 부르기도 한다. 영양성분을 보면 단백질·회분·칼슘·인·비타민B1·B2 등이 함유되어 있다. 문어의 육질은 오징어 맛과 비슷하고 미각을 돋우는 글리신과 베타인이라는 성분이 많이 함유되어 있다. 문어는 시력회복과 빈혈방지에 상당한 효과가 있을 뿐만 아니라 타우린 성분이 약 34%가량 함유되어 콜레스테롤계의 담석을 녹이는 작용을 한다. 예부터 민간요법으로 혈압이 높거나 심장병 등 순환기계 질병에 걸리면 문어를 푹 고아 먹어 질병을 치료했으며 일본에서는 1940년대에 문어 삶은 국물에서 타우린을 추출하여 심장 및 결핵 치료약을 개발했다.

타우린은 혈액 중의 중성지질과 콜레스테롤을 효과적으로 억제하고 간의 해독작용으로 피로회복에 효과적이며 인슐린 분비를 촉진해 당뇨병을 예방하고 혈압조절, 두뇌 개발과 신경활동에도 관여하며 눈의 망막 기능을 정상화하는 역할을 한다. 문어는 동맥경화, 간장병, 시력감퇴, 변비, 미각장애에 좋은 결과를 나타낼 뿐만 아니라 그 외도 다량에 비타민이 함유되어 보양식으로 널리 알려지고 있다. 문어를 삶으면 붉은빛이 나오는데 그것은 문어가 삶아지면서 육조직에서 염기성 물질이 국물에 녹아나와 용액이 알칼리성으로 되어 색소포에서 포도주색의 색소와 같은 온모크롬이 녹아나와 문어가 물들기 때문이다. 그러므로 문어를 삶을 때는 녹차를 넣고 삶으면 색이 깨끗해진다.

(20) 미꾸라지 B형(태음인)과 A형(소음인)에 적합

미꾸라지는 예부터 서민들이 즐겨 찾는 전통 보신식품이다. 옛날부터 서민들은 가을철 농번기를 끝내고 동네 저수지나 논, 하천, 작은 도랑 등에 나가 미꾸라지를 잡아 추어탕을 끓여 여름철 농번기에 지친 몸을 추스르는 서민들의 훌륭한 스태미나 음식으로 인기가 높았다.

특히 피곤해서 섹스의 욕구가 없는 사람들에게는 미꾸라지가 좋다. 사람이 나이가 들면 세포의 노화현상이 오는데 세포의 위축, 수분의 감소, 색소 과립의 축척 및 침착, 칼슘 침착 등이 일어나 윤기가 없어지게 마련이다. 그 예방이나 치료를 위해서는 식품으로 콘드로이친황산을 충분히 섭취해야 한다. 이 콘드로이친황산은 미끈미끈한 미꾸라지의 점액물인 뮤신의 구성분이다. 미꾸라지 외에도 식품 중에 뮤신(콘드로이친황산) 성분이 있는 것은 장어, 달팽이, 마 등이 있지만 서민들이 손쉽게 먹을 수 있는 것은 추어탕의 원료인 미꾸라지이다.

미꾸라지의 성분은 양질의 단백질이 주성분이며 다른 동물성 식품에서는 보기 드문 비타민A를 다량으로 함유하고 있어 피부를 보호하고 세균의 저항력을 높여 주며 호흡기도의 점막을 튼튼하게 해준다. 또 칼슘도 많이 함유되어 있는데 이는 현대인에게 가장 필요한 무기질이므로 미꾸라지는 장수식품이라 할 수 있다. 그 외 소량의 지방·비타민B2·D·철분·회분·인 등이고 지방은 고급불포화지방산으로 고혈압, 동맥경화, 비만증 환자에게 좋다. 미꾸라지는 옛날부터 정력을 돋우어 주는 강정·강장식품으로 명나라 때에 이시진이 엮은 「본초강목」에 보면 '미꾸라지는 속을 덥히고 원기를 돋우며 술을 깨게 하고 스태미나를 보하여 발기불능에 효과가 있다'라고 기록되어 있다.

추어탕은 미꾸라지의 내장까지 함께 끓이기 때문에 알과 난소에 많은 비타민A·B1·B2·D를 모두 섭취할 수 있다. 늦여름과 가을에 제 맛을 내며 굵은 것이 맛이 좋다. 우거지나 부추를 넣고 끓이는데 산초가루를 넣으면 비린내가 없어지고 맛이 아주 좋다. 따라서 추어탕은 가을철의 대표적인 정력음식으로 손꼽히고 있다.

(21) 붕어 B형(태음인)과 A형(소음인)에 적합

붕어의 단백질은 소화 흡수가 잘 되는 우수한 식품으로 평가되고 있다. 지질은 3.4%로 비교적 적은 편이지만 대부분이 불포화지방산으로 되어 있기 때문에 고혈압이나 동맥경화를 앓는 사람에게 좋다. 산성식품이기는 하나 칼슘과 철분의 함량이 많아 발육기의 어린이나 빈혈인 사람에게도 좋다. 붕어는 그만큼 허약체질을 강화시키는 보약이면서 대변에 피가 섞여 나오는 장출혈, 위궤양 등에도 탁월한 효과가 있다. 한의학에서는 붕어를 즉어라 하는데 붕어를 주성분으로 한 여러 좋은 처방들이 많이 나와 있다.

붕어의 기미는 감(단맛)하여 능히 소화 기능을 보하기 때문에 비위 기능이 약하여 소화 흡수력 부진으로 몸이 야위고 수척하며 기력이 쇠잔한 경우에 좋다. 붕어와 잉어는 여성에 좋다고 하나 꼭 그렇지만은 않다. 붕어를 많이 먹는 남성은 능히 몸 안의 화를 동하게 하여 스태미나에 도움을 주는 정력식품이다. 모든 약이나 음식이 과하면 오히려 부족한 것만 못한 것과 마찬가지로 붕어도 과하게 섭취하면 몸에 열을 많이 나게 하므로 몸에 열이 많은 사람은 주의하여야 한다. 그러므로 몸이 차고 냉한 사람에게 오히려 도움이 된다.

(22) 새우 B형(태음인)과 A형(소음인)에 적합, 새우젓은 모든 체질에 적합

어느 나라에서나 사랑받는 새우는 크기나 모양에 따라 재료법도 달라 요리하는 맛이 나고 혈액순환을 도와 양기를 북돋우어 준다. 늦가을부터 겨울 사이가 제철이다. 굽은 등 덕분에 일본에서는 바다의 노인이라 불리며 수산물 가운데 새우만큼 여러 나라에서 사랑받는 것도 드물다. 나라마다 새우의 맛과 모양을 잘 살린 음식이 다양하게 발달했다. 우리나라에서는 대하찜, 대하구이, 새우산적 등을 많이 만들고 일본에서는 튀김으로, 중국에서는 튀기거나 매운 소스로 버무린 깐쇼밍하(깐풍기)로, 서양에서는 빵가루를 묻힌 튀김으로 즐겨 먹는다.

「본초강목」에서는 대하를 먹으면 신장을 좋게 하고 혈액순환을 촉진시켜 양기를 왕성하게 돋워 주는 1등급 정력제로 꼽았다. 옛말에 '총각은 새우를 삼가 해야 한다'는 말까지 생겨났을 정도다. 새우가 정력에 좋은 이유는 양질의 단백질과 칼슘을 비롯한 무기질과 비타민B 복합체 등이 풍부하기 때문이다. 새우의 단백질에는 글리신·라이신·메치오닌·베타인 등을 비롯한 8종의 필수아미노산이 골고루 함유되어 있어 새우 고유의 풍미를 낸다. 새우에 많이 들어 있는 칼슘은 골다공증이나 골연화증을 예방해 주는 작용을 한다.

아울러 새우 특유의 붉은 빛을 내게 하는 아스나산진 색소는 카로티노이드 계열의 천연색소로 활성산소에 대항하는 항산화 능력이 비타민E보다 500배나 강하다. 독자들이 다 아는 것처럼 새우는 키토산을 가장 많이 함유하고 있는 저칼로리 고단백질 식품으로 스태미나에 좋아 정력제로 알려져 있다. 또 식품 자체에 혈중 콜레스테롤 수치를 떨어뜨리는 타우린이 풍부하게 들어 있어 간의 해독작용을 도와 노화방지 및 인체 내 불순물 제거하고 고혈압을 비롯한 각종 성인병 등에 탁월한 효과가 있으며 비타민이 풍부하여 어린이 성장발육은 물론 미용효과도 만점이다.

또한 우리나라 젓갈 중에서 가장 많이 사용되는 새우젓은 새우를 염장한 다음 15~20℃에서 2~3개월간 숙성시켜 만든 것이다. 새우젓은 각종 식품조리에 중요하게 쓰이는 재료이며 김치에 특유한 맛과 향기를 내는 부재료로 많이 쓰인다. 새우젓이 발효하는 동안 새

우껍데기에 존재하는 키틴이 일부 분해되어 키틴 올리고당이 되는데 이 키틴 올리고당은 면역력을 증가시켜 암의 억제 내지 전이를 방지하는 것으로 알려져 있다.

키틴 올리고당은 대식세포를 활성화 시킨다든지 혹은 면역담당 세포를 강화시켜 항체 생산 세포로 하여금 항체를 많이 생산하도록 함으로써 암을 극복할 수 있는 것으로 보고되고 있다. 키틴에서 화학적으로 아세틸기를 70% 이상 제거시킨 것을 키토산이라고 한다. 키틴은 녹일 수 있는 용매가 없어 일반적으로 유기산에 쉽게 녹아 활용이 가능한 키토산으로 만든다. 부경대 화학과 김세권 교수는 키토산 올리고당이 항암효과 뿐만 아니라 항노화, 항고혈압 등 다양한 생리 기능성을 나타내는 것에 착안하여 게 껍질에서 키토산을 추출한 다음 이를 효소로 분해하여 키토산 올리고당을 대량생산할 수 있는 시스템을 세계 최초로 개발하고 이 기술을 기업체에 이전시켜 상품화에 성공했다.

특히 새우젓은 발효되는 동안 베타인의 함량이 증가한다. 베타인은 옛날부터 위액의 산성도를 조절하는 의약품으로 사용되어 왔으며 오늘날에는 고지혈증, 비만 등의 개선에도 관여하는 것으로 알려져 있고 지방간이나 알코올에 의한 간 기능 장애의 개선에 좋은 효과가 있는 것으로 보고되고 있다. 이같이 수산물에는 키틴 올리고당처럼 면역능력을 활성화 시켜주는 기능성 물질이 많이 발견되고 있어 평소에 어패류나 해초류 등을 자주 섭취하는 것이 암과 같은 성인병을 예방할 수 있을 것이다.

(23) **쇠고기** 모든 체질에 적합

쇠고기는 예로부터 제허백손을 보한다고 하여 고급요리의 재료로서 쇠고기를 먹지 못하는 사람이 거의 없을 정도로 불고기, 갈비구이, 갈비찜, 탕 등 대중식으로 각광받고 있으며 특히 불고기는 김치와 비빔밥과 함께 한국을 대표하는 전통음식이기도 하다. 또한 소는 사람의 체격과 비슷하기에 예로부터 소의 피는 사람의 피를, 소의 머리는 사람의 머리를, 소의 낭신은 사람의 낭신을 보완한다고 여겨왔다. 즉, 허리가 아프면 소의 허리뼈를 고아먹고 다리가 아프면 소의 다리를 삶아서 먹었다. 이처럼 쇠고기는 구미와 소화를 촉진하고 기혈을 보강하며 근골의 힘을 강건하게 하여 손발이 저리고 감각이 둔할 때에도 좋으므로 최고의 육식이 된다.

쇠고기에는 단백질 특히 리진·트레오닌·발린·메티오닌·로이신 등 필수아미노산과 올레인산·팔미틴산·리놀산 등 지방산과 각종 비타민A·B1·B2, 칼슘·유황·인·철 등 미네랄이 많이 함유되어 있으며 ATP(아데노신3인산)를 만드는 원료로도 사용한다. 또한 우황은 소아 경풍, 간질, 뇌염, 뇌막염, 정신분열증 등 시각을 다투는 질환에 사용되며, 소의 꼬리와 낭신은 중추신경과 말초신경의 순환을 촉진하고 신수를 보강하고 요슬산연과 불면증에 특효가 있으며 귀가 잘 들리지 않은 경우에도 자주 이용한다. 쇠고기로 만든 음식은 모든 체질의 원기회복과 자양강장에 크게 도움이 된다.

많은 여성들이 불포화지방산의 함량이 높아서 쇠고기를 꺼린다. 하지만 쇠고기의 살코기는 지방함량이 돼지고기의 1/5에 불과하며 콜레스테롤 함량도 낮다. 이런 점에서 약간의 쇠고기를 먹는 것은 다이어트 중인 여성에게 단백질을 보충해주는 최상의 건강식품이다. 쇠고기에 들어 있는 엽산은 피부가 아름다운 색과 탄력을 유지하는 데 도움을 준다. 약간의 살코기를 넣어 국을 끓여 먹으면 얼굴과 다리가 붓는 것을 예방할 수 있으며 만성설사에도 좋다.

또한 보양식으로 즐겨먹는 쇠꼬리를 푹 고아 만든 꼬리곰탕이나 우족과 사태를 넣고 끓여서 만든 족탕, 쇠무릎으로 만든 도가니탕 등은 보기만 해도 걸쭉하고 맛깔스러워 먹으면 몸을 보하고 정력을 보충해 줄 것 같은 느낌이 든다. 그러므로 아교질이 많이 들어 있는 미끈미끈한 음식이 정력제가 된다고 하여 중년의 신사들이 피곤한 이튿날 꼬리곰탕이니 도가니탕 등을 즐겨 먹는데 그런 음식들이 과학적으로 몸에 좋다는 것이 알려지고 있다. 혈관이 탄력성을 잃게 되는 것은 혈관을 형성하고 있는 세포들을 서로 연결시켜 주는 결합물질이라는 물질이 부족하기 때문이다. 피부도 마찬가지여서 나이를 먹을수록 건조해지며 탄력성이 없어지는 것은 피부세포를 연결하는 결합물질이 줄어들기 때문이다.

결합조직은 예를 들어 피부나 혈관에 상처가 생길 경우 상처를 메우고 보수공사를 하여 재생시키는 작용을 한다. 사람이 늙으면 심장이 약해지는 것은 심장근육의 보충이 빨리 되지 못하기 때문이며 동맥경화증이 되는 것은 혈관 벽이 새로운 조직으로 되살아나지 못하기 때문인데 모두 결합조직의 부족으로 생긴다. 결합물질은 아교처럼 끈적끈적한 물질인데 콜라겐·콘드로이틴황산·히알우론산 등의 3가지 단백질을 많이 들어 있기 때문에 먹으면 피부나 혈관조직의 탄력성을 좋게 해준다.

(24) 양고기 B형(태음인)과 A형(소음인)에 적합

남성들 사이에선 2002년 월드컵 축구선수들이 양고기를 보양식으로 즐겨 먹었다 해서 관심을 끌었고 여성들 사이에선 다이어트식품으로 양고기에 대한 관심이 높아가고 있다. 우리나라 사람들은 양고기 특유의 향 때문에 기피하는 경향이 있었으나 최근 들어 이런 저런 이유로 양고기 마니아들이 늘어나고 있다. 양고기는 특히 겨울철 보양식으로 인기다. 양고기 특유의 따뜻한 성질 탓에 열량이 높아 정력음식으로 인기가 좋으며 겨울철에 먹으면 위장과 비장을 튼튼하게 해주고 혈액순환을 촉진시켜 추위를 막을 수 있다.

조선조 고종 때 황도연이 지은 「방약합편」에 따르면 '양고기는 성질은 따스하고 맛은 달다. 몸이 허하고 얼굴의 핏기가 없음을 막아주고 위장 기운을 열며 신장을 유익하게 하여 시들어 진 양기를 일으킨다. 양의 피는 주로 산후 혈증으로 번민하고 있는 것을 치료하고 열로 인한 묵은 가래를 없앤다'고 양고기의 효능을 기록하였다.

또 남성들에겐 발기부전이나 허리나 다리가 시큰시큰 아프고 밤에 소변을 자주 보고 추위를 느낄 때 먹으면 좋고 여성들에게는 이뇨작용이 있어 몸에 쌓인 노폐물을 제거하는 데 좋다. 또 산후 피가 부족해 한기를 느끼며 배가 아프거나 혹은 월경통이 있을 때 당귀와 생강을 넣고 조리해 먹으면 효과가 있다. 일반적으로 구이나 탕으로 먹을 수 있지만 대추, 밤, 인삼, 해삼 등을 넣어 찜으로 먹으면 훌륭한 보양식이 된다.

(25) 연어 모든 체질에 적합

연어는 동해와 북해에 살다가 강물로 되돌아오는 특이한 물고기다. 성질이 평하고 독이 없으며 진주처럼 생긴 알은 약간 붉은 것이 맛이 좋아 식용으로 쓴다. 연어는 DHA, EPA 등 오메가-3 지방산을 섭취하는 데 가장 좋은 식품 중 하나다. 오메가-3는 심장병 예방에 효과적이다. 미국심장협회는 관상동맥 질환이 없는 사람은 오메가-3의 보고인 연어를 포함한 등푸른 생선을 1주일에 두 번 이상 먹는 것이 좋고 관상동맥 질환이 있는 사람은 매일 먹는 것이 좋다고 권장한다. 연어는 또 칼슘과 비타민D 함량도 높아 뼈 건강에도 좋으며 연어의 붉은 살색을 내는 아스타크산틴 성분은 활성산소를 제거하는 항산화 효과가 뛰어나 노화방지와 피부미용을 위한 화장품 원료로도 이용되고 있다.

이처럼 연어가 건강에 좋지만 주의해야 할 점이 있다. 바로 수은과 다이옥신 등 중금속 오염이다. 미국 식품의약국(FDA)은 연어의 수은 함량을 고려하여 임산부, 수유부, 어린이는 일주일에 340g 이하(두 조각 정도)로 먹을 것을 권장한다. 유럽 식품안전청(EFSA)은 지난 2005년 임신부들에게 다이옥신 오염이 심한 북유럽 발트해의 연어와 청어를 일주일에 1회 이상 먹지 말도록 권고했다. 연어의 중금속 논란은 오래 전부터 지속돼왔다. 과학 전문지 사이언스는 지난 2004년 양식 연어에 포함된 발암 물질인 다이옥신과 환경호르몬 등이 위험할 수 있다고 발표하여 미국과 유럽에서 논란이 이어져왔다. 하지만 세계보건기구(WHO)와 미 FDA는 연어의 다이옥신과 환경호르몬 함량은 기준을 넘지 않는다고 밝힌 바 있다.

영양학자들은 1주일에 연어를 두 번쯤 먹으면 심혈관 질환 위험을 40%가량 예방할 수 있으므로 연어 섭취로 인한 혜택이 중금속의 위험을 훨씬 능가한다. 연어를 먹을 때 다이옥신이나 중금속 등이 걱정된다면 껍질과 육질 중에서 거뭇하게 변색된 부분은 버리는 것이 바람직하다. 또 연어의 기름 속에 중금속이 들어 있을 가능성이 있으므로 굽거나 끓여

기름이 빠지게 조리하면 중금속 위험성을 20~30% 줄일 수 있다.

(26) 오골계 모든 체질에 적합

오골계는 레시친을 비롯하여 메치오닌과 비타민E 등이 다량으로 함유되어 있다. 철분은 시금치에 비해 약 9.6배가 많다. 비타민A도 다량 함유되어 있고 아연·비타민B2·토코페롤 등의 영양 성분도 풍부하다. 오골계의 효능을 「동의보감」에서는 '사람의 놀램이나 공포, 정신적 충격의 진정에 유효하며 여성의 대하증, 자궁출혈 등의 치료에 효과가 있다고 했다. 설사나 이질 후 보양제가 되며 특히 풍, 떨리고 마비가 오는 증상, 신경통, 타박상, 골절상, 머리 통증에 유효하며 신기를 활성화하는 데 특이한 효능이 있다'고 하였다. 「본초강목」에서는 '중풍이나 몸이 붓거나 아프고, 저리고, 힘이 빠지고, 당기고, 뻣뻣한 증상과 심장의 묵은 어혈을 풀어주고 종기의 고름을 없애며 피부가 고와진다'고 전한다.

오골계탕을 만들 때에 한약재를 첨가하면 더욱 큰 효과를 얻을 수 있다. 땀을 많이 흘리는 경우 황기를 넣는데 황기는 기를 보하는 작용이 강한 보약으로서 땀이 새어나가는 것을 막는 효능이 크다. 보혈효과를 얻으려면 당귀와 천궁을 넣으면 된다. 녹각이나 동충하초를 넣는 경우도 있는데 오래 끓여야 약효가 나오며 소화장애가 있는 사람은 피해야 한다. 호흡기가 약하면 도라지와 은행 호두를 넣으면 된다. 정력을 보강하려면 인삼을 많이 넣고 마와 연밥을 넣는 것이 좋다. 오골계는 덥지도 차지도 않으며 허약을 보하며 열을 내리는데 특히 신장과 간장을 보하는 효력이 크므로 정력이 떨어진 경우에 좋다. 부인병에도 좋아서 산후허약에는 물론이고 냉증과 자궁출혈에도 좋다.

(27) 오리고기 AB형(태양인)과 O형(소양인)에 적합

예전에는 오리고기가 식용보다 약용으로 많이 복용되어 왔다. 식용으로 애용되기는 일부 지방에서나 성행되었으나 이제는 미식가들이 즐겨 찾는 고급요리에 속한다. 프랑스를 비롯한 유럽이나 중국, 일본 등지에서 최고급 요리로 통한다. 오리고기의 육질은 부드럽고 고소하며 올레인산과 리놀레인산 등 불포화지방산을 많이 함유하고 있다. 기름기는 식물성 기름처럼 수용성이어서 육류의 단점을 지니지 않고 있어 누구나 먹을 수 있는 고단백 육류이다. 그리고 대부분의 육류와 달리 알카리성 식품으로 산성 체질을 알카리성 체질로 변화시켜주는 효과가 있다.

높은 지방 함량은 사람의 활동에 필요한 좋은 에너지원이 되는데 오리의 지방은 불포화지방산의 비율이 높고 콜레스테롤의 함량이 낮아서 동맥경화, 비만 예방의 효과가 높은 것으로 알려져 있다. 또한 비타민B1·B2·C를 모두 함유하고 있어 성장기 발육촉진, 갱년기장애 예방에 좋은 효과가 있으며 소화성이 뛰어난 고단백 식품이다. 「동의보감」과 「본초강목」 등 옛 한의서에도 오리고기가 정력증강, 고혈압, 중풍, 신경통, 동맥경화 등 순환기 질환에 특효가 있고 비만증, 허약체질, 병후회복, 숙취해소, 위장 질환에 효험이 있으며 몸 안의 해독작용과 혈액순환을 도와 성인병에 특히 좋은 것으로 나타나 있다.

(28) 유제품류 모든 체질에 적합(단, 찬 우유는 B형(태음인)과 A형(소음인)에 부적합)

◎ **우유**

우유는 영국의 처칠 수상이 어린이나 청소년에게 우유를 충분히 먹이는 것보다 더 중요한 것은 없다고 말한 것처럼 우유는 두말할 것도 없이 완전식품이다. 많이 마셔도 비만을 유발하지 않고 오히려 날씬한 몸매를 유지시켜 준다. 그리고 우유를 가공한 치즈와 요구르트는 우유가 잘 흡수되도록 발효시켜 농축한 단백질과 지방질이 풍부한 고단백·고열량식품이다. 우유는 간, 딸기, 옥수수 등과 어울린다. 우유의 칼슘은 다른 식품에 비해 흡수율이 2~3배 높기 때문에 운동량이 많은 어린이에게 이상적이다. 칼슘은 근육의 수축이완에 꼭 필요한 무기질로 피로회복에 좋고 인체 내 지방과 결합해 콜레스테롤과 지질의 흡수를 막아 혈압상승을 억제한다. 또 리놀렌산은 동맥에 지방이 축적되는 것을 막아 준다.

많은 사람들이 알고 있는 우유의 장점보다 흥미로운 것은 우유를 마실 때 피해야 할 금기사항들이 있다. 첫째, 우유는 과즙과 같은 산성음료와 함께 마시면 소화불량이나 설사를 일으킨다. 둘째, 우유를 직접 가열하면 단백질이 응고되므로 중탕을 해야 한다. 셋째, 약 복용 후 1시간 이내에 우유를 마시면 약의 체내흡수에 지장을 주므로 우유를 마시면 안 된다. 넷째, 우유에는 알맞은 염분이 들어 있으므로 소금을 넣어 먹으면 건강상에 문제가 있다. 또 설탕을 넣으면 단맛 때문에 마시기는 좋아질지 모르나 비타민B1의 손실이 커진다. 다섯째, 우유는 공복에 마시거나 차와 함께 마시는 것을 피하고 아침 식사와 점심 식사사이, 점심과 저녁 식사사이와 취침 전에 마시는 것이 좋다. 우유는 병을 고치는 약물이 아니다. 우유를 마신다고 금세 혈압이 내려가고 두통이 멈추는 것은 아니다. 우유는 식품이기 때문에 꾸준히 섭취하면 자연치유력이 생긴다.

◎ **요구르트**

요구르트에 풍부한 유산균은 몸에 이로운 균이다. 나쁜 균들이 장 속을 부패시키고 이로 인해 촉진되는 노화를 유산균이 막아주는 역할을 한다. 이런 점에서 매일 요구르트를 섭취하는 것은 좋은 장수법이라고 할 수 있다. 요구르트의 단백질은 질이나 양 면에서 우유와 거의 같지만 요구르트는 유산균에 의한 단백질 분해로 소화가 잘된다. 우유를 마시면 설사가 나거나 배에 가스가 차는 사람은 유당을 분해하는 효소인 락타제가 부족하기 때문인데 요구르트의 유산균은 유당을 유산으로 바꾸어 소화가 잘 되기 때문에 설사를 하는 사람들이 먹어도 부담 없는 식품이다.

유산균은 소장에서의 연동운동을 완만하게 해줘 소화를 촉진하고 장의 운동을 조절해 변비를 예방해 준다. 특히 유산균 발효유에는 칼슘이 많이 들어 있다. 흔히 칼슘 함유량이 많은 멸치 같은 작은 생선도 흡수율이 40%가 채 안 되므로 치아 건강이 좋지 않은 노인들은 먹기 편하고 흡수율이 높은 요구르트를 먹는 것이 좋다. 칼슘은 한 번에 너무 많이 섭취해도 필요한 양 외엔 몸 밖으로 배설되므로 튼튼한 뼈를 만들기 위해서는 매일 필요한 양을 꼬박꼬박 섭취하는 것이 중요하다. 또한 요구르트는 소장 내에서 콜레스테롤의 흡수를 막아줌으로써 건강을 유지시켜 준다.

요구르트를 시도 때도 없이 마시는 것은 좋은 방법이 아니다. 이른 아침에는 밤새 위액 분비가 늘어나 위의 산도가 높은 상태라 위산에 의해 유산균의 대부분이 죽는다. 효과를 제대로 보려면 물이라도 먼저 마셔 위산을 씻어낸 다음에 마시거나 식후에 마시는 것이 좋다.

◎ **치즈**

치즈는 웰빙식품으로 성장기 어린이에게 필수영양소와 칼슘을 공급하고 여성들에게는 체지방을 연소시켜 다이어트에 효과가 있으며 인체 내 혈관수축, 확장이나 신경계 메시지 전달이 좋아 피부를 윤기 있게 한다. 특히 40대 이상 남녀 모두에게 골다공증 등 성인병 예방에 최고의 식품이 된다. 아울러 치즈는 칼슘이 우유보다 5배나 많고 체내 흡수율도 50%로 무척 높다. 프로세스치즈(약 25g)에 멸치 7마리분의 칼슘이 들어 있을 정도이다. 치즈는 숙취의 원인인 아세트알데히드를 분해하고 백혈구를 도와 암 세포를 억제한다. 음주 전 먹는 치즈는 단백질이 위벽에 막을 만들어 자극을 줄인다. 레드와인과 함께 안주삼아 먹으면 폴리페놀이 지방분 흡수를 억제하는 효과가 있다. 치즈는 삶은 감자와 함께 먹으면 서로 음식궁합도 맞고 맛도 뛰어나다.

(29) 잉어 B형(태음인)과 A형(소음인)에 적합

담수어 중의 왕자로 최고의 맛과 최고의 약 효과가 있다고 하여 옛날부터 약용으로 널리 이용해 온 잉어는 겨울철에 먹는 남녀의 보양식으로 효과가 인정되어 왔다. 황하 상류에 물살이 거세고 가파른 용문이라는 고장이 있는데 간혹 이 거센 물살을 제치고 상류에 오르는 잉어들이 더러 있다고 한다. 그 순간이 잉어는 용이 되어 하늘로 오르기 때문에 이 잉어의 얘기에서 등용문이라는 단어가 생겨났다. 잉어는 수염이 두 개 있으며 큰 것은 1m가 넘는다. 힘이 좋고 황금빛을 발한다. 남미와 오스트레일리아를 제외한 전 세계에 서식하며 5월경 1~2만 개의 알을 낳는다. 잉어는 12월부터 다음해 3월까지 겨울철 것이 가장 맛있고 영양이 풍부하다.

「본초강목」에도 '잉어는 식품 중의 상미라고 했고 소변을 잘 나오게 하고 천식을 낫게 한다'고 했다. 잉어는 소화가 잘되는 양질의 단백질이 풍부한데 특히 정자의 주성분으로 가장 많은 아르기닌·히스티딘·라이신 등의 아미노산이 많다. 또 잉어의 지방은 불포화 지방산이 주성분이며 비타민B1·칼슘·인 등도 많이 들어 있어 건강과 정력을 증진시킬 수 있는 좋은 영양식품이다. 아울러 잉어탕을 먹으면 몸에 온기를 더해 주고 냉기를 제거하여 몸을 보호하며 황달병이나 간 기능, 천식, 기침에 좋다. 그러나 잉어탕은 중풍 환자에게는 맞지 않는 음식이다.

(30) **자라** 모든 체질에 적합

자라의 효용에 대해서는 한방 분야에서 전승되어 오늘에 이르렀는데 이 외에는 스태미나식과 자양강장제로서 자라는 오랫동안 애용되고 끈질긴 인기를 지켜오고 있다. 특히 「중약대사전」에는 자라의 8개 부위에 대한 다양한 효능이 자세히 언급되어 있다. 자라의 갑은 '양음정열, 평간식풍, 연결산결, 치로열골증, 로증증모, 경폐경루, 소아경간에 효과가 있으며 자라의 머리부위는 탈항, 산후 자궁의 늘어짐, 음부와 음경의 종기를 치료하는 효과가 있다'고 한다.

자라의 고기는 혈의 효과가 있고 자라의 혈은 결핵, 산후 발열, 안면신경마비를 치료한다고 하였으며 그 알은 음허를 보하고 그 발톱역시 혈을 보하고 열을 내리며 음혈을 풀어 준다고 했다. 또 담은 치질과 치루를 치료하고 그 지방은 자양강장제로 사용된다고 했다. 이렇듯 약효가 뛰어난 식품이니만큼 과거에는 용봉탕이라 하여 자라와 꿩을 함께 삶아 음용하던 민간요법의 보양식이 전해지고 있다. 근래에 와서 이 신비성이 풍부한 자라를 현대과학의 눈으로 분석하려는 시도가 이루어지고 있다.

필수아미노산이 부족하면 중년기 남성은 어쩔 수 없이 고개가 숙여진다. 그런데 유감스럽게도 식품 가운데 이 8종의 필수아미노산이 전부 함유된 것은 별로 없다. 놀라운 것은 정력제로 인기가 높은 자라에 이 8종의 필수아미노산이 전부 들어 있다. 약품공해, 자연공해, 자연식품의 재발견이 외쳐지고 있는 요즈음 자라에도 과학의 눈이 쏠려지고 있어 서서히 자라의 신비한 효능도 해명되고 있다.

(31) **장어** AB형(태양인)과 O형(소양인)에 적합

　장어는 단백질과 지방질 그리고 각종 비타민과 미네랄이 풍부하게 들어 있는 고열량, 고지방, 고단백식품이다. 일단 열량이 높음으로 스태미나 증진에 도움이 된다. 장어의 지방질에는 혈전을 예방하고 동맥경화증의 예방에 탁월한 EPA와 DHA 등 오메가-3 지방산이 많이 포함되어 있다. 양질의 단백질도 풍부하게 들어 있는데 특히 세포재생에 좋은 점액성 단백질과 콜라겐이 많이 들어 있다.

　특히 장어는 비타민A의 보고라 할 만하다. 예컨대 무게가 80g가량 되는 장어는 동급 쇠고기에 비해 거의 200배가 넘는 비타민A를 함유하고 있다. 비타민A는 성장과 생식, 저항력, 시력, 피부 등 두루 인체에 영향을 미치는 필수영양소이다. 예로부터 장어는 정력을 돋우고 허약을 보하는 데에 좋은 식품으로 정평이 나 있다. 또 허약체질, 신경쇠약, 건망증, 불면증 등에도 좋은 효과가 있다. 장어요리에 잔대나 구기자 등을 배합하면 정력과 성 기능을 높여주는 데에 더욱 효과적이다.

　몇몇 사람들 중에는 장어의 점액을 동물성 지방이 풍부한 것으로 오인해 성인병을 일으키는 식품으로 생각하는 경우도 있다. 그러나 실제로 장어에 들어 있는 기름기는 돼지고기나 쇠고기가 지니고 있는 기름기와는 전혀 다른 식물성 지방과 비슷한 성질을 띠고 있다. 즉, 대부분이 고급 불포화지방산으로 이루어져 있어서 식욕을 현저히 증가시키고 말초 모세혈관을 튼튼히 해주며 몸의 생기를 왕성하게 해서 스태미나를 증진시켜 주는 것이다. 또 장어는 철 성분이 풍부하여 빈혈과 골다공증을 예방하기도 한다. 그밖에 스트레스를 해소하거나 노화를 방지하는 비타민B1과 B2도 많이 들어 있다.

　그 뿐만 아니라 정력을 증강시키는 뮤신과 콘드로이친 성분이 풍부하고 칼슘과 마그네슘·인·철·칼륨·나트륨 등도 골고루 포함되어 허약체질을 개선하고 병후회복에도 널리 쓰인다. 그래서 예부터 「동의보감」과 「방약합편」에서도 민물장어를 폐결핵이나 요통, 신경통, 폐렴, 관절염, 성 기능 회복을 위한 민간요법으로 권장해 왔다. 그러나 주의할 사항은 장어를 먹은 뒤에 후식으로 복숭아를 먹는 것은 삼가야 한다. 장어와 복숭아는 서로 맞지 않아 설사를 유발할 수 있기 때문이다.

(32) **전복** 모든 체질에 적합

　중국 진나라의 진시황이 불로장생에 좋다고 하여 즐겨 먹었다는 전복은 맛은 물론 영양이 뛰어나서 누구에게나 좋은 식품으로 남성의 정력강화에 좋다. 이 때문에 중국에선

해삼, 상어지느러미, 생선부레와 함께 전복은 4대 해물요리 강정식으로 꼽힌다. 전복을 먹으면 병후회복에 좋다는 말이나 정력에 좋다는 말은 전복 내에 포함된 영양적 가치에서 찾을 수 있다.

전복에는 아르기닌이라는 아미노산이 1100mg으로 타 식품보다 월등히 많고 이 성분은 정력 발현에 깊이 관계한다고 알려져 있다. 아르기닌은 노화방지 호르몬이라고 불리는 성장호르몬의 분비를 촉진하는 기능을 가지고 있으며 특히 정자의 생성과 발기에도 중요한 역할을 한다.

전복은 회, 찜, 지짐, 젓, 포, 탕 등 여러 가지로 조리해 먹을 수 있지만 찹쌀을 넣고 끓인 전복죽이 고혈압, 당뇨, 피부미용식으로 좋다. 건강식으로 전복돌솥밥, 전복회덮밥, 전복죽, 전복삼계탕, 전복회, 전복구이, 전복초 등을 만들어 먹을 수 있다. 전복껍데기인 석결명은 녹내장 등에 좋고 오래 복용하면 정을 보한다고 했으며 「본초강목」에는 임질을 치료한다는 기록도 있다. 그러나 내장은 부패가 빠르기 때문에 날것보다는 젓갈을 담가 먹는 것이 좋다.

(33) **참새고기** 모든 체질에 적합

참새고기는 특히 가을철이 지나 살이 가득 오른 겨울철에 먹는 것이 가장 좋다. 덩치는 비록 작지만 털을 모두 뽑아내고 내장을 꺼낸 다음 꼬챙이에 꿰어 불에 구워 먹는 맛은 둘이 먹다가 하나가 죽어도 모를 만큼 기가 막힌다. 뿐만 아니라 참새고기는 양기를 돋우어 주는 데 뛰어난 효능이 있고 특히 참새의 머리는 강정의 핵심이다. 허약한 몸의 원기를 회복시켜 주는 데 매우 좋은 음식이다. 정혈을 길러주며 신장과 간 기능 강화에도 좋다.

특히 노약자나 발기부전, 정력 감퇴, 조루 등의 증세가 있는 사람은 참새고기에 구기자, 토사자, 복분자, 생강, 멥쌀 등을 넣고 끓인 참새약죽을 먹으면 아주 좋다. 참새약죽을 먹고 잠자리에 들면 구들장이 들썩거릴 정도로 그 효과는 상상을 초월한다고 전한다. 그러나 평소에도 정력이 넘치는 사람이 더 참 세거라 하고 참새약죽을 너무 많이 먹으면 비아그라 뺨치는 참새그라의 효능 때문에 지나가는 여인들의 치맛자락만 보아도 유혹에 빠지기 쉬우므로 이런 사람은 삼가 하는 것이 좋다.

(34) **참치** 모든 체질에 적합

참치는 맛, 모양, 영양에 있어서 물고기 중의 으뜸인 참물고기라 하여 참치라고 불리게 되었다. 등푸른 생선 중에서 특히 깨끗하고 신선한 심해에서 어획되어 완전식품이자 인간에게 반드시 필요한 필수식품이다. 전 세계에서 이미 참치통조림만 70억 캔이 소비될 정도로 널리 식용되고 있는 고단백, 저지방, 기초영양이 풍부한 등푸른 생선의 대표적 어종이다.

참치의 영양 성분을 자세히 살펴보면 고단백 저지방으로 칼슘·DHA·EPA·단백질·오메가-3·오메가-6·비타민 등 인체에 유익한 필수영양소를 다량 함유하고 있다. 참치는 바다의 귀족이라 불릴 만큼 그 영양이 풍부한데 특히 뇌를 구성하는 지방 성분의 10%를 차지하는 DHA는 그 효능이 익히 알려져 있다.

1990년 일본 동경에서 개최된 DHA심포지움에서 영국 뇌영양화학연구소장 마이클 클로포드 교수는 DHA가 건강한 뇌의 형성 및 발육에 유익하고 기억과 학습효과의 향상에도 큰 효험이 있다고 발표했다. 그 후 세계 각국 연구진들의 실험에 의해 확실히 DHA가 뇌의 기능에 깊게 관계하고 있다는 것이 입증되었다. 머리의 기능을 좋게 하는 DHA를 효율적으로 직접 섭취할 수 있는 것은 해산물류 중에서 특히 참치가 최고라고 알려져 있다. 또한 참치는 생명의 열쇠를 쥔 중요한 영양소인 단백질을 다량 함유하고 있으며 특히 참치의 속살은 저지방으로 모든 병의 원인이 되는 성인병은 물론 비만예방과 빈혈방지에 효과가 좋다.

전 세계적으로 사람들에게 익숙한 식품인 참치는 눈으로 먹는 요리, 생선회의 여왕, 바다의 닭고기 등으로 불리고 있으며 국내에서도 횟감으로 뿐만 아니라 통조림으로 최고의 인기를 얻고 있다. 참치통조림을 이용한 참치샐러드, 참치김치찌개, 참치미역국, 참치김밥, 참치감자크로켓, 참치오믈렛, 참치스테이크, 참치소스스파게티, 참치회덮밥 등이 있다.

(35) 철갑상어와 캐비아 모든 체질에 적합

세계 삼대진미(캐비아, 송로버섯, 프와그라)에 들어가는 철갑상어는 일반적으로 고기보다는 그의 알인 캐비아가 더 잘 알려져 있으며 많은 경우 고기도 먹느냐 하는 질문을 할 때도 있다. 이 어종은 고기와 캐비아뿐만 아니라 연골, 지느러미, 가죽 및 기름 등 모든 부위가 사용되고 있다. 역사적으로는 고대 이집트에서 먹기 시작하였다는 기록이 있으며 캐비아를 먹는 것은 연인과의 사랑행위를 의미하기도 하였다.

유럽의 경우는 약 15세기부터 본격적으로 사용되었고 이 시기에 교황청에서 정식 요리로 채택하였으며 러시아에서는 모든 황실어부가 연간 일정량의 철갑상어를 세금대신 바쳐야만 하였다. 특히 각종 파티가 유행한 유럽에서는 파티장에서 캐비아가 나올 경우 턱시도 정장에 팡파르를 울리며 나왔다고 하며 이날은 당연히 연인과 은밀한 정사를 하는 날로 받아들여졌을 정도로 그 맛과 효력을 인정받았다.

또한 이 물고기는 중세기 영국에서 헨리 I세 왕이 황실어라고 칭했고 에드워드 II세 왕은 잡은 모든 철갑상어는 국왕에게 바칠 것을 명하였다. 그러나 영국보다 더 먼저 페르시아(이란)인들이 처음 먹기 시작하면서 힘의 과자로 이름 짖고 정력어 또는 사랑어라고 불렀다는 기록이 상기 사실을 증명한다. 중국에서도 황제어라 칭해서 정력제 또는 만병통치약이라고 했을 뿐만 아니라 중국요리의 진수인 샥스핀 경우 철갑상어 지느러미로 해야 진짜라고 한다. 실제로 철갑상어의 척추 안에는 베시가라는 골수가 있어 여성의 성욕을 촉진시키는 최음제로 취급된다고 한다. 중국에서는 베시가를 가루로 만들어 결혼하는 신부에게 먹이는 관습 또한 있다 하니 효능은 입증이 된 것 같다.

캐비아는 색깔이 검고 직경이 약 2~4mm 정도로 각종 영양이 많아 정력 강장제는 물론 임산부, 수술 환자 등에도 매우 좋다. 어린이의 성장발달과 조혈작용이 매우 좋아 봄철 러시아에서는 부모들이 이를 많이 먹이고 있다. 제법에는 2가지가 있는데 신선한 철갑상어에서 알을 꺼내어 체로 알 입자와 다른 부착물을 나누고 여름에는 10%, 가을에는 8% 정도의 건조소금을 넣고 휘저어 소쿠리에 담아 흘러나오는 소금물을 제거하고 도자기나 캔에 담아 저온에서 숙성시킨다. 이것을 알갱이 캐비아라 하고 적당히 숙성되면 좋은 풍미를 내지만 보존성이 약하므로 5℃ 이하에서 저장한다. 또는 알 입자를 포화된 소금물에 담가 으깨어 연하게 된 것을 통에 담근다. 이것은 짠맛이 나지만 보존성이 좋으므로 수출용에 사용된다. 캐비아는 생산량이 적어 값이 아주 비싼데 술안주에 좋으며 카나페나 샌드위치의 재료로도 적당하다.

알과 고기에는 노화방지제인 오메가-3 지방산이 다량 들어 있으며 이로 인해 철갑상어 자신이 100년 이상 오래 산다. 또한 두개골 등에는 항암제가 들어 있으며 육질은 마치 고기처럼 쫄깃쫄깃한 맛이 있어 꼬치구이, 매운탕, 바비큐, 불고기, 스테이크, 생선회, 훈제 등으로 요리하는 데도 전혀 지장이 없다. 특히 가시와 뼈가 없고 연골만 있어 먹기가 편하며 3kg 이상이 되면 고기의 비율이 매우 높아진다.

(36) 칠면조고기 B형(태음인)과 A형(소음인)에 적합

칠면조는 서양에서는 추수감사절이나 크리스마스에 빼놓을 수 없는 요리가 칠면조 통구이다. 칠면조의 성질은 약간 따뜻하고 맛은 담백하며 닭고기와 같은 효능이 있다. 따라서 몸이 차고 소화기관이 약해서 음식을 적게 먹는 사람에게 영양 보충식으로 좋다. 칠면조고기는 저지방, 저칼로리, 저콜레스테롤, 고단백 다이어트식품이다. 섬유질이 가늘어 소화 흡수도 잘 된다. 특히 날개에 포함된 콜라겐 성분이 피부미용과 노화방지에 효과적이다. 쇠고기와 돼지고기 등 레드미트에 지방이 많아 부담스러운 것과 대조적이다.

그러나 몸에 열이 많은 사람이나 중풍 환자가 먹어서는 안 된다.

칠면조의 단백질을 구성하는 아미노산으로 글루타민산·아르기닌·라이신·류신 등이 많이 들어 있다. 아르기닌은 섹스미네랄로 정력을 도와주는 효과가 있고 라이신과 류신은 필수아미노산으로 부족하면 중년기 남성은 어쩔 수 없이 고개가 숙여진다. 이러한 성분은 섹스의 흥미를 높여주는 작용을 하기 때문에 침실에서 시동이 빨리 걸리게 하는 효과가 있다. 특히 라이신은 곡류나 많은 식품에서는 부족하여 중요한 것이다.

(37) 토끼고기 AB형(태양인)과 O형(소양인)에 적합

토끼고기는 예로부터 보약이라고 할 만큼 효능이 뛰어난 것으로 전해져 내려오고 있다. 용왕님마저 토끼의 간을 탐낼 정도로 효능이 좋은 것 같다. 토끼고기는 쇠고기, 돼지고기, 양고기 보다 훨씬 지방이 적고 단백질의 함량은 비슷하다. 장복하면 고혈압, 동맥경화증, 당뇨병, 심혈관 질환의 예방과 치료에 효과적이다. 균형 있는 체형과 부드러운 피부를 원하는 젊은 층에 최상의 미용식품이다.

유엔 식량농업기구(FAO)의 발표에 의하면 '토끼는 미래의 식량을 대체할 유일한 식품이다. 인간의 젊음에 대한 욕망을 채워줄 유일한 식품으로 인간의 신경퇴화를 막는 물질은 오직 토끼에만 존재한다. 이를 굳이 금전으로 따질 때 토끼 1마리는 100만 불의 가치가 있다'고 하였다. 한방 영양학으로 본 토끼고기는 인체 내의 단백질과 탄수화물의 흡수촉진을 도우므로 산모, 노약자, 허약한 사람, 정력이 약한 사람에게 효과가 크다.

(38) 해삼 AB형(태양인)과 O형(소양인)에 적합

바다의 인삼으로 불리는 해삼은 철분이 많아서 성장기의 어린이나 임산부에게 좋은 식품이며 혈압을 내리게 히고 혈관을 부드럽게 해 주어 동맥경화를 예방하는 장수식품이다. 해삼은 진액을 보하는 약이다. 진액이란 최상의 영양 물질로서 피를 위시한 각종 체액을 말한다. 그러므로 해삼은 야윈 사람이라면 누구나 먹어서 좋거니와 특히 당뇨병이나 천식에는 여느 약제 이상의 효능을 낸다. 천식에 해삼 한가지만으로도 고친 사람이 제법 있을 정도로 도움이 된다. 천식 중에서도 특히 폐조직이 말라 있는 사람이라면 더더욱 적격이다. 이외에도 해삼이 관절염, 대장암, 전립선암에 좋으며 식품이나 보약으로 매우 도움이 된다. 생것을 먹든 말려 먹든 상관은 없다.

한방 본초학에서는 원기증진이나 정자생성 등 정력보강제로 사용되어 왔다. 해삼이 보혈하면서 몸의 열을 떨어뜨리고 배설기관을 관장하는 하초의 신장을 이롭게 하여 정력을 강하게 하기 때문이다. 전해 내려오는 말로 동면이나 하면을 해서 일정기간 잠을 자는 동물들은 정력에 좋다고 한다. 한방에서는 콩팥 기능과 소화 기능에 작용하여 콩팥이 튼튼해지도록 하고 허약한 기운과 정력을 돋우어 주는 정력 강장제로 알려져 있다. 먹는 방법으로는 하루에 3~4마리를 해삼회로 먹으면 발기부전증에 회춘하는 효과를 볼 수 있다. 또한 여자들에겐 임신 중 몸을 보하는 좋은 식품으로 알려져 있으며 선천적으로 몸이 허약한 여자나 태반이 약한 임산부에게 인삼 대신 해삼을 쓰는 경우가 많다.

(39) 흑염소고기 B형(태음인)과 A형(소음인)에 적합

염소고기를 한방에서는 온양성 식품으로 분류하고 있으며 강정·강장의 최고라 불리는 삼지구엽초의 잎을 즐겨 뜯어먹고 3백여 마리의 암놈을 거느린다고 해서 음양곽이라는 이름이 붙여졌다. 특히 한방의학에 의하면 염소고기는 보신탕보다 더 좋은 성분을 지니고 있으며 육류에서 찾기 힘든 토코페롤이 다량 함유되어 간장 및 위장 보호와 빈혈, 현기증 등에 탁월한 효과가 있는 것으로 전해진다. 특히 노인들의 몸이 차질 때에는 염소고기를 먹으면 온몸이 따뜻해진다는 것이다. 「본초강목」에는 염소고기가 '원기를 보하여 허약을 낫게 하고 피로와 추위를 물리치며 위장의 작용을 보호하여 마음을 평안케 한다'고 하였다.

염소는 옛날부터 임산부의 보약으로 널리 알려져 왔으며 흑염소에는 지방질의 함량이 적은 반면 단백질과 칼슘 그리고 철분이 많이 들어 있다. 임산부뿐만 아니라 회복기의 환자나 어린이에게 아주 좋은 식품이다. 철분은 빈혈을 막아주며 칼슘은 임부가 태아에게 빼앗긴 칼슘의 보충이 되고 성장기에 있는 어린이에게는 직접 필요한 영양소가 되는 것이다. 염소고기는 근육섬유가 연해서 소화 흡수율이 매우 높은 것으로 알려져 있다. 지방함량도 쇠고기의 절반가량 밖에 안 들어 있어 소화가 잘 되어 고기를 잘 먹는 사람이나 위장병 환자나 허약한 사람에게 좋은 식품이라 할 수 있다.

또한 비타민E가 많은 것이 특색이다. 비타민E는 토코페롤이라고도 하는데 세포의 노화를 방지하고 불임을 막아주는 작용도 하므로 염소가 보약으로 전래된 것도 이 때문이다. 염소고기는 옛날부터 보혈작용과 함께 근육을 튼튼하게 하는 것으로 알려져 있다. 염소 간에는 비타민A가 다른 동물의 간보다 월등히 많아서 야맹증과 노년기 시력장애에 유효하다.

3. 음식궁합

남녀가 결혼하기 전에 사주와 오행에 살이 있으면 불길하다고 하여 예부터 혼사에는 궁합을 반드시 보는 풍습이 있었으며 지금도 그 유풍이 남아 있다. 인간은 행복의 첫째 조건으로 불행한 일을 사전에 예방하고 건강하게 살기를 원해서 이러한 풍속이 생긴 것이다. 우리 조상들은 일찍이 우리의 전통적 음식문화 속에도 음양오행 사상이 짙게 깔려 있다고 믿었다. 음양오행이란 모든 사물의 현상은 서로 대립되는 속성을 가진 음과 양으로 이루어져 있고 상호조화를 이룬다는 동양 철학을 말한다. 또한 우주의 기초를 이루는 5가지 물질로 구성된 목, 화, 토, 금, 수가 서로 어울려 만물이 이뤄졌다고 보았다.

인간도 천지자연의 지극히 신령하고 밝은 조화기운을 받고 태어났기 때문에 상생의 궁극적인 지향점은 바로 이 천지자연의 조화와 합일하는 것이다. 따라서 인체 부위에 따라 음식 색깔을 맞춰 먹으면 그 장기에 도움을 줄 수 있다는 오행사상이 생긴 것이다. 그러므로 우리는 조상들이 연년세세 이어온 식생활의 오행사상을 알아야 할 필요가 있다.

첫째, 심장은 붉은색을 뜻한다. 적색은 오행에서 화에 속하며 인체의 심장, 소장, 혀 등과 연결돼 있는 기운이다. 토마토에 들어 있는 라이코펜은 고혈압과 동맥경화 예방 성분이 있어 심장을 건강하게 한다. 사과의 캠페롤, 포도의 폴리페놀, 붉은 고추의 캡사이신 등은 항암효과가 있다. 그 밖에 건강에 좋은 붉은색 식품으로는 딸기, 감, 자몽, 대추, 구기자, 오미자 등이 있다.

둘째, 간은 녹색을 나타낸다. 녹색은 목에 해당되며 간, 담, 근육으로 연결된다. 싱싱한 샐러드나 녹즙 등 녹색식품은 간 기능을 도와주며 신진대사를 원활히 한다. 푸른 잎의 엽록소인 클로로필은 조혈작용을 도와 빈혈 예방에도 좋다. 올리브유의 녹색은 동맥경화를 일으키는 몸에 나쁜 LDL 콜레스테롤을 낮추어준다. 시금치는 각종 비타민과 영양소가 서로 상승효과를 내는 대표적인 녹색식품이다. 그 밖에 깻잎, 미나리, 쑥갓, 브로콜리, 케일, 시래기 등이 권할 만하다.

셋째. 신장은 검은색을 뜻한다. 검은색은 수에 속하며 신장, 방광, 귀, 뼈 등과 연결된다. 예로부터 검은콩과 검은깨(흑임자)를 회복기 환자에게 먹였다. 조혈, 발육, 생식 등을 관장하는 신장 기능을 강화하는 효과가 있다고 보았다. 검은 색소인 안토시안은 검은콩, 흑미, 검은깨 등에 풍부하며 노화의 원인이 되는 활성산소를 중화시키는 항산화 효과가 있다. 그 밖에 목이버섯, 김, 오골계, 흑염소 등이 있으며 서양에서는 블루베리가 대표적이다.

넷째, 위는 노란색을 뜻한다. 황색은 토에 속하며, 비장, 위장, 입 등에 연결된다. 황색 음식은 소화력 증진에 좋다. 단호박은 죽이나 찜으로 먹으면 위장 기능을 높인다. 황적색 색소에 많은 카로티노이드 성분은 면역력을 증진시키고 혈당강하와 노화방지에도 효과도 있다. 감귤, 고구마, 오렌지, 망고, 한라봉 등은 비타민C의 보고이다. 카레에는 항암 효과가 있다. 그 밖에 당근, 파인애플, 감 등이 권장된다.

다섯째, 폐는 하얀색을 뜻한다. 백색은 금에 해당되며 폐, 대장, 코에 연결된다. 폐나 기관지가 약한 사람에게 도움이 된다. 백색채소와 감자 등은 항알레르기, 항염증 기능이 탁월하다. 양파의 케르세틴은 고혈압을 예방하며 양배추의 설포라페인 등은 항암효능이 있는 것으로 밝혀져 있다. 도라지의 사포닌은 기침에 좋다. 그 밖에 백색식품으로 마늘, 무, 배, 연근, 마 등이 있다. 이같이 오행사상과 식생활의 경험을 통해 음식에도 궁합이 있다는 것을 알게 되었다.

또한 식품이 서로 간에 어울리는 상생의 식품이 있고 어울릴 수 없는 상극의 식품이 있다는 것이다. 우리는 하루 세 끼 음식을 섭취할 때 일반적으로 30~40여 종류의 식품을 섭취하게 되는데 모두가 조화를 이루어 상생의 관계를 유지한다. 이들 식품들이 서로 잘 배합이 되면 식욕을 돋우고 좋은 맛을 내며 영양을 보충해 주는 상호보완 작용의 역할을 하므로 부작용이 생기지 않는다. 궁합이 맞는 식품을 먹으면 체내 소화흡수율을 높여주고 병원성균에 대해 강한 살균작용을 하며 식중독 발생을 예방하는 효과와 콜레스테롤을 분해하거나 수치를 낮추어 주기도 한다.

이에 반해 식품을 2가지 이상 배합한 음식물을 먹고 체질과 증후에 맞지 않아 소화불량으로 체하거나 설사와 또는 알레르기가 생길 경우에는 식품 상호간에 궁합이 맞지 않아 상생을 위협하는 상극작용이 일어나는 것이다. 이것이 상극의 관계이다. 상생의 음식은 우리 몸의 생명과 건강을 보호하기 위해서 의통의 역할을 감당하는 약이 되어 인체기능을 조절하지만 상극의 음식은 독이 될 수 있으므로 주의를 게을리 해서는 안 된다.

특히 한방에서는 한의학의 이론에 따른 음식물의 성미는 질병의 예방이나 치료에 많은 의미를 지니고 있다. 음식물의 성미란 4기5미로 표현한다. 음식물에는 4가지 성질이 있어 찬기가 강한 성질을 가진 것, 서늘한 성질을 가진 것, 따뜻한 성질을 가진 것, 뜨거운 성질의 것으로 나눈다. 이를 한(寒)과 양(凉), 열(熱)과 온(溫)의 음식물이라 하며 전자를 음성, 후자를 양성의 음식물이라고 한다.

한(寒)은 에너지 생성에 필요한 효소의 부족으로 체열 전달이 잘 되지 않거나 체열 생성능력이 저하되고 체열이 땀으로 과도하게 빠져나가 몸이 추운 상태이므로 온약(溫藥)을 작용시킨다. 양(凉)은 혈류가 약하여 체열이 땀으로 과도하게 빠져나가 전신에 체열 전달이 잘 되지 않거나 혈류가 감소되어 체열 전달능력이 저하되는 상태이므로 열약(熱藥)을 작용시킨다. 온(溫)은 고점도 혈증이나 혈소판응고 항진증, 면역력의 저하로 체내에서 끊임없이 항원항체 반응을 함으로써 열에너지가 과잉 생성되어 몸이 더운 상태이므로 양약(凉藥)을 작용시킨다. 열(熱)은 염증, 변비 등으로 인하여 발열중추가 자극되어 체열이 높아지는 상태이므로 한약(寒藥)을 작용시킨다.

또한 5미는 산(酸), 고(苦), 감(甘), 신(辛), 함(鹹)의 맛을 의미한다. 식품의 맛과 맛 사이에도 상생의 관계가 있다. 신맛-쓴맛, 쓴맛-단맛, 단맛-매운맛, 매운맛-짠맛, 짠맛-신맛이 조화를 이루기 때문에 상생의 관계이다. 이러한 5가지 맛을 인체가 필요한 것보다 과하게 섭취하면 오행의 상극에 따라 오장이 상하게 되어 그에 따른 병증이 유발되거나 질병을 악화시킬 수 있다. 즉, 신맛이 과하면 위산과다와 같은 비병이 되기 쉽고, 쓴맛이 과하면 폐 질환과 같은 폐병 되기 쉽고, 단맛이 과하면 당뇨와 같은 신병이 되기 쉽고, 매운맛이 과하면 빈혈 같은 간병이 되기 쉽고, 짠맛이 과하면 고혈압과 같은 심병이 되기 쉽다.

그리고 음식에는 양(陽)의 기운이 있는 음식이 있고 음(陰)의 기운이 있는 음식이 있다. 양의 기운이 있는 음식은 우리의 체질에 맞게 먹어온 신토불이 제철음식이다. 이러한 음식은 자연과 하나로 조화된 생명력 있는 상생의 음식으로 몸과 마음을 건강하게 한다. 이에 반해 음의 기운이 가득한 음식은 생명력이 없는 죽은 음식으로 건강에 위해를 주는 음식을 말한다.

어느 사이에 음의 기운이 가득한 국적을 알 수 없는 음식들이 우리의 위대한 전통의 밥상을 점령하고 있다. 대표적인 음식이 패스트푸드와 가공식품이라고 말할 수 있다. 현대인들은 이미 생명력을 잃어버린 지 오래된 음의 기운이 서러있는 서구식 식생활을 선호하여 자신들도 모르는 사이에 정신적·육체적으로 신세를 망치고 있다. 왜곡된 식문화가 우리의 건강을 위협하다 못해 이제는 이름조차 생소한 괴질들이 번창하여 아예 죽음으로 내몰고 있다. 음식궁합에 대해서 독자들은 다소 비과학적으로 들릴 만한 소재로 생각하겠지만 식도수행을 해오는 동안 서로 궁합이 맞지 않은 음식을 먹었을 때 몸에 이상증후가 발생한 것을 한 번쯤 실제로 경험한 사람은 수긍이 갈 것이다.

한편, 평소 건강관리에 남다른 신경을 쓰면서 몸에 좋다는 각종 비타민제, 영양제, 한약, 기능식품 등을 꼼꼼히 챙겨 먹고 몸에 조금만 이상이 있어도 병원이나 약국을 찾는 사람들이 있다. 그런 사람들 중에는 오히려 약으로 인해 건강을 해치는 경우가 드물지 않다. 비조제약이든 제조약이든 간에 약을 오랫동안 먹다보면 간장과 신장 등에 독성이 쌓인다. 아무리 좋은 약이라도 독약이 될 수가 있기 때문이다.

근래에 와서 의약분업을 실시하여 약의 남용은 좀 줄었지만 음식과의 궁합을 모르고 먹으면 약의 효과를 반감시키는 경우가 있다. 평소 먹던 약도 음식과 맞지 않으면 약발을 받을 수 없다. 약을 복용할 때는 한 번쯤 되짚어보고 그에 대한 지식과 정보를 필히 알아야 한다. 반드시 의사나 약사와 상의한 후 약물복용을 결정하고 그에 따른 주의사항을 전달받아야 한다. 특히 진통제와 술처럼 상극관계인 식품의 경우 부작용은 치명적일 수도 있다. 예로부터 의학에서는 음식물과 약은 근원이 같다는 의식에서 출발하여 음식물을 옳게 가능함으로써 건강을 최대한 증진시키려는 방법을 실천해 왔다. 이러한 역할을 맡은 식의라는 의사를 일반 의사보다 우대해 왔던 것도 그 이유다.

1) 궁합이 맞는 식품

(1) 가지와 기름

가지는 가지색으로 알려진 고운 보라색을 가지고 있어 요리의 악센트 역할도 하는데 안토시안계의 나스닌(자주색)과 히아신(적갈색)이 주성분이다. 그런데 이 나스닌이 성인병을 예방하는 효과가 있다는 것이 알려졌다. 즉, 콜레스테롤 수치를 낮추고 동맥경화 등 순환기계통의 질병을 예방하는 효과가 있다는 것이다. 그래서 중국에서는 가지를 고혈압에 좋은 것으로 이용해 왔다. 가지에는 모세혈관을 보호, 강화시키는 비타민P도 가지고 있음이 밝혀졌다. 가지는 영양분이 적은 식품이라고 하지만 기름을 잘 흡수하는 성질을 가지고 있어 튀김용 재료로 썩 좋은 식품이다. 가지나물에 참기름을 섞는 것도 맛뿐 아니라 열량 공급을 쉽게 하고 기름의 소화흡수율이 향상되는 이점을 갖게 되는 것이다.

(2) 간과 우유

간은 다른 어떤 식품과 비교도 안 될 정도로 영양소의 보고이다. 그러나 각종 효소가 함유되어 있어 변질과 부패가 빠르며 기생충 감염이라는 위험이 있어 생식은 피하는 것이 좋다. 간의 냄새를 뺀다고 해서 물에 담그면 일부 단백질·당질·칼륨·비타민·무기질의 손실이 크지만 물대신 우유를 쓰면 우유의 미세한 단백질 입자가 간의 좋지 못한 성분에 흡착하여 간의 나쁜 냄새와 맛이 상당 제거된다. 간이나 우유는 생물체의 일부라는 공통점이 있으며 무기질·비타민·단백질 함량이 비슷해 한편으로 빠져나가는 역삼투압 현상이 일어나지 않는다. 또한 산성식품인 간과 알칼리성 식품인 우유는 잘 어울리는 한 쌍의 음식이다.

(3) 감자와 치즈

치즈에는 단백질과 지방이 각각 20~30%가량 들어 있어 고열량 식품이면서 소화가 잘되는 특색을 가지고 있다. 술안주로 치즈를 먹으면 위를 보호해서 숙취와 악취를 예방하는 효과도 크다. 치즈가 발효 숙성되는 동안에 단백질이 분해되어 맛은 좋아지고 소화성도 향상된다. 비타민A·B·B2·나이아신 등이 있고 칼슘과 인 등이 풍부해 감자와 어울리는 상호보완의 작용이 있어 영양의 상승효과가 높아진다.

(4) 게와 우유

칼슘은 뼈의 구성원이고 마그네슘은 뼈와 뼈를 연결시켜 주는 연골작용을 촉진시킨다. 마그네슘이 많이 함유된 게와 칼슘이 많은 우유가 1:2의 비율로 균형을 이루면 효과적이다.

(5) 고구마와 김치

고구마는 식이섬유가 풍부해서 비만과 변비해소에 좋은 식품으로 알려져 있다. 김치와 고구마는 우리 조상들이 겨울밤이면 같이 먹어왔던 그 기막힌 조화를 몸소 실천한 대표적인 상생음식이다. 김치는 비타민·무기질·유기산 등이 풍부하지만 나트륨이 많다는 유일한 단점이 있다. 하지만 고구마에 든 풍부한 칼륨은 바로 이 나트륨의 배출을 돕는 효과가 있으므로 함께 먹으면 좋은 최고의 궁합이 맞는 식품이다.

(6) 고등어와 무

생선조림을 할 때 빠지지 않는 재료가 바로 무이다. 생선을 조릴 때 큼직하게 썬 무를 냄비 바닥에 깔고 생선을 얹어 조리면 생선이 눌어붙지 않을 뿐 아니라 무가 가지고 있는 매운 성분이 생선 비린내를 가시게 한다. 또한 무에 비타민C와 소화효소가 많으므로 생선이 가지고 있지 않은 영양을 보완해 주고 맛을 향상시킨다. 고등어는 빈혈증세에 특히 좋은데 철분이 많을 뿐 아니라 흡수율이 매우 높기 때문이다. 현기증, 피로, 월경불순, 식욕부진, 두통 등에 의하여 빈혈증세가 나타나면 철 함량과 흡수율이 좋은 고등어, 바지락, 멸치, 대합, 붕어, 피조개 등 생선과 간이나 선지 그리고 난황 등을 먹도록 하는 것이 좋다.

(7) 구기자와 자라

자라탕은 양질의 단백질이 있고 맛이 좋아 보신재료로 허약한 사람의 회복음식으로 추천된다. 구기자는 간세포 신생 촉진작용과 지방간 억제작용이 인정되었고 베타인이라는 성분이 있어 지질대사를 원활하게 하는 것이 알려 졌다. 구기자는 추위를 타는 노인이나 손발이 찬 사람에게 좋은 것으로 알려져 있으며 피로 할 때 먹으면 회복이 아주 빠르다.

(8) 국수와 콩국물

계절에 따라 애용되는 국수 중에 여름철에는 콩국수가 별미였다. 콩국은 흰 콩을 씻어 5~6시간 정도 물에 담갔다가 건져 잠깐 삶아서 맷돌로 곱게 갈아 고운체로 걸러서 비지를 제거한 국물이다. 콩국을 만들 때 콩을 물에 불리는 시간과 물의 온도와 삶는 시간은 콩국의 맛, 냄새와 밀접한 관계가 있다. 날콩에는 비린내가 있는 데다 소화를 방해하는 트립신 저해인자를 가지고 있어서 그대로는 먹을 수가 없다. 비린내와 소화 방해인자를 제거하는 방법으로 쓰인 것이 가열하는 것이었다.

콩은 밭에서 나는 쇠고기라고 말 할 정도로 단백질(40%)과 지방(18%)이 풍부한 식품이다. 콩의 단백질은 농작물에서 최고이며 구성 아미노산의 종류도 다양하다. 콩에 들어 있는 불포화지방산은 동물성 지방의 과잉섭취에서 오는 콜레스테롤을 씻어 내는 역할을 하는 것으로 알려져 있다. 콩에는 거품성분인 사포닌이 들어 있는데 이 물질은 물과 기름에 잘 녹는다. 인체 내에서 과산화지질의 생성을 억제시키는 힘을 가지고 있다. 콩은 뇌의 활동을 돕고 신경을 안정시키며 피를 맑게 하는 식품으로 알려져 왔다.

밀가루가 주원료인 삶은 국수를 보면 100g 안에 70%가 수분이며 114Kcal에 불과하다. 또 밀가루 중의 단백질을 구성하는 필수아미노산을 보면 리신·메티오닌·트레오닌·트립토판 등의 함량이 매우 적다. 그런데 콩에는 이들 필수아미노산이 3~5배나 더 들어 있다. 또 콩에는 밀에 매우 적은 비타민B1·B2등 B군이 특히 많고 A와 D도 들어 있다. 땀을 많이 흘리고 식욕이 떨어지는 여름철에 콩국은 힘을 내게 하는 별식이다. 시원한 콩국에 건진 국수를 말아 먹는 콩국수는 그 짝이 잘 맞는 우리 고유의 전통식품이라는 것을 알 수 있다.

(9) 굴과 레몬

레몬이라면 군침이 나올 정도로 신맛을 강하게 가지고 있는 과실이다. 굴에 레몬즙을 떨어뜨리면 첫째, 나쁜 냄새가 가시게 된다. 둘째, 굴의 구연산은 식중독 세균의 번식을 억제하며 살균효과를 가지고 있다. 셋째, 굴에 있는 철분의 흡수 이용률이 향상되는 점이다. 식품 중의 철분은 체내에 잘 흡수되지 않아 문제가 많은 영양소다. 예로부터 굴은 빈혈에 좋고 피부미용에 뛰어난 효과가 있으며 식은땀을 흘리는 허약한 사람의 체질을 고칠 수 있다고 알려져 왔다. 그것은 굴에는 우수한 단백질과 철분이 풍부하기 때문이다. 거기에다 레몬에 함유된 비타민C 즉, 아스코르빈산은 철분의 장내흡수를 크게 도와준다는 사실이 최근 밝혀지고 있다. 따라서 굴을 먹을 때 레몬즙을 함께 먹으면 빈혈치료 효과가 더욱 커지는 것이다.

(10) 냉면과 식초

냉면을 먹을 때 식초가 빠지면 상큼한 맛이 없어 허전한 느낌을 갖게 된다. 냉면과 식초는 미각적인 조화와 영양 그리고 위생의 3가지 모두를 충족시키는 식품이다. 식초는 중요한 조미료이면서 피로회복제로서의 효능도 있는데 녹말이나 육류 등을 먹을 때 생성되는 유산은 피로를 가중시키고 이러한 유산을 처리하기 위해 식초 등 유기산을 먹을 필요가 있다. 또 냉면사리를 삶은 물이나 육수에 생길 수 있는 대장균은 식초를 넣어 산성상태가 되면 생활조건이 맞지 않아 번식이 잘 안되므로 식초는 위생상으로도 중요한 역할을 한다.

(11) 녹두묵과 미나리

탕평채는 묵, 고기, 숙주, 미나리, 지단. 김을 넣어 참기름과 소금으로 무쳐낸 요리인데 이렇게 먹을 경우 묵의 부족한 영양소를 보완할 수 있다. 또 황색·백색지단과 녹색, 검은색이 잘 어우러져 보기에도 좋고 식욕을 증진시켜 준다. 묵 요리 가운데서 녹두묵이 가장 고급이다. 녹두묵은 수분이 70%이고 지방은 거의 없는 데다 전분질이 25% 정도로 맛이 담백하고 소화가 잘되는 식품이다. 맑고 고운 색을 가지므로 양념에 무쳐 먹으면 맛이 산뜻해서 좋다. 고기볶음, 미나리, 김 등을 섞으면 비타민과 단백질이 자연스럽게 보완되며 초에 무쳤음으로 산뜻한 맛을 음미할 수 있어 좋다.

(12) 닭고기와 인삼

더위도 일종의 스트레스다. 이 스트레스를 누그러뜨리는 효과가 있는 인삼을 백숙과 연결시킨 지혜는 대단하다고 평할 수 있다. 더위라는 스트레스를 받으면 몸 안의 단백질과 비타민C의 소모가 많아진다. 따라서 양질의 단백질과 비타민C를 충분히 섭취해야 한다. 닭고기는 매우 훌륭한 고단백식품이다. 여름 별식인 삼계탕은 인삼의 약리작용과 찹쌀, 밤, 대추 등의 유효성분이 어울려 영양의 균형을 이루고 있어 훌륭한 스태미나식이 된다.

(13) 닭고기와 잉어

잉어와 닭은 고단백식품인 점에서 비슷한 것으로 볼 수 가 있다. 잉어는 단백질이 22%이고 닭은 21%나 된다. 이 두 가지로 만든 용봉탕은 궁합이 별로 안 맞는 것을 생각되기 쉽다. 그러나 이 배합은 합리적이라는 것이 과학적으로 입증이 되고 있다. 첫 번째가 아미노산의 보완 관계이다. 단백질을 구성하고 있는 아미노산이 약 20종인데 식품마다 그 함량이 각기 다르다. 일반적인 계산에선 1+1=2의 셈이 되나 식품의 경우에는 종류에 따라 1+1=3도 되고 4도 되는 효과가 나타난다. 이것을 아미노산의 상승효과라고 하는데 잉어와 닭은 이 효과가 크다. 두 번째가 콜레스테롤 함량을 보면 100mg에 잉어는 75mg이고 닭고기는 112mg으로 닭고기에는 상당히 많다. 그런데 잉어에는 혈중콜레스테롤 수치를 낮추어 주는 불포화지방산이 3.79%나 들어 있다. 또 용봉탕에는 표고, 석이, 목이버섯을 쓰기 때문에 산성을 중화하며 콜레스테롤 저하 효과도 기대되는 것이다.

(14) 딸기와 우유

딸기 100g에는 단백질이 0.9g, 지방이 0.2g밖에 들어 있지 않기 때문에 딸기를 먹을 때 우유와 섞어 먹으면 딸기의 자극적인 신맛을 중화해서 먹기가 수월해진다. 우유는 양질의 단백질·비타민B·칼슘의 양이 많고 소화흡수가 잘 되는 대표적인 식품이다. 우유가 이렇게 훌륭한 식품이기는 하나 물마시듯 마시면 소화가 잘 안 되는 경우도 있다. 그래서 우유를 마실 때는 침이나 소화효소가 잘 섞이게 먹는 것이 좋다. 우유를 잘 먹는 방법은 한꺼번에 많은 양을 물마시듯 하지 말고 한 모금씩 입에서 오랫동안 씹어 먹듯이 먹는 것이 좋다. 우유와 딸기를 따로따로 먹는 것보다 딸기에 우유를 섞어 먹으면 소화 흡수율이 훨씬 향상 된다.

(15) 닭고기와 옻나무

옻을 닭과 함께 끓여 먹는 옻닭은 정력을 높이는 강정식품으로 평가 받아 일부사람이 애용해 오고 있다. 닭의 내장을 제거하고 뱃속에 새끼손가락 크기의 옻나무 껍질을 100g 정도 넣어 삼계탕 끓이듯이 끓여 먹게 되면 강장·강정효과가 크다고 한다. 또한 옻닭은 손발이 차고 월경이 불규칙한 여성에게 권장되어 왔다.

(16) 당근과 식용유

당근의 비타민A와 카로틴은 열에 비교적 강하므로 일반 조리법으로는 거의 손실되지 않는다. 더욱이 비타민A는 지용성이므로 기름으로 조리해서 먹는 편이 훨씬 영양효과를 향상시킨다는 사실을 알아야 한다. 날 당근에는 비타민C를 파괴하는 아스코르비나아제가 함유되어 있으나 이 효소는 열에 약하기 때문에 당근을 익히거나 튀기면 그 힘이 없어지고 만다. 이러한 사실을 종합해 보면 당근은 날것으로 먹지 말고 익히거나 기름과 곁들여 먹는 것이 좋다는 것을 알 수 있다.

(17) 돼지고기와 마늘

돼지고기에 풍부한 비타민B1이 마늘 속에 알리신 성분과 결합하면 알리디아민으로 변하는데 이것은 비타민B1의 체내 흡수율을 10~20배가량 높여준다. 돼지고기를 재울 때는 다진 마늘을 충분히 넣고 구워 먹을 때는 통마늘과 함께 구워 5~6개 정도 먹는 것이 좋다.

(18) 돼지고기와 새우젓

돼지고기의 주성분은 단백질과 지방으로 이루어져 있으며 단백질이 소화되면 펩타이드를 거쳐 아미노산으로 바뀌는데 이때 필요한 것이 단백질 분해효소인 프로테아제이다. 새우젓은 발효되는 동안에 대단히 많은 양의 프로테아제가 생성되어 소화제 구실을 한다. 그리고 새우젓에는 강력한 지방분해 효소가 함유되어 있어 돼지고기의 소화를 크게 도와준다. 이런 점에서 돼지고기에 새우젓을 찍어먹는 것은 맛의 조화와 함께 소화력을 증진시키는 매우 합리적인 음식의 조화이다.

(19) 돼지고기와 표고버섯

돼지고기는 지방이 많아 고열량식품으로써 다른 육류보다 비타민B1도 많이 함유되어 있다. 그러나 돼지고기는 영양적으로는 우수하지만 특유의 냄새와 콜레스테롤 함량이 많은 것이 결점이다. 반면 표고버섯에는 섬유질이 많아 함께 먹는 식품 중의 콜레스테롤이 체내로 흡수되는 것을 억제한다. 또한 에리타데닌이라는 물질이 혈압을 떨어뜨리기도 한다. 여기에다 표고버섯에는 독특한 렌티오닌이란 향과 감칠맛을 내는 구아닐산과 아데닐산이 들어 있어 돼지고기와 잘 어울리는 식품이라 할 수 있다.

(20) 된장과 부추

된장국은 식욕증진과 우수한 단백질공급 효과가 있고 항암효과가 있다고 알려져 아주 좋은 식품이다. 이렇게 좋은 음식도 문제점이 있는데 나트륨의 다량 함유와 비타민A와 C의 부족이다. 이러한 결점을 보완해 주는 좋은 식품이 바로 부추이다. 부추에 많이 들어 있는 칼륨이 나트륨의 피해를 경감시켜 준다. 부추는 길항작용이 발동해서 칼륨이 체외로 배설될 때 나트륨을 함께 끌고 나가기 때문이다. 또 된장은 콩을 원료로 만들어져서 비타민A와 C가 전혀 들어 있지 않은 반면 부추 100g중에 비타민 A는 2000IU, 비타민C는 40mg이 함유되어 있어서 서로 영양을 보완하게 된다. 몸이 찬 사람에게 매우 좋은 식품이다.

(21) 동물성 지방과 표고버섯

육류의 내장, 달걀, 소간, 돼지간, 닭모래주머니, 갑오징어, 오징어, 생선내장, 젓갈류, 장어, 섬게, 새우 등의 식품에는 콜레스테롤이 많이 함유되어 있다. 그러나 표고버섯에는 에리타데닌이란 성분이 있어 콜레스테롤을 분해하여 몸 밖으로 배설시키므로 같이 섭취하면 효과적이다.

(22) 두부와 미역

두부를 만들 때 거품이 많이 나는 것은 콩이 가지고 있는 사포닌 때문이다. 콩의 사포닌은 이로운 점도 있으나 지나치게 섭취하면 몸 안의 요오드가 많이 빠져 나간다. 요오드는 갑상선을 구성하는 중요한 성분이다. 요오드가 부족하면 갑상선 호르몬인 티록신이 잘 만들어지지 않는다. 그러면 바세도우씨병과 같은 병에 걸리게 된다. 콩이 영양식품인 것만은 틀림없는 사실이나 콩 제품을 먹을 때에는 요오드 부족을 보충하는 식품을 곁들여야 한다. 요오드를 가장 풍부하게 가지고 있는 것은 미역, 김, 파래, 다시마 등과 같은 해조류이다.

(23) 레몬과 홍차

홍차는 녹차를 발효시켜 만든 것으로 비타민C가 많이 파괴되어 있다. 그래서 레몬을 넣어 함께 마시게 되면 레몬에 들어 있는 비타민C가 홍차의 부족한 영양을 보충해주고 맛도 한결 좋아진다.

(24) 매실과 차조기

차조기 잎의 색은 안토시안게 색소인 페리라닌인데 매초의 반응으로 곱게 염색된다. 차조기 잎에는 페릴알데히드·리모넨·피넨이라는 정유성분이 함유되어 있어 매실에 좋은 향기를 줄 뿐 아니라 부패 세균의 번식 방지에도 효과가 크다.

(25) 목이버섯과 율무죽

목이버섯이 피부미용에 좋은 것은 함유된 아교질 성분 때문이다. 이 아교질 성분은 보정, 보혈에 도움이 되는 무기질 등을 가지고 있어 강정효과와 빈혈치료 효과도 있는 것이다. 특별한 음식으로 목이버섯 율무죽이 있다. 율무는 노인들의 검버섯을 없애는 효과도 있고 닭살 같은 거친 피부나 사마귀 제거, 기미, 주근깨, 여드름에도 좋다. 피부를 곱게 하는 효과가 큰 목이버섯과 율무는 궁합이 잘 맞는 것이다.

(26) 미꾸라지와 산초가루

산초가루는 생선의 비릿한 맛을 없애주고 담백하게 만들어 주는 효과가 있다. 특히 추어탕 맛의 감칠맛을 내는 데 궁합이 잘 맞는 향신료이다. 같은 원리로 장어요리를 할 때 양념으로 쓰는 것도 맛을 내는 비결의 하나로 되어있다. 산초는 한방뿐만 아니라 민간요법으로도 널리 이용되어 왔다. 위하수와 위확장증 등에 응용하기도 했는데 건위, 소염, 이뇨, 국소흥분, 구충 등에 용도가 많았다. 산초는 위장을 자극해서 신진대사가 기능을 촉진하는 생리적 특성을 갖고 있다. 음식마다 알맞은 양념이 따로 있는데 추어탕에는 산초가 꼭 필요한 향신료이다.

(27) 밥과 무말랭이

겉보기에는 영양이 아주 빈약해 보이는 무말랭이지만 성분을 보면 식물성으로는 드물게 칼슘을 풍부하게 가지고 있는 식품이다. 칼슘은 자라고 있는 어린이나 임산부에게만 중요한 것이 아니고 나이를 먹어도 충분히 섭취해야 하는 것이다. 전분질이 주성분인 밥을 먹으면서 밥반찬으로 무말랭이를 이용한 것은 영양적 균형을 잡는 데 크게 보탬이 되었다는 것을 알 수 있다.

(28) 복어와 가지

가지는 특유의 청자색을 띠게 하는 안토시아닌 색소와 알카로이드 성분이 들어 있다. 안토시아닌 색소는 복어의 독성분을 없애는 해독제 역할을 하며 알카로이드 성분은 항산화 효능을 통해 항암효과를 가지고 있다.

(29) 복어와 미나리

복어는 비만 때문에 고생하는 사람에게 좋은 식품이며 당뇨병이나 간장 질환을 앓고 있는 사람의 식사요법용으로도 추천된다. 지방이 적고 양질의 단백질이 많아 음주 후의 해장국으로도 인기가 높다. 복어를 먹으면 신통하게 체내의 불화가 사라지고 엄동설한의 추위도 잊게 된다고 한다. 흔히 복어탕을 끓일 때 미나리를 곁들이면 맛의 조화를 이룰 뿐만 아니라 해독의 효과를 어느 정도 기대할 수 있어 좋다. 미나리는 피를 맑게 하는 식품으로 알려져 왔는데 옛 문헌을 보면 혈압강하, 해열진정, 해독, 일사병 등에 유효하다고 소개되어 있다. 미나리에는 칼슘·칼륨·철·비타민A·B·C 등이 많다. 독특한 향미를 주는 정유 성분은 정신을 맑게 하고 혈액을 보호하는 힘을 가지고 있다. 또한 식욕을 돋우어 주고 장의 활동을 좋게 하여 변비를 없애기도 한다.

(30) 불고기와 들깻잎

쇠고기의 주성분은 단백질이며 칼슘과 비타민A가 적고 비타민C는 전혀 들어 있지 않다. 들깻잎은 칼슘·철분·비타민A와 C가 많이 함유되어 있고 엽록소도 다량 함유되어 있다. 엽록소는 식욕부진과 설사, 변비 등 위장장애에 효과가 있을 뿐 아니라 고기를 많이 먹어 생기기 쉬운 대장암을 예방하는 효과도 크다.

(31) 약식과 대추
찹쌀은 지방이 적고 칼슘과 철분·섬유질의 함량이 적은 것이 결점이다. 그러한 결점을 보완해 주는 식품이 대추와 참기름, 잣이다. 대추는 쌀에 부족한 칼슘·철분·식이섬유를 자연스럽게 보충하는 장점이 있다.

(32) 옥수수와 우유
옥수수는 삶거나 구워서 먹기도 하지만 콘플레이크나 크림수프 등으로 가공하여 많이 먹는데 특히 어린아이들이 다른 종류의 단백질은 먹지 않고 옥수수만을 먹게 되면 발육부진의 원인이 된다. 이러한 옥수수의 결점을 보완할 수 있는 가장 우수한 식품이 우유이다. 우유에는 건강을 유지할 수 있는 필수아미노산이 골고루 들어 있어 옥수수와 잘 어울리는 식품이다. 그러므로 옥수수나 옥수수 가공품을 먹을 때 우유와 함께 먹는 것이 영양의 균형을 잡아주는 일이 된다.

(33) 쌀과 쑥
비타민A 효과가 있는 베타카로틴이 쑥 잎에는 풍부한데 이것이 부족하면 인체에 세균이나 바이러스가 침입했을 때 저항력을 상실하고 만다. 베타카로틴은 항암효과가 인정되고 있는데 쑥에는 또 항암효과가 있는 복합다량체도 보고되고 있다. 감기의 치료와 예방효과가 큰 비타민C도 많다. 쑥은 쌀에 적은 칼슘이 많아 영양의 균형을 이루며 세포 재생부활력이 강한 엽록소가 풍부하므로 그야말로 쌀의 부족 성분을 보충해 주는 대표적인 건강식품이라고 평가할 수가 있다.

(34) 새우와 표고버섯
표고버섯에는 생리적 활성물질인 다당체와 레티닌을 비롯하여 독특한 향과 감칠맛을 나타내는 구아닐산이 들어 있고 비타민D의 모체인 에르코스테린 성분이 풍부하며 비타민B1과 B2도 많이 들어 있다. 표고버섯의 이러한 성분들이 칼슘의 소화흡수를 도와주므로 새우의 콜레스테롤을 걱정할 염려가 없다.

(35) 생강과 찹쌀
장이 안 좋아 설사를 잘 일으키는 사람에게 좋은 것이 생강찹쌀 미음이다. 생강은 몸을 따뜻하게 하고 살균작용도 있으며 위를 보호하는 작용이 있어 몸이나 배가 냉해서 설사를 자주 할 때 좋은 식품이다. 생강 한 쪽을 불린 찹쌀 1컵과 함께 푹 끓인 다음 체에 걸러 그 미음만 마시면 몸이 따뜻해져서 아침에 배가 사르르 아파 오는 사람에게는 효과가 매우 좋은 궁합이다.

(36) 생선회와 생강

생강은 진계론과 소가올의 매운 성분이 있으며 향기는 정유 성분으로 진기베린·캄펜·보루네올·시트랄 등으로 구성되어 있다. 이러한 성분들이 병원성균에 대해 강한 살균작용이 있어 생선회 섭취 시에 식중독 발생을 예방하는 효과가 있다. 또한 생강에는 디아스타제와 단백질 분해 효소도 들어 있어 생선회의 소화를 도우며 향미성분은 소화기관에서 흡수력을 돕는 효능이 있다.

(37) 설렁탕과 깍두기

설렁탕은 소의 내장, 머리, 족, 뼈 등을 넣어 국물이 뽀얗게 되도록 푹 끓인 국 또는 그 국에 밥을 만 음식이다. 밥과 함께 메밀국수 사리를 조금 섞어 만 것도 있다. 설렁탕은 필수아미노산을 골고루 가지고 있는 영양가 높은 음식으로 소화가 잘되며 먹기 편한 음식이다. 설렁탕은 맛있게 익은 새빨간 깍두기와 함께 먹으면 맛이 잘 어울린다. 깍두기는 설렁탕의 누린내 제거 효과가 있으며 무의 씹히는 촉감이 좋고 소화를 돕는 효과도 크다. 설렁탕과 깍두기는 궁합이 잘 맞는 배합인 것이다.

(38) 소주와 오이

많고 많은 술중에서 보통 사람들이 가장 많이 찾는 술이 바로 소주다. 한때 소주를 마시는 사람들이 병마개를 열고 윗물을 따라 버리고 마시는 것이 유행한 일이 있었다. 이것은 소주 중에 머리를 아프게 하는 성분인 퓨젤유가 소주의 윗부분에 있어 이를 제거할 수 있다는 말이 있었기 때문이다. 소주와 같은 증류수에는 청주나 포도주와 같은 양조주에 비해 주정 이외의 향기 성분이 적다. 소주의 자극성 알코올의 불쾌감을 제거하기 위해서는 오이를 가늘게 썰어 소주에 넣으면 소주의 자극취가 가시고 순한 맛이 된다. 이것은 95.5%나 되는 오이의 수분과 오이의 향미가 자극취를 흡수하기 때문이다. 술을 많이 마시면 체내의 칼륨이 배설되므로 칼륨이 풍부한 오이를 함께 먹는 것은 매우 합리적이고 염분과 노폐물 배출이 잘 되어 몸을 맑게 한다.

(39) 쇠고기와 배

쇠고기는 맛이 좋고 영양가가 높은 식품으로 예부터 허약한 사람이나 병후 회복에 가장 많이 쓰여 왔다. 양념장을 만들어 쇠고기를 재어 둘 때는 배즙을 사용하는 것이 특징이다. 배에는 전분 분해효소, 단백질 분해효소가 함유되어 있어 단단하고 질긴 고기에 배를 섞으면 단백질 분해 작용이 일어난다. 단백질이 분해되면 아미노산이 만들어져 고기가 연해지고 맛이 좋아진다.

(40) 수정과와 잣

수정과에 잣을 띄워 먹는 것은 잣의 지방이 곶감의 변비를 예방하는 효과가 기대되는 배합이었던 것이다. 감이나 곶감을 많이 먹으면 몸이 차진다고 일러 왔는데 그것은 감의 타닌이 다른 식품 중의 철분과 결합해서 체내 흡수를 방해한데서 생긴 말이다. 타닌은 철분과 결합하면 타닌산철이 되는데 이것은 결합이 단단해서 불용성으로 그대로 배설되고 만다. 식품 중의 철분 흡수가 방해되면 빈혈이 되므로 몸이 냉해지는 것은 당연한 귀결이다. 그런데 잣에는 같은 견과류인 호두나 땅콩보다도 철분의 함량이 많다. 그런 면으로 본다면 수정과에 잣을 띄우는 것은 빈혈을 막는 효과도 있으므로 궁합이 잘 맞는 한 쌍으로 볼 수 있다. 수정과는 담이 많고 기침이 나올 때 만성기관지염 등에 좋은 것으로 추천되는 음식이다.

(41) 스테이크와 파인애플

연육은 사람이 고기를 먹고 위장에서 소화되는 과정의 일부가 진행되는 것과 같은 것이다. 우리나라에서 전통적으로 사용해 온 연육제는 배와 무였다. 배와 무에는 단백질 분해 효소와 지방분해 효소가 들어 있어 고기와 함께 재어두면 연육 효과가 있었던 것이다. 다른 나라에서는 무화과와 키위, 파인애플, 파파야 등을 연육제로 사용한다. 파인애플의 브로멜린은 0.005%의 미량을 고기 표면에 살포해도 연육 효과가 크게 나타난다. 스테이크 요리를 할 때 파인애플의 브로멜린 처리를 하지 않더라도 스테이크와 곁들여 먹거나 스테이크를 먹고 후식용 과일로 파인애플을 먹으면 소화가 촉진된다.

(42) 시금치와 참깨

참깨를 볶을 때 나오는 고소한 향기의 일부는 바로 아미노산의 한 가지인 시스틴 등이다. 참깨는 고소한 맛의 대명사이다. 고소한 향기와 맛을 가지고 있을 뿐 아니라 어느 식품에도 뒤지지 않는 훌륭한 장점을 가지고 있다. 결석 방지에는 아미노산의 하나인 리진도 효과가 있는데 이는 참깨에 많이 들어 있다. 이러한 것들을 종합해 볼 때 시금치나물과 참깨는 시금치에 부족한 단백질·지방·칼슘·비타민B 등을 자연스럽게 공급할 수 있을 뿐 아니라 풍부한 칼슘과 리진으로 건강에 유한 결석 생성을 예방하는 좋은 식품의 배합이다.

(43) 아욱과 새우

훌륭한 강장식품으로 여겨져 온 새우지만 비타민A와 비타민C는 거의 들어 있지 않다. 이와 대조적으로 아욱은 비타민A·C·섬유질이 풍부한 알칼리성 식품이다. 그러므로 산성식품인 새우를 아욱과 함께 먹으면 궁합이 잘 맞는 다는 것을 알 수 있다. 새우에는 종류가 매우 많은데 성분 차이는 크지 않다. 참새우, 대하, 보리새우, 꽃새우 등의 여러 종류 중 한 가지를 택하여 된장을 풀고 아욱을 넣어 끓이는 아욱국은 아욱의 연한 줄기와 잎을 식용하는데 주물러 치대서 풋내를 빼고 쌀뜨물을 부어 끓여 먹는다. 아욱죽은 잎과 줄기는 껍질을 벗기고 된장에 새우를 넣고 불린 쌀과 참기름을 넣어 끓인다. 아욱국이나 아욱죽은 맛과 영양의 균형이 잡힌 좋은 음식으로 소화력이 떨어진 사람에게는 더없이 좋은 별식이다.

(44) 연근과 식초

연은 불교에서 극락세계를 상징하는 것으로 장수, 건강, 명예불사, 행운, 군자 등을 상징한다. 연뿌리는 삶을 때 조금만 삶는 것이 좋으며 식초를 넣고 삶으면 잡맛도 빠지고 빛깔도 선명해진다. 식초는 연근의 변색을 막을 뿐 아니라 유효성분의 손실을 방지하는 성질을 가지고 있기 때문이다. 연근즙은 저혈압인 사람에게 좋은 것으로 알려져 있다. 성분으로 미루어 볼 때 숙취해소에 좋은 아스파라긴을 가지고 있고 두뇌개발과 치매예방에 좋은 레시틴도 있으며 정장효과를 갖는 팩틴이 있어 색다른 특성을 가지고 있다.

(45) 오이와 미역

미역에는 비타민C를 제외한 다른 비타민 종류가 많이 함유되어 있지만 비타민C가 풍부한 오이와 함께 섞어 무침이나 냉국을 만들면 비타민 등 다른 영양소를 골고루 섭취할 수 있다.

(46) 우거지와 선짓국

선지가 고단백에 철분의 함량이 많은 재료이기는 하지만 많이 섭취하게 되면 변비 증세를 보이는 것이 결점이다. 이러한 면에서 보면 선짓국을 끓일 때 우거지와 무청, 콩나물 등 채소를 많이 넣는 것은 매우 합리적인 것이다. 우거지와 콩나물 등 채소에는 비타민과 무기질이 풍부할 뿐 아니라 펙틴·섬유소·리그닌 등 이른바 식이성 섬유가 풍부하다. 식이성 섬유는 소화가 되지 않으며 칼로리도 없는 것이어서 영양적 가치가 없는 것으로 취급되어 왔다. 그러나 최근 건강면에서 이들의 역할이 매우 크다는 사실이 밝혀져 관심을 모르게 되었다. 무청과 같은 우거지에는 비타민A의 모체가 되는 카로틴과 엽록소도 많이 있다. 엽록소는 세포부활작용, 지혈작용, 말초혈관확장작용, 항알레르기 작용 등 중요한 생리 작용을 가지고 있다. 이러한 조혈에 도움을 주는 성분과 철분의 흡수를 도와주는 성분과 그리고 변비예방이 큰 우거지와 선지는 궁합이 잘 맞는 배합인 것이다.

(47) 인삼과 벌꿀

인삼은 스트레스, 피로, 우울증, 고혈압, 빈혈, 항암작용, 피부미용, 강장 효과 등 여러 가지로 인체에 좋은 효과가 있으나 열량은 매우 낮다. 이에 비해 초기의 가벼운 당뇨, 피로회복, 피부미용에 좋고 노인이나 위장이 약한 사람에게는 좋은 강장식품인 꿀은 가장 손쉽게 열량을 낼 수 있다. 따라서 인삼을 먹을 때 꿀을 찍어 먹거나 인삼정과로 먹을 때 힘을 낼 수 있듯이 이 둘은 매우 합리적인 배합이다.

(48) 잉어와 팥

임신부종이나 각기부종에 좋은 식품으로 전해오는 것이 잉어와 팥을 달여 마시는 것이다. 산모의 젖이 부족할 때나 몸이 쇠약해졌을 때 잉어를 먹으면 젖이 많아지고 건강을 쉽게 회복하는 것으로 전해지고 있다. 잉어와 팥을 넣고 삶으면 사포닌이 우러나와 체내에서의 수분을 배출하는 데 도움을 주었던 것이다. 몸에 부담을 덜 주면서 수분대사에 도움이 되는 효과를 얻는 좋은 방법이라고 평가된다. 임산부는 간장에 큰 부담을 안고 있는데 이때에 소화흡수가 잘 되는 양질의 단백질 식품인 잉어와 간장의 기능에 큰 도움이 되는 팥을 곁들여 먹는 것을 음식의 궁합으로 매우 합당한 것으로 평가할 수 있다.

(49) 재첩과 부추

술꾼들이 재첩국을 마시면 개운해진다고 예나 지금이나 인기가 높은 음식이다. 성분의 특징은 칼슘·철·인·비타민B1·B12가 풍부한데다 달걀에 못지않을 만큼 질 좋은 단백질을 함유한다는 점이다. 재첩의 살에는 이와 같이 영양이 듬뿍 들어 있으므로 재첩국을 먹을 때 국물만 마시지 말고 살도 남기지 말고 먹는 것이 좋다. 영양이 우수한 재첩이지만

한 가지 결점이 있다. 그것은 비타민A의 함량이 적다는 것이다. 그래서 재첩국을 끓일 때 부추를 넣어 끓이는 방법이 고안된 듯하다.

(50) 조개탕과 쑥갓

쑥갓에는 칼슘이 많고 비타민A와 C가 풍부한 알칼리성 식품이다. 영양성분은 아니나 엽록소가 풍부해서 적혈구 형성에 도움을 주고 혈중콜레스테롤 저하 효과가 있어 건강유지에 매우 큰 몫을 담당하고 있다. 이 엽록소·비타민A·C 등은 조개류에는 전혀 없는 것이다. 그러므로 조개탕에 쑥갓을 곁들이는 것은 매우 합리적이다. 또한 간장 질환과 담석증에 효과가 있고 소화력을 증진시킨다.

(51) 죽순과 토란, 쌀뜨물

죽순과 토란의 잡맛을 제거하고 조직을 부드럽게 하려면 쌀뜨물을 활용하는 것이 좋다. 쌀뜨물에는 인지질과 단백질 등이 들어 있어 수산석회와 잡맛을 제거해 준다.

(52) 청국장과 신김치

청국장을 먹으면 비타민E의 항산화 작용으로 콩기름 속에 있는 리놀산이나 리놀레산이 과산화물이 되어 우리 몸에 해를 끼치는 일을 막아주게 된다. 청국장에는 콩에 있는 플라보노이드 성분도 많이 있으며 이들도 우리 몸속에서 지방이 산화되는 것을 막아 준다. 따라서 청국장은 노화나 주름살을 방지하는 데 유용하다 할 수 있다. 그러나 청국장은 특유의 냄새 때문에 먹기가 역겨우나 유기산을 가진 신김치를 넣어주면 상큼한 맛과 함께 섬유질이 풍부한 배추 덕분에 정장 효과까지 볼 수 있다.

(53) 청주와 은행

일본을 대표하는 술로 알려진 것이 청주다. 일본 사람들이 청주를 마실 때 가장 좋은 안주로 손꼽히는 것이 은행이다. 은행은 음식에서 구미를 돋우어 주고 식욕이 나게 한다. 뿐만 아니라 은행잎에는 혈액순환을 원활히 하는 성분이 있어 이용되고 있는데 한국산이 가장 좋다고 알려져 있다. 청주를 마실 때 구운 은행을 안주로 먹으면 쌉쌀한 맛이 청주 맛을 돋우어 주고 주독을 푸는 효과까지 있어 궁합이 맞는다.

(54) 초콜릿과 아몬드

초콜릿의 원료인 코코아에는 당질과 지방이 지나치게 많이 들어 있다. 그러므로 여기에 우유와 설탕을 넣어 밀크초콜릿을 만들면 맛이 너무 농후하고 찐득해서 먹는 데 부담스럽다. 아몬드를 넣어주면 고소한 맛과 따뜻한 곳에 두어도 쉽게 녹지 않는 장점이 있어 초콜릿과 아몬드는 궁합이 잘 맞는 식품이다. 아몬드의 지방에는 인지질인 레시틴이 많아 초콜릿의 테오브로민이 뇌나 중추신경에 주는 지나친 자극을 중화하고 억제하는 효과를 낸다.

(55) 카레와 요구르트

카레를 처음 먹는 사람은 혀가 얼얼하지만 요구르트를 섞으면 신기할 정도로 매운맛이 줄고 독특한 풍미가 생겨난다. 인도에는 세 사람에 한 마리 꼴로 소가 많지만 쇠고기는 안 먹는다. 그러나 우유나 유제품 등은 애용하고 있다. 카레요리에 단단한 치즈를 사용하기도 하는데 자극성이 강한 카레요리에 요구르트나 치즈를 배합하는 것은 맛의 창조뿐 아니라 영양의 균형을 이룬 걸작 궁합이 아닐 수 없다.

(56) 커피와 치즈

피로할 때나 왠지 무기력하게 느껴질 때 한 잔의 커피는 정신을 맑게 해주고 지각을 활발하게 해준다. 커피의 특수성분은 카페인으로서 위궤양이나 십이지장궤양이 있는 사람은 삼가는 것이 좋다. 공복 시에 커피를 마시면 위산의 분비가 많아지므로 중화하는 성분을 가진 우유나 치즈를 곁들이는 것이 바람직하다. 치즈에는 우유에 함유된 영양성분이 모두 들어 있을 뿐 아니라 단백질이 분해되어 맛도 좋아지고 소화성도 향상된다. 자극성이 강한 커피를 마실 때 치즈를 곁들이면 위벽 등 소화기관을 보호해 주어 건강유지에 큰 도움이 되며 새로운 맛을 느낄 수 있다.

(57) 커피와 치커리

커피를 많이 마시게 되면 커피가 마약처럼 중독이 되고 심장병, 위장병, 암 등을 유발할 수 있다고 한다. 커피가 습관성이 되는 이유는 카페인이라는 특수한 성분 때문이다. 카페인 중독을 고치기 위해서는 커피에 치커리를 섞어서 마시는 것이 좋은 방법이다. 치커리 뿌리로 만든 성분 70%에 커피 30% 정도로 혼합하여 마시면 커피 맛과 향, 색깔이 구별이 되지 않을 정도이다. 따라서 커피에 습관성이 있는 사람들이 마시면 별로 불편을 느끼지 않게 되어 있다. 이렇게 한동안 마시다가 치커리의 양을 늘리고 커피의 양을 더 줄이면 효과적으로 카페인 중독을 고칠 수 있다.

(58) 콩과 해조류

콩 속에 함유되어 있는 사포닌은 요오드를 몸 밖으로 배설시키는 결점이 있다. 미역은 프코스테롤의 성분이 많아 요오드의 배설을 억제하므로 콩으로 조리한 음식물을 먹을 때에는 해조류를 함께 섭취하는 것이 좋고 된장국이나 청국장에 미역을 약간 넣어 먹는 것도 좋은 방법이다.

(59) 토란과 다시마

토란의 아린 맛 성분인 수산석회는 많은 양이 체내에 축적되면 결석의 원인이 된다. 이 성분을 우려내려면 쌀뜨물에 담가야 효과가 크다. 말린 다시마는 당질이 43.3%, 식이섬유가 7.5% 함유되어 있고 특히 알긴이라고 하는 당질이 20%나 되며 요오드의 함량이 높다. 이 2가지 성분이 토란의 수산석회를 비롯한 유해성분의 체내흡수를 억제시키는 특성을 가지고 있다. 요오드는 갑상선호르몬을 잘 나오게 하여 신진대사를 촉진시키고 토란의 맛을 부드럽게 해준다.

(60) 토마토와 튀김

기름에 튀긴 음식은 맛은 있어도 먹고 나면 위에 부담을 주는 일이 있다. 그러한 튀김을 먹을 때에 토마토를 함께 먹으면 좋다. 고기나 생선 등 기름기 있는 요리를 먹을 때 토마토를 곁들이면 소화를 촉진시키고 위의 부담을 가볍게 해 준다. 소화를 도와주는 성분은 효소와 비타민B 등인데 토마토에 풍부한 펙틴이라는 식이섬유는 위의 활동을 도와주는 효과가 크다. 튀김을 먹을 때 토마토를 함께 먹는 것이 궁합에 맞는 합리적인 식습관이라는 것을 알 수 있다.

(61) 팥죽과 새알심

쌀의 비타민B1은 당질대사에서 중요한 역할을 하게 되는데 수용성이다 보니 쌀을 5번만 씻어도 35%의 비타민이 유실된다. 팥에는 비타민B1이 많이 들어 있어서 이런 쌀의 부족한 영양을 보충해주므로 궁합이 잘 맞는 식품이다..

(62) 호박과 강낭콩

호박범벅은 쌀가루에 물을 뿌리고 비벼서 고슬고슬하게 만든 다음 팥, 콩, 무, 호박, 감자 등과 같이 끓여서 버무려 만든 떡이다. 이 호박범벅은 비타민A의 모체인 베타카로틴이 많고 강낭콩에는 단백질로 글로불린이 많아 단백가를 올릴 수 있는 좋은 처방이 된다. 강낭콩에는 필수아미노산으로 라이신·로이신·트립토판·트레오닌이 풍부해서 쌀 등 곡류와 섞으면 단백질의 상승효과가 커진다. 강낭콩에는 비타민B 복합체가 많아 당질대사를 도와주는 식품이기도 하다. 호박은 위장이 약하거나 당뇨가 있는 사람 또는 회복기 환자에게 좋고 어린이 간식으로도 추천되는 영양식이다

(63) 홍어와 막걸리

삭혀서 먹는 홍어는 자가 효소에 의해 단백질이 분해되어 소화성이 좋은 펩타이드와 아미노산이 만들어지고 암모니아로 인해 식중독 발생의 염려가 없다. 또한 지방분이 적어 변질이 심하지 않다. 이때 암모니아의 자극을 중화시키는 데는 막걸리가 제격이다. 막걸리에는 자극성분을 완충시키는 단백질과 암모니아를 중화시키는 유기산이 함유되어 있기 때문이다.

2) 궁합이 맞지 않는 식품

(1) 간과 게·감

간 요리를 먹고 감이나 곶감을 먹으면 탄인 성분이 철분과 결합해서 영양소의 흡수를 방해함으로 빈혈이 오고 몸이 차가워진다. 또한 게는 식중독균의 번식이 잘 되는 고단백 식품이고 감은 수렴작용을 하는 분이 있어 소화불량을 수반하는 식중독의 피해를 입는다.

(2) 간과 수정과

동물의 간은 각종 영양소가 풍부하기 때문에 영양의 보고라고 한다. 특히 빈혈 환자에게 필요한 영양소를 골고루 가지고 있으며 흡수되기 쉬운 철분의 함량도 많다. 간을 먹고 수정과를 먹으면 곶감 중의 타닌이 철분과 결합해서 흡수 이용을 방해한다. 빈혈이 있는 사람에게는 감이 나쁘며 몸이 차가워지는 원인이 된다.

(3) 고구마와 쇠고기

고구마와 쇠고기는 소화 시 필요한 위산 농도가 서로 다르기 때문에 음식물이 위에 체류하는 시간이 길어져 소화흡수에 방해를 준다.

(4) 굴과 차

굴 속에 풍부하게 함유되어 있는 철분이 차의 탄인 성분과 결합하면 철분이 흡수되지

않는다.

(5) 김과 기름·소금

김은 누구나가 좋아하는 식품이지만 김에 기름을 발라 구우면 아무리 신선한 기름을 사용했다 해도 공기와 햇빛으로 산화되어 유해성분이 생기기 쉽다. 그러므로 김은 기름을 바르지 않고 그냥 구워먹는 것이 건강에 좋다고 할 수 있다. 바다에서 나는 수산물에는 대개 소금기를 갖고 있어서 소금을 뿌리고 먹게 되면 나트륨의 섭취가 많아 고혈압 등 성인병에 걸릴 위험이 많다.

(6) 달걀과 근대·시금치

시금치에 많은 철분이 달걀의 유황과 결합하면 철분이 흡수되지 않는다. 또한 시금치에 옥살산 성분이 많이 함유되어 있어 이것이 인체 내에서 수산석화가 되면 결석이 만들어진다. 근대라는 채소에도 수산이 많으므로 신석증이나 담석증의 염려가 생기는 것은 당연한 일이다. 이 옥살산은 물에 삶아 씻으면 많은 양이 감소된다.

(7) 당근과 오이

당근에는 비타민A의 모체인 카로틴이 대단히 많이 함유되어 100g에 4100IU의 비타민A 효력을 가지고 있다. 그런가 하면 비타민C를 파괴하는 아스코르비나제를 오이와 마찬가지로 가지고 있다. 그러므로 오이와 마찬가지로 생채를 만들 때 당근과 오이를 섞는 것은 좋지 않다. 그러나 아스코르비나제는 산에 약한 성질을 가지고 있으므로 생채를 만들 때 식초를 미리 섞으면 비타민C의 파괴를 방지할 수 있다.

(8) 도라지와 돼지고기

기침과 가래약으로 유명한 용각산의 주재료가 바로 도라지다. 도라지에 들어 있는 사포닌 성분은 면역체계를 강화하기 때문에 감기, 바이러스질환, 황사 등으로부터 몸을 보호해 주지만 돼지고기와 함께 먹으면 돼지고기의 지방이 이 기능을 방해하여 설사를 유발한다.

(9) 도토리묵과 감

탄닌 성분이 남아 있는 도토리묵을 먹고 불용성 탄인 성분이 많이 함유된 감과 곶감을 후식으로 먹으면 변비가 심해질 뿐만 아니라 빈혈증이 나타나기 쉽다. 적혈구를 만드는 철분이 탄닌과 결합해서 소화흡수를 방해하기 때문이다.

(10) 라면과 밥

국 대용으로 라면을 끓여 밥을 말아먹는 것은 열량만 높여준다. 그리고 탄수화물 중독증을 일으켜 비만, 당뇨의 원인이 된다. 라면에 들어 있는 과다한 나트륨의 섭취는 고혈압을 발생하는 원인이 된다.

(11) 라면과 콜라

라면은 화학적으로 칼슘과 결합을 잘 하는 성질이 있어 칼슘부족을 일으키기 쉽다. 그리고 콜라도 칼슘과 잘 결합하는 성질을 가지고 있어서 둘을 같이 먹으면 칼슘 결핍을 가져 온다.

(12) 로열젤리와 매실

매실은 신맛이 강한 유기산으로 구연산, 피크린산 등이 많이 함유되어 있다. 이러한 성분은 위장에서 산성반응을 나타내어 유해 세균의 발육을 억제해서 식중독, 설사, 변비를 예방한다. 그러나 매실에 로열젤리를 함께 먹으면 로열젤리의 활성물질이 산도의 갑작스런 변화를 받아 효과를 떨어뜨린다.

(13) 맥주와 땅콩

맥주를 마실 때 가장 흔하게 먹는 안주가 땅콩이다. 요즈음은 껍질을 완전히 벗긴 땅콩알이 유통되고 있는데 먹기는 편하지만 위생적으로 많은 문제가 있다. 땅콩은 껍질을 벗겨 공기에 노출시키면 산화되어 유해한 과산화지질이 만들어지기 쉽다. 뿐만 아니라 고온다습한 환경 속에 배아 근처에 검은 곰팡이가 피어 아플라톡신이라는 성분이 만들어져 우리 몸에 위해를 가한다. 아플라톡신은 간암을 유발하는 발암성 물질이다.

(14) 메밀국수와 우렁

우렁은 단백질과 지방을 함유한 담백한 식품이다. 또한 우렁은 조직이 단단해서 꼭꼭 씹어 먹지 않으면 소화가 잘 되지 않는다. 아무리 소화성이 우수한 메밀국수를 먹는다 하더라도 소화불량이 되기 쉽다.

(15) 무와 오이·당근

오이와 당근은 비타민C를 파괴하는 효소가 있어 비타민C가 많이 함유되어 있는 무와 함께 음식을 만들면 무의 비타민C를 파괴해 영양 손실이 크다. 그러나 이러한 채소를 살짝 데치거나 식초를 약간 넣어 음식을 만들면 산성으로 변해 비타민C의 파괴를 막을 수 있다.

(16) 문어와 고사리

문어는 고단백 식품이기는 하나 소화에 부담이 간다. 고사리는 식이섬유가 많이 함유되어 있으므로 위장이 약한 사람은 소화불량을 초래하기 쉽다.

(17) 미역과 파

파를 다듬어 보면 미끈미끈한 촉감을 느끼게 되는데 점질물이 있기 때문이다. 미끈미끈한 미역국에 미끈한 파를 섞으면 음식 맛을 느끼는 혀의 미세 세포 표면을 뒤덮어 버리게 된다. 그렇게 되면 고유한 음식의 맛을 느끼기가 어려워진다. 이것은 영양적 문제가 아니라 미역과 파가 가지고 있는 물리적 성질 때문에 생기는 것인데 배합이 서로 맞지 않는 것이다. 파의 성분을 보면 인과 철분이 많고 비타민이 많은 것이 특색이다. 녹색 부분에는 비타민A가 있고 C도 많다. 그런가 하면 파의 자극 성분으로 황화알린이 있는데 마늘에 들어 있는 알린도 있어 비타민B1의 유도체가 된다. 이 알린은 창자에서 비타민B1과 결합하여 쉽게 흡수되고 이용도가 높은 새로운 비타민B1으로 변하게 하는 작용을 한다. 그러나 파에는 인과 유황이 많아 미역국에 섞으면 미역의 칼슘 흡수를 방해하는 것이다. 그래서 미역국에 파를 섞으면 맛만 어울리지 않는 것이 아니고 영양의 효율도 떨어지게 된다.

(18) 산채나물과 고춧가루

산채나물 무침은 기름, 깨소금, 간장 등 조미료를 사용해서 맛을 내는 것이 보통이다. 이렇게 해서 만든 산채나물은 충분히 산채 고유의 풍미를 맛 볼 수 있어 좋은 것이다. 그런데 최근 고추의 매운맛을 무척 좋아하게 된 것이 한국인이다. 고추의 특성은 매운맛과 붉은 시각적인 효과를 볼 수 있다. 매운맛은 캡사이신이라는 성분으로 0.2~0.4%밖에 안 들어 있는 데도 매운맛이 대단하다. 은은한 산채의 풍미를 맛보는 데 고춧가루를 듬뿍 친다면 혀가 얼얼해져서 도저히 제맛을 느낄 수 없다. 고춧가루와 잘 어울리는 상대역 식품이 따로 있는데 덮어 놓고 아무것에나 사용하는 것은 잘못된 일이다.

(19) 산채나물과 미역

미역은 요오드 성분이 많이 함유되어 식이섬유가 많이 함유된 산채나물과 함께 먹으면 소화흡수가 저하되어 설사와 두드러기를 유발한다.

(20) 삼겹살과 오징어

요즈음 시중 음식점에서 판매되고 있는 오삼불고기가 인기다. 이 2가지 식품은 단백질이 풍부하고 인산의 함량이 많아 위산과다, 위염, 위궤양, 십이지장궤양이 있는 사람은 필히 삼가야 한다. 또한 콜레스테롤 수치가 높은 식품으로 성인병을 유발할 가능성이 높아 식품배합이 잘못된 것이다.

(21) 샐러드와 마요네즈

샐러드는 다이어트를 하는 사람에게 인기가 높다. 그러나 고소한 맛을 내기 위해 마요네즈를 듬뿍 쳐서 먹는 사람이 많은데 마요네즈 100g이 내는 열량은 무려 698Kcal나 되어 다이어트를 할 때 먹는 마요네즈는 고열량으로 효과가 없다.

(22) 선짓국과 홍차

선지로 만드는 해장국은 고단백에 철분이 많아 빈혈증 예방과 치료에 좋은 식품이다. 선짓국을 먹고 홍차나 녹차를 마시면 탄닌산철이 만들어져 철분의 흡수가 반감된다. 타닌성분이 많은 것은 홍차와 녹차 외에도 곶감과 도토리가 있다.

(23) 수박과 튀김

수박을 먹고 기름기가 많은 튀김종류를 먹는 것은 바람직하지 못하다. 수박은 위액을 엷게 만드는 작용을 하는데 기름기가 같이 들어가면 소화가 잘 되지 않기 때문이다.

(24) 숙지황과 무

숙지황은 감초만큼이나 많이 쓰이는 약재이다. 그런데 이 약재가 바로 무와 서로 상극이다. 숙지황은 음을 보해주는 으뜸가는 약재인 반면 무는 양의 대표 식물이다. 따라서 함께 먹으면 서로의 기운이 상충되어 숙지황의 효과가 제대로 발휘 될 수 없다고 한다. 정확히 말하면 숙지황이 든 한약을 먹을 때 무를 먹으면 안 되는 것이 아니고 다만 약효가 떨어질 우려가 있기 때문에 금하는 것이다.

(25) 스테이크와 버터

스테이크용 고기는 안심과 등심으로 많은 지방과 콜레스테롤을 함유하고 있다. 버터 또한 많은 콜레스테롤이 들어 있어서 같이 먹게 되면 과잉 콜레스테롤 섭취가 될 우려가 있다.

(26) 시금치와 근대

시금치는 뛰어난 채소이기는 하나 옥살산이 대단히 많다. 이것이 인체 내에서 수산석회가 되면 결석이 만들어진다. 그런데 근대라는 채소에도 수산이 많으므로 신석증이나 담석증의 염려가 생기는 것은 당연한 일이다. 이 옥살산은 물에 으깨어 씻거나 삶으면 많은 양이 분해된다.

(27) 시금치와 두부

시금치에는 옥살산이 들어 있고 두부에는 칼슘이 다량 함유되어 있는데 이 옥살산과 칼슘이 결합하면 불용성의 수산칼슘이 생성되므로 인체의 칼슘 섭취가 줄어들어 결석을 유발한다.

(28) 시금치와 죽순

시금치에는 옥살산이 많이 함유되어 있는데 이것은 인체 내에서 수산석화가 되면 결석이 만들어 진다. 그런데 죽순이라는 채소에도 수산이 많으므로 같이 섭취할 때는 신석증이나 담석증의 질병이 염려가 된다.

(29) 우엉과 바지락

우엉에 있는 섬유질이 바지락과 만나면 철분 흡수율이 떨어진다. 대신 철분 흡수는 칼슘이 도와줌으로 조개류는 우유와 유제품, 뼈째 먹는 생선을 함께 먹는 것이 좋다.

(30) 우유와 소금·설탕

우유에 익숙지 않은 사람은 흔히 소금이나 설탕을 넣어 마시는 경우가 있다. 맛이 진하게 느껴질지 모르나 바르게 먹는 방법이라고 할 수 없다. 우유에는 알맞게 염분이 들어 있고 짜게 먹으면 건강상에 문제가 있다. 설탕을 넣으면 단맛 때문에 마시기는 좋아질지 모르나 비타민B1의 손실이 크다.

(31) 자두와 날짐승요리

자두는 새콤한 과일로 오얏이라고도 하는데 중국음식인 송화단(오리알)과 같이 먹으면 중독이 되고 참새고기와 닭고기, 청어구이도 맞지 않는다. 자두가 화학적으로 특성이 강한 과일이기 때문이다.

(32) 장어·자라와 복숭아

복숭아 과육에는 아미노산이 다량 함유되어 있다. 장어구이를 먹은 후에 복숭아를 먹으면 설사를 하고 보양식으로 먹는 자라탕을 먹을 경우 가슴통증이 오므로 주의한다.

(33) 조개류와 옥수수

조개류는 부패균의 번식이 잘 되는 수산물로 산란기에는 자신을 적으로부터 보호하기 위해 독성물질을 생성하기도 한다. 이러한 조개를 먹고 소화성이 떨어지는 옥수수를 먹으면 탈이 나기 쉽다.

(34) 커피와 크림

비만자들이 커피를 마실 때 설탕을 빼고 크림을 듬뿍 넣어 마시는 것을 볼 수 있다. 그렇게 마시면 살찔 염려가 없는 것으로 착각하지만 설탕을 넣는 것보다 살이 더 찐다.

(35) 콩과 치즈

술안주로 많이 이용하는 콩과 치즈는 함께 먹지 않는 것이 좋다. 콩 안주는 칼슘의 흡수를 방해하는 피친산이 들어 있어 치즈의 영양분을 체외로 배출시키는 상반된 식품이다. 치즈는 위벽을 보호하고 알코올의 흡수를 느리게 하는 작용이 있을 뿐 아니라 많은 양의 칼슘이 함유되어 있으므로 좋은 술안주가 되지만 콩과 함께 먹지 않는 것이 좋다.

(36) 토마토와 설탕

토마토는 약간의 이상한 냄새와 풋내가 나므로 흔히 설탕을 듬뿍 넣어서 먹는 일이 많다. 그러나 이것은 잘못된 식생활로 평가할 수 있다. 설탕을 넣으면 단맛이 있어 먹기는 좋을지 모르나 영양 손실이 커지는 것이다. 토마토가 가지고 있는 비타민B는 인체 내에서 당질 대사를 원활히 하여 열량발생 효율을 높인다. 설탕을 넣은 토마토를 먹으면 비타민B가 설탕대사에 밀려 그 효과를 잃고 만다. 토마토는 그대로 먹는 것이 가장 바람직하다. 토마토에는 칼륨 함량이 많아 소금을 조금 곁들여 먹는 것이 올바른 방법이다

(37) 토스트와 커피

이 2가지 식품은 주로 아침식사 대용으로 즐겨 먹는다. 그러나 당질만 풍부하므로 단백질과 비타민이 부족하기 쉬워 장기간 먹을 경우 각기병이나 관절염을 유발할 수 있다.

(38) 팥과 소다

팥은 곡류 중에서 보기 드물게 비타민B1이 많아 100g중에 0.56mg이나 들어 있다. 팥은 단단해서 오래 푹 삶아야 하는데 빨리 익히려고 소다를 넣고 가열하면 비타민B1이 파괴되므로 옳지 않은 방법이다.

(39) 포도주와 식초

포도주는 역사가 오래된 대표적인 술인데 건강에 도움이 된다고 해서 최근 소비가 늘어나고 있는 추세이다. 식사 중에 곁들여 먹는 것이 포도주인데 샐러드가 나올 때에는 포도주는 안 마시는 것이 원칙으로 되어 있다. 그 이유는 샐러드는 채소이지만 식초를 넣은 드레싱이 쓰인다. 드레싱은 식용유와 식초가 주원료이므로 새콤함 맛을 가지고 있다. 포도주의 예민한 맛을 느낀 혀가 이 드레싱과 접촉되게 되면 식초의 신맛 때문에 포도주 고유의 향미를 상실하게 되기 때문이다. 포도주를 오래두면 식초로 변하는 것을 알 수 있다. 말하자면 식초는 포도주가 변질된 것이어서 궁합이 안 맞는 것이다.

(40) 햄버거와 콜라

햄버거를 먹을 때 주로 콜라와 함께 먹는 경우가 많은데 콜라에는 카페인이 다량 들어 있다. 콜라에는 짜릿한 맛을 주기 위해 탄산가스와 무기인산이 쓰이는데 특히 인산 성분은 혀에 짜릿한 맛을 주기도 하지만 체내에서 칼슘과 잘 결합하는 성질을 가지고 있다. 햄버거를 먹고 콜라를 마시는 것은 칼슘 결핍을 가져오는 식생활이다. 따라서 콜라 보다는 칼슘을 많이 가지고 있는 우유와 함께 먹는 것이 좋다.

(41) 홍차와 꿀

홍차에 꿀을 타면 영양의 손실이 생겨서 좋지 않다. 즉, 홍차의 떫은맛을 내는 탄닌 성분이 꿀 중의 철분과 결합해서 인체가 흡수할 수 없는 타닌산철로 변하기 때문이다. 그래서 홍차와 꿀은 궁합이 안 맞는 것이다.

(42) 조제 또는 비조제약을 먹을 때 금하는 식품

- 감기약을 먹는 사람이 우유를 함께 먹으면 약의 성분과 칼슘이 결합되어 흡수에 영향을 미칠 수 있다.
- 고혈압치료제를 먹는 사람은 과일주스를 피한다.
- 기침약을 먹는 사람은 커피, 콜라, 초콜릿 등은 삼간다. 기침약에 들어 있는 에페

드린 성분은 카페인과 상극작용을 일으켜 심장에 부담을 줄 수 있다.
- 변비약을 먹는 사람은 유제품류, 녹차, 홍차를 피한다.
- 비타민제와 철분제를 먹는 사람은 녹차를 피한다.
- 소화제를 먹는 사람은 우유와 요구르트, 치즈, 버터, 아이스크림 등의 유제품류를 피한다.
- 수면제나 항불안제, 진정제 등은 술과는 완전히 상극이다. 술과 함께 먹으면 증상이 더 악화된다.
- 아스피린, 지사제, 소염제를 먹는 사람은 유제품류를 피한다.
- 아스피린을 먹는 사람은 건강기능식품 오메가3지방산을 피한다.
- 아스피린, 항생제, 간질치료제, 신부전치료제, 정신질환치료제, 항응고제를 먹는 사람은 건강기능식품 식이섬유보충제를 피한다.
- 아스피린, 항혈전제, 혈당강하제를 먹는 사람은 마늘농축액이나 마늘분말가루를 피한다.
- 알레르기성 비염약을 먹는 사람은 흰 설탕을 피한다.
- 우울증 치료제를 먹는 사람은 맥주, 바나나, 청어를 피한다.
- 제산제를 먹는 사람은 오렌지주스를 피한다.
- 진통제를 먹는 사람은 커피와 홍차를 피한다.
- 천식약을 먹는 사람은 고등어, 콩류, 쇠고기 특히 숯불고기구이를 피한다.
- 피임약을 사용하거나 호르몬 대체약을 먹는 여성은 인삼을 피한다.
- 한약을 먹을 때에는 돼지고기, 닭고기, 밀가루음식, 수박, 술, 빙수, 찬 음료, 찬물을 피하는 것이 좋다.
- 항간질제를 먹는 사람은 화학조미료를 피한다.
- 항생제를 먹는 사람은 요구르트나 우유, 버터 등 유제품류를 피한다.
- 혈당강하제를 먹는 사람은 흰 설탕과 바나나를 피한다.
- 혈당강하제를 먹는 사람은 글루코사민을 피한다.
- 혈당강하제를 먹는 사람은 인삼이나 인삼차를 피한다.
- 혈압강하제를 먹는 사람은 바나나, 치즈, 간, 맥주, 와인, 자몽주스, 오렌지주스, 탄산음료를 피한다.
- 혈액응고방지약을 먹는 동맥경화 환자는 청국장가루를 피한다.

제4장

체질별 400가지 재활요양식 조리실습

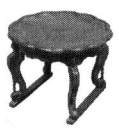

재활요양식을 조리해야 하는 목적은
대상자의 질환 및 저작능력에 따라
체질에 적합한 식재료 준비와 조리방법을 선택함으로써
건강한 식습관 형성과 식사관리를 통하여
질병의 악화 및 합병증을 예방하는 데 있다.

환자에게 필요한 재활요양식을 만드는 데 있어서 음식의 구성, 관리, 조리를 결정하기란 건강한 사람보다 훨씬 더 어렵다. 환자의 연령, 성별, 체질, 질병에 따라 영양권장량이 각각 다르며 권장식품과 제한식품도 조절해야 한다. 재활요양식을 조리해야 하는 목적은 첫째, 식사준비는 대상자의 질환 및 저작능력에 따라 체질에 적합한 식재료 준비와 조리방법을 선택함으로써 건강한 식습관 형성과 식사관리를 통하여 질병의 악화 및 합병증을 예방하는 데 있으며 둘째, 영양관리는 대상자의 질환에 따른 체질별 식사를 관리함으로써 치료효과를 높이고 적절한 영양 섭취를 통하여 건강상태를 유지하며 나아가 더 이상의 질병 악화 및 합병증을 예방할 수 있어 보다 건강하고 인간답게 삶을 유지하도록 돕는 것이다.

특히 중요한 것은 AB형(태양인)과 O형(소양인)의 열성체질, B형(태음인)과 A형(소음인)의 냉성체질로 분류하여 체질음식을 조리할 수 있는 능력과 지식이 있어야 한다. 질환자를 위해 음식을 취급하는 조리 당사자는 질병에 따라 식단이 구성되면 우선 식단의 종류를 이해하고, 칼로리를 줄이는 조리법을 숙지하고, 위생관리를 철저히 하고 그리고 소화되기 쉽게, 음식의 온도를 알맞게, 음식량을 적절하게, 너무 짜거나 맵지 않게 조리상의 주의점을 숙지해야 한다.

이에 필자는 오랜 조리실무 경험을 바탕으로 체질별 맞춤 음식조리 노하우를 독자들이나 또는 요양보호사들에게 아낌없이 전수하여 주고자 실습에 비중을 두고 질병 예방식과 치료식에 꼭 필요한 400가지 음식조리법을 자세히 소개하였으므로 누구에게나 건강식과 재활요양식을 조리하는 데 실질적인 도움이 될 것이다.

● **식단의 종류를 이해한다.**

일반식(상식)은 한국인 영양권장량에 기준한 1800~2300Kcal의 균형식을 말한다. 만약 질병 중에 있을지라도 저작능력(씹을 능력)이 있는 요양대상자는 영양소의 양과 질, 식사 형태에 대하여 특별한 제한 없이 적정 영양을 확보하는 것을 목적으로 한다. 이러한 요양대상자에게는 식습관이나 기호를 존중하고 요리의 적당한 온도, 적당한 양, 그리고 맛있게 먹을 수 있는 요리의 배합 등 먹는 데 흥미를 갖도록 노력을 하여야 한다. 단, 지방이 많은 음식, 가공식품, 소화가 어려운 식품, 자극성이 강한 식품, 궁합이 맞지 않는 식품 등은 피하는 것이 좋다.

경식은 연식에서 일반식으로 옮기는 환자의 식사를 말한다. 일반식과 같이 식습관이나 기호를 존중하고 요리의 적당한 온도, 적당한 양, 그리고 맛있게 먹을 수 있는 요리의 배합 등 먹는 데 흥미를 갖도록 노력을 하여야 한다. 단, 지방이 많은 음식과 소화하기 어려운 섬유소가 많은 생 채소와 과일, 자극성이 강한 식품, 궁합이 맞지 않는 식품 등을 피하고 진밥, 삶은 저섬유 채소를 이용한 무침, 찜, 완숙, 간 과일 등을 조화 있게 고려하여 식단을 짜고 조리한다.

연식은 저작능력이 부족한 소화기 질환이나 구강 및 식도장애 환자에게 액체나 반고체 형태의 음식이다. 즉, 위에서 체류 시간이 짧은 죽을 주식으로 하고 이것과 짝이 맞는 부식을 조합하여 1600~1800Kcal의 영양의 균형을 이루는 음식을 연식 또는 죽식이라 한다. 죽의 종류는 된죽, 7부죽, 5부죽, 3부죽 등이 있으며 농도에 따라 구분한다. 죽 외에도 빵, 국수, 시리얼 등도 식단에 사용할 수 있다. 부식으로는 섬유소나 찌꺼기가 적고, 지방 함량이 비교적 적고 자극성도 적은 것을 선택한다. 짠 음식, 산채나물, 젓갈, 매운 향신료 등은 피하는 것이 좋다. 밥보다 수분량이 많은 죽에는 연질의 고기나 생선 등을 사용한다. 죽을 끓일 때 물의 양을 잡을 때에는 된죽은 4배, 보통죽은 5배, 묽은 죽은 7배 정도로 하면 된다.

특별 치료식은 질병의 치료에 있어 식품 섭취와 관계가 깊다고 생각되는 특수 질환을 대상으로 어떠한 특수 영양소를 첨가하거나 줄이거나 하여 식사의 형태를 규제하는 것이다. 특별 치료식은 환자의 손상된 장기를 보호 한다던가 기능 회복, 증상의 개선 및 전신 영양 상태의 보존을 목적으로 제공해야만 한다. 또한 질병의 상태와 식품 섭취와의 관계를 잘 조화되게 하면서 또는 염분이나 당분을 줄임으로써 질병의 회복이나 개선을 촉진하는 데 이용되는 식사이다. 이러한 식사는 질병의 치료효과에 대해 더욱 크게 영양을 미치므로 의사가 지시하는 요건을 고려하여 식단을 짜고 조리한다.

● 식품구입은 제철식품을 사용한다.

우리는 조상 대대로 우리의 풍토와 기후에 순응하여 이에 맞는 농산물을 먹어 왔다. 제철식품은 생명의 최적 선택의 원리에 일치하는 자연과 인간이 조화를 이루게 되어 우리 입맛에 꼭 맞기 때문이다. 자연환경에 익숙한 유기농 제철식품을 선택하고 자기 주변 가까이 있는 신토불이 무공해 토산식물을 찾는 것이 식품의 효용성도 높이는 것이며 더 나아가 이것이 자연과 상호작용하여 조화롭게 건강을 증진시킨다. 그러므로 되도록 순수한 우리 땅에서 제철에 생산되는 건강식품을 구입하여 체질에 맞게 음식을 조리하는 습관을 기른다.

제철식품의 분류

월 별	구 분	식품의 종류
1월 청국장 담그는 달	채소류	당근, 무말랭이, 시래기, 연근, 우엉, 콩나물
	해산물류	가자미, 꽃게, 굴, 도미, 문어, 방어, 삼치, 생태, 아귀, 옥돔, 적돔, 정어리, 청어, 해삼, 홍어
	과일류	곶감, 귤, 레몬, 사과
2월 간장 담그는 달	채소류	냉이, 달래, 쑥갓, 순무, 시금치, 양파, 얼갈이, 원추리, 쪽파, 참취, 콩나물
	해산물류	가자미, 꼬막, 굴, 다시마, 대구, 명태, 삼치, 생태, 전복, 청각, 파래, 홍어, 홍합
	과일류	곶감, 귤, 레몬, 사과
3월 된장 담그는 달	채소류	고들빼기, 고사리, 냉이, 달래, 땅두릅, 돌미나리, 봄동, 쑥, 씀바귀, 원추리, 유채나물, 쪽파
	해산물류	굴, 대합, 모시조개, 물미역, 바지락, 조기, 주꾸미, 코다리, 톳, 파래, 피조개, 황태
	과일류	금귤, 딸기, 레몬, 사과
4월	채소류	껍질콩, 고사리, 마늘종, 머위, 더덕, 두릅, 봄동, 상추, 쑥, 쑥갓, 양상추, 쪽파, 죽순, 취나물
	해산물류	갈치, 고등어, 꽃게, 김, 도미, 뱅어, 삼치, 바지락, 방어, 전갱이, 조기, 주꾸미, 파래
	과일류	딸기, 사과
5월	채소류	고구마순, 고사리, 더덕, 도라지, 마늘, 미나리, 부추, 비름나물, 상추, 쑥갓, 양배추, 양파, 참취, 파, 함초
	해산물류	고등어, 넙치, 대합, 멍게, 멸치, 민어, 양미리, 잔새우, 조기, 준치 참치, 홍어, 황석어
	과일류	딸기, 매실, 살구, 앵두
6월	채소류	감자, 껍질콩, 근대, 도라지, 마늘, 부추, 셀러리, 아스파라거스, 아욱, 알감자, 양배추, 열무, 오이, 완두콩, 청둥호박, 풋고추, 함초, 호박잎
	해산물류	갈치, 갯장어, 멸치, 민어, 병어, 바닷가재, 삼치, 오징어, 전갱이, 전복, 준치, 홍어, 흑돔
	과일류	매실, 버찌, 산딸기, 살구, 오디, 참외, 토마토
7월	채소류	가지, 깻잎, 근대, 노각, 부추, 양상추, 애호박, 연잎, 열무, 오이, 꽈리고추, 콩나물, 풋고추, 피망
	해산물류	간재미, 갑오징어, 농어, 문어, 민어, 병어, 성게, 장어, 전갱이, 홍어

7월	과일류	멜론, 복숭아, 수박, 자두, 참외, 토마토, 포도
8월	채소류	가지, 강낭콩, 고구마, 고구마순, 느타리버섯, 붉은 고추, 상추, 시금치, 양배추, 오이, 옥수수, 풋고추
	해산물류	간재미, 민어, 대합, 성게, 우럭, 잉어, 장어, 전갱이, 준치, 한치, 해파리
	과일류	멜론, 복숭아, 수박, 참외, 초록사과, 토마토, 포도
9월	채소류	가지, 감자, 고구마, 고춧잎, 느타리버섯, 당근, 붉은 고추, 싸리버섯, 아욱, 토란, 표고버섯, 풋콩
	해산물류	고등어, 꼬막, 꽁치, 꽃게, 대하, 대합, 문어, 소라, 연어, 전복, 전어, 주꾸미, 준치, 참게, 한치, 해파리
	과일류	대추, 무화과, 밤, 배, 사과, 석류, 포도
10월	채소류	고들빼기, 느타리버섯, 늙은 호박, 무, 붉은 고추, 싸리버섯, 송이버섯, 순무, 야콘, 양송이버섯, 울금, 천년초, 토란
	해산물류	고등어, 꼬막, 꽃게, 대하, 도미, 미꾸라지, 바지락, 연어, 전어, 정어리, 청어, 키조개, 파래, 홍합
	과일류	감, 대추, 도토리, 모과, 밤, 사과, 오미자, 유자, 은행
11월 김장하고 메주 쑤는 달	채소류	늙은 호박, 당근, 무, 무청, 배추, 브로콜리, 순무, 연근, 우엉, 천년초, 파, 홍합
	해산물류	갈치, 굴, 대구, 대합, 도미, 방어, 삼치, 성게, 연어, 오징어, 옥돔, 전어, 참돔, 참치, 홍합
	과일류	감, 귤, 대추, 모과, 배, 사과, 오미자, 유자, 키위
12월	채소류	당근, 무, 무말랭이, 산마, 생강, 시래기, 연근, 콜리플라워
	해산물류	가오리, 가자미, 꼬막, 꽃게, 굴, 김, 낙지, 넙치, 맛살조개, 문어, 미역, 방어, 복어, 영덕게, 정어리, 주꾸미, 홍어, 홍합
	과일류	감, 곶감, 귤, 바나나

● 영양관리를 위한 기초식품군을 이해한다.

몸의 상태는 대게의 경우 아침, 점심, 저녁식사를 어떻게 하느냐의 따라 달라진다고 한다. 한 가지 식품의 섭취로는 모든 영양소의 필요량을 충족시킬 수 없기 때문에 다양한 식품을 적당하게 골고루 섭취해야 한다. 즉 균형 있는 식사를 하는 것이다. 균형 있는 식사란 매일의 식사에서 곡류군, 어육류군, 채소군, 지방군, 우유군, 과일군 등 식품군별 식품을 골고루 섭취하는 것을 말한다. 6가지의 식품군을 식품교환표라 하는데 이것은 영양소의 성분이 비슷한 식품끼리 묶어 같은 식품군 안에서 서로 바꾸어 먹을 수 있도록 한 것이다. 요양보호사들이 이 방법을 숙지한다면 요양대상자들에게 식품을 다양하게 제공할 수 있어서 영양적으로 균형 잡힌 식사가 될 뿐만 아니라 치료 효과를 높이고 적절한 영양섭취를 통하여 대상자의 건강상태를 유지하며 나아가 더 이상의 질병 악화 및 합병증을 예방하는 데 효과가 클 것이다.

식품교환표

식품군		식품의 종류
곡류군 100Kcal		밥 1/3공기(70g), 식빵 1쪽(35g), 삶은 국수 1/2공기(90g), 인절미 3개(50g), 옥수수 1/3개(50g), 고구마 1/2개(100g), 감자 1개(130g), 비스켓 5쪽(25g), 밤 6개(60g), 도토리묵 1/2모(200g)
어육류군	저지방 50Kcal	살코기(40g), 생선 1토막(50g), 새우 3마리(30g), 물오징어 1토막(50g), 꽃게 1마리(70g), 건멸치(15g), 뱅어포 1장(15g)
	중지빙 75Kcal	햄 1쪽(40g), 달걀 1개(55g), 꽁치 1토막(50g), 두부 1/6모(80g)
	고지방 100Kcal	갈비 1토막(30g), 생선통조림 1/3컵(50g), 어묵(60g)
채소군 20Kcal		김치(70g), 익힌 무 1/3컵(70g), 불린 무말랭이 1/3컵(10g), 콩나물(70g), 익힌 양배추 2/5컵(70g), 익힌 시금치 1/3컵(70g), 익힌 쑥갓 1/3컵(70g), 오이 1/2개(70g), 풋고추 7~8개(70g), 피망 1개(70g), 연근 6쪽(60g)
지방군 45Kcal		식물성 기름 1작은술(5g), 마가린 1.5작은술(6g), 마요네즈 1.5작은술(7g), 호두 1개(8g), 잣 1큰술(8g), 땅콩 10개(10g)
우유군 125Kcal		우유 1컵(200g), 두유 1컵(200g), 치즈 1.5장(30g), 전지분유 5큰술(25g)
과일군 50Kcal		사과 1/3개(100g), 배 1/4개(100g), 수박 1쪽(250g), 귤 1개(100g), 딸기 10개(150g), 포도 20알(100g), 참외 1/2개(100g), 바나나 1/2개(60g), 오렌지 쥬스 1/2컵(100g), 토마토 1개(250g)

● **저칼로리 단백질 식품을 사용한다.**

붉은 고기보다는 되도록 닭, 칠면조, 생선 등 흰 살코기를 먹는 것이 칼로리를 줄이는 데 도움이 된다. 또 고기 요리를 만들 때 기본은 기름기를 제거하는 것이다. 닭고기 껍질, 돼지고기의 기름기는 반드시 제거하고 기름기 많은 부위를 먹을 때는 미리 끓는 물에 살짝 데쳐 조리거나 구우면 칼로리가 줄어든다. 전골이나 볶음 등의 요리를 할 때도 고기의 양보다 채소의 양을 늘리면 음식도 푸짐해 보이고 칼로리도 줄일 수 있다. 약간 팍팍하지만 닭가슴살, 돼지고기 등심과 뒷다리살과 같이 기름기 없는 부위를 찌거나 오븐에 굽는 방법으로 요리한 다음 담백하게 먹는 것이 칼로리를 줄이는 방법이다.

● 밀가루 음식보다 보리잡곡밥이나 현미밥을 제공한다.

이젠 저지방보다 저탄수화물이 다이어트의 핵심이다. 피자, 스파게티, 빵 등에 들어가는 밀가루는 칼로리를 높이는 지름길이기 때문이다. 하지만 탄수화물은 반드시 필요한 영양소로 모든 신진대사에 관여한다. 몸이 쓰고 남은 탄수화물을 당으로 바꿔 몸에 저장시키지 않으려면 흡수가 빨라 혈당을 높이는 단순당 보다는 소화 흡수가 느린 거친 탄수화물을 먹는 것이 좋다. 때문에 흰쌀과 흰밀가루 보다는 현미, 보리, 오트밀, 통밀처럼 거친 탄수화물을 가까이 하는 것이 칼로리를 줄이는 데 도움이 된다. 우리나라 사람들은 밥심으로 산다는 생각이 배어있어 대부분 탄수화물 중독인 경우가 많다. 당뇨병 환자들이 많은 것도 지나친 흰쌀밥의 탄수화물 섭취가 그 원인이다. 흰쌀밥, 버터 바른 토스트, 파스타보다는 보리잡곡밥, 콩밥, 현미밥으로 바꾸어 먹는 습관을 길러야 한다.

● 삶고 찌는 조리법을 우선으로 한다.

기름에 튀기는 방법은 단시간에 조리하기 때문에 영양소 파괴가 줄어들고 재료의 맛도 좋다. 하지만 재료가 많은 양의 기름을 흡수하기 때문에 칼로리가 높다는 것이 문제가 된다. 칼로리를 줄이려면 튀기고 기름에 볶는 조리법보다는 찜통에 찌거나 삶는 방법을 택한다. 이렇게 하면 재료가 가진 기름기도 빠져 칼로리를 줄이는 데 도움이 된다. 최근에는 가정용 전기오븐이 보편화되면서 오븐에 재료들을 구워 먹는 주부들이 많은데 재료에 빵가루를 입혀서 200℃ 오븐에 구우면 튀김과 비슷한 맛을 낼 수 있다. 하지만 조리법보다 더 심각한 문제가 소스를 과하게 뿌려 먹는 것이다. 튀김으로 익숙한 요리를 찌거나 구울 경우 맛이 심심하다고 느끼기 때문이다. 조리법과 함께 소스를 적게 뿌려 먹는 것도 신경 쓰도록 한다.

● 되도록 채소로 맛국물을 만들고 양념을 적게 넣는다.

집에서 만들 수 있는 맛국물은 여러 가지가 있다. 보통 쇠고기나 닭뼈를 우린 국물이 감칠맛이 나 많이 사용하지만 이런 국물은 염분과 지방을 추가로 섭취하게 되므로 되도록 담백한 맛이 나는 채소를 우려 사용하는 것이 좋다. 채소 맛국물의 장점은 만드는 시간이 20분 정도로 짧고 재료 준비가 간편하다는 것이다. 평소 당근과 무, 양파, 파 등을 손질하고 남은 껍질, 줄기, 뿌리 등을 깨끗이 씻어 냉동실에 보관해 둔다. 냄비에 자투리 채소를 넣고 적당량의 물을 부어 끓기 시작하면 불을 아주 약하게 줄이고 15분 정도 더 끓인 다음 체에 걸러 국물만 받아 식힌다. 3일 내로 먹을 거면 냉장실에 넣어 두고 1주일 이상 보관할 경우에는 냉동실에 넣는다. 이때 소금은 넣지 않는 것이 좋고 장기간 냉동 보관할 경우 양파나 파는 넣지 않는다. 양파와 파속의 당분이 쉽게 상하기 때문이다. 양파와 파는 채소 맛국물을 다시 데울 때 넣고 끓인다. 채소 맛국물도 좋지만 감칠맛이 그리운 사람이라면 육고기보다 해산물을 사용하여 육수를 우린다.

● 국물에 양념을 많이 넣지 않는다.

채소 맛국물이 밋밋하다면 다시마, 멸치, 가다랑어포, 조개 등의 천연양념을 넣어 끓인다. 몇 가지 천연재료를 섞어 만들면 재료 자체의 염분들이 녹아 소금의 양을 줄일 수 있다. 특히 몸이 잘 붓거나 혈압이 높은 이들에게 저염식은 식이조절에서 가장 중요한 부분이다. 또 마늘이나 고추 같은 양념이나 소금과 화학조미료를 지나치게 많이 넣지 않고 맑은 국물로 만들어 먹는 것이 칼로리를 줄이는 데 도움이 된다. 음식에 들어가는 갖은 양념은 칼로리를 높이는 주범이기 때문이다. 칼로리를 줄이고 싶다면 매운 육개장이나 고춧가루가 들어간 국, 찌개보다는 맑은 국물을 사용하여 요리를 하는 것이 좋다.

● 요양대상자에게 일반음식을 먹여서는 안 된다.

음식을 조리할 시간이 없다는 핑계로 배달음식과 가공식품을 손쉽게 주문하여 성의 없이 제공하는 것은 환자에게 치명적인 사고를 유발할 수 있으므로 특히 주의를 요한다. 요즈음에는 발 빠른 상혼을 이용하여 체질별 맞춤 재활치료식이라고 과대선전을 하며 검증되지 아니한 도시락을 만들어 판매하고 있는 회사들이 생겨나고 있다. 이러한 도시락은 환자에게 식중독을 유발할 가능성이 가장 높기 때문에 현혹되어서는 아니 된다.

● 위생관리를 철저히 한다.

개인위생을 철저하게 관리한다. 조리 전·후 머리를 빗거나 흡연, 세면, 세탁을 하여서는 아니 되며 맨손으로 음식을 만지거나 손가락으로 맛을 보는 행위를 하여서는 아니 된다. 또한 손톱깎기, 메니큐어 지우기, 반지빼기 등 손의 기본 청결은 물론이려니와 땀을 옷으로 닦는 행동을 하거나 음식 쪽으로 기침이나 재채기를 하여서는 아니 된다. 특히 손을 통한 위해 미생물의 오염이 빈번하므로 원재료를 다듬거나 세척작업 후, 조리 전과 다른 용무를 본 후, 쓰레기 등 오물을 만졌을 때에는 반드시 손을 깨끗이 씻고 일과를 마친 후에는 샤워를 해야 한다.

안전한 식품을 선택한다. 생 과채류는 위해 미생물 등에 의한 오염도 있을 수 있기 때문에 유기농식품으로 신선한 것을 선택하거나 청결히 세척된 식품을 선택한다. 육류와 생선 구입 시 다루고 난 후 손을 깨끗이 씻고 사용한 도마나 칼은 세제로 깨끗이 씻은 다음에 열탕소독을 한다. 달걀은 살모넬라균으로 오염된 경우가 많으므로 금이 갔거나 깨진 달걀은 사용하지 않도록 한다.

음식은 깨끗한 물로 조리한다. 음식을 조리할 때는 정수기 물을 사용하여 조리를 하여야 한다. 특히 환자가 있는 가정에서 정수기가 없을 경우에 수돗물, 지하수, 약수 등을 사용할 경우에는 위해 미생물에 오염될 가능성이 있으므로 필히 물을 끓여 식힌 다음 사용하여 조리한다.

적절한 방법으로 가열·조리한다. 식중독 등을 유발하는 위해 미생물을 사멸시키기 위해서는 식품을 철저히 가열하여야 한다. 고기는 70℃ 이상에서 익혀야 하고 뼈에 붙은 고기도 잘 익도록 해야 하며 냉동한 고기는 냉장고에서 해동한 직후에 조리하여야 한다.

조리한 식품은 신속히 섭취한다. 조리한 식품을 실온에 방치하면 위해 미생물이 증식할 수 있으므로 조리한 음식은 가능한 신속히 섭취하도록 한다. 냉동식품은 필요한 양만큼 해동하며 냉동과 해동을 반복하지 않는다.

조리식품을 저장·보관할 때에는 주의한다. 구입한 식품은 식품별로 비닐봉지 등에 담아서 보관하여 서로 접촉하지 않도록 한다. 특히 육류나 생선은 1회분씩 나누어 비닐봉지에 두 겹으로 싸서 즙이 다른 식품을 오염시키지 않게 한다. 사용 중인 조미료와 건어물은 냉암소에 보관한다. 달걀은 냉장고 안쪽에 보관한다. 냉장고의 문 쪽에 달걀을 보관하도록' 되어 있으나 냉장고문 개폐에 의해 달걀에 금이 가거나 깨지며 내부가 오염될 우려가 있다. 조리한 음식물을 4~5시간 보관할 때는 60℃ 이상이나 10℃ 이하에서 보관한다. 저온보관이 필요한 음식물은 즉시 냉장 또는 냉동한다. 냉장온도는 10℃ 이하, 냉동온도는 -18℃ 이하를 유지하는 것이 좋다.

조리한 식품과 조리하지 않은 식품은 함께 섞지 않는다. 가열 조리한 식품과 날 식품이 접촉하면 조리한 식품이 오염될 수 있으므로 서로 섞이지 않도록 한다. 날 음식과 조리된 식품이 섞이지 않도록 식육이나 어패류 등은 한 끼분 분량으로 나누어 비닐봉지나 용기에 담아 냉장고에 보관한다.

저장하였던 음식을 섭취할 경우에는 재가열한다. 냉장 보관한 음식이라도 위해 미생물의 증식이 가능하므로 이를 섭취할 경우 되도록 다시 끓이거나 전자오븐을 사용하여 3분 이상 재 가열한 다음 섭취한다.

조리대는 항상 청결하게 유지한다. 부엌의 조리대를 항상 청결하게 유지하여 위해 미생물이 음식에 오염되지 않도록 하여야 하며 행주·도마 등 조리기구는 매일 끓는 물에 열탕 소독을 하고 건조한다. 생선을 손질할 때는 아가미와 내장 등을 제거한 다음 흐르는 수돗물에 깨끗이 씻어 조리하고 칼과 도마도 끓는 물에 살균하여 건조한다.

애완동물 및 곤충 등이 접근하지 못하도록 음식보관에 유의한다. 파리, 바퀴벌레, 쥐, 기타 개와 고양이 등의 애완동물을 통해 세균이나 미생물이 식품에 오염될 수도 있으므로 유해 곤충과 애완동물의 접근을 막을 수 있도록 주의하여 보관한다.

- **제가요양 대상자에 대한 식사준비 시 유의사항**
- 대상자가 좋아하는 식품을 우선적으로 선택하여 식단을 준비한다. 즉, 식단은 대상자와의 의사소통을 통하여 대상자와 함께 정하도록 한다.
- 소화가 잘되는 단백질과 식물성 지방을 우선으로 선택하며, 수분과 비타민이 풍부한 녹황색 채소와 과일을 사용하여 식욕을 돋우도록 한다.
- 과다한 열량섭취는 혈당을 올리기 쉬우므로 고등어, 삼치, 꽁치 등의 푸른 생선이나 식물성기름을 선택한다.
- 고춧가루, 소금, 설탕, 화학조미료 등의 과도한 양념은 피하고 영양의 손실을 최소화하는 요리법으로 음식을 준비한다.
- 대상자는 서비스를 받는 고객임을 항상 명심하고 밝고 상냥한 태도로 식단을 준비하고 조리하여 즐거운 식사가 되도록 한다.
- 대상자가 좋아하는 식품이나 식습관, 소화능력을 기록하여 다음에 방문하는 요양보호사가 참고하도록 한다.
- 식단준비를 위한 물건을 사용하거나 이동시킬 때에 대상자의 동의를 얻은 후에 진행하도록 한다.
- 혼자 사는 대상자에게는 1회씩 식사가 가능하도록 준비해 놓는다.
- 물품, 가격, 상점, 상표 등을 결정할 때에 대상자가 원하는 것으로 하여 대상자가 상품을 선택할 수 있는 즐거움을 갖도록 한다.
- 물품을 구입한 영수증과 잔돈을 대상자에게 주고 구매물건의 적절한 보관과 관리를 도와준다.

1. 체질별로 먹어야 할 재활요양식

누구나 자기 체질에 어떤 음식이 이롭고 해로운지 무척 궁금할 것이다. 우리가 무심코 먹는 음식이 체질과의 궁합에 따라 몸에 약도 되고 독도 된다. 건강한 사람이라 할지라도 체질에 맞지 않는 음식을 오래도록 먹으면 독이 되어 각종 질병에 노출되지만 반면에 질병 중에 있는 환자라 할지라도 체질에 맞는 음식을 계속 먹으면 약이 되어 건강을 회복할 수 있다. 그러므로 자신의 체질에 맞는 음식을 적극적으로 먹되 제철음식을 다양하게 활용하는 식생활만이 건강유지는 물론 질병을 예방하고 치료하는 데 크게 도움이 될 것이다.

체질별로 분류한 음식의 종류

체질별 구분	열성체질 AB형(태양인), O형(소양인)	냉성체질 B형(태음인), A형(소음인)
밥류 (22가지)	보리강낭콩밥 보리검정콩밥 보리동부콩밥 보리완두콩밥 쌀현미밥 오곡밥 현미강낭콩밥 현미검정콩밥 현미동부콩밥 현미밥 현미팥밥 현미완두콩밥 흑미강낭콩밥 흑미검정콩밥 흑미동부콩밥 흑미완두콩밥 흑미팥밥	쌀현미밥 오곡밥 현미강낭콩밥 현미검정콩밥 현미밥 현미수수밥 현미완두콩밥 현미차조밥 현미팥밥 흑미강낭콩밥 흑미검정콩밥 흑미수수밥 흑미완두콩밥 흑미율무밥 흑미차조밥 흑미팥밥
보양죽류 (34가지)	게살죽 굴야채죽 낙지야채죽 녹두죽 메추리죽 문어죽 미역홍합죽 삼합죽 쇠고기미역죽	굴야채죽 낙지야채죽 메추리죽 문어죽 삼계죽 삼합죽 새우버섯죽 쇠고기미역죽 쇠고기야채죽

체질별 구분	열성체질 AB형(태양인), O형(소양인)	냉성체질 B형(태음인), A형(소음인)
보양죽류 (34가지)	쇠고기야채죽 잣 죽 장어마죽 전복죽 조갯살미역죽 참치야채죽 콩나물쇠고기죽 팥 죽 한방오골계백숙 한방오리백숙 해물누룽지탕 해물야채죽 호박죽 흑임자죽	용봉죽 율무견과죽 율무잣죽 인삼보양죽 잉어백숙 잣 죽 장어마죽 전복죽 참치야채죽 콩나물쇠고기죽 팥 죽 한방꿩백숙 한방닭백숙 한방오골계백숙 해물누룽지탕 해물야채죽 현미호두잣죽 호박죽 황기닭죽
면류 (11가지)	냉 면 메밀국수 바지락칼국수 수제비 스파게티 올갱이국수 우 동 잔치국수 콩국수 팥칼국수	닭칼국수 올갱이국수 콩국수 팥칼국수
국·찌개류 (28가지)	갈비탕 감자양파국 굴미역국 김치참치국 다슬기해장국 도가니탕 된장찌개 두부된장국 북어국 북어미역국 사골우거지국	갈비탕 감자양파국 굴미역국 김치참치국 닭개장 닭고기미역국 도가니탕 된장찌개 두부된장국 북어국 북어미역국

체질별 구분	열성체질 AB형(태양인), O형(소양인)	냉성체질 B형(태음인), A형(소음인)
국·찌개류 (28가지)	선지해장국 설렁탕 쇠고기미역국 쇠고기버섯국 순두부찌개 시금치조갯국 아욱된장국 우렁된장국 조개탕 조갯살미역국 청국장 콩나물두부국 콩나물북어국	사골우거지국 선지해장국 설렁탕 쇠고기무국 쇠고기미역국 쇠고기버섯국 순두부찌개 시금치콩나물국 아욱된장국 우렁된장국 청국장 콩나물두부국 콩나물북어국
보양탕류 (20가지)	가물치곰국 갈비보양탕 고등어보양탕 꼬리곰탕 박속낙지탕 불도장 삼합탕 연포탕 오골계보양탕 자라보양탕 장어보양탕 해삼백복령죽순탕	갈비보양탕 계삼웅장 꼬리곰탕 박속낙지탕 불도장 붕어곰국 삼계탕 삼합탕 연포탕 오골계보양탕 용봉탕 잉어곰국 자라보양탕 초교탕 추어탕 해신탕
김치류 (19가지)	깍두기 갓김치 고들빼기김치 나박김치 동치미 무청김치 배추겉절이 배추김치 백김치 부추김치 비지미	깍두기 갓김치 고들빼기김치 나박김치 동치미 무생채 무청김치 배추김치 백김치 부추김치 비지미

체질별 구분	열성체질 AB형(태양인), O형(소양인)	냉성체질 B형(태음인), A형(소음인)
김치류 (19가지)	석박지 양배추김치 열무물김치 오이소박이 장김치 총각김치 파김치	석박지 양배추김치 열무물김치 장김치 총각김치 파김치
장아찌류 (16가지)	감장아찌 깻잎장아찌 고추장아찌 더덕장아찌 도라지장아찌 마늘장아찌 마늘종장아찌 매실장아찌 무말랭이숙장아찌 무장아찌 양파장아찌 연근장아찌 오이장아찌 우엉장아찌 표고장아찌 피 클	감장아찌 깻잎장아찌 고추장아찌 더덕장아찌 도라지장아찌 마늘장아찌 마늘종장아찌 매실장아찌 무말랭이숙장아찌 무장아찌 양파장아찌 연근장아찌 오이장아찌 우엉장아찌 표고장아찌 피 클
무침류 (31가지)	가지무침 갑오징어무침 고사리무침 달래돌나물무침 더덕무침 메밀묵무침 물미역초장무침 미나리초장무침 부추양파무침 부추오이무침 브로콜리초장무침 비름나물무침 오이무침 숙주무침 시금치무침 취나물된장무침 콜리플라워초장무침	갑오징어무침 달래돌나물무침 도라지무침 도토리묵무침 두부쑥갓무침 마낫또무침 부추양파무침 부추오이무침 브로콜리초장무침 쑥갓무침 취나물된장무침 콩나물무침 콜리플라워초장무침 톳나물두부무침 파강회초장무침 파래무무침 파래뱅어포무침

체질별 구분	열성체질 AB형(태양인), O형(소양인)	냉성체질 B형(태음인), A형(소음인)
무침류 (31가지)	콩나물무침 콩나물미나리무침 탕평채 톳나물두부무침 파래무무침 파래뱅어포무침 해파리냉채	해파리냉채
구이류 (24가지)	고등어된장구이 너비아니구이 떡갈비구이 동태살양념구이 돼지갈비구이 돼지불고기 뱅어포양념구이 삼치양념구이 소갈비구이 소곱창구이 소불고기 스팸구이 LA갈비구이 연어꼬치구이 오리불고기 오리연훈제구이 이면수구이 장어구이 황태양념구이	갈치카레구이 궁중식대하구이 너비아니구이 닭가슴살버터구이 닭고기마늘구이 닭불고기 떡갈비구이 동태살양념구이 뱅어포양념구이 소갈비구이 소곱창구이 소불고기 LA갈비구이 연어꼬치구이 이면수구이 황태양념구이
전류· 부침류 (16가지)	감자전 고등어야채전 굴 전 대구전 동태전 두부팽이버섯전 새송이버섯전 야채달걀말이 야콘날치알전 연근전 참치어묵전 표고전 햄 전	감자전 굴 전 당근전 동태전 두부팽이버섯전 새송이버섯전 야채달걀말이 야콘날치알전 참마전 참치어묵전 표고전 호박전

체질별 구분	열성체질 AB형(태양인), O형(소양인)	냉성체질 B형(태음인), A형(소음인)
튀김류 (22가지)	가지튀김 감자고로케 고등어볼생강탕수 고등어튀김 굴튀김 김치고로케 다시마부각 단호박고로케 단호박튀김 돈가스 돼지고기탕수육 맛감자튀김 생선가스 야채고로케 장어탕수 장어튀김 참치야채코로케	감자고로케 굴튀김 김치고로케 닭고기탕수육 닭강정 맛감자튀김 새우튀김 생선가스 야채고로케 참치야채고로케 치킨가스 핑거치킨
볶음류 (29가지)	가지볶음 감자풋고추볶음 고구마순볶음 굴부추볶음 낙지볶음 느타리버섯볶음 달팽이볶음 멸치아몬드볶음 북어채볶음 쇠고기브로콜리볶음 어묵볶음 어묵잡채 오징어볶음 오징어채볶음 우엉마늘종볶음 잡 채 제육볶음 죽순표고볶음 콩나물잡채 표고들깨볶음	깐풍기 감자풋고추볶음 건새우마늘종볶음 굴부추볶음 느타리버섯볶음 닭고기땅콩볶음 닭고기양념소스볶음 멸치고추장볶음 멸치꽈리고추볶음 멸치마늘종볶음 멸치아몬드볶음 무나물 북어채볶음 쇠고기브로콜리볶음 애호박볶음 어묵볶음 어묵잡채 오징어볶음 오징어채볶음 우엉마늘종볶음 잡 채 죽순표고볶음 콩나물잡채 표고들깨볶음

체질별 구분	열성체질 AB형(태양인), O형(소양인)	냉성체질 B형(태음인), A형(소음인)
조림류 (22가지)	감자꽈리고추조림 검정콩조림 고구마조림 고등어조림 고등어무조림 달걀조림 땅콩조림 돼지갈비양념조림 두부조림 메추리알조림 소시지케첩조림 쇠고기장조림 알감자조림 어묵볼케첩조림 연근조림 우엉조림 잔멸치콩조림 포크빈소시지조림	감자꽈리고추조림 검정콩조림 고구마조림 고등어무조림 달걀조림 닭날개조림 땅콩조림 두부조림 메추리알조림 무조림 쇠고기장조림 알감자조림 어묵볼케첩조림 잔멸치콩조림 치킨케첩조림 포크빈치킨소시지조림
찜류 (28가지)	가지배추찜 가지삼겹살찜 가지쇠고기찜 가지애호박찜 갈비찜 굴숙회 궁중식 꽃게찜 달걀찜 돼지갈비찜 두부찜 배 찜 봄동수육쌈 삶은 달걀 삶은 메추리알 쇠꼬리찜 양배추말이찜 연달걀찜 어묵쇠고기찜 자반고등어찜 해삼찜	가지쇠고기찜 가지애호박찜 갈비찜 굴숙회 궁중식 닭찜 냉대하찜 달걀찜 닭고기찜 대하찜 마두부찜 마 찜 두부찜 삶은 달걀 삶은 메추리알 쇠꼬리찜 양배추닭고기찜 양배추말이찜 양배추찜크림소스 연달걀찜 어묵쇠고기찜

체질별 구분	열성체질 AB형(태양인), O형(소양인)	냉성체질 B형(태음인), A형(소음인)
샐러드· 파이류 (8가지)	감자샐러드 고구마파이 마카로니샐러드 양배추샐러드 참치샐러드 콘샐러드 호박파이	감자샐러드 고구마파이 새우샐러드 양배추샐러드 참치샐러드 치킨샐러드 콘샐러드 호박파이
소스류 (9가지)	돈가스소스 바베큐소스 발사믹드레싱 양념바베큐소스 이탈리안드레싱 초고추장 칵테일소스 타르타르소스 허니머스터드소스	돈가스소스 바비큐소스 발사믹드레싱 양념바베큐소스 이탈리안드레싱 초고추장 칵테일소스 타르타르소스 허니머스터드소스
천연양념 류 (30가지)	다시마가루 땅콩가루 백년초가루 송화가루 시금치가루 아몬드가루 양파가루 연밥가루 잣가루 참깨가루 콩가루 표고버섯가루 함초가루 홍합가루 흑임자가루 가다랭어국물 다시마국물 사골국물 쇠고기국물 조개국물 청국장가루	계피가루 땅콩가루 들깨가루 멸치가루 방앗잎가루 산초가루 새우가루 아몬드가루 양파가루 연밥가루 잣가루 참깨가루 콩가루 표고버섯가루 호두가루 가다랭어국물 다시마국물 닭고기국물 멸치국물 사골국물 쇠고기국물 청국장가루

체질별 구분	열성체질 AB형(태양인), O형(소양인)	냉성체질 B형(태음인), A형(소음인)
보양차류 (33가지)	결명자차 구기자차 노루궁뎅이버섯차 대추차 둥굴레차 맥문동차 민들레차 복분자차 상황버섯차 야관문차 엉겅퀴차 연자육차 영지버섯차 울금차 차가버섯차 토사자차	구기자차 노루궁뎅이버섯차 당귀차 대추차 동충하초차 두충차 둥굴레차 민들레차 복분자차 사상자차 산수유차 산약차 상황버섯차 숙지황차 엉겅퀴차 야관문차 연자육차 오가피차 오미자차 육종용차 율무차 음양곽차 인삼(홍삼)차 차가버섯차 토사자 파고지차 파극천차 하수오차 황기차

2. 체질별 재활요양식 만들기

> 혈액형 AB형은 태양인과 같고 혈액형 O형은 소양인과 같아 열성체질이므로 차가운 성질의 약선음식을 섭취하며, 혈액형 B형은 태음인과 같고 혈액형 A형은 소음인과 같아 냉성체질이므로 더운 성질의 약선음식을 섭취함은 물론 차갑거나 덥지도 아니한 성질의 식품으로 만든 약선음식은 모든 체질에 적합하다. 따라서 질병 중에 있을지라도 그 사람의 체질에 맞는 식이요법과 양생법을 통하여 상생의 음식을 섭취하면 음양이 상호보완 되어 체질의 불균형을 개선하고 질병을 치료하는 재활요양식이 된다.

1) 밥류 22가지

(1) 보리강낭콩밥 AB형(태양인)과 O형(소양인)에 적합

재료: 보리쌀 70g, 강낭콩 10g, 밥물 1.2컵

만드는 법

① 보리쌀은 물에 잘 씻어 1시간 정도 불린 다음 솥에 담고 물을 충분히 부어 끓인다. 물이 끓어오르면 불을 줄여 삶는다.
② 보리 삶은 물이 끓은 지 20분 정도 지나 보리가 퍼지면 불을 끄고 채반에 밭쳐 물기를 빼 놓는다.
③ 마른 강낭콩은 하룻밤 물에 불려 삶은 다음 사용한다.
④ 솥에 삶은 보리를 안치고 삶은 강낭콩을 얹은 다음 분량의 물을 부어 밥을 짓는다.
⑤ 밥물이 거의 졸아들면 불을 끄고 10분쯤 뜸을 들인 다음 주걱으로 고루 섞어 밥을 푼다.

(2) 보리검정콩밥 AB형(태양인)과 O형(소양인)에 적합

재료: 보리쌀 70g, 검정콩 10g, 밥물 1.2컵

만드는 법

① 보리쌀은 물에 잘 씻어 1시간 정도 불린 다음 솥에 담고 물을 충분히 부어 끓인다. 물이 끓어오르면 불을 줄여 삶는다.
② 보리 삶은 물이 끓은 지 20분 정도 지나 보리가 퍼지면 불을 끄고 채반에 밭쳐 물기를 빼 놓는다.
③ 마른 검정콩은 하룻밤 물에 불려 삶은 다음 사용한다.

④ 솥에 삶은 보리를 안치고 삶은 검정콩을 얹은 다음 분량의 물을 부어 밥을 짓는다.
⑤ 밥물이 거의 졸아들면 불을 끄고 10분쯤 뜸을 들인 다음 주걱으로 고루 섞어 밥을 푼다.

(3) 보리동부콩밥 AB형(태양인)과 O형(소양인)에 적합

재료: 보리쌀 70g, 동부콩 10g, 밥물 1.2컵

만드는 법

① 보리쌀은 물에 잘 씻어 1시간 정도 불린 다음 솥에 담고 물을 충분히 부어 끓인다. 물이 끓어오르면 불을 줄여 삶는다.
② 보리 삶은 물이 끓은 지 20분 정도 지나 보리가 퍼지면 불을 끄고 채반에 밭쳐 물기를 빼 놓는다.
③ 마른 동부콩은 하룻밤 물에 불려 삶은 다음 사용한다.
④ 솥에 삶은 보리를 안치고 삶은 동부콩을 얹은 다음 분량의 물을 부어 밥을 짓는다.
⑤ 밥물이 거의 졸아들면 불을 끄고 10분쯤 뜸을 들인 다음 주걱으로 고루 섞어 밥을 푼다.

(4) 보리완두콩밥 AB형(태양인)과 O형(소양인)에 적합

재료: 보리쌀 70g, 완두콩 10g, 밥물 1.2컵

만드는 법

① 보리쌀은 물에 잘 씻어 1시간 정도 불린 다음 솥에 담고 물을 충분히 부어 끓인다. 물이 끓어오르면 불을 줄여 삶는다.
② 보리 삶은 물이 끓은 지 20분 정도 지나 보리가 퍼지면 불을 끄고 채반에 밭쳐 물기를 빼 놓는다.
③ 캔에 들어 있는 완두콩은 물에 한 번 씻어 사용하고, 생콩은 깨끗이 씻어 사용한다.
④ 솥에 삶은 보리를 안치고 완두콩을 얹은 다음 분량의 물을 부어 밥을 짓는다.
⑤ 밥물이 거의 졸아들면 불을 끄고 10분쯤 뜸을 들인 다음 주걱으로 고루 섞어 밥을 푼다.

(5) 오곡밥 모든 체질에 적합

재료: 찹쌀 2컵, 동부콩 1/4컵, 붉은 팥 1/4컵, 수수 1/4컵, 차조 1/4컵, 물 1컵, 볶은 소금 1/2큰술

찜통에 찌는 방법

① 붉은 팥은 씻어서 물을 붓고 끓이다가 한 번 부르르 끓어오르면 첫물은 따라 버리고

다시 3배의 물을 부어 10~15분 동안 팥알이 터지지 않을 정도로 삶는다.
② 찹쌀은 깨끗이 씻어 콩 삶은 물 2.5컵에 6시간 정도 불려 색을 들인다.
③ 동부콩과 수수도 6시간 물에 불리고 수수는 떫은맛이 빠지도록 새물을 자주 갈아 준다.
④ 차조는 깨끗이 씻은 다음 일어 체에 받쳐 물기를 빼 놓는다.
⑤ 찹쌀, 삶은 팥, 불린 콩, 수수, 차조를 한데 합치고 젖은 찜통에 베보자기를 깐 다음 재료를 고르게 펴고 뚜껑을 덮어 40분 동안 찐다.
⑥ 30분 정도 지나면 소금물(물 1컵+볶은 소금 1/2큰술)을 반 정도 뿌리고 나무주걱으로 뒤적여 준다. 다시 2~3분 후에 나머지 소금물을 부어 주걱으로 뒤적여 준다.

🍴 솥에 끓이는 방법
① 솥에 차조를 뺀 나머지 재료를 한꺼번에 솥에 안치고 팥 삶은 물 3.5컵과 볶은 소금 1작은술을 넣어 밥을 짓는다.
② 처음에는 20분 동안은 강한 불로 끓이다가 끓어오르면 중간 불로 줄인 다음 차조를 넣고 불을 줄여 10분 정도 뜸을 들이면 고슬고슬한 찰밥이 된다.

🕷 Tip 밥을 끓여서 지을 때는 찹쌀과 멥쌀을 1:1로 섞어 주는 것이 좋다. 그리고 차조를 나중에 넣는 이유는 차조가 가벼우므로 처음부터 넣어 끓이면 솥뚜껑에 다 달라붙기 때문이다.

(6) **현미강낭콩밥** 모든 체질에 적합

🧺 재료: 현미 70g, 강낭콩 10g, 밥물 1.2컵

🍴 만드는 법
① 현미는 가볍게 손가락만을 사용해서 가볍게 씻은 다음 씻은 물은 버리고 3번 정도 새 물로 바꿔 2시간 동안 불린다.
② 마른 강낭콩은 하룻밤 물에 불려 삶은 다음 사용한다.
③ 솥에 불린 현미를 안치고 삶은 강낭콩을 얹은 다음 분량의 물을 부어 밥을 짓는다.
④ 밥물이 거의 졸아들면 불을 끄고 10분쯤 뜸을 들인 다음 주걱으로 고루 섞어 밥을 푼다.

(7) **현미검정콩밥** 모든 체질에 적합

🧺 재료: 현미 70g, 검정콩 10g, 밥물 1.2컵

🍴 만드는 법
① 현미는 가볍게 손가락만을 사용해서 가볍게 씻은 다음 씻은 물은 버리고 3번 정도 새 물로 바꿔 2시간 동안 불린다.

② 마른 검정콩은 하룻밤 물에 불려 삶은 다음 사용한다.
③ 솥에 불린 현미를 안치고 삶은 검정콩을 얹은 다음 분량의 물을 부어 밥을 짓는다.
④ 밥물이 거의 졸아들면 불을 끄고 10분쯤 뜸을 들인 다음 주걱으로 고루 섞어 밥을 푼다.

(8) 현미동부콩밥 AB형(태양인)과 O형(소양인)에 적합

재료: 현미 70g, 동부콩 10g, 밥물 1.2컵

만드는 법

① 현미는 가볍게 손가락만을 사용해서 가볍게 씻은 다음 씻은 물은 버리고 3번 정도 새 물로 바꿔 2시간 동안 불린다.
② 마른 동부콩은 하룻밤 물에 불려 삶은 다음 사용한다.
③ 솥에 불린 현미를 안치고 삶은 동부콩을 얹은 다음 분량의 물을 부어 밥을 짓는다.
④ 밥물이 거의 졸아들면 불을 끄고 10분쯤 뜸을 들인 다음 주걱으로 고루 섞어 밥을 푼다.

(9) 현미밥 모든 체질에 적합

재료: 현미 80g, 밥물 1.2컵

만드는 법

① 현미는 가볍게 손가락만을 사용해서 가볍게 씻은 다음 씻은 물은 버리고 3번 정도 새 물로 바꿔 2시간 동안 불린다.
② 솥에 불린 현미를 안치고 물을 부어 밥을 짓는다.
③ 밥물이 거의 졸아들면 불을 끄고 10분쯤 뜸을 들인 다음 주걱으로 고루 섞어 밥을 푼다.

(10) 현미수수밥 태음인(B형)과 소음인(A형)에 적합

재료: 현미 70g, 수수 10g, 밥물 1.2컵

만드는 법

① 현미는 가볍게 손가락만을 사용해서 가볍게 씻은 다음 씻은 물은 버리고 3번 정도 새 물로 바꿔 2시간 동안 불린다.
② 수수는 가볍게 손을 돌려 저으면서 재빨리 씻은 다음 씻은 물을 버리고 3번 정도 새 물로 바꿔 30분 동안 불린다.
③ 솥에 불린 현미와 수수를 섞어 안치고 물을 부어 밥을 짓는다.
④ 밥물이 거의 졸아들면 불을 끄고 10분쯤 뜸을 들인 다음 주걱으로 고루 섞어 밥을 푼다.

(11) 현미완두콩밥 모든 체질에 적합

🧺 재료: 현미 70g, 완두콩 10g, 밥물 1.2컵

🍴 만드는 법

① 현미는 가볍게 손가락만을 사용해서 가볍게 씻은 다음 씻은 물은 버리고 3번 정도 새 물로 바꿔 2시간 동안 불린다.
② 캔에 들어 있는 완두콩은 물에 한 번 씻어 사용하고, 생콩은 깨끗이 씻어 사용한다.
③ 솥에 불린 현미를 안치고 완두콩을 얹은 다음 분량의 물을 부어 밥을 짓는다.
④ 밥물이 거의 졸아들면 불을 끄고 10분쯤 뜸을 들인 다음 주걱으로 고루 섞어 밥을 푼다.

(12) 현미율무밥 태음인(B형)과 소음인(A형)에 적합

🧺 재료: 현미 70g, 율무 10g, 밥물 1.2컵

🍴 만드는 법

① 현미는 가볍게 손가락만을 사용해서 가볍게 씻은 다음 씻은 물은 버리고 3번 정도 새 물로 바꿔 2시간 동안 불린다.
② 율무는 가볍게 손을 돌려 저으면서 재빨리 씻은 다음 씻은 물을 버리고 3번 정도 새 물로 바꿔 30분 동안 불린다.
③ 솥에 불린 현미와 율무를 섞어 안치고 물을 부어 밥을 짓는다.
④ 밥물이 거의 졸아들면 불을 끄고 10분쯤 뜸을 들인 다음 주걱으로 고루 섞어 밥을 푼다.

(13) 현미차조밥 태음인(B형)과 소음인(A형)에 적합

🧺 재료: 현미 70g, 차조 10g, 밥물 1.2컵

🍴 만드는 법

① 현미는 가볍게 손가락만을 사용해서 가볍게 씻은 다음 씻은 물은 버리고 3번 정도 새 물로 바꿔 2시간 동안 불린다.
② 차조는 가볍게 손을 돌려 저으면서 재빨리 씻은 다음 일어 놓는다.
③ 솥에 불린 차조를 먼저 넣고 그 위에 현미를 안친 다음 분량의 물을 부어 밥을 짓는다.
④ 밥물이 거의 졸아들면 불을 끄고 10분쯤 뜸을 들인 다음 주걱으로 고루 섞어 밥을 푼다.

(14) 현미팥밥 모든 체질에 적합

🧺 재료: 현미 70g, 붉은 팥 10g, 팥물 1.2컵

🍴 만드는 법

① 현미는 가볍게 손가락만을 사용해서 가볍게 씻은 다음 씻은 물은 버리고 3번 정도 새 물로 바꿔 2시간 동안 불린다.
② 붉은 팥은 씻어서 물을 붓고 끓이다가 한 번 부르르 끓어오르면 첫물은 따라 버리고 다시 3배의 물을 부어 10~15분 동안 팥알이 터지지 않을 정도로 삶는다. 팥물은 밥물로 사용한다.
③ 솥에 불린 현미를 안치고 삶은 팥을 얹은 다음 분량의 팥물을 부어 밥을 짓는다.
④ 밥물이 거의 졸아들면 불을 끄고 10분쯤 뜸을 들인 다음 주걱으로 고루 섞어 밥을 푼다.

(15) **흑미강낭콩밥** 모든 체질에 적합

🧺 재료: 쌀 70g, 흑미 10g, 강낭콩 10g, 밥물 1.2컵

🍴 만드는 법

① 쌀과 흑미는 가볍게 손을 돌려 저으면서 재빨리 씻은 다음 씻은 물을 버리고 2번 정도 새물로 바꿔 1시간 동안 불린다.
② 마른 강낭콩은 하룻밤 물에 불려 삶은 다음 사용한다.
③ 솥에 불린 쌀과 흑미를 안치고 삶은 강낭콩을 얹은 다음 분량의 물을 부어 밥을 짓는다.
④ 밥물이 거의 졸아들면 불을 끄고 10분쯤 뜸을 들인 다음 주걱으로 고루 섞어 밥을 푼다.

(16) **흑미검정콩밥** 모든 체질에 적합

🧺 재료: 쌀 70g, 흑미 10g, 검정콩 10g, 밥물 1.2컵

🍴 만드는 법

① 쌀과 흑미는 가볍게 손을 돌려 저으면서 재빨리 씻은 다음 씻은 물을 버리고 2번 정도 새물로 바꿔 1시간 동안 불린다.
② 마른 검정콩은 하룻밤 물에 불려 삶은 다음 사용한다.
③ 솥에 불린 쌀과 흑미를 안치고 삶은 검정콩을 얹은 다음 분량의 물을 부어 밥을 짓는다.
④ 밥물이 거의 졸아들면 불을 끄고 10분쯤 뜸을 들인 다음 주걱으로 고루 섞어 밥을 푼다.

(17) **흑미동부콩밥** AB형(태양인)과 O형(소양인)에 적합

🧺 재료: 쌀 70g, 흑미 10g, 동부콩 10g, 밥물 1.2컵

🍴 만드는 법

① 쌀과 흑미는 가볍게 손을 돌려 저으면서 재빨리 씻은 다음 씻은 물을 버리고 2번 정도 새물로 바꿔 1시간 동안 불린다.
② 마른 동부콩은 하룻밤 물에 불려 삶은 다음 사용한다.
③ 솥에 불린 쌀과 흑미를 안치고 삶은 동부콩을 얹은 다음 분량의 물을 부어 밥을 짓는다.
④ 밥물이 거의 졸아들면 불을 끄고 10분쯤 뜸을 들인 다음 주걱으로 고루 섞어 밥을 푼다.

(18) **흑미수수밥** 태음인(B형)과 소음인(A형)에 적합

🧺 재료: 쌀 70g, 흑미 10g, 수수 10g, 밥물 1.2컵

🍴 만드는 법

① 쌀과 흑미는 가볍게 손을 돌려 저으면서 재빨리 씻은 다음 씻은 물을 버리고 2번 정도 새물로 바꿔 1시간 동안 불린다.
② 수수는 가볍게 손을 돌려 저으면서 재빨리 씻은 다음 씻은 물을 버리고 3번 정도 새물로 바꿔 30분 동안 불린다.
③ 솥에 불린 쌀과 흑미, 수수를 섞어 안치고 분량의 물을 부어 밥을 짓는다.
④ 밥물이 거의 졸아들면 불을 끄고 10분쯤 뜸을 들인 다음 주걱으로 고루 섞어 밥을 푼다.

(19) **흑미완두콩밥** 모든 체질에 적합

🧺 재료: 쌀 70g, 흑미 10g, 완두콩 10g, 밥물 1.2컵

🍴 만드는 법

① 쌀과 흑미는 가볍게 손을 돌려 저으면서 재빨리 씻은 다음 씻은 물을 버리고 2번 정도 새물로 바꿔 1시간 동안 불린다.
② 캔에 들어 있는 완두콩은 물에 한 번 씻어 사용하고, 생콩은 깨끗이 씻어 사용한다.
③ 솥에 불린 쌀과 흑미를 안치고 완두콩을 얹은 다음 분량의 물을 부어 밥을 짓는다.
④ 밥물이 거의 졸아들면 불을 끄고 10분쯤 뜸을 들인 다음 주걱으로 고루 섞어 밥을 푼다.

(20) **흑미율무밥** 태음인(B형)과 소음인(A형)에 적합

🧺 재료: 쌀 70g, 흑미 10g, 율무 10g, 밥물 1.2컵

🍴 만드는 법

① 쌀과 흑미는 가볍게 손을 돌려 저으면서 재빨리 씻은 다음 씻은 물을 버리고 2번 정도 새물로 바꿔 1시간 동안 불린다.
② 율무는 가볍게 손을 돌려 저으면서 재빨리 씻은 다음 씻은 물을 버리고 3번 정도 새물로 바꿔 30분 동안 불린다.
③ 솥에 불린 쌀과 흑미, 율무를 섞어 안치고 분량의 물을 부어 밥을 짓는다.
④ 밥물이 거의 졸아들면 불을 끄고 10분쯤 뜸을 들인 다음 주걱으로 고루 섞어 밥을 푼다.

(21) 흑미차조밥 태음인(B형)과 소음인(A형)에 적합

🧺 재료: 쌀 70g, 흑미 10g, 차조 10g, 밥물 1.2컵

🍴 만드는 법

① 쌀과 흑미는 가볍게 손을 돌려 저으면서 재빨리 씻은 다음 씻은 물을 버리고 2번 정도 새물로 바꿔 1시간 동안 불린다.
② 차조는 가볍게 손을 돌려 저으면서 재빨리 씻은 다음 일어 놓는다.
③ 솥에 불린 차조를 먼저 넣고 그 위에 쌀과 흑미를 안친 다음 분량의 물을 부어 밥을 짓는다.
④ 밥물이 거의 졸아들면 불을 끄고 10분쯤 뜸을 들인 다음 주걱으로 고루 섞어 밥을 푼다.

(22) 흑미팥밥 모든 체질에 적합

🧺 재료: 쌀 70g, 흑미 10g, 붉은 팥 10g, 팥물 1.2컵

🍴 만드는 법

① 쌀과 흑미는 가볍게 손을 돌려 저으면서 재빨리 씻은 다음 씻은 물을 버리고 2번 정도 새물로 바꿔 1시간 동안 불린다.
② 붉은 팥은 씻어서 물을 붓고 끓이다가 한 번 부르르 끓어오르면 첫물은 따라 버리고 다시 3배의 물을 부어 10~15분 동안 팥알이 터지지 않을 정도로 삶는다. 팥물은 밥물로 사용한다.
③ 솥에 불린 쌀과 흑미를 안치고 삶은 팥을 얹은 다음 분량의 팥물을 부어 밥을 짓는다.
④ 밥물이 거의 졸아들면 불을 끄고 10분쯤 뜸을 들인 다음 주걱으로 고루 섞어 밥을 푼다.

2) 보양죽류 34가지

(1) 게살죽 AB형(태양인)과 O형(소양인)에 적합

🧺 재료: 쌀 60g, 냉동게살 60g, 달걀 1개, 브로콜리 1/4송이, 실파 1뿌리, 국간장 1큰술, 들기름 1큰술, 들깨가루 1작은술, 후추 약간, 물 5컵

🍴 만드는 법
① 쌀을 물에 충분히 불려 깨끗이 씻은 다음 채반에 건져 놓는다.
② 냉동게살과 브로콜리는 끓는 물에 살짝 데쳐 놓고 브로콜리는 실파와 함께 송송 썰어 놓는다.
③ 냄비에 들기름을 두르고 불린 쌀을 넣어 볶다가 분량의 물을 붓고 끓인다.
④ 죽이 끓어오를 때 게살과 야채와 달걀을 풀어 넣고 나무주걱으로 잘 저어 가며 쌀이 완전히 퍼지도록 끓인 다음 소금으로 간을 맞추고 들깨가루를 솔솔 뿌려준다.

(2) 굴야채죽 모든 체질에 적합

🧺 재료: 쌀 60g, 생굴·우유 1컵씩, 감자 1/2개, 당근·양파 1/4개씩, 시금치 50g, 들기름 1큰술, 국간장 1큰술, 후추 약간, 물 5컵

🍴 만드는 법
① 쌀을 물에 충분히 불려 깨끗이 씻은 다음 채반에 건져 놓는다.
② 생굴은 약한 소금물에 살살 씻어 채반에 받쳐 물기를 빼 놓는다.
③ 깨끗이 손질한 감자, 당근, 양파는 사방 0.5cm 깍둑 썰고 시금치는 1cm 길이로 썬다.
④ 냄비에 들기름을 두르고 불린 쌀을 넣어 볶다가 야채와 굴을 넣고 좀 더 볶은 다음 분량의 물과 우유를 붓고 나무주걱으로 저어 가며 끓인다.
⑤ 쌀이 완전히 퍼지도록 걸쭉하게 끓으면 소금과 후추로 간을 맞춘다.

(3) 낙지야채죽 모든 체질에 적합

🧺 재료: 쌀 60g. 낙지 1마리. 감자 1/2개, 당근 1/4개, 양배추 1잎, 양파 1/4개, 국간장 1큰술, 들기름 1큰술, 소금·후추 약간씩, 물 5컵

🍴 만드는 법
① 쌀을 물에 충분히 불려 깨끗이 씻은 다음 채반에 건져 놓는다.
② 야채는 손질하여 깨끗이 씻은 다음 잘게 다져 놓고 감자는 물에 담가 놓는다.

③ 낙지는 소금과 밀가루를 사용하여 씻어 준 다음 역시 잘게 다진다.
④ 냄비에 들기름을 두르고 불린 쌀을 넣어 볶다가 야채와 낙지를 넣고 좀 더 볶은 다음 분량의 물을 붓고 나무주걱으로 저어 가며 끓인다.
⑤ 쌀이 완전히 퍼지도록 걸쭉하게 끓으면 소금과 후추로 간을 맞춘다.

(4) **녹두죽** AB형(태양인)과 O형(소양인)에 적합

🧺 재료: 녹두 30g, 쌀 30g, 대추 5개, 꿀 2큰술, 물 1큰술, 설탕·소금 약간씩, 물 8컵

🍴 만드는 법

① 녹두는 깨끗이 씻어 일어 건진 다음 분량의 물을 붓고 푹 삶아 체에 걸러 놓는다.
② 쌀을 물에 충분히 불려 깨끗이 씻은 다음 채반에 건져 놓는다.
③ 냄비에 녹두의 윗물만 덜어 내어 붓고 쌀을 넣어 끓여 쌀알이 어느 정도 퍼지게 되면 녹두 앙금을 넣어 섞으면서 다시 한 번 끓인다. 녹두 앙금을 처음부터 넣으면 밑이 눋게 되므로 나중에 넣어 끓인다.
④ 대추는 깨끗이 씻어 물기를 닦아서 칼로 얇게 포를 떠서 곱게 채 썰고 꿀물에 재워 놓는다.
⑤ 쌀알이 잘 퍼지면 그릇에 담아 대추채를 고명으로 띄워 내고 기호에 따라 소금이나 설탕을 넣어 먹는다.

(5) **메추리죽** 모든 체질에 적합

🧺 재료: 쌀 60g, 메추리 1마리, 다진 파 1/2큰술, 청주 1큰술, 소금·후추 약간씩, 식용유 1큰술, 약즙 5컵

🧺 부재료: 구기자 20g, 복분자 20g, 토사자 20g, 물 6컵

🍴 만드는 법

① 쌀은 물에 충분히 불려 깨끗이 씻은 다음 채반에 건져 놓는다.
② 메추리는 머리, 깃털, 내장 등을 제거하고 한입크기로 토막을 내어 30분 동안 찬물에 담가 핏물을 빼 놓는다.
③ 메추리고기는 물기를 제거한 다음 약간의 청주와 후추를 넣고 고루 버무려 30분 동안 재운다.
④ 질그릇에 구기자, 복분자, 토사자를 넣고 30분 정도 달여 찌꺼기를 제거하고 약즙을 5컵 정도 준비한다.

⑤ 달구어진 팬에 기름을 두르고 ③의 메추리고기를 살짝 볶는다.
⑥ 냄비에 불린 쌀과 ⑤의 메추리고기를 넣고 ④의 약즙을 넣은 다음 중간 불에 나무주걱으로 저어 가며 죽을 끓인다.
⑦ 죽이 끓어오를 때 다진 파를 넣고 한 번 더 끓인 다음 소금과 후추로 간을 맞춘다.

(6) 문어죽 모든 체질에 적합

재료: 찹쌀 60g, 문어발 60g, 밀가루·소금 약간씩, 참기름 1큰술, 후추 약간, 문어 삶은 국물 5컵

만드는 법
① 찹쌀은 물에 충분히 불려 깨끗이 씻은 다음 채반에 건져 놓는다.
② 문어는 밀가루와 소금으로 문질러 깨끗이 씻은 다음 냄비에 분량의 물을 넣고 살이 물러질 때까지 끓인다.
③ 삶아진 문어는 어슷하게 저며 썰고 나머지 국물은 죽물로 사용한다.
④ 냄비에 참기름을 두르고 불린 찹쌀을 넣어 볶다가 문어를 넣고 좀 더 볶은 다음 분량의 문어 삶은 물을 붓고 나무주걱으로 저어 가며 끓인다.
⑤ 쌀이 완전히 퍼지도록 걸쭉하게 끓으면 소금과 후추로 간을 맞춘다.

(7) 미역홍합죽 AB형(태양인)과 O형(소양인)에 적합

재료: 쌀 60g, 홍합 1컵, 미역 10g, 당근 1/4개, 애호박 1/4개, 양파 1/4개, 표고버섯 1장, 국간장 1큰술, 들기름 1큰술, 후추 약간, 다시마국물 5컵
• 다시마국물 만들기: 국멸치 5마리, 다시마 5×10cm 1장, 가다랑어포 1큰술, 물 6컵

만드는 법
① 쌀은 물에 충분히 불려 깨끗이 씻은 다음 채반에 건져 놓는다.
② 냄비에 국멸치, 다시마, 가다랑어포를 넣고 분량의 물을 부어 끓인 다음 건더기는 건져내고 국물은 육수로 사용한다.
③ 미역을 찬물에 30분 정도 불리고 거품이 나오지 않을 때까지 주물러 씻은 다음 큰 것은 먹기 좋은 크기로 손으로 뜯어 주고 물기를 꼭 짜 놓는다.
④ 홍합은 소금물에 살살 흔들어 씻어 놓는다. 모든 야채는 손질하여 깨끗이 씻은 다음 잘게 다져 놓고 감자는 물에 담가 놓는다.
⑤ 냄비에 들기름을 두르고 불린 쌀을 넣어 볶다가 야채, 홍합, 미역을 넣고 좀 더 볶은

다음 분량의 다시마국물을 붓고 나무주걱으로 저어 가며 끓인다.
⑥ 쌀이 완전히 퍼지도록 걸쭉하게 끓으면 간장과 후추로 간을 맞춘다.

(8) 삼계죽 태음인(B형)과 소음인(A형)에 적합

재료: 찹쌀 60g, 닭가슴살 60g, 표고버섯 1장, 수삼 1뿌리, 깐 밤 2개, 대추 2개, 은행 4알, 통마늘 4쪽, 참기름 1큰술, 소금·후추 약간씩, 닭육수 5컵

만드는 법
① 찹쌀은 물에 충분히 불려 깨끗이 씻은 다음 채반에 건져 놓는다.
② 닭은 깨끗이 씻어 중불에 푹 끓인 다음 살은 잘게 뜯어 소금과 후추로 밑간을 한다. 국물이 식으면 면포에 걸러 기름기를 제거하고 육수로 사용한다.
③ 표고는 미지근한 물에 불려 기둥을 떼어내고 0.2cm 두께로 납작하게 썰고 수삼도 깨끗이 씻어 0.2cm 두께로 어슷하게 썬다.
④ 대추는 씨를 빼고 채 썰고 깐 밤과 마늘은 편으로 썬다. 은행은 프라이팬에 볶아 껍질을 벗긴다.
⑤ 냄비에 참기름을 두르고 불린 찹쌀을 넣어 볶다가 육수를 부은 다음 중불에서 잘 저어 가며 끓인다.
⑥ 찹쌀이 푹 퍼지도록 약 불에서 끓이다가 ②의 닭고기, ③과 ④의 재료를 넣어 끓인 다음 소금과 후추로 간을 맞춘다.

(9) 삼합죽 모든 체질에 적합

재료: 쌀 60g, 해삼 1마리, 전복 1마리, 오골계 1/2마리, 표고버섯 2장, 국간장 1큰술, 들기름 1큰술, 소금·후추 약간씩, 닭육수 8컵

부재료: 구기자·오가피·황기 20g씩, 통마늘 4쪽, 생강 1톨

만드는 법
① 쌀은 물에 충분히 불린 다음 깨끗이 씻어 믹서기에 살짝 갈아 놓는다.
② 오골계는 꽁지와 기름, 뱃속의 불순물을 제거하고 토막 내어 찬물에 담가 핏물을 뺀 다음 끓는 물에 20분 정도 초벌 삶아 건진 다음 흐르는 물에 씻어준다.
③ 냄비에 오골계와 부재료를 넣고 푹 끓인 다음 모든 건지는 건져내고 닭은 살을 뜯어 놓는다. 국물이 식으면 면포에 걸러 기름을 제거하고 육수로 사용한다.
④ 해삼과 전복은 내장을 빼고 소금물에 씻어 물기를 뺀 다음 편육처럼 얇게 썰어 청주,

간장, 후추로 밑간을 한다. 표고는 채 썰어 놓는다.
⑤ 냄비에 들기름을 두르고 간 쌀을 넣어 볶다가 ③과 ④의 재료를 넣고 좀 더 볶은 다음 분량의 닭육수를 붓고 나무주걱으로 저어 가며 끓인다.
⑥ 쌀이 완전히 퍼지도록 걸쭉하게 끓으면 소금과 후추로 간을 맞춘다.

(10) 새우버섯죽 태음인(B형)과 소음인(A형)에 적합

재료: 쌀 60g, 잔새우살 60g, 당근 1/4개, 대파 1/2뿌리, 표고버섯 1장, 팽이버섯 1/4봉, 국간장 1큰술, 들기름 1큰술, 소금·후추 약간씩, 물 5컵

만드는 법
① 쌀은 물에 충분히 불려 깨끗이 씻은 다음 채반에 건져 놓는다.
② 새우살은 소금물에 흔들어 씻은 다음 채반에 건져 물기를 빼 놓는다.
③ 당근과 대파는 각각 다져 놓고, 표고는 기둥을 떼어 채 썰고 팽이는 밑둥을 자르고 3cm 길이로 썰어 놓는다.
④ 냄비에 참기름을 두르고 불린 쌀, 새우, 당근, 표고를 넣어 볶다가 분량의 물을 붓고 나무주걱으로 저어 가며 끓인다.
⑤ 쌀이 완전히 퍼지도록 걸쭉하게 끓으면 팽이버섯과 다진 대파를 넣고 간장과 후추로 간을 맞춘다.

(11) 쇠고기미역죽 모든 체질에 적합

재료: 쌀 60g, 쇠고기 60g, 미역 10g, 진간장 1큰술, 다진 마늘 1작은술, 참기름 1큰술, 후추 약간, 물 7컵

만드는 법
① 쌀은 물에 충분히 불린 다음 깨끗이 씻어 믹서기에 살짝 갈아 놓는다.
② 미역을 찬물에 30분 정도 불리고 거품이 나오지 않을 때까지 주물러 씻은 다음 큰 것은 먹기 좋은 크기로 손으로 뜯어 주고 물기를 꼭 짜 놓는다.
③ 쇠고기는 곱게 다지고 약간의 간장, 다진 마늘, 참기름을 넣어 양념한 다음 살짝 볶아 놓는다.
④ 냄비에 참기름을 두르고 불린 미역을 넣고 볶다가 간 쌀과 볶은 쇠고기를 넣어 준 다음 분량의 물을 붓고 나무주걱으로 저어 가며 끓인다.
⑤ 쌀이 완전히 퍼지도록 걸쭉하게 끓으면 간장과 후추로 간을 맞춘다.

(12) 쇠고기야채죽 모든 체질에 적합

재료: 쌀 60g, 쇠고기 60g, 감자 1/2개, 당근 1/4개, 양파 1/4개, 브로콜리 1/4송이, 시금치20g, 표고버섯 1장, 진간장 1.5큰술, 다진 마늘 1작은술, 생강즙 1/2작은술, 참기름 1큰술, 깨소금 1작은술, 후추 약간, 물 5컵

만드는 법

① 쌀은 물에 충분히 불려 깨끗이 씻은 다음 채반에 건져 놓는다.
② 쇠고기는 곱게 다지고 약간의 간장, 다진 마늘, 생강즙, 참기름, 깨소금을 넣어 양념한 다음 살짝 볶아 놓는다.
③ 감자, 당근, 양파, 표고는 손질하여 잘게 썬 다음 참기름에 살짝 볶아 놓는다.
④ 브로콜리와 시금치는 끓는 물에 살짝 데쳐 물기를 빼고 2cm 길이로 썰어 놓는다.
⑤ 냄비에 참기름을 두르고 불린 쌀을 넣어 볶다가 분량의 물을 붓고 감자와 당근부터 넣어 끓이면서 양파와 표고를 넣은 다음 볶은 쇠고기를 넣고 잘 저어 가며 끓인다.
⑥ ⑤의 죽을 조금 더 끓이다가 불에서 내리기 전에 간장과 후추로 간을 맞춘 다음 브로콜리와 시금치를 넣고 조금 더 저어서 불에서 내린다.

(13) 용봉죽 태음인(B형)과 소음인(A형)에 적합

재료: 찹쌀 2컵, 잉어 1마리, 천일염 1/2컵, 오골계 마리, 표고버섯 4장, 석이버섯 5g, 목이버섯 5g, 수삼 2뿌리, 깐 밤·대추·은행 10개씩, 참기름 2큰술, 소금·후추 약간씩, 닭육수 3 l

부재료: 통마늘 10쪽, 생강 2톨, 통후추 8알, 정향 6알

만드는 법

① 찹쌀은 물에 충분히 불려 깨끗이 씻은 다음 채반에 건져 놓는다.
② 잉어는 꼬리에서 배 쪽으로 4~5cm 정도 올라간 곳에서 위쪽으로 칼집을 깊게 넣어 1시간 정도 피가 빠지도록 한다. 그 다음에 배를 갈라 내장을 제거하고 비늘을 벗긴 다음 소금으로 살살 문질러 4토막으로 자르고 깨끗이 씻는다.
③ 잉어와 오골계는 토막 내어 찬물에 담가 핏물을 뺀 다음 끓는 물에 20분 정도 초벌 삶아 건진다.
④ 다시 끓는 물에 잉어, 오골계, 부재료를 넣고 1시간 동안 푹 삶아 건진 다음 먹기 좋게 살을 뜯어 놓는다. 나머지 국물은 기름기를 제거하고 면포에 걸러 육수로 사용한다.
⑤ 표고, 석이, 목이는 불려서 채 썬 다음 약간의 소금을 넣고 팬에 살짝 볶아 놓는다.

수삼은 깨끗이 씻어 0.2cm 두께로 썰어 놓는다.
⑥ 간 밤은 반으로 갈라 물에 담가 두고 대추는 돌려 깎아 씨를 빼고 채 썬다. 은행은 프라이팬에 볶아 껍질을 벗긴다.
⑦ 솥에 참기름을 두르고 불린 찹쌀을 넣어 볶다가 분량의 육수를 붓고 찹쌀이 푹 퍼지도록 중불에서 잘 저어 가며 끓이다가 ④, ⑤, ⑥의 재료를 넣어 끓인 다음 소금과 후추로 간을 맞춘다.

(14) 율무견과죽 태음인(B형)과 소음인(A형)에 적합

재료: 율무가루 2큰술, 땅콩 1큰술, 잣 1큰술, 호두 1큰술, 소금 약간, 물 7컵

만드는 법
① 견과는 손질하여 물을 조금씩 부어 가며 믹서기에 살짝 갈아 놓는다.
② 견과 간 것의 윗물을 두꺼운 냄비에 붓고 율무가루를 넣어 멍울이 지지 않게 잘 풀어 준 다음 나무주걱으로 저어 가며 끓인다.
③ 여기에 나머지 간 견과를 넣고 충분히 끓여 걸쭉하게 맛이 어우러지면 소금으로 간을 맞춘다.

(15) 율무잣죽 태음인(B형)과 소음인(A형)에 적합

재료: 쌀 30g, 율무가루 2큰술, 잣 2큰술, 소금 약간, 물 7컵

만드는 법
① 쌀은 물에 충분히 불려 깨끗이 씻은 다음 물을 조금씩 부어 가며 믹서기에 살짝 갈아 놓는다.
② 잣은 깔을 떼고 물에 잠깐 담갔다가 물을 조금씩 부어 가며 믹서기에 갈아 놓는다.
③ 쌀 간 것과 잣 간 것의 윗물을 두꺼운 냄비에 붓고 율무가루를 넣어 멍울이 지지 않게 잘 풀어 준 다음 나무주걱으로 저어 가며 끓인다.
④ 여기에 간 쌀과 잣 앙금을 넣고 저어 가며 충분히 끓인다.
⑤ 쌀알이 잘 퍼지고 맛이 어우러지면 소금으로 간을 맞춘다.

(16) 인삼보양죽 태음인(B형)과 소음인(A형)에 적합

재료: 쌀 60g, 쇠고기 60g, 달걀노른자 1개, 인삼 1뿌리, 대추 8개, 잣 1/2큰술, 참기름 1큰술, 소금 약간, 사골육수 5컵
- **쇠고기 양념장 만들기:** 진간장 1큰술, 다진 마늘 1작은술, 참기름 1작은술, 후추 약간

🍴 만드는 법

① 쌀은 물에 충분히 불려 깨끗이 씻은 다음 채반에 건져 놓는다.
② 수삼을 손질하여 얇게 저며 썰고, 대추는 돌려 깎아 채 썰고 일부는 고명으로 남겨둔다.
③ 쇠고기는 곱게 다져 양념장에 버무린 다음 참기름에 볶다가 고기가 익으면 불린 쌀을 넣어 볶는다. 쌀이 투명해지면 육수를 넣어 끓인다.
④ 죽이 한소끔 끓으면 불을 줄이고 얇게 썬 수삼과 대추채 반을 넣고 저어 가며 쌀알이 부드럽게 퍼질 때까지 끓인다.
⑤ 죽이 끓어오를 때 참기름을 넣고 고루 저어 소금으로 간을 맞춘다.
⑥ 완성된 죽은 그릇에 담고 고명으로 나머지 대추채와 잣을 올린 다음 중앙에 달걀노른자를 넣어 준다.

(17) **잉어백숙** 태음인(B형)과 소음인(A형)에 적합

🧺 재료: 잉어 1마리, 찹쌀 2컵, 천일염 1/2컵, 들기름 3큰술, 소금·후추 약간씩
🧺 부재료: 대파·수삼 2뿌리씩, 깐 밤 4개, 대추 8개, 마늘 6쪽, 생강 2톨, 소주 1/2컵, 물 3 *l*

🍴 만드는 법

① 찹쌀은 물에 충분히 불려 깨끗이 씻은 다음 채반에 건져 놓는다.
② 잉어는 배를 갈라 내장을 제거하고 굵은 소금으로 살살 문질러 비늘이 벗겨지지 않게 씻는다.
③ 달궈진 팬에 들기름을 두르고 잉어를 넣어 앞뒤로 살짝 튀겨 낸 다음 기름은 닦아낸다.
④ 솥에 ③의 잉어와 부재료를 넣고 분량의 물을 부어 3시간 정도 뭉근하게 곤다.
⑤ 잉어의 형태가 거의 흐물흐물 해졌을 때 잉어를 건져내어 고기는 소금장에 찍어 먹는다.
⑥ 남은 뼈와 머리 부분을 다시 넣고 2시간 정도 더 끓여 모든 건더기를 건져낸 다음 깨끗한 면포에 걸러 기름기를 제거한다.
⑦ 솥에 들기름을 두르고 불린 찹쌀을 넣어 볶다가 분량의 잉어국물을 부어 잘 저어 가며 죽을 끓인 다음 소금과 후추로 간을 맞춘다.

(18) **잣죽** 모든 체질에 적합

🧺 재료: 쌀 60g, 잣 2큰술, 소금 약간, 물 5컵

🍴 만드는 법

① 쌀은 물에 충분히 불려 깨끗이 씻은 다음 물을 조금씩 부어 가며 믹서기에 살짝 갈아 놓는다.
② 잣도 고깔을 떼고 깨끗이 씻은 다음 물을 조금씩 부어 가며 믹서기에 곱게 간다.
③ 잣 간 것의 윗물을 두꺼운 냄비에 붓고 먼저 나무주걱으로 저어 가며 끓인다.
④ 여기에 잣 앙금을 넣고 충분히 끓인 다음 쌀 윗물을 넣고 끓이다가 간 쌀을 넣고 다시 끓인다.
⑤ 쌀알이 잘 퍼지고 맛이 어우러지면 소금으로 간을 맞춘다.

(19) **장어마죽** 모든 체질에 적합

재료: 쌀 60g, 참마 1/2개, 장어 1마리, 밀가루·소금 약간씩, 참기름 1큰술, 장어국물 8컵

부재료: 다시마 5×10cm 1장, 양파 1/4개 통마늘 2쪽, 생강 1/2톨

🍴 만드는 법

① 쌀은 물에 충분히 불려 깨끗이 씻은 다음 물을 조금씩 부어 가며 믹서기에 살짝 갈아 놓는다.
② 장어는 내장을 제거하고 밀가루와 소금으로 문질러 깨끗이 씻는다.
③ 냄비에 장어와 부재료를 넣고 분량의 물을 부어 살이 물러질 때까지 끓인 다음 장어는 건져 낸다. 나머지 국물은 기름기를 제거하고 육수로 사용한다.
④ 푹 삶아진 장어는 체에 걸러 장어국물에 섞은 다음 죽물로 사용한다.
⑤ 마는 껍질을 벗기고 깨끗이 씻어 믹서기에 살짝 갈아 놓는다.
⑥ 냄비에 참기름을 두르고 간 쌀과 마를 넣어 볶다가 2컵의 장어국물을 부어 끓이면서 눋지 않도록 나무주걱으로 잘 저어 준다.
⑦ 쌀이 완전히 퍼지도록 걸쭉하게 끓으면 나머지 장어국물을 부어 한소끔 더 끓인 다음 소금과 후추로 간을 맞춘다.

(20) **전복죽** 모든 체질에 적합

재료: 쌀 60g, 전복 1마리, 다시마 5×10cm 1장, 당근 1/4개, 양파 1/4개, 표고버섯 1장, 달걀노른자 1개, 참기름 1큰술, 참깨 1작은술, 잣가루 1큰술, 김가루 1큰술, 소금·후추 약간씩, 다시마국물 5컵

🍴 만드는 법

① 쌀은 물에 충분히 불려 깨끗이 씻은 다음 채반에 건져 놓는다.
② 전복은 솔에 소금을 무쳐 문질러 닦은 다음 껍데기를 떼어낸다. 내장을 제거하고 소금으로 잘 문질러 검은색이 없도록 깨끗이 씻는다. 전복의 내장도 버리지 말고 씻어 놓는다.
③ 손질한 전복은 얇게 저며 썰어 놓고, 내장은 다시마와 함께 물 6컵을 붓고 끓여 다시마국물을 준비해 놓는다.
④ 당근, 양파, 표고는 깨끗이 손질하여 잘게 다져 놓는다.
⑤ 냄비에 참기름을 두르고 저민 전복과 불린 쌀을 넣어 볶다가 감자와 양파, 당근도 함께 넣어 볶는다.
⑥ ⑤의 재료에 다시마국물을 붓고 중불에서 나무주걱으로 저어 가며 은근히 끓인 다음 소금과 후추로 간을 맞춘다.
⑦ 완성된 죽은 그릇에 담고 고명으로 참깨와 김가루를 뿌린 다음 중앙에 달걀노른자를 넣어 준다.

(21) **조갯살미역죽** AB형(태양인)과 O형(소양인)에 적합

🧺 재료: 쌀 60g, 미역 10g, 조갯살 60g, 국간장 1큰술, 들기름 1큰술, 소금·후추 약간씩, 물 5컵

🍴 만드는 법

① 쌀은 물에 충분히 불려 깨끗이 씻은 다음 채반에 건져 놓는다.
② 미역을 찬물에 30분 정도 불리고 거품이 나오지 않을 때까지 물러 씻은 다음 큰 것은 잘게 썰어 주고 물기를 꼭 짜 놓는다.
③ 조갯살은 소금물에 흔들어 깨끗이 씻은 다음 물기를 빼 놓는다.
④ 냄비에 들기름을 두르고 조갯살을 넣어 충분히 볶은 다음 미역을 넣고 다시 볶는다.
⑤ ④에 불린 쌀을 넣고 다시 한 번 볶으면서 물을 붓고 나무주걱으로 고루 저어가며 끓인다.
⑥ 쌀이 완전히 퍼지도록 걸쭉하게 끓으면 간장과 후추로 간을 맞춘다.

(22) **참치야채죽** 모든 체질에 적합

🧺 재료: 쌀 30g, 찹쌀 30g, 참치 60g, 당근 1/4개, 애호박 1/4개, 양파 1/4개, 새송이버

섯 1/2개, 다진 마늘 1작은술, 생강즙 1작은술, 참기름 1큰술, 깨소금 1작은술, 김가루 1큰술, 소금·후추 약간씩, 물 5컵

🍴 만드는 법

① 쌀과 찹쌀은 물에 충분히 불려 깨끗이 씻은 다음 채반에 건져 놓는다.
② 참치는 기름을 쪽 빼고 체에서 주걱으로 꾹꾹 눌러 주면서 뭉친 살점을 풀어 준다. 참치국물은 육수로 사용한다.
③ 당근, 호박, 양파, 버섯은 손질하여 잘게 다져 놓는다.
④ 냄비에 참기름을 두르고 불린 쌀과 찹쌀을 넣어 볶다가 참치국물을 붓고 당근부터 넣어 끓이면서 호박, 양파, 버섯을 넣어 준다.
⑤ ④의 재료에 분량의 물을 붓고 중불에서 나무주걱으로 고루 저어가며 끓인다.
⑥ ⑤의 재료에 다진 마늘, 생강즙, 깨소금, 김가루 등을 넣고 맛이 충분히 어우러지면 소금과 후추로 간을 맞춘다.

(23) **콩나물쇠고기죽** 모든 체질에 적합

🧺 재료: 쌀 60g, 콩나물 60g, 쇠고기 60g, 김치 2줄기, 당근 1/4개, 애호박 1/4개, 양파 1/4개, 표고버섯 1장, 진간장·참기름 1큰술씩, 다진 마늘 1작은술, 생강즙 1/2작은술, 깨소금 1작은술, 새우젓 1/2큰술, 후추 약간, 물 5컵

🍴 만드는 법

① 쌀은 물에 충분히 불려 깨끗이 씻은 다음 채반에 건져 놓는다.
② 머리와 꼬리를 떼고 다듬은 콩나물을 냄비에 넣고 물 5컵을 부은 다음 뚜껑을 덮고 끓여 놓는다.
③ 쇠고기는 곱게 다지고 약간의 간장, 다진 마늘, 생강즙, 참기름, 깨소금을 넣어 양념한 다음 살짝 볶아 놓는다.
④ 김치, 당근, 애호박, 양파, 표고는 손질하여 잘게 썬 다음 참기름에 살짝 볶아 놓는다.
⑤ 냄비에 참기름을 두르고 불린 쌀을 넣어 볶다가 분량의 ②의 콩나물국물을 붓고 볶은 쇠고기와 야채를 넣어 잘 저어 가며 끓인다.
⑥ 쌀이 완전히 퍼지도록 걸쭉하게 끓으면 새우젓과 후추로 간을 맞춘다.

(24) **팥죽** 모든 체질에 적합

🧺 재료: 붉은 팥 2컵, 쌀 1컵, 소금 약간, 물 8컵

• **새알심 만들기:** 멥쌀가루 2/3컵, 찹쌀가루 1/3컵, 물 1/2컵

만드는 법

① 쌀은 물에 충분히 불려 깨끗이 씻은 다음 채반에 건져 놓는다.
② 팥은 씻어서 잠길 정도의 물을 붓고 끓인 다음 부르르 끓어오르면 찬물을 한 번 더 붓고 다시 한 번 끓으면 그 물을 버린다.
③ 다시 팥에 적당량의 새물을 붓고 센 불에서 끓이다가 끓으면 중불로 낮추고 팥이 터질 때까지 1시간 정도 푹 삶는다.
④ 삶아진 팥은 뜨거울 때 고운체에 내려 거르고 껍질은 버린다.
⑤ 새알심은 멥쌀가루와 찹쌀가루를 2:1로 섞고 체에 내려 뜨거운 물로 익반죽한 다음 오랫동안 치대어 동전 크기로 둥글게 빚는다.
⑥ 냄비에 팥 윗물을 붓고 끓으면 불린 쌀을 넣어 쌀알이 눋지 않도록 나무 주걱으로 저으면서 끓인다.
⑦ 쌀알이 완전히 퍼지면 마지막에 팥 앙금을 넣고 저으면서 다시 끓인다.
⑧ 죽이 끓어오를 때 새알심을 넣고 끓여 새알심이 떠오르면 불을 끄고 약간의 소금을 넣어 간을 맞춘다.
⑨ 단팥죽으로 만들려면 먹기 전에 설탕을 기호대로 섞어준다.

> Tip 팥은 물에 불리지 않고 바로 삶아야 한다. 보통 콩은 5~6시간 물에 불린 후 삶아야 하나 팥은 껍질이 두꺼워 20시간을 물에 담가도 불어나지 않기 때문이다. 또 팥을 삶을 때 소금을 넣으면 팥이 무르지 않는다.

(25) 한방꿩백숙 태음인(B형)과 소음인(A형)에 적합

재료: 꿩 1마리, 찹쌀 3/4컵, 대파 1뿌리, 수삼 1뿌리, 황기 2뿌리, 통마늘 4쪽, 생강 1톨, 깐 밤 2개, 대추 4개, 은행 8개, 잣·검은깨·소금·후추 약간씩, 물 적당량

만드는 법

① 찹쌀은 물에 충분히 불려 깨끗이 씻은 다음 채반에 건져 놓는다.
② 꿩은 뱃속의 불순물과 꽁지의 기름을 제거하고 찬물에 담가 핏물을 빼 놓는다.
③ 꿩 뱃속에 ①의 불린 찹쌀과 수삼, 통마늘, 깐 밤, 대추, 은행을 넣는다.
④ 꿩의 아래쪽 양면에 칼집을 넣은 다음 꿩 다리를 서로 엇갈리게 꽂아 모양을 잡는다. 날개는 뒤쪽으로 틀어 고정시킨다.
⑤ 압력솥에 ④의 꿩과 대파, 생강, 황기를 넣고 닭이 푹 잠길 정도로 물을 충분히 부어 센 불에 끓인다.
⑥ 휘슬음이 울리면 약한 불에 10분 정도 더 뜸을 들인다.

⑦푹 익은 꿩을 오목한 그릇에 담고 적당량의 국물을 부어 낸 다음 소금과 후추로 간을 맞추고 고명으로 잣과 검정깨를 뿌려준다.

(26) 한방닭백숙 태음인(B형)과 소음인(A형)에 적합

재료: 토종닭 1마리, 찹쌀 1컵, 대파 1뿌리, 수삼 1뿌리, 황기 2뿌리, 통마늘 4쪽, 생강 1톨, 깐 밤 4개, 대추 4개, 은행 8개, 잣·검은깨·소금·후추 약간씩, 물 적당량

만드는 법

①찹쌀은 물에 충분히 불려 깨끗이 씻은 다음 채반에 건져 놓는다.
②닭은 뱃속의 불순물과 꽁지의 기름을 제거하고 찬물에 담가 핏물을 빼 놓는다.
③닭의 뱃속에 ①의 불린 찹쌀과 수삼, 마늘, 밤, 대추, 은행을 넣는다.
④닭의 아래쪽 양면에 칼집을 넣은 다음 닭다리를 서로 엇갈리게 꽂아 모양을 잡는다. 날개는 뒤쪽으로 틀어 고정시킨다.
⑤압력솥에 ④의 닭과 대파, 생강, 황기를 넣고 닭이 푹 잠길 정도로 물을 충분히 부어 센 불에 끓인다.
⑥휘슬음이 울리면 약한 불에 10분 정도 더 뜸을 들인다.
⑦뜸을 들인 후 닭을 오목한 그릇에 담고 적당량의 국물을 부어 낸 다음 소금과 후추로 간을 맞추고 고명으로 잣과 검정깨를 뿌려준다.

(27) 한방오골계백숙 모든 체질에 적합

재료: 오골계 1마리, 찹쌀 3/4컵, 대파 1뿌리, 둥굴레 30g, 엄나무 2조각, 황기 2뿌리, 통마늘 4쪽, 생강 1톨, 깐 밤 4개, 대추 4개, 은행 8개, 잣·검은깨·소금·후추 약간씩, 물 적당량

만드는 법

①찹쌀은 물에 충분히 불려 깨끗이 씻은 다음 채반에 건져 놓는다.
②오골계는 뱃속의 불순물과 꽁지의 기름을 제거하고 찬물에 담가 핏물을 빼 놓는다.
③오골계의 뱃속에 ①의 불린 찹쌀과 마늘, 밤, 대추, 은행을 넣는다.
④오골계의 아래쪽 양면에 칼집을 넣은 다음 오골계다리를 서로 엇갈리게 꽂아 모양을 잡는다. 날개는 뒤쪽으로 틀어 고정시킨다.
⑤압력솥에 ④의 오골계와 대파, 생강, 둥굴레, 엄나무, 황기를 넣고 닭이 푹 잠길 정도로 물을 충분히 부어 센 불에 끓인다.

⑥ 휘슬음이 울리면 약한 불에 10분 정도 더 뜸을 들인다.
⑦ 뜸을 들인 후 푹 익은 오골계를 오목한 그릇에 담고 적당량의 국물을 부어 낸 다음 소금과 후추로 간을 맞추고 고명으로 잣과 검정깨를 뿌려준다.

(28) 한방오리백숙 AB형(태양인)과 O형(소양인)에 적합

재료: 유황오리 1마리, 찹쌀 1컵, 대파 2뿌리, 둥굴레 30g, 엄나무 2조각, 황기 2뿌리, 통마늘 4쪽, 생강 1톨, 깐 밤 4개, 대추 4개, 은행 8개, 잣·검은깨·소금·후추 약간씩, 물 적당량

만드는 법

① 찹쌀은 물에 충분히 불려 깨끗이 씻은 다음 채반에 건져 놓는다.
② 오리 뱃속의 불순물과 꽁지의 기름을 제거하고 찬물에 담가 핏물을 빼 놓는다.
③ 오리 뱃속에 ①의 불린 찹쌀과 마늘, 밤, 대추, 은행을 넣는다.
④ 오리의 아래쪽 양면에 칼집을 넣은 다음 오리다리를 서로 엇갈리게 꽂아 모양을 잡는다. 날개는 뒤쪽으로 틀어 고정시킨다.
⑤ 압력솥에 ④의 오리와 대파, 생강, 둥굴레, 엄나무, 황기를 넣고 오리가 푹 잠길 정도로 물을 충분히 부어 센 불에 끓인다.
⑥ 휘슬음이 울리면 약한 불에 10분 정도 더 뜸을 들인다.
⑦ 뜸을 들인 후 오리를 오목한 그릇에 담고 적당량의 국물을 부어 낸 다음 소금과 후추로 간을 맞추고 고명으로 잣과 검정깨를 뿌려준다.

(29) 해물누룽지탕 모든 체질에 적합

재료: 해삼 1마리, 새우살·생굴·조갯살·홍합 1/2컵씩, 갑오징어 1/4마리, 찹쌀누룽지 5×5cm 4장, 표고버섯 2장, 죽순(캔) 6조각, 대파 1뿌리, 통마늘 4쪽, 참기름 1큰술, 녹말물 2큰술, 멸치국물 8컵, 식용유 적당량

- **양념장 만들기:** 굴소스 1큰술, 국간장·청주 1큰술씩, 설탕 1작은술, 생강즙 1작은술, 소금·후추 약간씩, 멸치국물 2큰술
- **멸치국물 만들기:** 국멸치 5마리, 밴댕이포 2개, 다시마 5×10cm 1장, 물 7컵

만드는 법

① 해삼과 갑오징어는 내장을 빼고 길이로 반 갈라 4cm 길이로 썬 다음 새우살, 굴, 조갯살, 홍합은 소금물에 씻어 놓는다.

② 죽순은 끓는 물에 살짝 데치고 표고버섯은 납작하게 썬다.
③ 대파는 어슷하게 썰고 마늘은 납작하게 썬다.
④ 멸치국물은 냄비에 분량의 재료를 넣고 한소끔 끓여 놓는다.
⑤ 양념장은 볼에 분량의 재료를 넣고 고루 섞어 만든다.
⑥ 달궈진 팬에 기름을 두르고 손질한 ①과 ②의 재료를 넣어 살짝 볶는다.
⑦ 다른 팬에 기름을 두르고 파와 마늘을 볶아 향을 낸 다음 ⑥의 재료를 넣어 끓인다.
⑧ ⑦의 재료에 분량의 멸치국물을 붓고 끓이다가 녹말물을 넣어 걸쭉하게 만든 다음 양념장으로 간을 맞추고 참기름을 넣어 마무리한다.
⑨ 찹쌀 누룽지는 170℃의 튀김기름에 하나씩 넣어 바삭하게 튀겨 그릇에 담고 ⑧의 소스를 끼얹어준다.

(30) 해물야채죽 모든 체질에 적합

재료: 쌀 60g, 갑오징어 1/4마리, 생굴·잔새우살·홍합살·조갯살 1/2컵씩, 당근 1/4개, 애호박 1/4, 양파 1/4개, 시금치 20g, 표고버섯 1장, 국간장 2큰술, 다진 마늘 1/2큰술, 생강즙 1작은술, 들기름 1큰술, 참깨 1작은술, 김가루 1컵, 소금·후추 약간씩, 다시마국물 7컵

- **다시마국물 만들기:** 국멸치 5마리, 다시마 5×10cm 1장, 가다랑어포 1큰술, 물 6컵

만드는 법

① 쌀은 물에 충분히 불려 깨끗이 씻은 다음 채반에 건져 놓는다.
② 오징어는 칼금을 주어 잘게 썰고 생굴, 잔새우, 홍합, 조갯살은 소금물에 담가 씻어 놓는다.
③ 당근, 호박, 양파, 표고는 잘게 썰어 참기름에 살짝 볶아 놓는다.
④ 시금치는 끓는 물에 살짝 데쳐 물기를 빼고 2cm 길이로 썰어 놓는다.
⑤ 냄비에 국멸치, 다시마, 가다랑어포를 넣고 분량의 물을 부어 끓인 다음 건더기는 건져내고 국물은 죽물로 사용한다.
⑥ 냄비에 들기름을 두르고 불린 쌀을 넣어 볶다가 분량의 다시마국물을 붓고 ②와 ③의 재료를 넣어 중불에서 나무주걱으로 저어 가며 끓인다.
⑦ 죽물이 끓으면 시금치를 넣고 조금 더 끓이다가 국간장, 다진 마늘, 생강즙, 후추 등을 넣어 간을 맞춘 다음 불에서 내리기 전에 참깨와 김가루를 뿌려준다.

(31) **현미호두잣죽** 태음인(B형)과 소음인(A형)에 적합

🧺 재료: 현미 30g, 흑미 30g, 호두 1큰술, 잣가루 1큰술, 참기름 1컵, 소금 약간, 우유 2컵, 다시마국물 3컵

🍴 만드는 법
① 현미와 흑미는 물에 충분히 불려 깨끗이 씻은 다음 채반에 건져 놓는다.
② 호두는 이쑤시개로 껍질을 벗기고 칼등으로 곱게 다져 놓는다.
③ 냄비에 다시마를 넣고 4컵의 물을 부어 끓여 놓는다.
④ 냄비에 참기름을 두르고 불린 현미와 흑미를 넣어 볶다가 분량의 우유와 다시마국물을 붓고 중불에서 잘 저어 가며 끓인다.
⑤ 죽이 끓어오르면 호두가루와 잣가루를 넣어 한 번 더 끓인 다음 소금으로 간을 맞춘다.

(32) **호박죽** 모든 체질에 적합

🧺 재료: 찹쌀 2컵, 찹쌀가루 1컵, 늙은 호박 1/4통, 강낭콩 1컵, 황기 30g, 설탕·소금 적당량, 황기국물 1.8 l

🍴 만드는 법
① 찹쌀은 물에 충분히 불린 다음 깨끗이 씻어 믹서기에 살짝 갈아 놓는다.
② 호박은 껍질을 벗겨 씨를 긁어내고 물에 헹구어 씻은 다음 도톰하게 저며 썰어 놓는다.
③ 믹서기에 호박과 물을 섞어 곱게 갈아 호박즙을 만든다.
④ 강낭콩은 깨끗이 씻고 소금을 약간 넣어 푹 삶아 놓는다.
⑤ 황기에 적당량의 물을 붓고 끓여 황기국물을 만든다.
⑥ 찹쌀가루에 약간의 물을 넣고 개어 동전 크기의 새알심을 빚어 놓는다.
⑦ 솥에 호박즙과 불린 찹쌀, 강낭콩을 넣고 분량의 황기국물을 부은 다음 중불에서 잘 저어 가며 끓인다.
⑧ 죽이 끓어오를 때 새알심을 넣고 끓여 새알심이 떠오르면 불을 끄고 약간의 설탕과 소금을 넣어 간을 맞춘다.

(33) **황기닭죽** 태음인(B형)과 소음인(A형)에 적합

🧺 재료: 쌀 30g, 찹쌀 30g, 닭 1/2마리, 황기 2뿌리, 양파 1/2개, 참기름 1큰술, 소금 약간, 물 6컵

🍴 만드는 법

① 쌀과 찹쌀은 물에 충분히 불려 깨끗이 씻은 다음 채반에 건져 놓는다.
② 닭은 깨끗하게 손질하여 냄비에 넣고 황기와 양파, 분량의 물을 넣어 20분 정도 팔팔 끓인 다음 삶은 닭은 살만 발라 결대로 찢어 놓는다. 국물은 면포에 걸러 기름기를 제거하고 죽물로 사용한다.
③ 냄비에 참기름을 두르고 불린 쌀과 찹쌀을 넣어 투명해질 때까지 볶다가 닭국물 5컵과 닭살을 넣어 나무주걱으로 저어 가며 끓인다. 처음에는 센 불에서 끓이다가 20분 후에 불을 약하게 줄여 뭉근하게 끓인다.
④ 완성된 닭죽에 약간의 소금을 넣어 간을 맞춘다.

(34) 흑임자죽 AB형(태양인)과 O형(소양인)에 적합

🧺 재료: 쌀 30g, 흑미 30g, 흑임자 2큰술, 우유 2컵, 둥굴레 10g, 설탕·소금 적당량, 둥굴레국물 3컵

🍴 만드는 법

① 쌀과 흑미는 물에 충분히 불려 깨끗이 씻은 다음 채반에 건져 놓는다.
② 흑임자는 씻어 인 뒤 체에 밭쳐 물기를 빼고 프라이팬에 넣어 센 불에 흑임자를 볶는다. 고소한 냄새가 나면서 한두 개가 톡톡 튀어 오르면 불을 끈다.
③ 둥굴레에 4컵의 물을 붓고 끓여 둥굴레국물을 만든다.
④ 불린 쌀과 볶은 흑임자를 함께 믹서기에 곱게 간다. 여기에 분량의 둥굴레국물을 붓고 체에 밭여 국물만 따로 두고 찌꺼기는 버린다.
⑤ 솥에 ④의 국물과 우유를 부은 다음 중불에서 고루 저어가며 끓인다.
⑥ 죽이 끓기 시작하면 불을 약하게 줄이고 죽이 걸쭉해지면 약간의 설탕과 소금으로 간을 맞춘다.

3) 면류 11가지

(1) 냉면 AB형(태양인)과 O형(소양인)에 적합

🧺 재료: 냉면사리 120g, 양지머리 100g, 오이 50g, 무김치 100g, 배 1/4개, 달걀 1개, 고춧가루·사과식초·설탕·소금·구연산 약간씩, 동치미국물 1컵, 육수 3컵, 겨자소스·식초 약간씩

🧺 부재료: 국간장 1큰술, 양파 1/4개, 대파 1/2개, 무 1/8개, 건고추 1개, 통마늘 2쪽, 생강 1/2톨, 감초 2편, 물 적당량

🍴 만드는 법

① 양지머리는 찬물에 담가 핏물을 뺀 다음 부재료와 함께 끓는 물에 넣고 푹 삶는다. 고기는 식혀 편육으로 썰어 냉장고에 넣어둔다.

② 나머지 국물은 기름기를 제거하고 설탕·소금·구연산으로 간을 맞춘 다음 식혜 분량의 동치미국물을 섞고 냉동실에서 살짝 얼린다.

③ 무는 얇게 편으로 썰고 약간의 고춧가루, 사과식초, 설탕, 소금을 넣어 재운 다음 냉장고에 넣어 차갑게 만든다. 배도 얇게 편으로 썬다.

④ 오이를 채 썰고 달걀은 완숙으로 삶아 껍질을 벗겨 반으로 가른다.

⑤ 냉면은 끓는 물에 2~3분간 살짝 삶아 얼음물에 헹군 다음 사리를 만든다.

⑥ 그릇에 냉면사리를 담고 준비한 편육, 무편, 배편, 오이채, 달걀을 얹은 다음 살짝 얼린 육수를 부어 준다. 준비된 겨자소스와 식초를 곁들여 낸다.

(2) **닭칼국수** 태음인(B형)과 소음인(A형)에 적합

🧺 재료: 통닭 1/2마리, 대파 1/2뿌리, 닭육수 6컵

🧺 부재료: 대파 1뿌리, 저민 생강 3~4쪽, 저민 마늘 3~4쪽, 볶은 소금 2작은술, 물 적당량

- **반죽 만들기:** 밀가루 1컵, 날콩가루 1큰술, 달걀 1개, 볶은 소금 1/2작은술, 식용유 1작은술, 물 2/3컵, 닭육수 4컵
- **닭고기양념장 만들기:** 진간장 1큰술, 다진 파 1/2큰술, 깨소금·참기름 1작은술씩, 후추 약간

🍴 만드는 법

① 밀가루에 날콩가루를 섞고 달걀, 물, 소금, 식용유를 넣어 고루 반죽한 다음 냉장고에 30분 정도 넣어둔다.

② 냄비에 깨끗이 손질한 닭과 부재료를 넣고 적당량의 물을 부어 무르게 삶아 건져 낸다. 국물은 기름기를 제거하고 육수로 사용한다.

③ 푹 익은 닭은 뼈를 추려 내고 살은 쪽쪽 찢어 닭고기 양념장을 넣어 고루 무쳐 놓는다.

④ 냉장고에 넣어둔 반죽을 꺼내 밀가루를 뿌리며 밀대로 얇게 민 다음 돌돌 말아 가늘게 썰어 손으로 살살 풀어둔다. 대파는 어슷하게 썬다.

⑤ 냄비에 닭육수를 넣고 펄펄 끓으면 국수를 넣고 다시 끓어오르면 젓가락으로 저어준 다음 양념한 닭고기를 넣고 끓인다.

⑥ 국수가 다 익었으면 어슷하게 썬 파를 넣고 파가 숨이 죽으면 그릇에 담아낸다.

(3) 메밀국수 AB형(태양인)과 O형(소양인)에 적합

🧺 재료: 메밀국수 120g, 쇠고기 100g, 통마늘 4쪽, 생강 1/2톨, 대파 1뿌리, 메추리알 4개, 오이·당근·양파 1/4개씩, 양배추 2잎, 상추·깻잎 4잎씩, 풋고추·홍고추 1개씩, 토마토 1개

• **양념겨자소스 만들기:** 간장 3큰술, 식초 1큰술, 갠 겨자 1작은술, 설탕 1큰술, 고춧가루 1/2큰술, 다진 파 1큰술, 다진 마늘 1작은술, 육수 1/2컵

🍴 만드는 법

① 양지머리는 끓는 물에 넣고 통마늘, 생강, 대파를 넣어 푹 삶은 다음 차갑게 식혀 얇은 편육으로 썬다.
② 메추리알은 찬물에 약간의 식초와 소금을 넣고 약 8분간 삶은 다음 찬물에 담가 껍질을 벗긴다.
③ 오이, 당근, 양파, 양배추, 상추, 깻잎은 깨끗이 씻어 채 썰고 각각 찬물에 담갔다가 건져 물기를 뺀다.
④ 고추는 어슷하게 썰어 물에 담가 씨를 털어 내고 토마토는 얇게 썬다.
⑤ 양념겨자소스는 볼에 분량의 재료를 넣고 고루 섞어 매콤하게 만든다.
⑥ 국수는 삶아서 얼음물에 헹군 다음 사리를 만들어 채반에 건져 놓는다.
⑦ 큰 접시에 편육과 메추리알, 각종 야채를 돌려 담고 국수사리를 놓은 다음 양념겨자소스를 끼얹어 비벼 먹도록 한다.

(4) 바지락칼국수 AB형(태양인)과 O형(소양인)에 적합

🧺 재료: 바지락 1컵, 호박·양파 1/4개씩, 쪽파 2뿌리, 다진 마늘 1작은술, 국간장·후추 약간씩, 멸치국물 4컵

• **반죽 만들기:** 밀가루 1컵, 날콩가루 1큰술, 달걀 1개, 볶은 소금 1/2작은술, 식용유 1작은술, 물 2/3컵
• **멸치국물 만들기:** 국멸치 3마리, 다시마 5×5cm 1장, 가다랑어포 1큰술, 물 5컵

🍴 만드는 법

① 밀가루에 날콩가루를 섞고 달걀, 물, 소금을 넣어 고루 반죽한 다음 냉장고에 30분 정도 넣어둔다.
② 바지락은 소금물에 담가 해감 시킨 다음 흐르는 물에 깨끗이 씻어둔다.
③ 냄비에 국멸치, 다시마, 가다랑어포를 넣고 적당량의 물을 부어 끓이다가 어느 정도 국물이 우러나면 면포에 걸러 놓는다.
④ 호박과 양파는 굵게 채 썰고 쪽파는 다듬어 5~6cm 길이로 썬다.

⑤ 냉장고에 넣어둔 반죽을 꺼내 밀가루를 뿌리며 밀대로 얇게 민 다음 돌돌 말아 가늘게 썰어 손으로 살살 풀어둔다.
⑥ 냄비에 멸치국물 넣고 끓이면서 칼국수, 바지락, 야채를 넣어 끓인다.
⑦ 칼국수가 어느 정도 익으면 어 하게 썬 파와 다진 마늘을 넣고 간장과 후추로 간을 한다.

(5) 수제비 AB형(태양인)과 O형(소양인)에 적합

재료: 감자 1/2개, 애호박 1/4개, 대파 1/2뿌리, 국간장·후추 약간씩, 멸치국물 4컵
- 반죽 만들기: 간 감자 1/2컵, 밀가루 1/2컵, 볶은 소금 1/2작은술, 식용유 1작은술,
- 멸치국물 만들기: 국멸치 5마리, 건 표고 1장, 국간장 1작은술, 물 5컵

만드는 법

① 간 감자에 밀가루와 볶은 소금을 넣고 반죽을 한 다음 비닐봉지에 넣거나 젖은 면포로 덮어 냉장고에서 6~8시간 숙성시킨다.
② 멸치는 머리와 내장을 제거한 다음 냄비에 물 4컵과 건표고와 간장을 넣고 끓여 놓는다. 국물은 면포에 걸러 놓는다.
③ 감자와 애호박은 길이로 4등분 한 다음 은행잎 모양으로 얇게 썰고 대파는 어슷하게 썬다.
④ 냄비에 멸치국물과 감자를 넣고 끓이면서 반죽은 물을 약간씩 적셔가며 얇게 떼어 넣은 다음 호박을 넣고 끓인다.
⑤ 반죽이 말갛게 익어 떠오르면 파를 넣고 간장과 소금으로 간을 맞춘다.

(6) 스파게티 AB형(태양인)과 O형(소양인)에 적합

재료: 스파게티 200g, 토마토 3개, 홍고추 1개, 통마늘 3톨, 파마산치즈가루 2큰술, 다진 파슬리 1큰술, 소금·흰후추 약간씩, 올리브유 적당량

만드는 법

① 토마토는 위쪽에 X자로 칼집을 내고 끓는 물에 소금을 약간 넣어 살짝 데친 다음 꺼내어 찬물에 담가 질을 벗긴다.
② 껍질 벗긴 토마토는 반으로 자른 후 씨를 빼내고 사방 0.5cm 크기로 잘게 썬다.
③ 홍고추와 마늘은 잘게 다지고 달궈진 팬에 올리브유 1/3컵을 넣어 향이 배어 나오도록 볶는다.

④ 잘게 썬 토마토에 약간의 올리브유를 넣고 끓인 다음 소금과 후추로 간한다.
⑤ 넉넉한 양의 끓는 물에 스파게티를 펼쳐 넣고 약간의 올리브유와 소금을 조금 넣어 삶은 다음 체에 쏟아 물기를 뺀다. 스파게티는 일반 국수와 달리 삶은 후에 찬물에 헹구지 않는다. 스파게티가 익은 것을 확인하려면 면 한 가닥을 잡고 끝을 잘라 하얀 심이 보이면 다 익은 것이다.
⑥ 스파게티는 1인분씩 돌돌 말아 접시에 담고 준비한 토마토소스를 충분히 얹고 약간의 파마산치즈가루와 다진 파슬리를 뿌려준다.

(7) 올갱이국수 모든 체질에 적합

재료: 풋옥수수 2컵, 옥수수 전분 1컵, 얼음물 적당량

• **양념간장 만들기:** 간장 3큰술, 고춧가루 1/2큰술, 다진 파 2큰술, 다진 청·홍고추 1큰술, 다진 마늘 1/2큰술, 설탕 1/2큰술, 참깨 1큰술, 참기름 1큰술

만드는 법

① 풋옥수수는 믹서에 곱게 갈아 고운 면포에 걸러 앙금을 받는다.
② 양념간장은 그릇에 분량의 재료를 넣고 고루 섞어 만든다.
③ 받아 놓은 앙금에 옥수수 녹말을 섞고 6~7배의 물을 부어 잘 저으면서 묵을 쑨다. 충분히 저어야 쫄깃쫄깃하게 된다.
④ 잘 쑤어진 묵을 구멍이 송송 뚫린 그릇에 넣고 차가운 얼음물 위에 저어주면 구멍으로 묵이 흘러나와 올갱이 같은 모양으로 떨어진다.
⑤ 국수가 굳으면 체에 걸러 물기를 뺀 다음 양념간장을 얹어준다.

(8) 우동 AB형(태양인)과 O형(소양인)에 적합

재료: 우동 생면 120g, 어묵 100g, 양파 1/4개, 느타리버섯 1/4송이, 청·홍피망 1/4개씩, 쑥갓 2줄기, 대파 1/2뿌리, 굴소스 1큰술, 혼다시·다진 마늘 1/2작은술씩, 참기름 1작은술, 후추 약간, 김가루 약간, 멸치국물 4컵

• **멸치국물 만들기:** 국멸치 3마리, 다시마 5×5cm 1장, 가다랑어포 1큰술, 물 5컵

만드는 법

① 냄비에 국멸치, 다시마, 가다랑어포를 넣고 적당량의 물을 부어 끓이다가 어느 정도 국물이 우러나면 굴소스, 다진 마늘, 참기름, 후추를 넣어 간을 맞춘 다음 면포에 걸러 뜨겁게 보관한다.

② 우동은 삶아서 얼음물에 헹군 다음 채반에 건져 놓는다.
③ 어묵은 납작하게 썰고 양파와 청·홍피망은 채 썰어 기름기 없는 팬에 살짝 볶아 놓는다.
④ 느타리버섯은 삶아 먹기 좋게 찢어 놓고 대파는 어슷하게 썬다. 쑥갓은 다듬어 깨끗이 씻어 놓는다.
⑤ 그릇에 우동사리를 담고 어묵과 갖은 야채를 넣은 다음 뜨거운 멸치국물을 붓고 약간의 김가루를 얹어준다.

(9) 잔치국수 AB형(태양인)과 O형(소양인)에 적합

재료: 건 소면 90g, 양지머리 100g, 배추김치 100g, 호박 1/4개, 대파 1/2뿌리, 달걀 1개, 통마늘 4쪽, 생강 1/2톨, 대파 1뿌리, 김가루·국간장·후추 약간씩, 멸치국물 4컵

- **멸치국물 만들기:** 국멸치 3마리, 다시마 5×5cm 1장, 가다랑어포 1큰술, 물 5컵
- **쇠고기양념장 만들기:** 진간장 1작은술, 설탕 1작은술, 다진 파 1/2작은술, 다진 마늘 1/2작은술, 참깨 1/2작은술, 참기름 1작은술, 후추 약간

만드는 법

① 냄비에 국멸치, 다시마, 가다랑어포를 넣고 적당량의 물을 부어 끓이다가 어느 정도 국물이 우러나면 면포에 걸러 뜨겁게 보관한다.
② 양지머리는 끓는 물에 넣고 통마늘과 대파를 넣어 푹 삶은 다음 건져서 차갑게 식혀 편육으로 썬다.
③ 호박은 채 썰어 볶아 놓고 김치는 속을 털어 송송 썰어 놓는다.
④ 달걀은 황·백지단을 만들고 5cm 길이로 채 썰어 놓는다.
⑤ 소면은 삶아서 얼음물에 헹군 다음 사리를 만들어 채반에 건져 놓는다.
⑥ 그릇에 소면사리를 담고 뜨거운 멸치국물을 부어 간장과 후추로 간을 맞춘 다음 준비한 김치, 호박채, 지단채, 김가루를 얹어준다.

(10) 콩국수 모든 체질에 적합

재료: 밀가루 1컵, 녹차가루 1/2작은술, 오이 1/4개, 수박 1쪽, 달걀 1개, 잣 1작은술, 검정깨 약간, 콩국물 4컵

- **콩국 만들기:** 흰콩 1컵, 볶은 참깨 2큰술, 잣 1큰술, 물 5컵, 소금 1큰술

만드는 법

① 흰콩을 물에 담가 하룻밤을 불려 무르게 삶아 냉수에 헹군 다음 손으로 비벼서 껍질을 말끔히 벗기고 건져 놓는다.

② 믹서에 콩과 볶은 깨를 분량의 물을 조금씩 넣어가며 곱게 갈아 고운 체에 거른 다음 소금으로 간을 맞추어 차게 식힌다.
③ 볼에 밀가루와 녹차가루를 체에 내린 다음 분량의 콩물을 붓고 손으로 고루 반죽하여 냉장고에 30분 정도 넣어둔다.
④ 오이는 채 썰고 수박은 삼각형으로 납작하게 썬다. 달걀은 완숙으로 삶아 껍질을 벗기고 반으로 가른다.
⑤ 국수는 삶아서 얼음물에 헹군 다음 사리를 만들어 채반에 건져 놓는다.
⑥ 그릇에 국수사리를 담고 준비한 오이채, 수박, 달걀을 얹은 다음 찬 콩국물을 붓고 고명으로 약간의 잣과 검정깨를 넣어준다. 먹을 때 약간의 소금을 넣어 간을 맞춘다.

(11) 팥칼국수 모든 체질에 적합

재료: 팥 1컵, 칼국수 생면 120g, 소금 약간, 팥물 4컵

만드는 법
① 팥은 씻어서 잠길 정도의 물을 붓고 끓인 다음 부르르 끓어오르면 찬물을 한 번 더 붓고 다시 한 번 끓으면 그 물을 버린다.
② 다시 팥에 적당량의 새물을 붓고 센 불에서 끓이다가 끓으면 중불로 낮추고 팥이 터질 때까지 1시간 정도 푹 삶는다.
③ 삶아진 팥은 뜨거울 때 고운체에 내려 거르고 껍질은 버린다.
④ 거른 팥의 윗물을 먼저 솥에 붓고 한소끔 끓인 다음 빛깔이 고와지면 앙금을 넣고 저으면서 다시 끓인다.
⑤ 팥물이 팔팔 끓으면 칼국수를 넣고 눋지 않도록 나무 주걱으로 저으면서 끓인다.
⑥ 면이 익으면 불을 끄고 약간의 소금을 넣어 간을 맞춘다.

4) 국·찌개류 28가지

(1) 갈비탕 모든 체질에 적합

재료: 갈비 300g, 달걀 1개, 당면 20g, 대파 1뿌리, 소금·후추 약간씩, 육수 4컵

부재료: 무 1/8개, 양파 1/2개, 대파 1뿌리, 통마늘 4쪽, 생강 1/2톨, 통후추 4알, 정향 2알, 소주 1/3컵

• **양념다대기 만들기:** 국간장 1큰술, 고춧가루 1큰술, 다진 파 1큰술, 다진 마늘·참깨·참기름 1작은술씩, 후추

약간, 육수 1/3컵

🍴 만드는 법

① 갈비는 찬물에 1시간 이상 담가 핏물을 빼고 끓는 물에 넣어 10분 정도 초벌 삶아 건진다.
② 다시 갈비에 적당량의 물과 부재료를 넣고 중불에서 2시간 정도 끓이면서 무는 중간에 건져 놓는다.
③ 삶아진 갈비는 건져 한입크기로 자르고 나머지 국물은 기름기를 제거하고 육수로 사용한다.
④ 양념다대기는 볼에 분량의 재료를 넣고 고루 섞어 만든다.
⑤ 당면은 미지근한 물에 불려 놓고, 무는 사방 3cm 크기로 썰고 대파는 송송 썰어 놓는다.
⑥ 달걀은 황·백지단을 만들고 5cm 길이로 채 썬다.
⑦ 뚝배기에 푹 삶은 갈비를 넣고 분량의 육수를 부어 끓이면서 무를 넣어 준다.
⑧ 국물이 한소끔 끓으면 준비한 당면과 송송 썬 파, 지단채를 넣어 준 다음 소금과 후추로 간을 맞추고 양념다대기를 곁들여 낸다.

(2) **감자양파국** 모든 체질에 적합

🧺 재료: 감자 1개, 양파 1/2개, 유부 4장, 쪽파 2뿌리, 된장 1큰술, 다진 마늘 1작은술, 참기름 1/2큰술, 다시다 1/2작은술, 흰후추 약간, 물 4컵

🍴 만드는 법

① 감자는 껍질을 벗기고 4등분하여 0.5cm 두께로 반달 썰어 찬물에 15분 담갔다가 채반에 건져 물기를 빼 놓는다.
② 양파는 0.5cm 두께로 채 썰고 쪽파 3~4cm 길이로 썬다.
③ 유부는 끓는 물에 잠깐 넣어 기름기를 빼내고 0.5cm 두께로 채 썬다.
④ 냄비에 참기름을 두르고 준비한 감자와 양파를 넣어 볶다가 체에 거른 된장물을 붓고 끓인다.
⑤ 국물이 끓어오르면 유부와 쪽파를 넣고 5분 정도 더 끓이면서 다시다와 후추를 넣어 간을 맞춘다.

(3) **굴미역국** 모든 체질에 적합

🧺 재료: 건미역 15g, 들기름 1큰술, 생굴 1컵, 국멸치 3마리, 국간장 2큰술, 다진 마늘

1/2큰술, 혼다시 1/2작은술, 소금·후추 약간씩, 멸치국물 4컵

만드는 법

① 미역을 찬물에 30분 정도 불리고 거품이 나오지 않을 때까지 주물러 씻은 다음 큰 것은 먹기 좋은 크기로 손으로 뜯어 주고 물기를 꼭 짜 놓는다.
② 생굴은 연한 소금물에 담가 굴 껍질이 없는지 확인하고 살살 흔들어 씻어 건져 놓는다.
③ 멸치국물은 냄비에 멸치와 적당량의 물을 넣고 끓여 만든다.
④ 냄비에 들기름을 두르고 미역과 다진 마늘을 넣고 볶은 다음 분량의 멸치국물을 붓고 센 불에서 뚜껑을 덮어 끓인다.
⑤ 국물이 끓어오르면 굴과 간장을 넣고 중불로 낮추어 5분 정도 더 끓여 주면서 혼다시와 후추를 넣어 간을 맞춘다.

(4) 김치참치국 모든 체질에 적합

재료: 김치 100g, 참치(캔) 50g, 두부 1/8모, 양파 1/4개, 호박 1/4개, 쑥갓 2줄기, 쪽파 2뿌리, 표고버섯 1장, 홍고추 1개, 혼다시 1/2작은술, 후추 약간, 물 4컵

- **양념장 만들기:** 국간장·고추장 1큰술씩, 다진 마늘 1/2큰술, 청주 1/2큰술

만드는 법

① 배추김치는 소를 털어 2cm 길이로 썰어 놓는다.
② 통조림 참치는 체에 받쳐 기름을 빼고 덩어리는 풀어 놓는다.
③ 양파는 채 썰고 호박은 1/4로 갈라 삼각 썰기 한 다음 쪽파와 쑥갓은 2cm 길이로 썰고 홍고추는 송송 썬다.
④ 표고는 납작하게 썰고 두부는 사방 1cm 크기로 썬다.
⑤ 양념장은 볼에 분량의 재료를 넣고 고루 섞어 만든다.
⑥ 냄비에 ①~④의 모든 재료를 넣고 분량의 물과 ⑤의 양념장을 부어 끓인다.
⑦ 국물이 한소끔 끓으면 혼다시와 후추를 넣어 간을 맞춘다.

(5) 다슬기해장국 AB형(태양인)과 O형(소양인)에 적합

재료: 다슬기 300g, 밀가루 1큰술, 달걀 1개, 부추 50g, 대파 1/2뿌리, 홍고추 1개, 팽이버섯 1/2봉, 된장 1큰술, 국간장 1큰술, 후추 약간, 다슬기육수 4컵

- **다시마국물 만들기:** 국멸치 3마리, 다시마 5×5cm 1장, 가다랑어포 1큰술, 물 5컵

🍴 만드는 법

① 다슬기는 껍질째 박박 문질러 여러 번 씻은 다음 물에 담가 2~3시간 해감 시킨다.
② 냄비에 국멸치, 다시마, 가다랑어포를 넣고 분량의 물을 부어 끓인 다음 건더기는 건져내고 남은 국물에 다슬기를 넣어 삶는다.
③ 삶아진 다슬기를 이쑤시개나 바늘로 살살 돌려내어 살을 빼내고 남은 국물은 면포에 걸러 육수로 사용한다.
④ 부추는 깨끗이 손질하여 씻은 다음 3~4cm 길이로 썰고 팽이버섯은 밑동을 잘라 준비한다. 대파와 홍고추는 어슷하게 썰어 놓는다.
⑤ 냄비에 육수를 붓고 체에 된장을 걸러 푼 다음 끓는 동안에 다슬기 살에 밀가루를 무쳐 달걀옷을 입힌다.
⑥ 국물이 끓으면 달걀옷을 입힌 다슬기를 재빠르게 하나씩 넣고 부추와 팽이버섯을 넣는다.
⑦ 국물이 한소끔 끓으면 다진 마늘, 파, 홍고추를 넣고 간장과 후추로 간을 맞춘다.

(6) 닭개장 태음인(B형)과 소음인(A형)에 적합

🧺 재료: 닭 1/2마리, 쪽파 6뿌리, 숙주나물 100g, 국간장 2큰술, 다진 마늘 1/2큰술, 후추 약간, 닭고기 육수 4컵

🧺 부재료: 대파 1뿌리, 생강 1/2톨, 통후추 4알, 정향 2알

🍴 만드는 법

① 냄비에 깨끗이 손질한 닭과 부재료를 넣고 적당량의 물을 부어 무르게 삶아 건져 낸다. 국물은 기름기를 제거하고 육수로 사용한다.
② 푹 익은 닭은 뼈를 추려 내고 살은 쪽쪽 찢어 국간장 1큰술과 다진 마늘, 후추를 넣어 무쳐 놓는다.
③ 손질한 쪽파와 숙주나물은 함께 끓는 물에 살짝 데쳐 낸다.
④ 냄비에 양념한 닭고기와 데친 나물을 넣고 육수를 부어 한소끔 끓인 다음 간장으로 간을 맞춘다.

(7) 닭고기미역국 태음인(B형)과 소음인(A형)에 적합

🧺 재료: 닭고기 50g, 건미역 15g, 참기름 1큰술, 국간장 2큰술, 다진 마늘 1/2큰술, 청주 1/2큰술, 소금·후추 약간씩, 육수 4컵

🍴 만드는 법
① 미역을 찬물에 30분 정도 불리고 거품이 나오지 않을 때까지 주물러 씻은 다음 큰 것은 먹기 좋은 크기로 손으로 뜯어 주고 물기를 꼭 짜 놓는다.
② 닭고기는 적당량의 물을 붓고 푹 삶아 식힌 다음 살을 먹기 좋게 뜯고 약간의 간장, 다진 마늘, 청주, 후추를 넣어 닭고기를 무쳐 놓는다. 국물은 기름기를 제거하고 육수로 사용한다.
③ 냄비에 참기름을 두르고 미역과 다진 마늘을 넣고 볶은 다음 미역에 기름기가 고루 퍼지면 분량의 육수를 부어 센 불에서 끓인다.
④ 국물이 끓어오르면 준비된 닭고기를 넣고 중불에서 5분간 더 끓이면서 소금과 후추를 넣어 간을 맞춘다.

(8) **도가니탕** 모든 체질에 적합
🧺 재료: 도가니 1/2개, 힘줄 100g, 쇠고기(사태) 100g. 대파 1/2뿌리, 국간장 1큰술, 다진 마늘 1/2큰술, 청주 1/2큰술, 소금·후추 약간씩, 육수 4컵,
🧺 부재료: 양파 1/2개, 대파 1뿌리, 통마늘 4쪽, 생강 1톨, 통후추 4알, 정향 2알, 소주 1/3컵

🍴 만드는 법
① 도가니, 힘줄, 사태는 찬물에 1시간 이상 담가 핏물을 빼고 끓는 물에 넣어 10분 정도 초벌 삶아 건진다.
② 다시 고기에 적당량의 물과 부재료를 넣고 중불에서 2시간 정도 끓인다.
③ 삶아진 고기는 건져 한입크기로 썰고 나머지 국물은 기름기를 제거하고 육수로 사용한다.
③ 썰어 놓은 고기에 분량의 간장, 다진 마늘, 청주, 후추를 넣어 무쳐 놓은 다음 대파는 송송 썬다.
④ 뚝배기에 준비한 고기를 넣고 분량의 육수를 부어 끓인다.
⑤ 국물이 한소끔 끓으면 송송 썬 파를 넣고 소금과 후추로 간을 맞춘다.

(9) **된장찌개** 모든 체질에 적합
🧺 재료: 된장 2큰술, 국멸치 3마리, 두부 1/8모, 감자 1/2개, 애호박 1/4개, 양파 1/4개, 대파 1/2뿌리, 느타리버섯 1/2송이, 청양고추 2개, 홍고추 1개, 고춧가루 1/2큰술, 다진 마

늘 1/2큰술, 다시다 1/2작은술, 후추 약간, 멸치국물 4컵

🍴 만드는 법

① 냄비에 국멸치를 넣고 적당량의 물을 부어 끓인 다음 건더기는 건져내고 국물은 육수로 사용한다. 국멸치 대신 바지락을 넣어도 된다.

② 감자와 애호박은 1/4로 갈라 세모 썰고 양파는 사방 1cm 크기로 썬다.

③ 두부는 사방 1cm 크기로 썰고 느타리는 손으로 찢어 놓는다.

④ 대파는 송송 썰고 청양고추와 홍고추는 어슷 썰어 씨를 털어 놓는다.

⑤ 뚝배기에 멸치국물을 넣고 된장을 체에 걸러 푼 다음 감자, 애호박, 양파를 넣어 끓인다.

⑥ 국물이 끓어오르면 불을 줄이고 두부, 느타리버섯, 고춧가루를 넣고 끓인다. 끓으면서 떠오르는 거품을 걷어낸다.

⑦ 국물이 한소끔 끓으면 다진 마늘을 넣고 대파, 청양고추, 홍고추를 넣고 5분 정도 더 끓이면서 다시다와 후추를 넣어 간을 맞춘다.

(10) **두부된장국** 모든 체질에 적합

🧺 재료: 연두부 1/4모, 두부 1/8모, 배춧잎 4잎, 쪽파 2뿌리, 된장 1큰술, 국간장 1큰술, 다진 마늘 1/2큰술, 후추 약간, 다시마국물 4컵

• **다시마국물 만들기:** 국멸치 3마리, 다시마 5×5cm 1장, 가다랑어포 1큰술, 물 5컵

🍴 만드는 법

① 냄비에 국멸치, 다시마, 가다랑어포를 넣고 분량의 물을 부어 끓인 다음 건더기는 건져내고 국물은 육수로 사용한다.

② 연두부는 1.5cm 크기로 으깨어 부수고 두부는 사방 1cm 크기로 썬다.

③ 배추는 끓는 물에 살짝 데쳐 1.5cm 길이로 송송 썰고 물기를 짜 놓는다. 쪽파는 송송 썰어 놓는다.

④ 냄비에 육수를 붓고 된장을 체에 걸러 푼 다음 배추를 넣어 끓인다. 끓으면서 떠오르는 거품을 걷어낸다.

⑤ 국물이 한소끔 끓으면 ②의 두부와 송송 썬 쪽파를 넣고 5분 정도 더 끓이면서 양념을 넣어 간을 맞춘다.

(11) **북어국** 모든 체질에 적합

🧺 재료: 북어채 30g, 두부 1/8모, 달걀 1개, 대파 1/2뿌리, 국간장 2큰술, 다진 마늘 1/2

큰술, 들기름 1큰술, 흰후추 약간, 물 4컵

🍴 만드는 법

① 먹기 좋게 찢은 북어채를 찬물에 30분 정도 불려 물기를 꼭 짜고 들기름에 볶아 놓는다.
② 두부는 사방 1cm 크기로 깍둑 썰고 파는 어슷하게 썬다.
③ 냄비에 볶은 북어채와 다진 마늘을 넣고 분량의 물을 부어 한소끔 끓인 다음 두부와 대파를 넣어 준다.
④ 국물이 끓어오르면 달걀물을 넣고 젓가락으로 2~3번만 휘저어 준 다음 간장과 후추를 넣어 간을 맞춘다.

(12) **북어미역국** 모든 체질에 적합

🧺 재료: 북어채 30g, 건미역 15g, 국간장 2큰술, 다진 마늘 1/2큰술, 들기름 1큰술, 후추 약간, 물 4컵

🍴 만드는 법

① 먹기 좋게 찢은 북어채를 찬물에 30분 정도 불려 물기를 꼭 짜고 들기름에 볶아 놓는다.
② 미역을 찬물에 30분 정도 불리고 거품이 나오지 않을 때까지 주물러 씻은 다음 큰 것은 먹기 좋은 크기로 손으로 뜯어 주고 물기를 꼭 짜 놓는다.
③ 냄비에 들기름을 두르고 미역과 다진 마늘을 넣고 볶은 다음 미역에 기름기가 고루 퍼지면 분량의 물을 부어 센 불에서 뚜껑을 덮고 끓인다.
④ 국물이 끓어오르면 ①의 북어채를 넣고 중불로 낮추어 5분 정도 더 끓이면서 간장과 후추를 넣어 간을 맞춘다.

(13) **사골우거지국** 모든 체질에 적합

🧺 재료: 사골 400g, 양지머리 100kg, 배추우거지 4잎, 대파 1/2뿌리, 홍고추 1개, 된장 1큰술, 국간장 1큰술, 다진 마늘 1/2큰술, 청주 1/2큰술, 다시다 1/2작은술, 후추 약간, 사골육수 4컵

🧺 부재료: 무 1/8개, 양파 1/2개, 대파 1뿌리, 통마늘 4쪽, 생강 1톨, 통후추 4알, 정향 2알, 소주 1/3컵

🍴 만드는 법

① 사골과 양지머리는 찬물에 1시간 이상 담가 핏물을 빼고 끓는 물에 넣어 10분 정도

초벌 삶아 건진다.
② 초벌 삶은 사골과 양지머리에 적당량의 물과 부재료를 넣고 중불에서 2시간 정도 끓인다.
③ 고기는 젓가락이 쑥 들어 갈 정도로 푹 익으면 건져 놓고 나머지 국물은 기름기를 제거하고 육수로 사용한다.
④ 익은 고기는 편육으로 얇게 썰고 간장, 다진 마늘, 청주, 후추를 넣어 무쳐 놓는다.
⑤ 삶은 배추우거지는 물기를 짠 다음 4~5cm 크기로 썰고 된장을 넣어 고루 버무려 놓는다. 대파는 송송 썰고 홍고추도 어슷하게 썰어 씨를 털어 놓는다.
⑥ 뚝배기에 사골육수를 붓고 양지머리와 배추우거지를 넣어 끓인다.
⑦ 국물이 한소끔 끓으면 대파와 홍고추를 넣고 5분 정도 더 끓이면서 다시다와 후추를 넣어 간을 맞춘다.

(14) 선지해장국 모든 체질에 적합

재료: 선지 200g, 우거지 100g, 콩나물 40g, 된장 1큰술, 다시다 1/2작은술, 소주 2큰술, 물 4컵

• **양념다대기 만들기:** 진간장 1큰술, 고추장 1큰술, 고춧가루 1/2큰술, 다진 파 1큰술, 다진 마늘 1/2큰술, 참기름 1작은술, 청주 1/2컵, 후추 약간, 물 2큰술

만드는 법

① 찬물에 핏물을 뺀 선지를 소금과 소주를 약간 넣은 끓는 물에 덩어리째 넣고 살짝 데쳐 숟가락으로 뚝뚝 떼어 찬물에 담가 놓는다.
② 우거지는 끓는 물에 데친 다음 물기를 꼭 짜고 5cm 길이로 썬다.
③ 콩나물은 뿌리를 다듬어 씻은 다음 살짝 삶아 내고 물기를 빼 놓는다.
④ 양념다대기는 볼에 분량의 재료를 넣고 고루 섞어 만든다.
⑤ 볼에 우거지와 콩나물을 한데 담고 양념장 반을 넣어 간이 배도록 조물조물 무친다.
⑥ 뚝배기에 양념한 우거지와 콩나물을 넣고 분량의 물에 된장을 체에 걸러 푼 다음 끓인다.
⑦ 우거지와 콩나물이 어느 정도 물러져 맛이 우러나면 데쳐 놓은 선지를 넣고 나머지 양념다대기로 알맞게 간을 맞춘 다음 한소끔 다시 끓인다.

(15) 설렁탕 모든 체질에 적합

재료: 사골 400g, 양지머리 100g, 소면 50g, 대파 1/2뿌리, 소금·후추 약간씩, 육수 4컵

부재료: 무 1/8개, 양파 1/2개, 대파 1뿌리, 통마늘 4쪽, 생강 1톨, 통후추 4알, 정향 2알, 소주 1/3컵

만드는 법

① 사골과 양지머리는 찬물에 1시간 이상 담가 핏물을 빼고 끓는 물에 넣어 10분 정도 초벌 삶아 건진다.

② 초벌 삶은 사골과 양지머리에 적당량의 물과 부재료를 넣고 중불에서 2시간 정도 끓인다.

③ 고기는 젓가락이 쑥 들어 갈 정도로 푹 익으면 건져 약간 도톰하게 편육으로 썰고 나머지 국물은 기름기를 제거하고 육수로 사용한다.

④ 소면은 끓는 물에 약간의 식용유를 넣고 삶아 찬물에 씻어 놓고 대파는 송송 썰어 놓는다.

⑤ 뚝배기에 ③의 고기를 넣고 분량의 사골육수를 부어 끓인다.

⑥ 국물이 한소끔 끓으면 준비한 소면과 송송 썬 파를 넣어 준 다음 소금과 후추로 간을 맞춘다.

(16) 쇠고기무국 모든 체질에 적합

재료: 사골 400g, 양지머리 100g, 달걀 1개, 대파 뿌리, 홍고추 1/2개, 국간장 1큰술, 다진 마늘 1/2큰술, 청주 1/2큰술, 다시다 1/2작은술, 후추 약간, 육수 4컵

부재료: 무 1/8개, 양파 1/2개, 대파 1/2뿌리, 통마늘 4쪽, 생강 1톨, 통후추 4알, 정향 2알, 소주 1/3컵

만드는 법

① 사골과 양지머리는 찬물에 1시간 이상 담가 핏물을 빼고 끓는 물에 넣어 10분 정도 초벌 삶아 건진다.

② 다시 사골과 양지머리에 적당량의 물과 부재료를 넣고 중불에서 2시간 정도 끓이면서 무는 중간에 건져 놓는다.

③ 고기는 젓가락이 쑥 들어 갈 정도로 푹 익으면 건져 놓고 나머지 국물은 기름기를 제거하고 육수로 사용한다.

④ 익은 고기는 얇게 편육으로 썰고 약간의 간장, 다진 마늘, 청주, 후추를 넣어 무쳐 놓은 다음 무는 사방 2cm 크기로 나박 썰어 놓는다.
⑤ 대파는 송송 썰고 홍고추도 어슷하게 썰어 씨를 털어 놓는다.
⑥ 뚝배기에 분량의 사골육수를 붓고 양지머리와 무를 넣어 끓이면서 달걀을 풀어 줄알을 친다.
⑦ 국물이 한소끔 끓으면 송송 썬 대파와 홍고추를 넣고 5분 정도 더 끓이면서 다시다와 후추로 간을 맞춘다.

(17) **쇠고기미역국** 모든 체질에 적합

재료: 쇠고기 50g, 건미역 15g, 참기름 1큰술, 국간장 1큰술, 다진 마늘 1/2큰술, 청주 1/2큰술, 다시다 1/2작은술, 후추 약간, 육수 4컵

만드는 법

① 미역을 찬물에 30분 정도 불리고 거품이 나오지 않을 때까지 주물러 씻은 다음 큰 것은 먹기 좋은 크기로 손으로 뜯어 주고 물기를 꼭 짜 놓는다.
② 쇠고기는 얇게 저며 썰고 약간의 간장, 다진 마늘, 청주, 후추를 넣어 무쳐 놓는다.
③ 냄비에 참기름을 두르고 미역을 넣어 볶은 다음 미역에 기름기가 고루 퍼지면 쇠고기를 넣어 볶다가 육수를 부어 센 불에서 끓인다.
④ 국물이 한소끔 끓으면 불을 약하게 줄이고 다시다와 후추를 넣어 간을 맞춘다.

(18) **쇠고기버섯국** 모든 체질에 적합

재료: 사골 400g, 양지머리 100g, 표고버섯 1장, 느타리버섯 1/2송이, 대파 1/2뿌리, 홍고추 1개, 국간장 1큰술, 다진 마늘 1/2큰술, 청주 1/2큰술, 다시다 1/2작은술, 후추 약간, 육수 4컵

부재료: 무 1/8개, 양파 1/2개, 대파 1뿌리, 통마늘 4쪽, 생강 1톨, 통후추 4알, 정향 2알, 소주 1/3컵

만드는 법

① 사골과 양지머리는 찬물에 1시간 이상 담가 핏물을 빼고 끓는 물에 넣어 10분 정도 초벌 삶아 건진다.
② 초벌 삶은 사골과 양지머리에 적당량의 물과 부재료를 넣고 중불에서 2시간 정도 끓이면서 무는 중간에 건져 놓는다.

③ 고기는 젓가락이 쑥 들어 갈 정도로 푹 익으면 건져 놓고 나머지 국물은 기름기를 제거하고 육수로 사용한다.
④ 익은 고기는 얇게 편육으로 썰고 약간의 간장, 다진 마늘, 청주, 후추를 넣어 무쳐 놓는다.
⑤ 표고는 납작하게 썰고 느타리버섯은 먹기 좋게 찢어 놓는다.
⑥ 대파는 송송 썰고 홍고추는 어슷하게 썰어 씨를 털어 놓는다.
⑦ 뚝배기에 분량의 사골육수를 붓고 준비된 고기와 버섯을 넣어 끓인다.
⑧ 국물이 한소끔 끓으면 대파와 홍고추를 넣고 5분 정도 더 끓이면서 다시다와 후추를 넣어 간을 맞춘다.

(19) 순두부찌개 모든 체질에 적합

재료: 순두부 1/2봉, 쇠고기 50g, 김치 40g, 대파 1/2뿌리, 홍고추 1/2개, 국간장 1큰술, 다진 마늘 1작은술, 청주 1/2큰술, 참기름 1/2큰술, 다시다 1/2작은술, 후추 약간, 다시마국물 4컵

- **다시마국물 만들기:** 국멸치 3마리, 다시마 5×5cm 1장, 가다랑어포 1큰술, 물 5컵
- **고추기름 만들기:** 고춧가루 1/2큰술, 참기름 1/2큰술

만드는 법

① 냄비에 국멸치, 다시마, 가다랑어포를 넣고 분량의 물을 부어 끓인 다음 건더기는 건져내고 국물은 육수로 사용한다.
② 쇠고기는 얇게 저며 썬 다음 종이타월로 눌러 핏물을 빼고 약간의 간장, 다진 마늘, 청주, 참기름, 후추를 넣어 무쳐 놓는다.
③ ②의 쇠고기는 팬에 약간의 참기름을 두르고 살짝 볶아 놓고 김치는 소를 빼고 송송 썰어 놓는다.
④ 대파는 송송 썰고 홍고추는 어슷하게 썰어 씨를 털어 놓는다.
⑤ 팬에 분량의 참기름과 고춧가루를 넣고 아주 약한 불에서 기름이 발갛게 될 때까지 볶아 고추기름을 만든다.
⑥ 뚝배기에 순두부와 볶은 쇠고기를 넣고 분량의 육수를 부은 다음 젓지 말고 그대로 끓인다.
⑦ 국물이 끓어오르면 고추기름, 대파, 홍고추를 넣고 5분 정도 더 끓이면서 다시다와 후추를 넣어 간을 맞춘다.

(20) 시금치조갯국 AB형(태양인)과 O형(소양인)에 적합

🧺 재료: 시금치 150g, 모시조개 6개, 쪽파 2뿌리, 된장 1큰술, 국간장 1큰술, 다진 마늘 1/2큰술, 후추 약간, 물 4컵

🍴 만드는 법

① 조개는 껍질을 솔로 문질러 씻고 소금물에 담가 해감을 토하게 한다.
② 시금치는 끓는 물에 살짝 데쳐 2cm 길이로 썰고 물기를 꼭 짜 놓은 다음 쪽파는 송송 썰어 놓는다.
③ 냄비에 분량의 물을 붓고 된장을 체에 걸러 푼 다음 손질한 조개를 넣어 끓인다.
④ 국물이 끓어오르면 삶은 시금치, 송송 썬 쪽파를 넣어 5분 정도 더 끓인 다음 간장과 후추로 간을 맞춘다.

(21) 시금치콩나물국 모든 체질에 적합

🧺 재료: 시금치 100g, 콩나물 50g, 쪽파 2뿌리, 된장 1큰술, 국간장 1큰술, 다진 마늘 1/2큰술, 후추 약간, 다시마국물 4컵

• **다시마국물 만들기:** 국멸치 3마리, 다시마 5×5cm 1장, 가다랑어포 1큰술, 물 5컵

🍴 만드는 법

① 냄비에 국멸치, 다시마, 가다랑어포를 넣고 분량의 물을 부어 끓인 다음 건더기는 건져내고 국물은 육수로 사용한다.
② 시금치는 끓는 물에 살짝 데쳐 2cm 길이로 썰고 물기를 꼭 짜 놓는다.
③ 콩나물은 머리와 꼬리를 다듬어 씻어 놓고 쪽파는 송송 썰어 놓는다.
④ 냄비에 분량의 다시마국물을 붓고 된장을 체에 걸러 푼 다음 콩나물을 넣고 한소끔 끓인다.
⑤ 국물이 끓어오르면 ②의 시금치, 송송 썬 쪽파, 다진 마늘을 넣고 5분 정도 더 끓인 다음 간장과 후추로 간을 맞춘다.

(22) 아욱된장국 모든 체질에 적합

🧺 재료: 아욱 150g, 두부 1/8모, 쪽파 2뿌리, 된장 1큰술, 국간장 1큰술, 다진 마늘 1/2큰술, 후추 약간, 다시마국물 4컵

• **다시마국물 만들기:** 국멸치 3마리, 다시마 5×5cm 1장, 가다랑어포 1큰술, 물 5컵

🍴 만드는 법
① 냄비에 국멸치, 다시마, 가다랑어포를 넣고 분량의 물을 부어 끓인 다음 건더기는 건져내고 국물은 육수로 사용한다.
② 아욱은 끓는 물에 살짝 데쳐 2cm 길이로 썰고 물기를 꼭 짜 놓는다.
③ 두부는 사방 1cm 크기로 썰고 쪽파는 송송 썰어 놓는다.
④ 냄비에 분량의 다시마국물을 붓고 된장을 체에 걸러 푼 다음 두부를 넣어 끓인다.
⑤ 국물이 끓어오르면 ②의 아욱, 송송 썬 쪽파, 다진 마늘을 넣고 5분 정도 더 끓인 다음 간장과 후추로 간을 맞춘다.

(23) **우렁된장국** 모든 체질에 적합

🧺 재료: 우렁 70g, 된장 2큰술, 국멸치 3마리, 감자 1/2개, 애호박 1/4개, 양파 1/4개, 두부 1/8모, 느타리버섯 20g, 청양고추 2개, 홍고추 1개, 대파 1/2뿌리, 고춧가루 1/2큰술, 다진 마늘 1/2큰술, 다시다 1/2작은술, 후추 약간, 멸치국물 4컵

🍴 만드는 법
① 냄비에 우렁과 멸치를 넣고 적당량의 물을 부어 끓인 다음 우렁은 건져내어 놓고 국물은 육수로 사용한다.
② 감자와 애호박은 1/4로 갈라 세모 썰고 양파는 사방 1cm 크기로 썬다.
③ 두부는 사방 1cm 크기로 썰고 느타리버섯은 먹기 좋게 찢어 놓는다.
④ 대파는 송송 썰고 청양고추와 홍고추는 어슷 썰어 씨를 털어 놓는다.
⑤ 뚝배기에 멸치국물을 넣고 된장을 체에 걸러 푼 다음 우렁, 감자, 애호박, 양파를 넣어 끓인다.
⑥ 끓어오르면 불을 줄이고 두부, 느타리버섯, 고춧가루를 넣어 끓인다. 끓으면서 떠오르는 거품을 걷어낸다.
⑦ 국물이 한소끔 끓으면 대파, 청·홍고추, 다진 마늘을 넣고 5분 정도 더 끓인 다음 다시다와 후추를 넣어 간을 맞춘다.

(24) **조개탕** AB형(태양인)과 O형(소양인)에 적합

🧺 재료: 모시조개 8개, 두부 1/8모, 다시마 5×5cm 1장, 미나리 5줄기, 쑥갓 2줄기, 대파 1/2뿌리, 홍고추 1개, 다진 마늘 1/2큰술, 청주 1/2큰술, 혼다시 1/2작은술, 레몬즙 1작은술, 소금·후추 약간씩, 다시마국물 4컵

🍴 만드는 법

① 조개는 껍질을 솔로 문질러 씻고 소금물에 담가 해감을 토하게 한다.
② 다시마국물은 냄비에 다시마와 적당량의 물을 붓고 끓여 만든다.
③ 두부는 한입크기로 납작하게 썰고 미나리와 쑥갓은 손질하여 깨끗이 씻은 다음 5cm 길이로 썬다.
④ 대파와 홍고추는 어슷하게 썰고 홍고추는 씨를 털어 놓는다.
⑤ 냄비에 조개와 두부를 넣고 분량의 다시마국물을 부은 다음 다진 마늘을 넣어 끓인다.
⑥ 국물이 한소끔 끓으면 거품을 걸어 내고 미나리, 쑥갓, 파, 홍고추를 넣고 청주, 혼다시, 레몬즙, 소금, 후추로 간을 맞춘다.

(25) **조갯살미역국** AB형(태양인)과 O형(소양인)에 적합

🧺 재료: 조갯살 70g, 건미역 15g, 국멸치 3마리, 국간장 1큰술, 다진 마늘 1/2큰술, 들기름 1큰술, 다시다 1/2작은술, 후추 약간, 멸치국물 4컵

🍴 만드는 법

① 미역을 찬물에 30분 정도 불리고 거품이 나오지 않을 때까지 주물러 씻은 다음 큰 것은 먹기 좋은 크기로 손으로 뜯어 주고 물기를 꼭 짜 놓는다.
② 조갯살은 연한 소금물에 담가 조개껍질이 없는지 확인하고 살살 흔들어 씻어 건져 놓는다.
③ 냄비에 국멸치를 넣고 분량의 물을 부어 멸치국물을 만든다.
④ 냄비에 들기름을 두르고 미역과 다진 마늘을 넣고 볶은 다음 미역에 기름기가 고루 퍼지면 멸치국물을 부어 센 불에서 뚜껑을 덮고 끓인다.
⑤ 국물이 한소끔 끓으면 조갯살과 간장을 넣고 중불에서 5분 정도 더 끓이면서 다시다와 후추를 넣어 간을 맞춘다.

(26) **청국장** 모든 체질에 적합

🧺 재료: 청국장 2큰술, 배추김치 100g, 쇠고기 50g, 두부 1/8모, 감자 1/2개. 애호박 1/4개, 양파 1/4개, 대파 1/2뿌리, 팽이버섯 1/2봉, 청양고추 2개, 홍고추 1개, 고춧가루 1/2큰술, 다진 마늘 1/2큰술, 다시다 1/2작은술, 후추 약간, 쌀뜨물 4컵

• **쇠고기양념 만들기:** 국간장 1/2큰술, 다진 마늘·설탕 1/2작은술씩, 참기름 1작은술, 후추 약간

만드는 법

① 쇠고기는 결 반대 방향으로 곱게 채 썰고 쇠고기 양념을 넣어 고루 무쳐 놓는다.
② 감자와 애호박은 1/4로 갈라 세모 썰고 양파는 사방 1cm 크기로 썬다.
③ 두부는 사방 1cm 크기로 썰고 느타리버섯은 먹기 좋게 찢어 놓는다.
④ 대파는 송송 썰고 청양고추와 홍고추는 어슷 썰어 씨를 털어 놓는다.
⑤ 달군 뚝배기에 채 썬 쇠고기를 달달 볶다가 쌀뜨물을 넣고 청국장을 푼 다음 감자, 애호박, 양파를 넣어 끓인다.
⑥ 끓어오르면 불을 줄이고 두부, 느타리버섯, 고춧가루, 다진 마늘을 넣어 끓인다. 끓으면서 떠오르는 거품을 걷어낸다.
⑦ 국물이 한소끔 끓으면 팽이버섯, 대파, 청양고추, 홍고추를 넣고 5분 정도 더 끓인 다음 다시다와 후추로 간을 맞춘다.

(27) 콩나물두부국 모든 체질에 적합

재료: 콩나물 100g, 두부 1/8모, 모시조개 4개, 쪽파 2뿌리, 홍고추 1개, 국간장 2큰술, 후추 약간, 멸치국물 4컵

만드는 법

① 조개는 껍질을 솔로 문질러 씻고 소금물에 담가 해감을 토하게 한다.
② 콩나물은 머리와 꼬리를 다듬어 깨끗이 씻어 놓은 다음 홍고추는 씨를 빼고 채 썰고 쪽파는 송송 썰어 놓는다. 두부는 깍두기 모양으로 썬다.
③ 냄비에 콩나물을 넣고 5컵의 물을 부은 다음 뚜껑을 꼭 닫고 끓인다.
④ 국물이 한소끔 끓으면 송송 썬 쪽파와 채 썬 홍고추를 넣어 준 다음 간장과 후추를 넣어 간을 맞춘다.

(28) 콩나물북어국 모든 체질에 적합

재료: 콩나물 100g, 북어포 30g, 달걀 1개, 국멸치 3마리, 쪽파 2뿌리, 홍고추 1/2개, 다진 마늘 1/2큰술, 생강즙 1/2작은술, 소금·후추 약간씩, 멸치국물 4컵

만드는 법

① 북어포는 젖은 면포에 싸서 잠시 두었다가 부드러워지면 가늘게 찢어 놓는다.
② 냄비에 물 5컵을 붓고 머리와 내장을 없앤 멸치를 넣어 끓이다가 국물이 우러나면 체에 받쳐 맑은 국물만 걸러 낸다.

③ 찢어 놓은 북어에 다진 마늘과 생강즙을 넣고 고루 무쳐 놓는다.
④ 쪽파는 3~4cm 길이로 자르고 홍고추는 어슷하게 썬다.
⑤ 볼에 달걀을 풀고 양념한 북어와 쪽파, 홍고추를 모두 넣고 버무린다.
⑥ 냄비에 분량의 멸치국물을 붓고 콩나물을 넣어 끓이다가 ⑤의 북어를 한 수저씩 떠 넣어 가면서 끓인다. 맛이 충분히 어우러지면 소금과 후추로 간을 맞춘다.

5) 보양탕류 20가지

(1) 가물치곰국 AB형(태양인)과 O형(소양인)에 적합

재료: 가물치 1마리, 천일염 1/2컵, 들기름 1컵, 소금·후추 약간씩

부재료: 검정콩 1컵, 구기자·오미자 30g씩, 황기 4뿌리, 감초편 4편, 깐 밤 4개, 대추 8개, 통마늘 6쪽, 생강 2톨, 소주 2컵, 물 3.6ℓ

만드는 법

① 가물치는 배를 갈라 내장을 제거하고 굵은 소금으로 살살 문질러 비늘이 벗겨지지 않게 씻는다.
② 솥에 들기름을 두르고 가물치를 넣어 앞뒤로 살짝 튀겨 낸 다음 기름은 닦아낸다.
③ 솥에 ②의 가물치와 부재료를 넣고 분량의 소주와 물을 부어 4시간 정도 뭉근하게 곤다.
④ 가물치의 형태가 거의 흐물흐물 해졌을 때 큰 국자로 가물치를 건져내어 고기는 소금장에 찍어 먹는다.
⑤ 남은 뼈와 머리 부분을 다시 넣고 2시간 정도 더 끓여 깨끗한 면포에 걸러 완전히 식힌 다음 페트병에 담아 냉장고에 보관한다.
⑥ 마실 때마다 뜨겁게 데워 소금과 후추로 간하여 마신다.

(2) 갈비보양탕 모든 체질에 적합

재료: 갈비 300g, 달걀 1개, 당면 10g, 수삼 1뿌리, 녹각 2편, 깐 밤 1개, 대추 2개, 은행 4개, 대파 1뿌리, 달걀 1개, 소금·후추 약간씩, 육수 4컵

부재료: 무 1/8개, 양파 1/2개, 대파 1뿌리, 통마늘 4쪽, 생강 2톨, 통후추 4알, 정향 2알, 소주 1/3컵, 육수 4컵

🍴 만드는 법

① 갈비는 찬물에 1시간 이상 담가 핏물을 빼고 끓는 물에 넣어 10분 정도 초벌 삶아 건진다.
② 초벌 삶은 갈비에 적당량의 물과 부재료를 넣고 중불에서 2시간 정도 끓이면서 무는 중간에 건져 놓는다.
③ 삶아진 갈비는 건져 한입크기로 자르고 나머지 국물은 기름기를 제거하고 육수로 사용한다.
④ 당면은 미지근한 물에 불려 놓고, 무는 사방 3cm 크기로 나박 썰고 대파는 송송 썰어 놓는다.
⑤ 달걀은 황·백지단을 만들고 5cm 길이로 채 썬다.
⑥ 뚝배기에 푹 삶은 갈비와 수삼, 녹각, 밤, 대추, 은행, 무를 넣고 분량의 육수를 부어 끓인다.
⑦ 국물이 한소끔 끓으면 준비한 당면과 송송 썬 파, 지단채를 넣어 준 다음 소금과 후추로 간을 맞춘다.

(3) 계삼웅장 태음인(B형)과 소음인(A형)에 적합

🧺 재료: 토종닭 1마리, 곰발바닥 1쌍(사태 400g), 수삼 2뿌리, 대추 4개, 은행 8개, 다진 마늘 1/2큰술, 다진 생강 1/2작은술, 들기름·녹말물 적당량

🧺 부재료: 대파 1뿌리, 통마늘 6쪽, 생강 2톨, 통후추 6알, 정향 4알, 물 3.6ℓ

• **양념장 만들기:** 간장 2/3컵, 청주 1컵, 참기름 1.5큰술, 소금·후추 약간씩

🍴 만드는 법

① 통닭은 암탉으로 준비한 다음 12조각으로 토막 내어 찬물에 담가 핏물을 빼 놓는다.
② 곰발바닥은 깨끗이 손질하여 냉수에 담갔다 건진다. 곰 발바닥이 없으면 쇠고기 사태를 물에 담가 핏물을 뺀 후 곰발바닥 대신 사용해도 된다.
③ 끓는 물에 곰발바닥과 통닭을 넣고 부재료를 넣어 2시간 정도 푹 삶아 낸다. 나머지 국물은 기름기를 제거하고 육수로 사용한다.
④ 양념장은 볼에 분량의 재료를 넣고 고루 섞어 만든다.
⑤ 푹 삶아진 고기는 한입크기로 썰거나 뜯고 수삼은 깨끗이 씻어 어슷하게 썬 다음 함께 ④의 양념장에 버무려 놓는다.
⑥ 솥에 약간의 들기름을 두르고 다진 마늘과 다진 생강을 넣고 볶아 향을 낸 다음 ⑤의

고기와 대추, 은행을 넣어 살짝 볶는다.
⑦ ⑥의 재료에 육수를 부어 끓이면서 약간의 녹말물을 넣고 걸쭉하게 만든 다음 완전히 식혀 냉장고에 보관한다.
⑧ 먹을 때마다 뜨겁게 데워 소금과 후추로 간을 맞춘다.

(4) 고등어보양탕 AB형(태양인)과 O형(소양인)에 적합

재료: 생고등어 1마리, 얼갈이배추 100g, 토란대 50g, 숙주·고사리 30g씩, 양파 1/4개, 대파 1/2뿌리, 청양고추 2개, 홍고추 1/2개, 팽이버섯 1/2봉, 우유 1/2컵, 청주 1큰술, 소금·산초 약간씩, 육수 4컵

- **야채무침장 만들기:** 국간장 1큰술, 다진 마늘 1/2큰술, 다진 생강 1/2작은술, 설탕·참기름 1작은술씩, 후추 약간
- **고추기름 만들기:** 고춧가루 1/2큰술, 식용유 1큰술

만드는 법

① 고등어는 머리와 꼬리를 떼어 낸 다음 내장을 빼고 2.5cm 두께로 어슷하게 썰어 우유, 청주, 소금, 후추를 뿌려 20분 정도 재운다.
② 끓는 물에 고등어를 10분 동안 삶아 건진 다음 껍질과 뼈를 제거하고 살은 으깨어 놓는다. 나머지 국물은 기름기를 제거하고 육수로 사용한다.
③ 야채무침장은 볼에 분량의 재료를 넣고 고루 섞어 만든 다음 고추기름은 팬에 분량의 식용유와 고춧가루를 넣어 약한 불에서 볶아 놓는다.
④ 끓는 물에 약간의 소금을 넣고 배추와 숙주를 넣어 살짝 데친 다음 고사리와 토란대는 5cm 크기로 썰고 양파는 채 썰어 모두 무침장에 버무려 놓는다.
⑤ 대파와 청·홍고추는 어슷하게 썰어 고추는 씨를 털어 놓고 팽이는 밑둥을 잘라 펼쳐 놓는다.
⑥ 뚝배기에 ②의 고등어 살과 ④의 야채를 넣고 분량의 육수를 부어 중불에 끓이면서 적당량의 고추기름을 넣는다.
⑦ 한소끔 끓으면 팽이버섯, 대파, 청·홍고추를 넣고 소금과 산초로 간을 맞춘다.

(5) 꼬리곰탕 모든 체질에 적합

재료: 쇠꼬리 300g, 당면 10g, 대파 1뿌리, 소금·후추 약간씩, 육수 4컵

부재료: 무 1/8개, 양파 1/2개, 대파 1뿌리, 통마늘 4쪽, 생강 2톨, 통후추 4알, 정향 2알, 소주 1/3컵, 육수 4컵

• **양념다대기 만들기:** 국간장 1큰술, 고춧가루 1큰술, 다진 파 1큰술, 다진 마늘·참깨·참기름 1작은술씩, 후추 약간, 육수 1/3컵

만드는 법

① 한입크기로 토막 낸 쇠꼬리를 구입하여 찬물에 1시간 이상 담가 핏물을 빼고 끓는 물에 넣어 10분 정도 초벌 삶아 건진다.
② 다시 쇠꼬리에 적당량의 물과 부재료를 넣고 중불에서 2시간 정도 끓이면서 무는 중간에 건져 놓는다.
③ 삶아진 쇠꼬리는 건져 놓고 나머지 국물은 기름기를 제거하고 육수로 사용한다.
④ 당면은 미지근한 물에 불려 놓고, 무는 사방 3cm 크기로 나박 썰고 대파는 송송 썰어 놓는다.
⑤ 뚝배기에 푹 삶은 쇠꼬리와 무를 넣고 분량의 육수를 부어 끓인다.
⑥ 양념다대기는 볼에 분량의 재료를 넣고 고루 섞어 만든다.
⑦ 국물이 한소끔 끓으면 준비한 당면과 송송 썬 파를 넣어 준 다음 소금과 후추로 간을 맞추고 양념다대기를 곁들여 낸다.

(6) 박속낙지탕 모든 체질에 적합

재료: 낙지 2마리, 박속 200g, 감자·양파 1/2개씩, 대파 1/2뿌리, 홍고추 1개, 간장 2큰술, 다진 마늘 1큰술, 밀가루·소금·겨자소스 약간씩, 멸치육수 6컵

• **멸치국물 만들기:** 국멸치 5마리, 다시마 5×10cm 1장, 무 1/8개, 대파 1뿌리, 물 7컵
• **겨자소스 만들기:** 진간장 2큰술, 식초 1/2큰술, 설탕·겨자·레몬즙 1작은술씩, 멸치육수 2큰술

만드는 법

① 낙지는 머리를 뒤집어 내장을 제거하고 밀가루와 소금으로 문질러 깨끗이 씻어 놓는다.
② 멸치국물은 냄비에 분량의 재료를 넣고 끓여 놓는다.
③ 박속과 감자를 얄팍하게 썰고, 양파는 채 썰고, 홍고추는 어슷하게 썰어 씨를 빼고 대파는 송송 썬다.
④ 겨자소스는 볼에 분량의 재료를 넣고 고루 섞어 만든다.
⑤ 냄비에 분량의 멸치육수를 붓고 ③의 야채에 간장, 다진 마늘, 약간의 소금을 넣어 한소끔 끓인 다음 ①의 낙지를 넣고 한 번 더 살짝 끓여 준다. 먹을 때 겨자소스를 곁들여 낸다.

(7) 불도장 모든 체질에 적합

재료: 오골계·잉어·철갑상어·자라 1마리씩, 소갈비 400g, 돼지족 2개, 도가니 200g, 전복·대합 2개씩, 대하 8마리, 마른 해삼 4마리, 마른 관자 4개, 죽순(캔) 12조각, 토란 6개, 토란대 300g, 청경채 300g, 대파 4뿌리, 표고버섯 4장, 된장 1/2컵, 청주 1컵, 소금·후추 약간씩, 물 4.8 ℓ

한약재료: 영지버섯·오가피·구기자·황기 20g씩

만드는 법

① 오골계·소갈비·돼지족은 토막을 내고, 잉어와 철갑상어는 아가미·내장·비늘·지느러미 등을 제거하고, 자라도 등껍데기와 내장을 제거한 다음 토막 내어 찬물에 1시간 동안 담가 핏물을 빼 놓는다.
② 도가니·대합·대하는 손질하여 깨끗이 씻고 해삼과 관자는 미지근한 물에 불려 놓는다.
③ 토란은 껍질을 벗기고 납작하게 썰어 쌀뜨물에 담가 놓은 다음 죽순과 청경채와 토란대는 끓는 물에 살짝 데쳐 4~5cm 길이로 썰어 놓는다.
④ 표고버섯은 납작하게 썰고 대파는 송송 썰어 놓는다.
⑤ 국솥에 ①~②의 재료를 넣고 적당량의 물을 부어 초벌 끓여 낸 다음 다시 분량의 물을 붓고 한약재와 된장을 넣어 3시간 동안 푹 곤다.
⑥ ⑤의 재료가 푹 익으면 먹기 좋게 한입크기로 손질하고 나머지 국물은 면포에 걸러 놓는다.
⑦ 국솥에 손질한 고기와 청경채, 토란, 토란대, 표고, 죽순 등을 넣고 육수를 부어 한소끔 끓인 다음 완전히 식혀 냉장고에 보관한다.
⑧ 먹을 때마다 뜨겁게 데워 소금과 후추로 간을 맞춘 다음 송송 썬 파를 적당량 넣어 먹는다.

(8) 붕어곰국 태음인(B형)과 소음인(A형)에 적합

재료: 붕어 4마리, 참기름 1/2컵, 통마늘 6쪽, 생강 2톨, 소금·후추 약간씩, 물 3.6 ℓ

만드는 법

① 붕어는 내장만 꺼낸 다음 비늘과 쓸개는 그대로 두고 깨끗이 씻어 물기를 빼 놓는다.
② 솥에 손질한 붕어를 넣고 참기름을 넣어 약간 볶은 다음 분량의 물을 붓고 마늘과 생강을 넣어 뭉근한 불에 푹 고아 건진다. 나머지 국물은 기름기를 제거해 놓는다.
③ 푹 고아진 붕어는 체에 내려 먼저 끓여 놓은 국물과 합하여 끓인다.

④ 끓인 국물을 완전히 식힌 다음 페트병에 담아 냉장고에 보관한다.
⑤ 마실 때마다 뜨겁게 데워 소금과 후추로 간을 맞춘다.

(9) **삼계탕** 태음인(B형)과 소음인(A형)에 적합

🧺 재료: 영계(400g) 1마리, 찹쌀 1/2컵, 쪽파 2뿌리, 수삼 1뿌리, 깐 밤 2개, 대추 4개, 통마늘 4쪽, 소금·후추 약간씩, 물 6컵

🍴 만드는 법

① 찹쌀은 물에 충분히 불려 깨끗이 씻은 다음 채반에 건져 놓는다.
② 영계는 뱃속의 불순물과 꽁지의 기름을 제거하고 찬물에 담가 핏물을 뺀 다음 뱃속에 불린 찹쌀, 밤, 대추, 통마늘을 넣는다.
③ 영계의 아래쪽 양면에 칼집을 넣은 다음 닭다리를 서로 엇갈리게 꽂아 모양을 잡는다. 날개는 뒤쪽으로 틀어 고정시킨다.
④ 압력솥에 닭과 쪽파와 수삼을 넣고 분량의 물을 부어 센 불에 끓인다.
⑤ 휘슬음이 울리면 약한 불에 10분 정도 더 뜸을 들인다.
⑥ 푹 삶아진 닭과 쪽파, 인삼을 뚝배기에 담고 기름기를 걷어 국물을 부어 준다. 먹을 때 소금과 후추로 간을 맞춘다.

(10) **삼합탕** 모든 체질에 적합

🧺 재료: 해삼 2마리, 전복 1개, 오골계 1마리, 국간장·청주 1큰술씩, 소금·후추 약간씩, 육수 6컵

🧺 부재료: 황기 2뿌리, 구기자·오가피 20g씩, 통마늘 6쪽, 생강 2톨

🍴 만드는 법

① 해삼과 전복은 내장을 빼고 소금물에 씻어 물기를 빼 놓는다.
② 오골계는 꽁지와 기름, 뱃속의 불순물을 제거하고 흐르는 물에 씻어 물기를 빼 놓는다.
③ 냄비에 오골계와 부재료를 넣고 적당량의 물을 부어 1시간 이상 끓인 다음 모든 건지는 건져내고 닭은 살을 뜯어 놓는다. 나머지 국물은 기름을 제거하고 육수로 사용한다.
④ 준비된 해삼과 전복은 편육처럼 얇게 썰고 해삼은 간장, 청주, 후추를 넣어 조물조물 무친다.
⑤ 뚝배기에 준비된 닭고기와 해삼, 전복을 넣고 분량의 육수를 부어 한소끔 끓인 다음 소금과 후추로 간을 맞춘다.

(11) 연포탕 모든 체질에 적합

재료: 산낙지 2마리, 모시조개 4개, 배추속대 2잎, 대파 1/2뿌리, 청양고추 2개, 홍고추 1개, 청주·참기름 1/2큰술씩, 다진 마늘 1작은술, 소금·흰후추·밀가루 약간씩, 조개국물 4컵

만드는 법

① 모시조개는 연한 소금물에 하룻밤 정도 담가 해감을 시킨다.
② 산낙지는 머리를 뒤집어 내장을 제거하고 밀가루와 소금으로 문질러 씻은 다음 5cm 길이로 썰어 놓는다.
③ 냄비에 모시조개를 넣고 적당량의 물을 부어 조개 입이 벌어질 정도로만 삶은 다음 조갯살은 건져 놓고 나머지 국물은 육수로 사용한다.
④ 배추속대는 끓는 물에 데쳐 2cm 폭으로 썰고, 청양고추와 홍고추는 어슷하게 썰어 씨를 털어 내고 대파는 송송 썬다.
⑤ 달궈진 냄비에 참기름을 두르고 낙지를 볶다가 분량의 조개국물을 넣어 끓이면서 삶은 배추와 조갯살, 고추, 다진 마늘, 송송 썬 파를 넣고 소금과 후추로 간을 맞춘다.

(12) 오골계보양탕 모든 체질에 적합

재료: 오골계·철갑상어 1마리씩, 찹쌀가루물 2컵, 잣·검정깨 약간씩, 소금·후추 약간씩

부재료: 양파 1개, 대파 2뿌리, 둥굴레·황기 30g씩, 통마늘 6쪽, 생강 2톨, 청주 1컵, 물 3.6 l

만드는 법

① 오골계는 뱃속의 불순물과 꽁지의 기름을 제거하고 토막 내어 찬물에 담가 핏물을 빼 놓는다.
② 철갑상어는 아가미·내장·지느러미 등을 제거하고, 자라도 등껍데기와 내장을 제거한 다음 토막 내어 찬물에 1시간 동안 담가 핏물을 빼 놓는다.
③ ①의 오골계를 끓는 물에 20분 정도 초벌 삶아 건진 다음 흐르는 물에 씻어 놓는다.
④ 솥에 ②의 철갑상어와 ③의 오골계, 부재료를 넣고 분량의 물을 부어 1시간 이상 끓인 다음 모든 건지는 건져내고 닭과 철갑상어는 먹기 좋게 살을 뜯어 놓는다. 나머지 국물은 기름기를 제거하고 육수로 사용한다.
⑤ 다시 솥에 뜯어 놓은 고기와 ④의 국물을 붓고 한소끔 끓이면서 찹쌀가루물을 넣어

잘 저어 준 다음 완전히 식혀 냉장고에 보관한다.
⑥ 먹을 때마다 뜨겁게 데워 소금과 후추로 간을 맞춘 다음 고명으로 약간의 잣과 검정깨를 넣어 먹는다.

(13) **용봉탕** 태음인(B형)과 소음인(A형)에 적합

🧺 재료: 잉어·오골계 1마리씩, 건표고버섯 4장, 석이버섯·목이버섯 5g씩, 잣 1작은술, 소금·후추 약간씩, 천일염 1/2컵

🧺 부재료: 수삼 2뿌리, 녹각 2편, 계피·당귀 10g씩, 깐 밤 4개, 대추 6개, 은행 8개, 통마늘 6쪽, 생강 2톨, 물 3.6 *l*

• **닭고기양념장 만들기:** 다진 파·청주 1큰술씩, 다진 마늘 1/2큰술, 다진 생강 1작은술, 소금·후추 약간씩

🍴 만드는 법

① 잉어는 꼬리에서 배 쪽으로 4~5cm 정도 올라간 곳에서 위쪽으로 칼집을 깊게 넣어 1시간 정도 핏물이 빠지도록 한다.
② 잉어는 배를 갈라 내장을 제거하고 비늘을 벗긴 다음 소금으로 살살 문질러 4토막으로 자르고 깨끗이 씻어 놓는다.
③ 닭은 반 갈라 뱃속의 불순물과 꽁지의 기름을 제거하고 찬물에 담가 핏물을 뺀 다음 끓는 물에 10분 정도 초벌 삶아 건진다.
④ 솥에 닭과 잉어와 부재료를 넣고 분량의 물을 부어 1시간 동안 푹 삶아 닭과 잉어는 먹기 좋게 살을 뜯어 놓는다. 나머지 국물은 기름기를 제거해 놓는다.
⑤ 뜯어 놓은 닭살과 잉어살, 밤, 대추, 은행은 닭고기양념장을 넣고 고루 무쳐 놓는다.
⑥ 표고, 석이, 목이는 불려서 채 썬 다음 약간의 소금을 넣고 팬에 살짝 볶아 놓는다.
⑦ 솥에 준비된 ⑤와 ⑥의 재료를 넣고 잉어국물을 부어 한소끔 끓인 다음 완전히 식혀 냉장고에 보관한다.
⑧ 먹을 때마다 뜨겁게 데워 소금과 후추로 간을 맞춘 다음 고명으로 약간의 잣을 넣어 먹는다.

(14) **잉어곰국** 태음인(B형)과 소음인(A형)에 적합

🧺 재료: 잉어 1마리, 천일염 1/2컵, 들기름 1컵, 소금·후추 약간씩

🧺 부재료: 검정콩 1홉, 황기 4뿌리, 오미자 30g, 감초편 4편, 깐 밤 4개, 대추 8개, 통마늘 6쪽, 생강 2톨, 소주 2컵. 물 3.6 *l*

🍴 만드는 법

① 잉어는 배를 갈라 내장을 제거하고 소금으로 살살 문질러 비늘이 벗겨지지 않게 씻는다.
② 달궈진 솥에 들기름을 두르고 잉어를 넣어 앞뒤로 살짝 튀겨 낸 다음 기름은 닦아낸다.
③ 솥에 ②의 잉어와 부재료를 넣고 분량의 소주와 물을 부어 4시간 정도 뭉근하게 곤다.
④ 잉어의 형태가 거의 흐물흐물 해졌을 때 큰 국자로 잉어를 건져내어 고기는 소금장에 찍어 먹는다.
⑤ 남은 뼈와 머리 부분을 다시 넣고 2시간 정도 더 끓여 모든 건더기를 건져낸 다음 깨끗한 면포에 싸서 거르고 나머지 국물과 합하여 기름기를 제거한다.
⑥ 국물을 다시 한 번 깨끗한 면포에 걸러 완전히 식힌 다음 페트병에 담아 냉장고에 보관한다.
⑦ 마실 때마다 뜨겁게 데워 소금과 후추로 간을 맞춘다.

(15) **자라보양탕** 모든 체질에 적합

🧺 재료: 자라 1마리, 된장 2큰술, 소주 1컵, 소금·후추 약간씩
🧺 부재료: 구기자·둥굴레·오가피 각 30g씩, 황기 2뿌리, 대파 1뿌리, 통마늘 6쪽, 생강 2톨, 물 3.6 l

- **깻잎초장 만들기**: 진간장 2큰술, 들깨가루·깻잎·식초·청주 1큰술씩, 설탕·다진 마늘 1/2큰술씩, 후추 약간, 사이다 2큰술

🍴 만드는 법

① 자라는 배를 갈라 내장을 빼고 뜨거운 물에 살짝 데쳐 내어 외피를 벗겨 낸다.
② 깨끗이 씻은 자라의 뱃속에 부재료를 넣고 이쑤시개로 꿰맨다.
③ 냄비에 자라를 넣고 자라가 잠길 정도로 적당량의 물을 부어 끓인다.
④ ③의 재료가 한소끔 끓으면 분량의 소주를 넣고 약한 불에 국물이 절반쯤 남게 조린다.
⑤ 깻잎초장은 볼에 분량의 재료를 넣고 고루 섞어 만든다.
⑥ 익은 고기는 꺼내어 깻잎초장에 찍어 먹고 국물은 꼭 짜서 소금과 후추로 간하여 마신다.
⑦ 나머지 국물은 완전히 식혀 냉장고에 보관한다.

(16) **장어보양탕** AB형(태양인)과 O형(소양인)에 적합

🧺 재료: 갯장어 1마리, 얼갈이배추 100g, 숙주·고사리·토란대 30g씩, 양파 1/4개, 대파

1뿌리, 청양고추 2개, 홍고추 1/2개, 팽이버섯 1/4봉, 소금·산초 약간씩, 장어육수 4컵
- **야채무침장 만들기:** 국간장 1큰술, 다진 마늘 1/2큰술, 다진 생강 1/2작은술, 설탕·참기름 1작은술씩, 청주 1큰술, 후추 약간
- **고추기름 만들기:** 고춧가루 1/2큰술, 식용유 1큰술

🍴 만드는 법

① 장어는 소금으로 씻어 끓는 물에 통째로 30분 정도 삶는다. 나머지 국물은 기름기를 제거하고 육수로 사용한다.
② 삶아진 장어를 믹서기에 넣고 분량의 장어육수를 부어 가며 곱게 간다.
③ 야채무침장은 볼에 분량의 재료를 넣고 고루 섞어 만든 다음 고추기름은 팬에 분량의 식용유와 고춧가루를 넣어 약한 불에서 볶아 놓는다.
④ 끓는 물에 소금을 약간 넣고 얼갈이배추와 숙주를 살짝 데친 다음 고사리와 토란대는 5cm 크기로 썰어 양념장에 버무려 놓는다.
⑤ 양파는 채 썰고, 대파와 청·홍고추는 어슷하게 썰어 고추는 씨를 털어 놓고 팽이는 밑둥을 잘라 놓는다.
⑥ 뚝배기에 ②의 장어국물을 넣고 ④의 야채와 양파를 넣어 중불에 끓이면서 적당량의 고추기름을 넣는다.
⑦ 한소끔 끓으면 팽이버섯, 대파, 청·홍고추를 넣고 소금과 산초로 간을 맞춘다.

(17) **초교탕** 태음인(B형)과 소음인(A형)에 적합

🧺 재료: 닭고기 100g, 쇠고기 100g, 수삼 1뿌리, 생강 1톨, 생도라지 70g, 미나리 50g, 표고버섯 2장, 밀가루 2큰술, 달걀 3개, 국간장·소금·후추 약간씩, 닭육수 4컵
- **닭고기양념장 만들기:** 진간장·다진 파 1큰술씩, 다진 마늘·청주·참기름 1/2큰술씩, 생강즙 1/2작은술, 후추 약간

🍴 만드는 법

① 냄비에 닭고기와 수삼, 생강을 넣고 적당량의 물을 부어 푹 삶은 다음 닭고기는 살을 추려 찢어 놓는다. 나머지 국물은 기름기를 제거하고 육수로 사용한다.
② 생도라지는 소금으로 주물러 씻어 쓴맛을 뺀 다음 미나리 줄기는 다듬고 도라지와 함께 각각 3cm 길이로 썰어 끓는 물에 살짝 데쳐 물기를 꼭 짜 놓는다. 표고는 기둥을 떼어내고 채 썬다.
③ 닭고기에 도라지와 미나리를 넣고 양념장 1/2을 넣어 고루 버무린 다음 쇠고기는 채 썬 표고를 넣고 양념장을 1/2을 넣어 고루 버무린다.

④ 양념한 닭고기와 쇠고기에 각각 밀가루 1큰술씩과 달걀 1개씩을 넣어 고루 버무린다.
⑤ 나머지 달걀 1개는 황·백으로 지단을 만들고 5cm 길이로 채 썬다.
⑥ 냄비에 닭육수를 넣고 팔팔 끓이다가 반죽한 ④의 양념닭고기와 양념쇠고기를 각각 한 수저씩 떠 넣으며 끓인다.
⑦ 국물이 한소끔 끓으면 양념을 넣어 간을 맞추고 고명으로 지단채를 올려 준다.

(18) **추어탕** 태음인(B형)과 소음인(A형)에 적합

재료: 미꾸라지 200g, 호박잎 3장, 굵은소금 1/2컵, 우거지 100g, 된장 1큰술, 양파 1/4개, 대파 1/2뿌리, 청양고추 2개, 홍고추 1개, 들깨가루 1큰술, 산초·파고지가루 약간 씩, 육수 4컵

• **양념다대기 만들기:** 국간장·고추장·다진 파·청주 1큰술씩, 고춧가루·다진 마늘 1/2큰술씩, 다진 생강·설탕 1작은술씩, 후추 약간, 육수 1/3컵

만드는 법

① 살아 있는 미꾸라지는 들통에 넣고 소금과 호박잎을 함께 넣어 5분 정도 저어 준 다음 물에 깨끗이 헹구어 놓는다.
② 냄비에 미꾸라지를 넣고 분량의 물을 부어 푹 삶은 다음 체에 넣고 나무주걱으로 살살 밀어 가면서 국물을 걸러 낸다.
③ 양념다대기는 볼에 분량의 재료를 넣고 고루 섞어 만든 다음 우거지는 삶아 4~5cm 길이로 썰고 약간의 양념다대기에 버무려 놓는다.
④ 양파는 채 썰고 대파와 청·홍고추는 어슷하게 썰어 씨를 털어 놓는다.
⑤ 뚝배기에 ③의 우거지와 채 썬 양파를 넣고 ②의 미꾸라지국물에 된장을 체에 걸러 부은 다음 끓인다.
⑥ 국물이 한소끔 끓으면 불을 줄여 들깨가루와 어슷하게 썬 파, 청·홍고추를 넣어 준 다음 나머지 양념다대기를 넣고 간을 맞춘다.
⑦ 기호에 따라 먹을 수 있도록 산초가루와 파고지가루를 곁들여 낸다.

(19) **해삼백복령죽순탕** AB형(태양인)과 O형(소양인)에 적합

재료해삼 2마리, 백복령 30g, 배춧잎 4잎, 죽순(캔) 6조각, 대파 1/2뿌리, 홍고추 1개, 생강 1/2톨, 국간장·청주 1큰술씩, 다진 마늘·참기름 1/2큰술씩, 소금·후추 약간씩, 백복령육수 4컵

🍴 만드는 법

① 백복령은 물 5컵을 부어 중불에서 서서히 끓인 다음 면포에 걸러 국물은 육수로 사용한다.
② 해삼은 내장을 빼고 반 갈라 어슷하게 저며 썰고 죽순은 끓은 물에 살짝 데쳐 놓는다.
③ 배춧잎은 4cm 길이로 썰어 끓는 물에 약간의 소금을 넣고 살짝 데쳐 놓는다.
④ 대파와 생강은 채 썰고 홍고추는 어슷하게 썰어 씨를 털어 놓는다.
⑤ 냄비에 참기름을 두르고 채 썬 대파와 생강, 어슷 썬 홍고추를 넣어 향을 낸 다음 해삼, 죽순, 배추를 함께 넣고 볶다가 분량의 육수를 부어 끓인다.
⑥ 국물이 한소끔 끓으면 간장과 청주를 넣고 잠시 더 끓인 다음 먹기 직전에 다진 마늘, 참기름, 후추를 넣어 맛을 낸다.

(20) **해신탕** 태음인(B형)과 소음인(A형)에 적합

🧺 재료: 찹쌀 1/2컵, 영계(400g) 1마리, 전복 1개, 산낙지 1마리, 대파 1뿌리, 수삼 1뿌리, 깐 밤 2개, 대추 4개, 통마늘 4쪽, 생강 1톨, 소금·후추 약간씩, 물 6컵

🍴 만드는 법

① 찹쌀은 물에 충분히 불려 깨끗이 씻은 다음 채반에 건져 놓는다.
② 영계는 뱃속의 불순물과 꽁지의 기름을 제거하고 찬물에 담가 핏물을 빼 놓는다.
③ 전복은 껍데기와 내장을 제거하고 소금으로 문질러 검은색이 없도록 깨끗이 씻는다. 전복의 내장도 버리지 말고 씻어 놓는다.
④ 산낙지는 머리를 뒤집어 내장을 제거하고 밀가루와 소금으로 문질러 깨끗이 씻어 놓는다.
⑤ 영계의 뱃속에 불린 찹쌀과 밤, 대추, 마늘, 생강을 넣은 다음 닭의 아래쪽 양면에 칼집을 넣고 닭다리를 서로 엇갈리게 꽂아 모양을 잡는다. 날개는 뒤쪽으로 틀어 고정시킨다.
⑥ 압력솥에 닭과 대파와 수삼을 넣고 분량의 물을 부어 센 불에 끓인다.
⑦ 휘슬음이 울리면 약한 불에 10분 정도 더 뜸을 들인다.
⑧ 푹 삶아진 닭을 뚝배기에 담고 준비된 전복과 낙지를 넣은 다음 기름기를 걷어 낸 닭 국물을 붓고 한소끔 끓여 준다.
⑨ 먹을 때 소금과 후추를 넣어 간을 맞춘다.

6) 김치류 19가지

(1) 깍두기 모든 체질에 적합

🧺 재료: 무 3개, 천일염 1.5컵, 쪽파 50g, 미나리 50g, 고춧가루 1.5컵, 마른 고추 5개, 새우젓 1/2컵, 다진 마늘 2큰술, 다진 생강 1/2큰술, 설탕 2큰술, 참깨 2큰술, 소금 약간, 찹쌀풀 2컵

🍴 만드는 법

① 깨끗이 손질한 무는 사방 1.5cm 크기로 깍둑썰기 하여 소금으로 살짝 절인 다음 물기를 빼고 고춧가루를 넣어 붉게 물들인다.

② 마른 고추는 꼭지를 떼어내고 깨끗이 씻은 다음 4등분하여 씨를 털고 믹서에 곱게 갈아 놓는다.

③ 새우젓은 꼭 짜서 젓국을 만들고 건더기는 믹서에 곱게 갈아 놓는다.

④ 쪽파와 미나리는 다듬어 씻고 3cm 길이로 썬 다음 물 2컵에 찹쌀가루를 넣고 묽게 찹쌀풀을 쑤어 놓는다.

⑤ ①~④의 재료에 나머지 양념을 넣고 고루 버무린 다음 소금으로 간을 맞추고 항아리에 눌러 담는다.

(2) 갓김치 모든 체질에 적합

🧺 재료: 갓 2단, 쪽파 1단, 천일염 1컵, 멸치액젓 2컵, 고춧가루 1컵, 다진 마늘 2큰술, 다진 생강 1큰술, 참깨 2큰술, 실고추·소금 약간씩

🍴 만드는 법

① 갓 포기가 너무 크지 않고 줄기가 연한 붉은 갓을 골라 깨끗이 다듬 소금을 뿌리고 약 1시간 정도 절여 헹군 후 채반에 건져 놓는다.

② 쪽파는 손질하여 깨끗이 다듬어 씻고 멸치액젓 1컵을 부어 절인다. 절인 후 남은 젓국은 양념 만들 때에 섞어 사용한다.

③ 멸치액젓에 고춧가루를 넣고 되직하게 불린 다음 다진 마늘과 생강, 참깨, 실고추, 소금을 넣고 고루 섞어 양념을 만든다.

④ ③의 양념에 절인 갓과 쪽파를 넣고 고루 버무린 다음 5가닥씩(갓 3줄기+파 2줄기) 가지런히 모아 잡고 반으로 접어 감아 묶는다.

⑤ 항아리에 차곡차곡 담고 우거지를 덮어 돌로 눌러둔다.

(3) **고들빼기김치** 모든 체질에 적합

🧺 재료: 고들빼기 2kg, 쪽파 1/2단, 고춧가루 2컵, 멸치액젓 2컵, 통밤 10개, 마늘 5통, 생강 2톨, 설탕 5큰술, 참깨 1/2컵, 소금 2컵

🍴 만드는 법

① 고들빼기는 누런 겉잎과 뿌리의 잔털을 떼어내고 다듬은 다음 여러 번 흔들어 씻고 심심한 소금물에 7~8일간 담가두어 쓴맛을 우려내고 삭히면서 도중에 2~3회 소금물을 번갈아 부어 준다.
② 삭힌 고들빼기는 깨끗이 여러 번 씻은 다음 소쿠리에 건져 물기를 완전히 빼 놓는다.
③ 밤은 속껍질까지 벗겨 납작하게 썰어 찬물에 담가 놓은 다음 쪽파는 밑둥을 자르고 깨끗이 다듬어 씻어 반으로 뚝뚝 잘라 놓는다.
④ 마늘과 생강은 손질하여 믹서에 곱게 갈아 놓는다.
⑤ 분량의 고춧가루에 멸치액젓을 섞어 불려 놓고 준비된 밤과 분량의 양념을 넣어 고루 버무려 양념소를 만든다.
⑥ 준비된 고들빼기와 쪽파에 양념소를 넣고 고루 버무린 다음 항아리에 차곡차곡 눌러 담고 1주일 동안 익힌 다음에 먹는다.

(4) **나박김치** 모든 체질에 적합

🧺 재료: 무 1/2개, 배추 1/2포기, 천일염 2큰술, 고춧가루 1큰술, 배 1/2개, 쪽파 20g, 미나리 20g, 홍고추 2개, 통마늘 4쪽, 생강 2톨, 설탕·소금 약간씩

🍴 만드는 법

① 무와 배추는 손질하여 사방 2cm 크기로 납작하게 썰고 무와 배추는 소금에 살짝 절인 다음 헹구어 체에 건진다. 배도 같은 크기로 썬다.
② 쪽파와 미나리는 다듬어 3cm 길이로 썰고 홍고추는 둥근 모양으로 얇게 썰어 씨를 털어낸다. 마늘과 생강은 곱게 채 썬다.
③ 분량의 물에 고춧가루를 넣은 면주머니를 담가 흔들어서 색을 낸 다음 색깔이 우러나면 소금과 설탕을 넣는다.
④ 항아리에 절인 ①과 ②의 야채를 넣고 고춧물을 부어 상온에서 익힌 다음 냉장고에 보관한다.

(5) 동치미 모든 체질에 적합

재료: 무 5개, 쪽파 50g, 삭힌 고추 10개, 홍고추 5개, 통마늘 6쪽, 생강 2톨, 천일염 2컵, 물 3.6 l

만드는 법

① 무는 단단하고 매운맛이 강하며 물이 많아 갓 캐낸 것 같은 싱싱한 것으로 골라 깨끗이 다듬는다.
② 쪽파는 깨끗이 다듬어 소금에 잠시 절였다 2~3개씩 돌돌 말아 묶어 둔다.
③ 삭힌 고추를 시장에서 구입하여 준비하고 홍고추는 꼭지를 그대로 둔 채 깨끗하게 씻는다.
④ 마늘과 생강은 깨끗이 다듬어 얇게 저며 썬 다음 면주머니에 싸 놓는다.
⑤ 소금을 채에 담아 양동이에 대고 물을 부어 가며 소금물을 받는다.
⑥ 항아리 바닥에 ④의 주머니를 넣고 무와 쪽파, 삭힌 고추 홍고추 등을 켜켜로 담고 무거운 돌을 얹은 다음 준비한 소금물을 붓고 익힌다.

(6) 무생채 태음인(B형)과 소음인(A형)에 적합

재료: 무 3개, 생굴 1컵, 배 1/2개, 고춧가루 1컵, 쪽파·미나리·갓 1/4단씩, 마늘 2통, 생강 1톨, 새우젓 1/2컵, 멸치액젓 1/2컵, 설탕 2큰술, 참깨 1큰술, 소금 약간

만드는 법

① 무는 단단하고 매운맛이 강한 조선무로 약간 갸름하면서 작은 듯한 크기로 골라 잔털만 떼어내고 수세미로 깨끗이 씻어 놓은 다음 야채도 다듬어 깨끗이 씻어 놓는다.
② 씻어 놓은 무와 배는 채 썰고 쪽파, 미나리, 갓은 다듬어 3~4cm 길이로 썰어 놓는다.
③ 새우젓은 건지를 건져 마늘, 생강과 함께 믹서에 곱게 갈아 놓은 다음 생굴은 소금물에 여러 번 흔들어 씻어 건져 놓는다.
④ 준비된 무채에 분량의 고춧가루를 넣고 고루 버무려 빨간 고춧물이 들게 한 다음 준비된 야채와 분량의 양념을 섞어 고루 버무린다.
⑤ 버무려 놓은 무생채에 설탕과 소금으로 간을 맞춘 다음 굴과 배채를 넣어 살살 버무려 항아리에 담는다.

(7) 무청김치 모든 체질에 적합

재료: 무청 20송이, 천일염 1.5컵, 무 1개, 고춧가루 2컵, 대파 2뿌리, 마늘 3통, 생강

2톨, 새우젓 1/2컵, 멸치액젓 2컵, 참깨 3큰술, 소금 약간

🍴 만드는 법

① 무청은 시들어서 누렇게 된 잎은 떼어버리고 잎이 떨어지지 않도록 밑둥을 조금 남긴 채 잘라 놓는다.
② 손질한 무청을 큰 그릇에 담고 분량의 천일염을 켜켜로 뿌려 푹 절여 놓는다.
③ 무는 곱게 채 썰고 대파는 어슷하게 썰어 놓는다.
④ 새우젓은 건지를 건져 마늘, 생강과 함께 믹서에 곱게 갈아 놓는다.
⑤ 절인 무청은 깨끗이 씻어 채반에 건져 물기를 빼 놓는다.
⑥ 무채에 분량의 고춧가루를 넣고 버무려 고춧물을 들인 다음 어슷 썬 파, 다진 마늘, 다진 생강, 젓갈을 넣고 고루 버무려 양념소를 만든다.
⑦ 절여놓은 무청에 준비된 양념소를 갈피갈피에 넣고 반으로 접어 묶음을 만든 다음 항아리에 꼭꼭 눌러 담고 무거운 돌로 눌러 놓는다.
⑧ 마지막으로 무청을 버무린 그릇에 삼삼하게 탄 약간의 소금물을 부어 말끔히 가셔서 붓는다.

(8) 배추겉절이 AB형(태양인)과 O형(소양인)에 적합

🧺 재료: 배추 1포기, 천일염 1/2컵, 쪽파·미나리·부추 50g,씩, 고춧가루 2컵, 다진 마늘 3큰술, 다진 생강 1/2큰술, 새우젓 2큰술, 멸치액젓 2큰술, 설탕 1큰술, 참깨 2큰술, 참기름 2큰술, 소금 약간

🍴 만드는 법

① 배추는 누런 겉잎만 떼어내고 먹기 좋은 크기로 어슷하게 썬 다음 소금물에 담가 1시간 정도 절여 놓는다.
② 새우젓은 건지를 곱게 다져 놓고 고춧가루는 미지근한 물에 충분히 불려 놓는다.
③ 절인 배추는 깨끗이 씻어 채반에 건져 물기를 빼 놓은 다음 쪽파, 미나리, 부추는 다듬어 씻고 3~4cm 길이로 썰어 놓는다.
④ 불려놓은 고춧가루에 다진 새우젓과 나머지 양념을 넣고 고루 섞은 다음 소금으로 간을 맞추고 참깨를 넣어 되직하게 개어 놓는다.
⑤ 양념에 절인 배추와 준비한 야채를 넣고 고루 버무린 다음 싱거우면 멸치액젓을 약간 넣어 간을 맞추고 약간의 참깨를 뿌려준다.

(9) **배추김치** 모든 체질에 적합

🧺 재료: 통배추 2포기, 천일염 2컵, 물 3.6ℓ, 무 1/2개, 쪽파 50g, 갓·미나리 30g씩, 멸치액젓 1컵, 고춧가루 1.5컵, 마른 고추 15개, 마른 멸치 30g, 새우젓 1/2컵, 다진 마늘 4큰술, 다진 생강 2큰술, 참깨 2큰술, 찹쌀풀 3컵, 소금 약간

• **찹쌀풀 만들기:** 찹쌀가루 1컵, 고구마가루 1/2큰술, 콩가루 1/2큰술, 물 3컵

🍴 만드는 법

① 배추는 누런 겉잎만 떼어내고 2등분하여 소금물에 8~10시간 정도 절인 다음 깨끗이 씻어 채반에 건져 놓는다.

② 무는 채칼을 사용하여 채 썬 다음 쪽파, 미나리, 갓은 다듬어 씻고 3cm 길이로 썰어 무와 함께 멸치액젓에 절여 놓는다.

③ 마른 고추는 꼭지를 떼어내고 깨끗이 씻은 다음 4등분하여 씨를 털고 손질한 마른 멸치와 함께 믹서에 곱게 갈아 놓는다.

④ 찹쌀풀은 묽게 쑤어 놓은 다음 새우젓은 꼭 짜서 젓국을 만들고 건더기는 믹서에 곱게 갈아 놓는다.

⑤ ②의 절인 야채에 ③~④의 재료를 넣고 고춧가루를 넣어 고춧물이 충분히 들게 한 다음 찹쌀풀과 나머지 양념을 넣고 고루 버무려 소금으로 간을 맞춘다.

⑥ ⑤의 양념소를 배추 밑둥 쪽 갈피 사이로 집어넣고 겉잎으로 속을 감싸서 항아리에 차곡차곡 눌러 담는다.

(10) **백김치** 모든 체질에 적합

🧺 재료: 통배추 2포기, 천일염 2컵, 물 3.6L, 무 1/2개, 쪽파 50g, 갓 30g, 홍고추 3개, 멸치액젓 4큰술, 다진 마늘 3큰술, 다진 생강 1큰술, 설탕·소금 1큰술씩, 찹쌀풀 3컵, 다시마국물 7컵

• **다시마국물 만들기:** 다시마 5×10cm 2장, 국멸치 5마리, 북어머리 2개, 물 적당량

🍴 만드는 법

① 배추는 누런 겉잎만 떼어내고 2등분하여 소금물에 6시간 정도 절인 다음 깨끗이 씻어 채반에 건져 놓는다.

② 무는 얇게 썬 뒤 4~5cm 길이로 채 썰고 쪽파와 갓은 뿌리 부분을 칼 등으로 두드려 부드럽게 만든 다음 2~3cm 길이로 썰고 분량의 멸치액젓을 넣어 살짝 절인다.

③ 찹쌀풀은 물 3컵에 찹쌀가루 1/2컵, 고구마가루 1/2큰술, 콩가루 1/2큰술을 넣어 끓여

놓는다.

④ 다시마국물도 만들기 난을 참조하여 끓여 놓은 다음 홍고추는 길이로 반 갈라서 씨를 빼고 어슷하게 채 썬다

⑤ 절인 무, 쪽파, 갓에 홍고추, 풀국 2컵, 다진 마늘, 다진 생강을 넣어 버무린다.

⑥ ⑤의 양념소를 배추 밑둥 쪽 갈피 사이로 집어넣고 겉잎으로 속을 감싸서 항아리에 차곡차곡 눌러 담는다.

⑦ 양념을 만들었던 그릇을 다시마국물로 헹구고 소금과 설탕, 찹쌀풀 1컵을 섞어 김칫국물을 만들어 부어 준다.

(11) 부추김치 모든 체질에 적합

재료: 부추 1단, 소금 3큰술, 양념장 적당량

- **양념장 만들기:** 고춧가루 1/2컵, 멸치액젓 1/2컵, 무즙 1컵, 배즙 3큰술, 양파즙 1컵, 잣 1큰술, 다진 마늘 3큰술, 다진 생강 1/2큰술, 설탕 1큰술, 찹쌀풀 1/2컵

만드는 법

① 부추는 물에 담가 손으로 훑어가며 여러 번 씻는다.

② 줄기 부분에 굵은 소금 3큰술을 뿌려 약 40분 정도 절인다.

③ 양념장은 볼에 분량의 재료를 넣고 고루 섞어 만든다.

④ 절여진 부추는 물기를 빼고 양념장을 부어 살살 버무린 다음 한 다발씩 뭉쳐서 항아리에 담는다.

⑤ 실온에서 1~2일 정도 익힌다. 더운 계절에는 한나절 정도 익힌 다음 냉장고에 보관한다.

(12) 비지미 모든 체질에 적합

재료: 무 3개, 천일염 1.5컵, 고춧가루 1.5컵, 멸치액젓 1컵, 마른 고추 5개, 쪽파 50g, 갓 30g, 미나리 30g, 다진 마늘 3큰술, 다진 생강 1큰술, 설탕 2큰술, 참깨 2큰술, 소금 약간, 찹쌀풀 1컵

만드는 법

① 깨끗이 손질한 무는 빚어 썰고 소금으로 살짝 절인 다음 물기를 빼고 고춧가루와 멸치액젓을 넣어 붉게 물들인다.

② 물 1컵에 찹쌀가루 1/3컵을 넣고 묽게 찹쌀풀을 쑤어 놓는다.

③ 마른 고추는 꼭지를 떼어내고 깨끗이 씻은 다음 4등분하여 씨를 털고 믹서에 곱게 갈

아 놓는다.
④ 쪽파, 갓, 미나리는 다듬어 씻고 3cm 길이로 썰어 놓는다.
⑤ ①의 고춧물 들인 무에 ②~④의 재료와 양념을 넣어 고루 버무린 다음 고운 소금으로 간을 하여 항아리에 차곡차곡 눌러 담는다.

(13) **석박지** 모든 체질에 적합

재료: 무 3개, 천일염 1.5컵, 사이다 2컵

양념재료: 고춧가루 2컵, 양파즙 2컵, 새우젓 1/2컵, 까나리액젓 3큰술, 다진 마늘 3큰술, 다진 생강 1큰술, 소금 약간, 다시마국물 7컵

• **다시마국물 만들기:** 다시마 5×10cm 2장, 국멸치 5마리, 북어머리 2개, 물 적당량

만드는 법

① 무는 단단하고 매운맛이 강하며 물이 많아 갓 캐낸 것 같은 싱싱한 것으로 골라 다듬고 부드러운 수세미를 이용하여 껍질 째 깨끗이 씻은 다음 1cm 간격으로 썰고 4등분 한다.
② 썬 무를 그릇에 넣고 분량의 굵은 소금을 뿌리고 여기에 사이다를 부어 30분 정도 절인다. 중간에 두어 번 뒤적거려 준다.
③ 다시마국물은 냄비에 분량의 재료와 적당량의 물을 넣고 끓인 다음 식혀 놓는다.
④ 새우젓은 꼭 짜서 젓국을 만들고 건더기는 믹서에 곱게 갈아 놓는다.
⑤ 다시마국물에 고춧가루를 넣고 불린 다음 나머지 양념을 모두 넣어 고루 섞어 놓는다.
⑥ 물기를 뺀 무에 ④와 ⑤의 양념을 넣고 고루 버무린 다음 간을 보고 싱거우면 약간의 소금을 넣어 간을 맞추고 항아리에 차곡차곡 눌러 담는다.

(14) **양배추김치** 모든 체질에 적합

재료: 양배추 2통, 무 1/4개, 당근 1개, 쪽파·부추 1/4단씩, 고춧가루·까나리액젓 1컵씩, 다진 마늘 3큰술, 다진 생강 1큰술, 설탕·참깨 2큰술씩

• **절임국물 만들기:** 산초 1큰술, 생강 3톨, 청주 1/2컵, 천일염 2컵, 물 3.6 l

만드는 법

① 절임국물은 분량의 끓는 물에 산초, 생강, 청주, 소금을 넣고 한소끔 끓인 다음 식혀 놓는다.
② 양배추는 싱싱한 것으로 골라 칼질하지 않고 손으로 잘게 찢어 한입 크기로 자른 다

음 ①의 절임국물에 2시간 정도 절인다.
③ 무와 당근은 채 썰고 쪽파와 부추는 손질하여 씻은 다음 5cm 길이로 썰고 홍고추도 어슷하게 썰어 양배추 절임국물에 넣어 절인다.
④ 분량의 고춧가루에 까나리액젓을 넣고 고춧가루를 충분히 불린 다음 나머지 양념을 넣어 양념장을 만든다.
⑤ 절여진 양배추와 무, 당근, 쪽파, 부추를 채반에 받쳐 물기를 빼 놓는다.
⑥ ⑤의 야채에 물기가 빠지면 ④의 양념장을 넣고 고루 버무린 다음 항아리에 차곡차곡 눌러 담는다.

(15) 열무물김치 모든 체질에 적합

재료: 열무 2단, 천일염 1/2컵, 쪽파 1/2단, 청양고추 5개, 홍고추 5개, 다진 마늘 2큰술, 다진 생강 1큰술, 밀가루 1/2컵, 물 1.8 l, 소금 약간

만드는 법

① 열무는 깨끗이 씻어 먹기 좋게 썰어 소금에 살짝 절여 놓는다.
② 쪽파는 깨끗이 씻어 5cm 길이로 썰어 놓고 청양고추와 홍고추는 어슷하게 썰어 씨를 빼 놓는다.
③ 고춧가루에 물을 약간 넣어 걸쭉하게 개어 놓는다.
④ 밀가루에 물을 넣어 거품기로 멍울이 없도록 묽게 푼 다음 한소끔 끓여 밀가루 풀국을 만들어 식혀 놓는다.
⑤ ④의 풀국에 분량의 물을 섞어 묽게 김칫국물을 만든 다음 불린 고춧가루를 섞고 소금으로 간을 맞춘다. 김치 국물을 깨끗하게 만들려면 체에 거르면 좋다.
⑥ 열무, 파, 고추를 살살 버무려 항아리에 담고 ⑤의 국물을 부어 익힌다.

(16) 오이소박이 AB형(태양인)과 O형(소양인)에 적합

재료: 오이 10개, 부추 1/2단, 멸치액젓 1/4컵, 고춧가루 1컵, 다진 마늘 2큰술, 다진 생강 1큰술, 설탕 1큰술, 참깨 2큰술, 소금 적당량

만드는 법

① 오이는 소금으로 비벼 씻어 7~8cm 길이로 토막을 낸 다음 오이의 양쪽 끝을 1cm 정도 남겨 두고 서로 교차되게 두 번 칼집을 넣는다.
② 냄비에 물 6컵을 붓고 소금을 3/4컵 정도 넣고 끓여서 식힌 다음 칼집을 넣은 오이를

차곡차곡 담아 둔 그릇에 부어 뚜껑을 덮고 두어 시간 충분히 절인다. 오이가 다 절여지면 물기를 짜 놓는다.
③ 부추는 깨끗이 다듬어 씻고 물기를 뺀 다음 3cm 길이로 썬다.
④ 고춧가루에 액젓과 1컵의 물을 넣어 촉촉할 정도로 갠 다음 부추, 다진 마늘, 생강, 설탕, 참깨, 소금을 넣고 간을 보면서 고루 버무려 소를 만든다.
⑤ 절인 오이에 칼집을 벌려 오이소를 적당히 끼워 넣는다.
⑥ 완성된 오이소박이는 김치통에 가지런히 담고 하룻밤 상온에 두었다가 냉장고에 넣는다.
⑦ 먹을 때는 길이로 반 잘라 한입크기로 만들어 하나씩 그릇에 세워서 담아낸다.

(17) 장김치 모든 체질에 적합

재료: 배추 200g, 무·갓 150g씩, 미나리 30g, 쪽파 30g, 표고버섯 2장, 석이버섯 5g, 배 1개, 밤 2개, 대추 4개, 마늘 2쪽, 생강 1/2톨, 잣 1큰술, 집간장 1컵, 소금 약간

만드는 법

① 배추는 겉껍질을 제거하고 한 잎씩 떼어 씻고 3×3cm 정도로 썬 다음 무도 깨끗이 씻어 배추보다 약간 작게 나박 썬다.
② 배추와 무를 간장에 절여 둔다. 무가 배추보다 쉽게 절여지므로 배추가 절여진 다음 무를 넣는 것이 좋다.
③ 갓, 미나리, 쪽파는 다듬어 3cm 길이로 썰고, 표고는 불려 기둥을 떼어 골패 모양으로 썰고 석이버섯은 물에 불렸다가 채 썬다.
④ 배는 나박 썰고 밤, 대추, 마늘, 생강은 손질하여 곱게 채 썬다.
⑤ 절여 둔 배추와 무를 썰어 놓은 모든 재료와 버무려 국물에 약간의 소금으로 간을 맞추고 항아리에 담아 상온에서 익힌다.

(18) 총각김치 모든 체질에 적합

재료: 알타리무 1단, 천일염 1컵, 쪽파 100g, 고춧가루 1컵, 멸치액젓 1컵, 생새우 1/2컵, 다진 마늘 3큰술, 다진 생강 1큰술, 설탕 3큰술, 찹쌀풀 2컵, 소금 적당량

만드는 법

① 알타리무는 잔털과 억센 무청을 떼어내고 잎이 달려 있는 쪽의 까만 부분을 긁어낸 다음 껍질은 살살 긁어 씻고 소금을 뿌려 절여 놓는다.
② 쪽파는 다듬어 씻고 물기를 뺀 다음 약간의 멸치액젓을 넣어 절인다. 절인 후 남은

젓국은 양념 만들 때에 섞어 사용한다.
③ 물 2컵에 찹쌀가루 1/3컵을 넣고 묽게 찹쌀풀을 쑤어 놓은 다음 생새우는 믹서에 곱게 갈아 놓는다.
④ 앞에서 절여 둔 야채에서 따라 낸 멸치액젓과 나머지 액젓, 찹쌀풀, 생새우, 나머지 양념을 넣고 고루 섞어 간을 맞춘다.
⑤ ①의 알타리무와 ②의 야채에 ④의 양념을 넣어 살짝 버무린 다음 조금씩 추려서 무, 쪽파, 갓을 한 번에 먹기 좋게 한 묶음씩 묶은 다음 항아리에 차곡차곡 눌러 담는다.

(19) **파김치** 모든 체질에 적합

재료: 쪽파 2단, 멸치액젓 2컵, 고춧가루 1컵, 통마늘 2통, 생강 1톨, 설탕 1큰술, 참깨 2큰술, 소금 1/2컵

만드는 법
① 쪽파는 재래종으로 성싱한 것을 구입하여 밑둥을 잘라낸 다음 시든 잎을 떼어내고 다듬어서 가지런히 모아 씻어서 물기를 빼 놓는다.
② 손질한 쪽파를 넓은 그릇에 한 켜 한 켜 펴놓고 멸치액젓을 뿌려 푹 절여 놓는다.
③ 절여진 쪽파는 건져 놓고 남은 젓국물에 분량의 고춧가루를 넣어 충분히 불려 놓은 다음 마늘과 생강은 손질하여 믹서에 곱게 갈아 놓는다.
④ 불린 고춧가루에 간 마늘과 간 생강, 설탕, 참깨, 소금을 넣고 고루 버무려 양념장을 만들어 놓는다.
⑤ 절인 쪽파를 5줄기씩 모아잡고 양념장에 넣어 고루 버무린다.
⑥ 완성된 파김치를 반으로 접어 묶음으로 만든 다음 항아리에 차곡차곡 담아 익힌다.

7) 장아찌류 16가지

(1) **감장아찌** 모든 체질에 적합

재료: 감 25개, 천일염 2컵, 식초 2컵, 물 3.6 l
- **양념장 만들기:** 다시마 5×10cm 2장, 국멸치 10마리, 진간장 8컵, 설탕 4컵, 물엿 2컵, 식초 1컵, 소금 2큰술, 물 1.8 l

만드는 법
① 9월 말경에 상처 나지 않은 땡감을 준비한다.

② 분량의 물에 소금을 풀고 팔팔 끓여 완전히 식힌 다음 식초를 섞어준다.
③ 감을 꼭지채 깨끗이 손질하여 항아리에 담고 ②의 소금물을 부어 한 달 동안 보관한다.
④ 한 달이 지나면 절여진 감을 바구니에 건져 물기를 빼 놓는다.
⑤ 양념장은 냄비에 분량의 재료를 넣고 끓여 만든 다음 식힌다.
⑥ 항아리에 ④의 절여진 감을 차곡차곡 담고 양념장을 붓는다.
⑦ 1주일에 한 번씩 양념장을 달여 부어 준 다음 3주 후부터 갖은 양념에 무쳐 먹거나 고추장에 박아 두고 먹는다.

(2) 깻잎장아찌 모든 체질에 적합

재료: 깻잎 100장, 고춧가루 2큰술, 진간장 1컵, 통마늘 5쪽, 양파 1/2개, 쪽파 2뿌리, 홍고추 2개, 생강 1톨, 깨소금 2큰술

만드는 법
① 깻잎은 싱싱한 것으로 골라 깨끗이 씻은 다음 물기를 완전히 빼 놓는다.
② 양파는 곱게 채 썰고 홍고추는 어슷하게 썬 다음 마늘과 생강은 곱게 다진다.
③ 진간장에 채 썬 양파, 간 마늘과 간 생강, 고춧가루 등을 넣어 양념장을 만든다.
④ 깻잎을 한 장씩 펴 양념장을 바르고 10장씩 묶음으로 만든다.
⑤ 양념한 깻잎을 밀폐용기에 차곡차곡 담고 남은 양념장을 붓는다.
⑥ 2~3일 후에 진간국만 따라내어 팔팔 끓인 다음 식혀 항아리에 다시 붓는다. 약 1주일이 지나면 깻잎이 누렇게 익으면 먹는다.

(3) 고추장아찌 모든 체질에 적합

재료: 고추 600g, 소금 1/2컵, 물 3컵, 간장 5컵

만드는 법
① 고추는 상처가 없는 것으로 골라서 꼭지 째 깨끗이 씻은 다음 1차 소금물에 절인다. 고추를 넣고 떠오르지 않게 대발이나 접시로 눌러 2주 정도 노랗게 삭힌다.
② 삭은 고추는 건져 물기를 뺀 다음 간장을 끓여 붓고 2주일 이상 두면 맛이 든다.
③ 먹을 때에는 약간의 고춧가루, 다진 파, 다진 마늘, 설탕, 물엿, 참기름, 참깨 등을 넣고 고루 무친다.

(4) 더덕장아찌 모든 체질에 적합

🧺 재료: 더덕 2kg, 소금 2컵, 물 1.8ℓ

• **양념고추장 만들기:** 고추장 3컵, 설탕 1컵, 물엿 2컵, 소주 1컵, 생수 3컵

🍴 만드는 법

① 더덕은 껍질을 벗기고 깨끗이 씻은 다음 소금물에 약 2시간 정도 절여서 아린 맛과 물기를 빼 놓는다.
② 절인 더덕은 방망이로 자근자근 두드려 놓는다.
③ 손질한 더덕은 하루 정도 물기가 없도록 통풍이 잘되는 곳에서 말린 다음 망사주머니에 넣고 항아리에 담아 놓는다.
④ 양념고추장은 냄비에 분량의 양념 재료를 넣고 한소끔 끓여 만든 다음 완전히 식힌다.
⑤ ②의 절인 더덕 위에 만든 양념고추장을 항아리에 주르륵 부었다가 1개월이나 2개월 후부터 꺼내 먹는다.
⑥ 먹을 때에는 쪽쪽 찢어서 약간의 고춧가루, 다진 파, 다진 마늘, 설탕, 물엿, 참기름, 참깨 등을 넣고 고루 무친다.

(5) 도라지장아찌 모든 체질에 적합

🧺 재료: 도라지 2kg, 소금 2컵, 물 1.8ℓ

• **양념고추장 만들기:** 고추장 3컵, 설탕 1컵, 물엿 2컵, 소주 1컵, 생수 3컵

🍴 만드는 법

① 도라지는 껍질을 벗기고 소금 4큰술 정도를 뿌린 다음 손바닥으로 바락바락 문질러 씻어 맑은 물에 여러 번 헹구어 놓는다.
② 도라지를 3~4가닥으로 먹기 좋게 찢고 소금물을 부어 3~4일 정도 절인 다음 물기를 완전히 빼 놓는다.
③ 양념고추장은 냄비에 분량의 양념 재료를 넣고 한소끔 끓여 만든 다음 완전히 식힌다.
④ 절인 도라지에 ③의 양념고추장 1/2정도를 애벌로 고루 바른다.
⑤ 양념고추장을 바른 도라지를 항아리에 차곡차곡 담고 나머지 양념고추장을 부어 1주일 정도 삭힌 다음 꺼내어 먹는다.
⑥ 먹을 때에는 쪽쪽 찢어서 약간의 고춧가루, 다진 파, 다진 마늘, 설탕, 물엿, 참기름, 참깨 등을 넣고 고루 무친다.

(6) 마늘장아찌 모든 체질에 적합

🧺 재료: 깐 마늘 2kg

• **달임장 만들기:** 진간장 5컵, 설탕 2컵, 식초 1컵, 청주 1컵, 소금 2큰술, 물 3.6 *l*

🍴 만드는 법

① 깐 마늘은 손질하여 깨끗이 씻은 다음 채반에 담아 물기를 제거한다.
② 달임장은 냄비에 식초를 제외한 분량의 재료를 넣고 팔팔 끓여 만든 다음 식혀 놓는다.
③ 끓는 물로 소독한 항아리에 ①의 마늘을 넣고 달임장과 식초를 부은 다음 밀봉하여 10일 동안 보관한다.
④ 10일 정도 지난 후 양념장을 따라 내어 끓인 다음 식혀서 병에 다시 붓는다. 이런 과정을 3~4회 반복하여 한 달 정도 지나면 먹을 수 있다.

> 🐞 장아찌 양념장을 만들 때는 물이 들어가지 않도록 조심해야 한다. 만일 물이 들어가면 곰팡이가 생기기 쉽고 맛도 떨어지게 된다. 용기에서 꺼낼 때에도 물기 없는 숟가락을 사용한다.

(7) 마늘종장아찌 모든 체질에 적합

🧺 재료: 마늘종 2kg

• **달임장 만들기:** 진간장 5컵, 설탕 2컵, 식초 1컵, 청주 1컵, 소금 2큰술, 물 3.6 *l*

🍴 만드는 법

① 마늘종은 연한 것으로 골라 줄기의 억센 부분은 잘라 내고 항아리에 차곡차곡 담는다.
② 달임장은 냄비에 식초를 제외한 분량의 재료를 넣고 팔팔 끓여 만든 다음 식혀 놓는다.
③ 끓는 물로 소독한 항아리에 ①의 마늘종에 차곡차곡 넣고 달임장과 식초를 부은 다음 마늘종이 떠오르지 않도록 무거운 돌로 눌러 1개월 동안 삭힌다.
④ 먹을 때는 노랗게 삭은 마늘종을 꺼내어 채반에 물기를 제거하고 4~5cm 길이로 잘라서 약간의 고춧가루, 다진 파, 다진 마늘, 설탕, 물엿, 참기름, 참깨 등을 넣고 고루 무친다.

(8) 매실장아찌 모든 체질에 적합

🧺 재료: 청매과육 2kg, 흑설탕 2kg

🍴 만드는 법

① 단단하고 상처가 없는 푸른 매실(청매)을 골라 깨끗하게 씻어 채반에 담아 물기를 빼 놓는다.

② 청매과육 1kg에 준비한 설탕의 2/3를 뿌려 고루 잰 다음 끓는 물로 소독한 유리병에 차곡차곡 담는다.
③ 매실 맨 윗부분에 나머지 설탕을 1~2cm 두께로 두껍게 덮어 공기가 통하지 않도록 한다.
④ 3개월 정도 지나면 아삭거리고 쫄깃한 맛이 살아 있는 매실장아찌가 완성된다.
⑤ 먹을 때에는 씨를 빼고 약간의 고춧가루, 다진 파, 다진 마늘, 설탕, 물엿, 참기름, 참깨 등을 넣어 고루 무친다.

(9) 무말랭이숙장아찌 모든 체질에 적합

재료: 무말랭이 1kg, 진간장 2컵, 설탕 1컵, 물엿 2컵, 건표고버섯 5장, 쪽파 10뿌리, 마른 고추 3개, 마늘 10쪽, 생강 2톨, 참기름 3큰술, 참깨 2큰술, 식용유 약간

만드는 법

① 무말랭이는 물에 충분히 불려 삶은 다음 물기를 꼭 짜 놓는다.
② 준비된 무말랭이에 간장과 설탕을 넣고 고루 버무려 절인다.
③ 표고버섯은 물에 불려 기둥을 떼어내고 삶은 다음 채 썰고 마늘, 생강, 붉은 고추도 채 썬다. 쪽파는 송송 썬다.
④ 달궈진 팬에 기름을 두르고 준비해 놓은 마늘, 생강, 고추를 볶다가 향이 나면 무말랭이, 버섯, 쪽파를 넣어 볶는다.
⑤ ④의 재료가 다 볶아질 무렵에 물엿과 참기름을 넣고 한 번 더 살짝 볶은 다음 참깨를 솔솔 뿌려준다.

(10) 무장아찌 모든 체질에 적합

재료: 무 4개

• **달임장 만들기:** 진간장 5컵, 설탕 2컵, 식초 2컵, 청주 1컵, 물 3.6 l

만드는 법

① 무는 작고 단단한 것을 골라 3cm 길이로 나누어 4~5일 정도 햇볕에 말린다.
② 말린 무는 젖은 행주로 먼지를 닦아내고 분량의 간장을 부어 간이 배도록 2~3일 정도 놓아둔다.
③ 무가 간이 어느 정도 배면 간장 국물을 따라 내어 나머지 달임장 재료를 넣고 잠깐 끓인 다음 식혀서 다시 무에 붓는다. 이와 같은 방법을 2~3번 반복한다.

④ 10일 후부터는 먹을 수 있으며 먹을 때마다 무는 사방 3cm크기로 얇게 저며 썬 다음 약간의 고춧가루, 다진 파, 다진 마늘, 설탕, 물엿, 참기름, 참깨 등을 넣고 고루 무친다.

(11) 양파장아찌 모든 체질에 적합

재료: 양파 20개

• **달임장 만들기:** 진간장 5컵, 마른 고추 5개, 생강 4톨, 설탕 2컵, 식초 2컵, 청주 1컵, 물 3.6 l

만드는 법

① 양파는 겉껍질을 벗기고 깨끗이 씻어 건진 다음 마른 면포를 사용하여 물기를 제거한다.
② 달임장은 마른 고추를 3~4토막으로 잘라 냄비에 넣고 나머지 재료를 한데 넣어 한소끔 끓인 다음 식혀 놓는다.
③ 끓는 물로 소독한 유리병에 ①의 양파를 차곡차곡 담고 ②의 달임장을 부은 다음 무거운 돌을 올려놓는다.
④ 4~5일 정도 지난 후 장아찌 달임장을 따라 내어 끓인 다음 식혀서 다시 양파에 붓는다. 이 과정을 4~5일에 한 번씩, 2~3회 정도 반복한다.
⑤ 2주 정도 지나면 먹을 수 있으므로 먹을 때는 1.5×1.5cm 크기로 깍둑썰기 하고 장아찌 달임장 국물을 함께 내어 국물도 떠먹을 수 있도록 한다.

(12) 연근장아찌 모든 체질에 적합

재료: 연근 6뿌리, 백련초 2개, 식초 2컵

• **달임장 만들기:** 진간장 2컵, 멸치액젓 2컵, 설탕 2컵, 청주 1컵, 표고버섯 2개, 마른 고추 4개, 통마늘 5쪽, 생강 2톨, 월계수잎 5장, 통후추·정향 5알씩, 물 3.6 l

만드는 법

① 연근은 얇게 썰어 연한 식초물에 10분 정도 담가 전분을 빼 놓는다.
② 식초물을 팔팔 끓여 연근을 넣고 2분 정도 데친 다음 찬물에 헹궈 물기를 빼 놓는다.
③ 백련초는 잘 씻어서 반을 갈라 씨를 제거한다.
④ 달임장은 냄비에 분량의 재료를 넣고 팔팔 끓여 만든다.
⑤ 끓는 물로 소독한 유리병에 연근을 차곡차곡 담고 달임장의 건더기는 모두 건져낸 다음 뜨거울 때 달임장을 붓고 백련초를 넣어 준다.
⑥ 식으면 병을 잘 밀봉하여 냉장고에 넣어 보관한다. 이틀 정도 지난 후부터 먹는다.

(13) 오이장아찌 모든 체질에 적합

재료: 오이 10개, 천일염 1컵, 청양고추 10개

• **달임장 만들기:** 진간장·설탕 2컵씩, 식초 2컵, 청주 1컵, 월계수잎 5장, 통후추·정향 5알씩, 통계피 10g, 소금 2큰술, 물 1.8 l

만드는 법

① 오이는 굵은소금으로 문질러 깨끗이 씻은 다음 채반에 담아 물기를 제거한다.
② 달임장은 냄비에 식초를 제외한 분량의 재료를 넣고 팔팔 끓여 만든다.
③ 끓는 물로 소독한 유리병에 오이와 청양고추를 차곡차곡 담고 달임장의 건더기는 모두 건져낸 다음 뜨거운 달임장과 식초를 부어 준다.
④ 식으면 병을 잘 밀봉하여 서늘한 곳에 5일 정도 보관한다.
⑤ 5일 후에 달임장만 다시 따라 내어 끓여 식힌 다음 오이에 부어 준다.
⑥ 먹을 때는 오이 1개를 꺼내어 쫑쫑 썬 다음 약간의 고춧가루, 다진 파, 다진 마늘, 설탕, 물엿, 참기름, 참깨 등을 넣고 고루 무친다.

(14) 우엉장아찌 모든 체질에 적합

재료: 우엉 6뿌리, 양파 2개, 대파 3뿌리, 마른 고추 3개, 진간장 2컵, 설탕 2컵, 식초 2컵, 청주 1컵, 소금 2큰술, 물 1.8 l

만드는 법

① 우엉 껍질은 필러를 이용해 얇게 벗긴 다음 어슷하게 썰어 식초물에 담갔다가 끓는 물에 살짝 데친다.
② 양파는 손질하여 채 썰고 대파와 고추는 송송 썬다.
③ 냄비에 식초를 제외한 간장과 설탕, 청주, 소금을 넣고 끓여 달임장을 만든 다음 양파와 홍고추를 넣고 식혀 놓는다.
④ 준비한 우엉을 용기에 담고 ③의 달임장과 식초를 붓고 뚜껑을 덮는다.
⑤ 3일 후 국물만 따라 내어 끓인 다음 식혀서 다시 붓는다.
⑥ 1주일 정도 지나면 맛이 들어 먹기 좋은 우엉장아찌가 된다.

(15) 표고장아찌 모든 체질에 적합

재료: 건표고버섯 20장, 진간장 4컵, 흑설탕 2컵

• **다시마국물 만들기:** 다시마 5×10cm 2장, 북어머리 4개, 대파 2뿌리, 생강 2톨, 감초 4편, 물 1.8 l

🍴 만드는 법

① 건표고버섯은 기둥을 떼고 미지근한 물에 담가 불린 다음 물기를 꼭 짜 놓는다.
② 달임장은 냄비에 분량의 다시마국물 재료와 간장, 흑설탕, 분량의 물을 넣고 끓여 식혀 놓는다.
③ 항아리에 표고를 넣고 ②의 달임장을 부은 다음 표고버섯이 뜨지 않게 깨끗한 돌로 눌러 놓는다.
④ 1주일에 한 번씩 달임장을 다시 끓여 식혀서 붓는다. 3회 정도 반복한다.
⑤ 3주가 지나면 표고를 건져 주머니에 넣어 고추장에 박는다.
⑥ 먹을 때에는 꺼내서 참기름과 깨소금을 넣고 무쳐서 먹거나 그냥 장아찌 째로 먹어도 표고버섯의 향을 느낄 수 있다.

(16) 피클 모든 체질에 적합

🧺 재료: 오이 10개, 소금 2컵, 설탕 2컵, 식초 2컵

🧺 부재료: 양파 2개, 마른 고추 5개, 통계피 5×10cm 1개, 월계수잎 5장, 통후추 10알, 정향 5알, 물 3.6 l

🍴 만드는 법

① 오이는 통째로 깨끗이 씻어 놓고 양파는 굵직하게 채 썰어 놓는다.
② 냄비에 식초를 제외한 분량의 부재료와 설탕, 소금을 넣고 물을 부어 끓인다.
③ 손질해 둔 오이를 밀폐용기에 담고 끓인 뜨거운 ②의 피클물을 바로 부은 다음 식초를 붓고 뚜껑을 덮는다.
④ 1주일 정도 지나면 피클물을 따라 내어 다시 한 번 끓여서 붓는다.
⑤ 피클물이 식으면 바로 냉장고에 보관해야 아삭함이 더욱 살아난다.

8) 무침류 31가지

(1) 가지무침 AB형(태양인)과 O형(소양인)에 적합

🧺 재료: 가지 4개

● **양념장 만들기:** 국간장 2큰술, 고춧가루 1큰술씩, 다진 파 1큰술, 다진 마늘 1/2큰술, 설탕 1/2큰술, 참기름 1큰술, 참깨 1/2큰술, 후추 약간

🍴 만드는 법
① 가지는 꼭지를 떼고 깨끗이 씻어 5cm 길이로 썬다.
② 김이 오른 찜통에 넣어 10분간 찐 다음 먹기 좋게 손으로 찢어 물기를 꼭 짜 놓는다.
③ 양념장은 볼에 분량의 재료를 넣고 고루 섞어 만든다.
④ 볼에 삶은 가지와 양념장을 넣고 가볍게 고루 버무려 무친다.

(2) **갑오징어무침** 모든 체질에 적합

🧺 재료: 갑오징어 1마리, 오이 1/2개, 양파 1/2개, 참깨 1작은술
- **초고추장 만들기**: 고추장 2큰술, 양파즙 1큰술, 다진 마늘 1/2큰술, 생강즙 1작은술, 설탕 1큰술, 식초 1큰술, 청주 1/2큰술, 참기름 1작은술, 참깨 1작은술, 사이다 2큰술, 레몬즙 1/2큰술, 후추 약간

🍴 만드는 법
① 갑오징어는 뼈를 떼어내고 다리를 떼어낸 다음 껍질을 벗기고 칼집을 넣어 한입 크기로 썰어 끓는 살짝 데친다.
② 오이는 길이로 반 갈라 어슷 썰고 양파는 채 썰어 소금에 살짝 절인다.
③ 초고추장은 볼에 분량의 재료를 넣고 고루 섞어 만든다.
④ 볼에 오징어, 오이, 양파, 초고추장을 넣고 가볍게 고루 버무려 무친 다음 참깨를 솔솔 뿌려준다.

(3) **고사리무침** AB형(태양인)과 O형(소양인)에 적합

🧺 재료: 건고사리 30g, 국간장 2큰술, 다진 파 1큰술, 다진 마늘 1/2큰술, 참기름 1큰술, 참깨 1작은술, 식용유 약간

🍴 만드는 법
① 마른 고사리는 찬물에 넣고 하룻밤 동안 담가 놓았다가 줄기가 무를 때까지 삶는다.
② 삶은 고사리를 찬물에 헹군 다음 하루 정도 물에 담가 아린 맛을 없앤다.
③ 고사리가 충분히 불려 졌으면 억센 줄기는 뜯어내고 4~5cm 길이로 자른다.
④ 달궈진 팬에 기름을 약간 두르고 2~3분 볶은 다음 1/2컵 정도 물을 넣고 뚜껑을 덮어 약 불에 잠깐 끓여 준다.
⑤ 볶은 고사리에 간장, 다진 파, 다진 마늘, 참기름, 참깨 등을 넣어 조물조물 고루 무친다.

(4) 달래돌나물초장무침 모든 체질에 적합

🧺 재료: 달래 100g, 돌나물 50g, 참깨 1작은술

• **초고추장 만들기**: 고추장 2큰술, 양파즙 1큰술, 다진 마늘 1/2큰술, 설탕 1큰술, 식초 1큰술, 청주 1/2큰술, 참기름 1작은술, 참깨 1작은술, 사이다 2큰술, 레몬즙 1/2큰술, 후추 약간

🍴 만드는 법

① 달래는 깨끗이 씻어 4등분하고 돌나물은 살짝 씻어 건져 놓는다.
② 초고추장은 볼에 분량의 재료를 넣고 고루 섞어 만든다.
③ 볼에 달래, 돌나물, 초고추장을 넣고 가볍게 고루 버무려 무친 다음 참깨를 솔솔 뿌려 준다.

💡 나물 무침은 먹기 전에 바로 무쳐야 물이 생기지 않는다.

(5) 더덕무침 AB형(태양인)과 O형(소양인)에 적합

🧺 재료: 더덕 150g, 고추장 1큰술, 설탕·식초 1/2큰술씩, 참기름 1/2큰술, 깨소금·실고추·소금 약간씩

🍴 만드는 법

① 더덕은 흐르는 물에 씻은 후 껍질을 벗기고 반으로 갈라 방망이나 칼로 자근자근 두들겨 부드럽게 편다.
② 더덕은 먹기 좋게 손으로 잘게 찢어 소금물에 20분 정도 담가 두고 쓴맛을 적당히 우려낸 다음 건져서 물기를 꼭 짜 놓는다.
③ 더덕에 고추장, 설탕, 참기름, 깨소금, 소금을 넣고 조물조물 무친다.
④ 간이 적당히 배이면 식초를 넣어 다시 한 번 무치고 실고추를 올린다.

(6) 도라지무침 태음인(B형)과 소음인(A형)에 적합

🧺 재료: 도라지 150g, 다진 파 1큰술, 고추장 1큰술, 고춧가루 1작은술, 다진 마늘 1/2큰술, 설탕 1작은술, 식초 1작은술, 참기름 1작은술, 깨소금 1/2작은술, 소금 약간

• **양념장 만들기**: 진간장 1.5큰술, 국간장 1/2큰술, 고춧가루 1/2작은술, 다진 파 1큰술, 다진 마늘 1/2큰술, 설탕 1/2작은술, 식초 1/2큰술, 참기름 1큰술, 깨소금 1/2큰술, 후추 약간

🍴 만드는 법

① 도라지는 약한 소금물에 삶아 머리 윗부분을 잘라 내고 길이 5cm 정도로 썰어 3~4쪽을 낸 다음 찬물에 담가 놓는다.

② 시중에서 파는 찢어 놓은 도라지를 너무 굵게 찢어 놓았으면 가늘게 손질을 해서 사용한다.
③ 물기를 제거한 도라지는 달궈진 팬에 기름을 넉넉히 두르고 볶다가 다진 마늘과 소금을 넣어 볶는다.
④ 볶은 도라지에 다진 파, 고추장, 고춧가루, 설탕, 식초, 참기름, 깨소금 등을 넣고 무쳐서 맛을 낸다.

(7) 도토리묵무침 태음인(B형)과 소음인(A형)에 적합

재료: 도토리묵 1/3모, 양상추 3잎, 오이 1/2개, 당근 1/4개, 쑥갓 4줄기, 깻잎 6장, 대파 1/2뿌리, 참깨 1작은술, 무순 약간

- **양념장 만들기:** 진간장 1.5큰술, 국간장 1/2큰술, 고춧가루 1/2작은술, 다진 파 1큰술, 다진 마늘 1/2큰술, 설탕 1/2작은술, 식초 1/2큰술, 참기름 1큰술, 깨소금 1/2큰술, 후추 약간

만드는 법

① 묵은 1cm 두께로 사방 4×5cm 크기가 되도록 썬다.
② 양념장은 볼에 분량의 재료를 넣고 고루 섞어 만든다.
③ 양상추는 한입크기로 찢어 무순과 함께 찬물에 담갔다가 건져 놓고 오이와 당근은 손질하여 깨끗이 씻은 다음 반 갈라 어슷하게 썰어 놓는다.
④ 깻잎은 억센 줄기를 자르고 흐르는 물에 씻어 놓는다.
⑤ 깻잎은 깨끗이 씻어 송송 썰고 대파는 어슷하게 썬다.
⑥ 볼에 도토리묵, 준비한 야채를 넣고 적당량의 양념장을 고루 뿌려준 다음 참깨를 솔솔 뿌려준다.

(8) 두부쑥갓무침 모든 체질에 적합

재료: 두부 1/3모, 쑥갓 100g, 단무지 50g, 대파 1/2뿌리, 국간장 2큰술, 다진 마늘 1작은술, 참기름 1큰술, 깨소금 1/2큰술, 소금 약간

만드는 법

① 쑥갓은 끓는 물에 소금을 약간 넣고 7초간 데쳐서 찬물에 헹구어 물기를 꼭 짠 다음 3cm 길이로 썰어 놓는다.
② 단무지는 채 썰어 물기를 꼭 짜 놓고 대파는 송송 썰어 놓는다.
③ 두부는 끓는 물에 살짝 데치고 종이타월로 싸서 물기를 제거해 놓는다.

④ 물기를 짠 두부를 볼에 담고 손으로 비벼 남은 덩어리를 으깬 다음 쑥갓과 단무지를 넣는다.
⑤ ④의 재료에 분량의 간장, 다진 파, 다진 마늘. 참기름, 깨소금을 넣어 조물조물 고루 무친다.

(9) 메밀묵무침 AB형(태양인)과 O형(소양인)에 적합

재료: 메밀묵 1/3모, 양상추 3잎, 오이 1/2개, 당근 1/4개, 쑥갓 4줄기, 깻잎 6장, 대파 1/2뿌리, 검정깨 1작은술, 무순 약간

- **양념장 만들기:** 진간장 1.5큰술, 국간장 1/2큰술, 고춧가루 1/2작은술, 다진 파 1큰술, 다진 마늘 1/2큰술, 설탕 1/2작은술, 식초 1/2큰술, 참기름 1큰술, 깨소금 1/2큰술, 후추 약간

만드는 법

① 메밀묵은 1cm 두께로 사방 4×5cm 크기가 되도록 썬다.
② 양념장은 볼에 분량의 재료를 넣고 고루 섞어 만든다.
③ 양상추는 한입크기로 찢어 무순과 함께 찬물에 담갔다가 건져 놓고 오이와 당근은 손질하여 깨끗이 씻은 다음 반 갈라 어슷하게 썰어 놓는다.
④ 깻잎은 억센 줄기를 자르고 흐르는 물에 씻어 놓는다.
⑤ 깻잎은 깨끗이 씻어 송송 썰고 대파는 어슷하게 썬다.
⑥ 볼에 메밀묵과 준비한 야채를 넣고 양념장을 고루 뿌려 살짝 버무린 다음 검정깨를 솔솔 뿌려준다.

(10) 물미역초장무침 AB형(태양인)과 O형(소양인)에 적합

재료: 물미역 150g, 양파 1/4개, 참깨 1작은술

- **초고추장 만들기:** 고추장 2큰술, 양파즙 1큰술, 다진 마늘 1/2큰술, 생강즙 1작은술, 설탕 1큰술, 식초 1큰술, 청주 1/2큰술, 참기름 1작은술, 참깨 1작은술, 사이다 2큰술, 레몬즙 1/2큰술, 후추 약간

만드는 법

① 물미역을 끓는 물에 살짝 데쳐서 거품이 나지 않을 때까지 헹구어 물기를 뺀 다음 4~5cm 길이로 썰어 놓는다.
② 양파는 채 썰고 소금에 살짝 절여 물기를 꼭 짜 놓는다.
③ 초고추장은 볼에 분량의 재료를 넣고 고루 섞어 만든다.
④ 볼에 물미역, 양파, 초고추장을 넣고 가볍게 고루 버무려 무친 다음 참깨를 솔솔 뿌려준다.

(11) 미나리숙주무침 AB형(태양인)과 O형(소양인)에 적합

🧺 **재료**: 미나리 줄기 80g, 숙주 70g, 참깨 1작은술, 소금 약간

- **양념장 만들기**: 국간장 1큰술, 식초 1/2큰술, 설탕 1/2큰술, 참기름 1/2큰술, 참깨 1작은술, 후추 약간

🍴 **만드는 법**

① 미나리는 줄기만 준비하여 6cm 길이로 잘라 끓는 물에 약간의 소금을 넣고 살짝 데친 다음 찬물에 헹구어 체에 밭쳐 놓는다.
② 숙주나물도 끓는 물에 약간의 소금을 넣고 미나리와 같은 방법으로 데쳐 준비한다.
③ 양념장은 볼에 분량의 재료를 넣고 고루 섞어 만든다.
④ 볼에 미나리, 숙주, 양념장을 넣고 가볍게 고루 버무려 무친 다음 참깨를 솔솔 뿌려준다.

(12) 미나리초장무침 AB형(태양인)과 O형(소양인)에 적합

🧺 **재료**: 미나리 150g, 참깨 1작은술, 소금·식용유 약간씩

- **초고추장 만들기**: 고추장 2큰술, 양파즙 1큰술, 다진 마늘 1/2큰술, 생강즙 1작은술, 설탕 1큰술, 식초 1큰술, 청주 1/2큰술, 참기름 1작은술, 참깨 1작은술, 사이다 2큰술, 레몬즙 1/2큰술, 후추 약간

🍴 **만드는 법**

① 미나리는 다듬어 5cm 길이로 썰고 깨끗이 씻은 다음 끓는 물에 약간의 소금을 넣고 파랗게 살짝 데쳐 찬물에 헹구어 물기를 빼 놓는다.
② 초고추장은 볼에 분량의 재료를 넣고 고루 섞어 만든다.
③ 볼에 삶은 미나리와 초고추장을 넣고 가볍게 고루 버무려 무친 다음 참깨를 솔솔 뿌려준다.

(13) 부추양파무침 모든 체질에 적합

🧺 **재료**: 부추 50g, 양파 1개, 참깨 1작은술

- **양념장 만들기**: 멸치액젓 1큰술, 고춧가루 1큰술, 다진 마늘 1큰술, 설탕 1/2큰술, 식초 1/2큰술, 참기름 1작은술, 깨소금 1작은술

🍴 **만드는 법**

① 부추는 깨끗이 다듬어서 풋내가 나지 않게 부드럽게 살랑살랑 씻어 바구니에 건져 놓는다.
② 양파는 껍질을 벗겨 깨끗이 씻은 다음 채 썰고 물에 3분 동안 담갔다가 바구니에 건져 놓는다.

③ 물기 뺀 부추는 3cm 길이로 썬다.
④ 양념장은 볼에 분량의 재료를 넣고 고루 섞어 만든다.
⑤ 볼에 부추, 양파, 양념장을 넣고 가볍게 고루 버무려 무친 다음 참깨를 솔솔 뿌려준다.

(14) 부추오이무침 모든 체질에 적합

재료: 부추 50g, 청오이 1개, 참깨 1작은술, 굵은소금 1/2큰술

- **양념장 만들기:** 멸치액젓 1큰술, 고춧가루 1큰술, 다진 마늘 1큰술, 설탕 1/2큰술, 식초 1/2큰술, 참기름 1작은술, 깨소금 1작은술

만드는 법

① 오이는 굵은 소금으로 문질러 씻어 내고 부추는 깨끗이 다듬어서 풋내가 나지 않게 부드럽게 살랑살랑 씻어 바구니에 건져 물기를 빼 놓는다.
② 물기 뺀 오이를 0.3cm 두께로 둥글게 썰고 부추는 3cm 길이로 썬다.
③ 양념장은 볼에 분량의 재료를 넣고 고루 섞어 만든다.
④ 볼에 오이, 부추, 양념장을 넣고 가볍게 고루 버무려 무친 다음 참깨를 솔솔 뿌려준다.

(15) 브로콜리초장무침 모든 체질에 적합

재료: 브로콜리 1송이, 양파 1/2개, 참깨 1작은술, 소금·식용유 약간씩

- **초고추장 만들기:** 고추장 2큰술, 양파즙 1큰술, 다진 마늘 1/2큰술, 생강즙 1작은술, 설탕 1큰술, 식초 1큰술, 청주 1/2큰술, 참기름 1작은술, 참깨 1작은술, 사이다 2큰술, 레몬즙 1/2큰술, 후추 약간

만드는 법

① 브로콜리는 송이송이 작게 자르고 대는 껍질을 벗겨 0.3cm 정도의 두께로 어슷 썬 다음 끓는 물에 약간의 소금과 식용유를 넣고 파랗게 살짝 데쳐 찬물에 헹구어 물기를 빼 놓는다.
② 양파는 채 썰어 달궈진 팬에 기름을 약간 두르고 살짝 볶아 놓는다.
③ 초고추장은 볼에 분량의 재료를 넣고 고루 섞어 만든다.
④ 볼에 삶은 브로콜리, 볶은 양파, 초고추장을 넣고 가볍게 고루 버무려 무친 다음 참깨를 솔솔 뿌려준다.

(16) 비름나물무침 AB형(태양인)과 O형(소양인)에 적합

재료: 비름나물 150g, 대파 1/2뿌리, 홍고추 1개, 국간장 2큰술, 다진 마늘 1큰술, 참

기름 1큰술, 참깨 1작은술, 소금 약간

🍴 만드는 법

① 비름나물은 밑둥의 억센 줄기를 잘라 내고 깨끗이 씻은 다음 끓는 물에 약간의 소금을 넣고 살짝 데친다.

② 데쳐 낸 비름은 찬물에 여러 번 헹궈 물기를 꼭 짜고 3cm 길이로 썰어 놓는다.

③ 대파는 송송 썰고 홍고추는 채 썰어 씨를 털어 놓는다.

④ 볼에 삶은 비름나물, 다진 파, 홍고추, 간장, 다진 마늘, 참기름, 참깨 등을 넣고 가볍게 고루 버무려 무친다.

(17) 오이무침 AB형(태양인)과 O형(소양인)에 적합

🧺 재료: 청오이 1개, 양파 1/2개, 설탕·식초 1/2큰술씩, 참깨 1작은술, 굵은소금 1/2큰술

• **양념장 만들기:** 멸치액젓 1큰술, 고춧가루 1큰술, 다진마늘 1큰술, 설탕 1/2큰술, 식초 1/2큰술, 참기름 1작은술, 참깨 1작은술

🍴 만드는 법

① 오이는 0.3cm 굵기로 어슷 썰고 양파도 같은 굵기로 채 썰어 준비한다.

② 볼에 오이와 양파를 담고 약간의 설탕, 식초, 소금으로 10분 정도 1차 간이 배이도록 한 다음 물기를 꼭 짜 놓는다.

③ 양념장은 볼에 분량의 재료를 넣고 고루 섞어 만든다.

④ 볼에 오이, 양파, 양념장을 넣고 가볍게 고루 버무려 무친 다음 참깨를 솔솔 뿌려준다.

(18) 쑥갓무침 태음인(B형)과 소음인(A형)에 적합

🧺 재료: 쑥갓나물 150g, 대파 1/2뿌리, 홍고추 1개, 국간장 2큰술, 다진 마늘 1큰술, 참기름 1큰술, 참깨 1작은술, 소금 약간

🍴 만드는 법

① 쑥갓나물은 밑둥의 억센 줄기를 잘라 내고 깨끗이 씻은 다음 끓는 물에 약간의 소금을 넣고 7초간 살짝 데친다.

② 데친 쑥갓은 찬물에 여러 번 헹궈 물기를 꼭 짜고 3cm 길이로 썰어 놓는다.

③ 대파는 송송 썰고 홍고추는 채 썰어 씨를 털어 놓는다.

④ 볼에 삶은 쑥갓, 다진 파, 홍고추, 간장, 다진 마늘, 참기름, 참깨 등을 넣고 가볍게 고루 버무려 무친다.

(19) 숙주나물무침 AB형(태양인)과 O형(소양인)에 적합

재료: 숙주 150g, 청양고추 2개, 홍고추 1개, 소금 약간

- **양념장 만들기:** 국간장 2큰술, 다진 파 1큰술, 다진 마늘 1/2큰술, 참기름 1/2큰술, 참깨 1작은술, 실고추 약간

만드는 법

① 숙주나물은 깨끗이 손질하여 끓는 물에 소금을 약간 넣고 데쳐 물기를 빼 놓는다. 숙주나물을 데칠 때 뚜껑을 열면 비린내가 나므로 주의한다.
② 고추는 반 갈라 씨를 털어 내고 곱게 채 썬다.
③ 양념장은 볼에 분량의 재료를 넣고 고루 섞어 만든다.
④ 볼에 삶아진 숙주, 채 썬 홍고추, 양념장을 넣고 가볍게 고루 버무려 무친다.

(20) 시금치무침 AB형(태양인)과 O형(소양인)에 적합

재료: 시금치 150g, 대파 1/2뿌리, 홍고추 1개, 국간장 2큰술, 다진 마늘 1큰술, 참기름 1큰술, 참깨 1작은술, 소금 약간

만드는 법

① 시금치는 밑둥을 다듬고 깨끗이 씻은 다음 끓는 물에 약간의 소금을 넣고 7초간 살짝 데친다.
② 데친 시금치는 찬물에 여러 번 헹궈 물기를 꼭 짜 놓는다.
③ 대파는 송송 썰고 홍고추는 채 썰어 씨를 털어 놓는다.
④ 볼에 삶은 시금치, 다진 파, 홍고추, 간장, 다진 마늘, 참기름 등을 넣고 조물조물 고루 무친 다음 참깨를 솔솔 뿌려준다.

(21) 유채나물무침 AB형(태양인)과 O형(소양인)에 적합

재료: 유채나물 150g, 대파 1/2뿌리, 홍고추 1개, 국간장 2큰술, 다진 마늘 1큰술, 참기름 1큰술, 참깨 1작은술, 소금 약간

만드는 법

① 유채는 다듬어 깨끗이 씻은 다음 끓는 물에 약간의 소금을 넣고 10초간 살짝 데친다.
② 데친 유채는 찬물에 여러 번 헹궈 물기를 꼭 짜 놓는다.
③ 대파는 송송 썰고 홍고추는 채 썰어 씨를 털어 놓는다.
④ 볼에 삶은 유채나물, 다진 파, 홍고추, 간장, 다진 마늘, 참기름 등을 넣고 가볍게 고루 버무려 무친 다음 참깨를 솔솔 뿌려준다.

(22) 참마낫또무침 태음인(B형)과 소음인(A형)에 적합

🧺 재료: 참마 1/2개, 레디쉬·쪽파 2뿌리씩, 낫또 2큰술, 국간장 1/2큰술, 겨자 1/2작은술, 참기름 1/2큰술, 참깨 1작은술, 소금 약간

🍴 만드는 법

① 낫또는 겨자에 간장을 섞은 겨자장을 넣어 끈이 생기도록 저어 놓는다.
② 참마는 껍질을 벗겨 깨끗이 씻고 길이로 반 갈라 반달썰기로 썬 다음 레디쉬는 납작하게 썰고 쪽파는 송송 썬다.
③ 볼에 준비된 참마, 레디쉬, 낫또, 쪽파, 참기름, 소금을 넣고 가볍게 고루 버무려 무친 다음 참깨를 솔솔 뿌려준다.

(23) 취나물된장무침 모든 체질에 적합

🧺 재료: 취나물 150g, 소금 약간
- **된장양념장 만들기:** 된장 1큰술, 고추장 1/2큰술, 다진 파 1큰술, 다진 마늘 1큰술, 참기름 1큰술, 깨소금 1작은술

🍴 만드는 법

① 취나물은 질긴 부분은 떼어내고 흐르는 물에 씻어서 더럽거나 시든 이파리는 떼어낸다.
② 끓는 물에 약간의 소금을 넣고 3분간 삶은 다음 찬물에 여러 번 헹궈 물기를 꼭 짜 놓는다.
③ 된장양념장은 볼에 분량의 재료를 넣고 고루 섞어 만든다.
④ 취나물에 된장양념장을 넣고 조물조물 버무려 무친다.

(24) 콜리플라워초장무침 모든 체질에 적합

🧺 재료: 콜리플라워 1/2송이, 양파 1/2개, 검정깨·소금·식용유 약간씩
- **초고추장 만들기:** 고추장 2큰술, 양파즙 1큰술, 다진 마늘 1/2큰술, 생강즙 1작은술, 설탕 1큰술, 식초 1큰술, 청주 1/2큰술, 참기름 1작은술, 참깨 1작은술, 사이다 2큰술, 레몬즙 1/2큰술, 후추 약간

🍴 만드는 법

① 콜리플라워는 송이를 떼어 1/2로 납작하게 썬 다음 끓는 물에 약간의 소금과 식용유를 넣고 살짝 데쳐 찬물에 헹구어 물기를 빼 놓는다.
② 양파는 채 썰어 달궈진 팬에 기름을 약간 두르고 살짝 볶아 놓는다.
③ 초고추장은 볼에 분량의 재료를 넣고 고루 섞어 만든다.
④ 볼에 삶은 콜리플라워, 볶은 양파, 초고추장을 넣고 가볍게 고루 버무려 무친 다음 검

정깨를 뿌려준다..

(25) 콩나물무침 모든 체질에 적합

재료: 콩나물 150g, 쪽파 3뿌리, 홍고추 1개, 소금물(소금 1/2큰술·물 2/3컵), 다진 마늘 1큰술, 참기름 1큰술, 깨소금 1작은술, 소금·후추(또는 고춧가루) 약간씩

만드는 법

① 콩나물은 껍질과 꼬리를 떼어내고 깨끗이 씻는다.
② 냄비에 콩나물을 넣고 약간의 소금을 넣은 다음 뚜껑을 덮고 센 불에서 삶아 건져 놓는다.
③ 쪽파는 다듬어 깨끗이 씻고 3cm 길이로 썰고 홍고추는 채 썰어 씨를 털어 놓는다.
④ 볼에 삶은 콩나물, 쪽파, 채 썬 홍고추, 다진 마늘, 참기름, 깨소금, 약간의 소금과 후추를 넣고 가볍게 고루 버무려 무친다. 입맛에 따라 약간의 고춧가루를 넣어 무쳐도 된다.

(26) 탕평채 AB형(태양인)과 O형(소양인)에 적합

재료: 청포묵 100g, 쇠고기 50g, 숙주 20g, 미나리 20g, 달걀 1개, 김가루 1큰술, 참기름·소금 약간씩

- **고기양념장 만들기**: 진간장 1/2큰술, 다진 마늘 1작은술, 설탕·청주·후추 약간씩
- **양념장 만들기**: 진간장 2큰술, 설탕 1작은술, 식초 1작은술, 다진 파 1큰술, 다진 마늘 1큰술, 참기름 1큰술, 깨소금 1/2큰술, 흰후추 약간

만드는 법

① 청포묵은 굵직하게 채 썬 다음 끓는 물에 데쳐 물기를 제거하고 약간의 참기름과 소금을 넣어 무쳐 놓는다.
② 쇠고기는 4~5cm 길이로 채 썰고 양념하여 볶아 놓는다.
③ 숙주는 거두절미하고 미나리도 다듬어 끓는 물에 약간의 소금을 넣고 데쳐 헹군 다음 4~5cm 길이로 썰어 놓는다.
④ 달걀은 황·백으로 지단을 붙여 채 썰어 놓는다.
⑤ 양념장은 볼에 분량의 재료를 넣고 고루 섞어 만든다.
⑥ 볼에 청포묵, 준비한 야채, 양념장을 넣고 가볍게 고루 무쳐 그릇에 담고 그 위에 고명으로 김가루와 지단채를 얹어준다.

(27) 톳나물두부무침 모든 체질에 적합

🧺 재료: 톳나물 150g, 두부 1/3모, 참깨 1작은술, 소금 약간

● **초고추장 만들기:** 고추장 2큰술, 양파즙 1큰술, 다진 마늘 1/2큰술, 생강즙 1작은술, 설탕 1큰술, 식초 1큰술, 청주 1/2큰술, 참기름 1작은술, 참깨 1작은술, 사이다 2큰술, 레몬즙 1/2큰술, 후추 약간

🍴 만드는 법

① 톳은 잡티를 골라내고 연한 소금물에 여러 번 씻어 물기를 빼 놓는다.
② 끓는 물에 소금과 식초를 약간 넣고 살짝 익혀 준 다음 물기를 꼭 짜 놓는다.
③ 두부는 끓는 물에 살짝 데치고 종이타월로 싸서 물기를 제거해 놓는다.
④ 물기를 짠 두부를 그릇에 담고 손으로 비벼 남은 덩어리를 으깬 다음 톳을 넣는다.
⑤ 초고추장은 볼에 분량의 재료를 넣고 고루 섞어 만든다.
⑥ 볼에 톳, 두부, 초고추장을 넣고 가볍게 고루 버무려 무친 다음 참깨를 솔솔 뿌려준다.

(28) 파강회초장무침 태음인(B형)과 소음인(A형)에 적합

🧺 재료: 쪽파 200g, 소금 약간, 물 적당량

● **초고추장 만들기:** 고추장 2큰술, 양파즙 1큰술, 다진 마늘 1/2큰술, 생강즙 1작은술, 설탕 1큰술, 식초 1큰술, 청주 1/2큰술, 참기름 1작은술, 참깨 1작은술, 사이다 2큰술, 레몬즙 1/2큰술, 후추 약간

🍴 만드는 법

① 쪽파는 대가 가는 쪽으로 골라 잘 다듬고 깨끗이 씻는다.
② 끓는 물에 약간의 소금을 넣고 파를 넣어 파랗게 살짝 데친 다음 건져 낸다.
③ 데친 파는 찬물에 재빨리 헹구어 가지런히 놓고 채반에 받쳐 놓는다.
④ 초고추장은 볼에 분량의 재료를 넣고 고루 섞어 만든다.
⑤ 파를 돌돌 말아 접시에 예쁘게 올려 담고 초고추장을 뿌려주거나 곁들여 낸다.

(29) 파래뱅어포무침 모든 체질에 적합

🧺 재료: 건파래 50g, 뱅어포 30g, 참깨 1작은술, 식용유 약간

● **양념장 만들기:** 국간장 2큰술, 고춧가루 1/2큰술, 다진 파 1큰술, 다진 마늘 1큰술, 설탕 1/2큰술, 청주 1큰술, 참기름 1큰술, 참깨 1작은술

🍴 만드는 법

① 건파래는 잡티를 제거하고 가위로 잘라 달궈진 팬에 기름을 약간 두르고 볶는다.
② 뱅어포는 달궈진 팬에 약간의 기름을 두르고 앞뒤로 구워 한입크기로 찢어 놓는다.
③ 양념장은 볼에 분량의 재료를 넣고 고루 섞어 만든다.

④ 볼에 건파래, 뱅어포, 양념장을 넣고 가볍게 고루 버무려 무친 다음 참깨를 솔솔 뿌려 준다.

(30) 파래무무침 모든 체질에 적합

🧺 재료: 물파래 150g, 무 1/8개, 양파 1/4개, 레몬즙 1큰술, 굵은소금 1/2큰술

- **양념장 만들기:** 까나리액젓 2큰술, 다진 파 1큰술, 다진 마늘 1큰술, 생강즙 1작은술, 물엿 1큰술, 식초 1큰술, 청주 1큰술, 참깨 1작은술

🍴 만드는 법

① 파래는 찬물에 여러 번 헹궈 잡티 없이 손질하여 물기를 꼭 짠 다음 먹기 좋게 송송 썰고 레몬즙을 뿌려 놓는다. 파래는 체에 담아 살살 흔들어 씻은 다음 물기를 **빼야** 손질이 간편하다
② 무는 껍질째 씻어서 3cm 길이로 곱게 채 썬 다음 굵은 소금을 뿌려 살짝 절여 물기를 꼭 짜 놓는다. 양파는 껍질을 벗기고 잘게 다져 놓는다.
③ 양념장은 볼에 분량의 재료를 넣고 고루 섞어 만든다.
④ 볼에 파래, 채 썬 무, 다진 양파, 양념장을 넣고 조물조물 고루 버무려 무친다.

(31) 해파리무침 모든 체질에 적합

🧺 재료: 해파리 150g, 무순 10g

- **고추장소스 만들기:** 고추장 1큰술, 다진 마늘 1큰술, 설탕 1큰술, 식초 1큰술, 레몬즙 1/2큰술, 흰후추 약간

🍴 만드는 법

① 해파리는 하룻밤 동안 물에 충분히 담가 짠맛을 제거한다.
② 끓는 물에 해파리를 넣어 살짝 데친 다음 찬물에 헹구어 채반에 밭쳐 놓는다.
③ 무순은 다듬어 깨끗하게 씻어 물기를 제거한다.
④ 고추장소스 볼에 분량의 재료를 넣고 고루 섞어 만든다.
⑤ 볼에 해파리, 무순, 고추장소스를 넣고 가볍게 고루 버무려 무친다.

9) 구이류 24가지

(1) 갈치카레구이 태음인(B형)과 소음인(A형)에 적합

🧺 재료: 갈치 1마리, 우유·청주 1큰술씩, 소금·후추 약간씩

• **카레소스 만들기:** 카레가루 1큰술, 올리브유 1큰술, 청주 1큰술, 마요네즈 1큰술

🍴 만드는 법

① 갈치는 머리, 지느러미, 내장을 제거한 다음 깨끗이 손질하여 8cm 길이로 토막을 낸다.
② 갈치의 양면에 칼집을 두어 번 넣어 주고 청주, 소금, 후추를 뿌려 20분 정도 재운다.
③ 카레소스는 볼에 분량의 재료를 넣고 고루 섞어 만든다.
④ 붓으로 갈치의 앞, 뒤에 카레소스를 고루 펴 바른다.
⑤ 석쇠에 쿠킹호일을 반듯하게 깔고 뜨겁게 달구어지면 갈치를 앞뒤로 노릇노릇하게 굽는다. 쿠킹오븐에서 구울 때는 200℃의 예열된 오븐에서 12분가량 구우면 된다.

(2) **고등어된장구이** AB형(태양인)과 O형(소양인)에 적합

🧺 재료: 생고등어 1마리

• **된장소스 만들기:** 왜된장 2큰술, 설탕 1큰술, 청주 1큰술, 생강즙 1작은술, 레몬즙 1/2큰술, 멸치국물 2큰술

🍴 만드는 법

① 고등어는 뼈를 추려 내고 포를 뜬 다음 살을 5cm 길이로 토막 낸다.
② 된장소스는 볼에 분량의 재료를 넣고 고루 섞어 만든다.
③ 고등어에 된장소스를 골고루 발라 30분 정도 재워 놓는다.
④ 석쇠에 쿠킹호일을 반듯하게 깔고 뜨겁게 달구어지면 ③의 고등어를 앞뒤로 노릇노릇하게 굽는다. 직접구이의 한 방법인 석쇠구이는 강한 불에서 거리를 두고 구어야 한다.

💡 생선은 약한 불에서 천천히 구우면 맛 성분이 흘러나와 퍼석퍼석한 구이가 된다. 석쇠를 사용하여 구울 때는 재료를 굽기 전에 석쇠를 불에 먼저 올려 충분히 달군 후에 기름이나 식초를 바르고 굽는다.

(3) **궁중식대하구이** 태음인(B형)과 소음인(A형)에 적합

🧺 재료: 대하 8마리, 삶은 달걀·레몬·홍고추 1개씩, 파슬리·청주 1큰술씩, 생강즙 1작은술, 소금·흰후추 약간씩, 식용유 1큰술, 치커리잎 2잎

• **타르타르소스 만들기:** 마요네즈 4큰술, 다진 삶은 달걀 1개, 양파 1/4개, 청·홍피망 1/4개씩, 피클 1개, 우스터소스 1/2큰술, 소금·후추 약간씩

🍴 만드는 법

① 대하는 깨끗이 씻고 등 쪽을 갈라 내장을 뺀 다음 납작하게 펴서 청주, 생강즙, 소금, 흰후추를 뿌려 밑간을 한다.
② 타르타르소스는 볼에 분량의 재료를 넣고 고루 섞어 만든다.
③ 홍고추는 씨를 털어 다지고 삶은 달걀과 파슬리도 각각 다진다.

④ 손질한 대하는 달궈진 팬에 기름을 두르고 등 쪽부터 익힌다. 대하 등을 구부러지지 않게 굽기 위해서는 길이로 이쑤시개를 꽂는다.

⑤ 익힌 대하는 이쑤시개를 빼고 그 위에 타르타르소스를 바른 다음 고명으로 다진 달걀, 다진 홍고추, 다진 파슬리를 얹어준다.

⑥ 접시에 치커리를 깔고 대하를 돌려 담은 다음 레몬조각을 곁들인다.

(4) 너비아니구이 모든 체질에 적합

재료: 쇠고기 등심 200g, 잣가루 1큰술

- **양념장 만들기:** 진간장 2큰술, 배즙 1큰술, 키위즙 1/2큰술, 다진 마늘 1큰술, 생강즙 1작은술, 설탕 1큰술, 청주 1큰술, 참기름 1큰술, 참깨 1작은술, 후추 약간

만드는 법

① 쇠고기는 등심으로 준비해 기름을 떼어내고 납작하게 저며 썬 다음 칼등으로 고기를 자근자근 두드리고 군데군데 칼집을 내 놓는다.

② 넓은 팬에 종이타월을 여러 겹 깔고 위에 ①의 쇠고기를 올려 핏물이 빠지도록 놓아둔다.

③ 양념장은 볼에 분량의 재료를 넣고 고루 섞어 만든다.

④ 쇠고기에 양념장을 고루 무쳐 켜켜이 쌓아 간이 배이도록 1시간 정도 재워 냉장고에 넣어 둔다.

⑤ 재운 쇠고기를 잘 달군 석쇠에서 노릇하게 구워 낸 다음 잣가루를 솔솔 뿌려준다.

(5) 닭가슴살버터구이 태음인(B형)과 소음인(A형)에 적합

재료: 닭가슴살 200g, 밀가루 2큰술, 버터 2큰술, 다진 마늘 1큰술, 청주 1큰술, 소금·후추 약간씩

- **머스터드소스 만들기:** 버터 2큰술, 밀가루 2큰술, 우유 1/2컵, 머스터드 1/2큰술, 설탕 1큰술, 생크림 1큰술, 소금·후추 약간씩

만드는 법

① 닭가슴살을 대각선으로 칼집을 넣어 0.5cm 두께로 저며 썬 다음 다진 마늘, 청주, 소금, 후추를 뿌려 간이 배이게 한다.

② 팬에 버터와 밀가루를 넣고 중불에서 볶아 연한 갈색의 루를 만든 다음 분량의 우유를 넣고 머스터드, 설탕, 생크림을 넣어 응어리가 지지 않게 잘 저어 머스터드소스를 만든다.

③ 준비한 닭가슴살에 밀가루를 묻힌 다음 버터를 두른 팬에 닭가슴살을 중불에서 노릇

노릇하게 굽는다.
④ 구운 닭가슴살에 적당량의 머스터드소스를 뿌려준다.

(6) **닭고기마늘구이** 태음인(B형)과 소음인(A형)에 적합

재료: 닭 가슴살 200g, 통마늘 6개, 부추 50g, 다진 마늘·생강즙·참깨 1작은술씩, 청주 1큰술, 참기름 1/2큰술, 후추 약간, 식용유 1큰술

- **양념장 만들기:** 진간장 2큰술, 설탕 1큰술, 청주 1큰술, 다진 생강·참기름 1작은술씩, 소금·후추 약간씩

만드는 법

① 닭고기는 분량의 다진 마늘, 생강즙, 청주, 참기름, 후추를 넣어 재운다.
② 달궈진 팬에 기름을 두르고 ①의 닭고기와 통마늘을 살짝 익혀 낸다.
③ 양념장은 볼에 분량의 재료를 넣고 고루 섞어 만든다.
④ 닭고기는 먹기 좋게 한입크기로 썰고 부추는 손질하여 깨끗이 씻은 다음 4cm 길이로 썬다.
⑤ 달궈진 팬에 ③의 양념장을 넣고 한소끔 끓이다가 ②의 닭고기와 마늘을 넣어 뒤적이며 조린다. 조금 맵게 만들 때는 고추장 1큰술을 넣어 준다.
⑥ 접시 한쪽에 부추를 놓고 다른 한쪽에는 ⑤의 닭고기와 마늘을 담는다.
⑦ 나머지 양념장을 닭 위에 붓고 고명으로 참깨를 뿌려준다.

(7) **닭불고기** 태음인(B형)과 소음인(A형)에 적합

재료: 닭고기 200g, 당근 1/4개, 양파·새송이 1/2개씩, 대파 1/2뿌리, 마늘편 2큰술, 쌈야채·쌈장 적당량

- **양념장 만들기:** 진간장 2큰술, 배즙·양파즙·다진 파·다진 마늘·청주·물엿 1큰술씩, 설탕·참기름 1/2큰술씩, 생강즙 1작은술, 참깨 1/2큰술, 후추 약간

만드는 법

① 닭고기는 고기결의 반대 방향으로 얇게 저며 썬다.
② 당근과 양파는 채 썰고, 새송이는 길이로 반 갈라 어슷 썰고, 대파도 어슷하게 썬다.
③ 양념장은 볼에 분량의 재료를 넣고 고루 섞어 만든다.
④ 닭고기에 ②의 야채와 ③의 양념장을 넣고 고루 버무려 30분 정도 재운다.
⑤ 불고기판에 양념한 닭고기와 마늘편을 올려 굽는다.
⑥ 준비된 적당량의 쌈야채와 쌈장을 곁들여 낸다.

(8) 떡갈비구이 모든 체질에 적합

🧺 재료: 갈비살 200g, 쇠고기 200g, 다진 양파 2큰술, 다진 파 1큰술, 다진 마늘 1큰술, 달걀 1개

• **양념장 만들기**: 진간장 2큰술, 배즙 1큰술, 키위즙 1/2큰술, 다진 마늘 1큰술, 생강즙 1작은술, 설탕 1큰술, 청주 1큰술, 참기름 1큰술, 참깨 1작은술, 후추 약간

🍴 만드는 법

① 갈비살과 쇠고기는 함께 분쇄기에 넣고 간 다음 다진 양파, 다진 파, 다진 마늘, 달걀을 넣고 치대어 놓는다.
② 양념장은 볼에 분량의 재료를 넣고 고루 섞어 만든다.
③ 고기 반대기를 50g 정도의 빈대떡 모양으로 도톰하게 만든다.
④ 만들어 진 떡갈비에 양념장을 앞뒤로 고루 무친 다음 냉장고에 1시간 정도 넣어 숙성시킨다.
⑤ 달궈진 석쇠나 프라이팬을 사용하여 육즙이 빠져나가지 않게 처음엔 센 불에 굽다가 약한 불로 줄여 앞뒤로 노릇노릇하게 굽는다.

(9) 동태살양념구이 모든 체질에 적합

🧺 재료: 동태살 200g, 참깨 1작은술

• **양념고추장 만들기**: 진간장 1큰술, 고추장 1큰술, 다진 파 1큰술, 다진 마늘 1/2큰술, 청주 1큰술, 설탕 1큰술, 참기름 1/2큰술, 후추 약간, 멸치육수 1/2컵

🍴 만드는 법

① 동태는 2장 뜨기 하여 껍질을 벗기고 5cm 길이로 썬다. 냉동식품으로 잘 손질되어 있는 동태살을 사용해도 좋다.
② 양념고추장은 볼에 분량의 재료를 넣고 고루 섞어 만든다.
③ 준비한 동태살은 양념고추장에 적셔 앞뒤로 골고루 바른다.
④ 석쇠에 쿠킹호일을 깔고 ③의 동태살을 놓고 타지 않도록 앞뒤로 노릇노릇하게 굽는다.
⑤ 구워진 동태살에 참깨를 솔솔 뿌려준다.

(10) 돼지갈비구이 AB형(태양인)과 O형(소양인)에 적합

🧺 재료: 돼지갈비 300g, 마늘편 2큰술, 쌈야채·쌈장 적당량

• **양념장 만들기**: 진간장 2큰술, 배즙·양파즙 1큰술씩, 다진 마늘 1큰술, 생강즙 1작은술, 설탕 1큰술, 청주 1큰술, 참기름 1큰술, 참깨 1작은술, 후추 약간

🍴 만드는 법

① 돼지갈비는 5~6cm 정도로 토막 낸 것을 구입하여 기름기를 떼어 낸다.
② 살 쪽에 칼집을 넣고 양면으로 다시 칼집을 넣어 얇게 포를 뜬 다음 잔칼질을 넣는다.
③ 양념장은 볼에 분량의 재료를 넣고 고루 섞어 만든다.
④ ②의 돼지갈비에 ③의 양념장을 넣고 고루 버무려 간이 배이도록 1시간 정도 재워 놓는다.
⑤ 석쇠에 ④의 돼지갈비를 올려놓고 중간 불에서 앞뒤로 뒤집어 가며 노릇노릇하게 굽는다. 이 때 마늘편을 함께 구워도 좋다.
⑥ 준비된 적당량의 쌈야채와 쌈장을 곁들여 낸다.

(11) 돼지불고기 AB형(태양인)과 O형(소양인)에 적합

🧺 재료: 돼지등심 200g, 당근 1/4개, 양파 1/4개, 표고버섯 1장, 대파 1/2뿌리, 마늘편 2큰술, 쌈야채·쌈장 적당량

• 양념장 만들기: 진간장 2큰술, 배즙·양파즙·다진 파·다진 마늘·청주·물엿 1큰술씩, 설탕·참기름 1/2큰술씩, 생강즙 1작은술, 참깨 1/2큰술, 후추 약간

🍴 만드는 법

① 돼지고기는 먹기 좋게 포 뜨듯이 결 반대 방향으로 얇게 저며 썬다.
② 당근, 양파, 표고는 채 썰고 대파는 어슷하게 썬다.
③ 양념장은 볼에 분량의 재료를 고루 섞어 만든다.
④ 준비된 돼지고기에 ②의 야채와 양념장을 넣고 버무려 30분 정도 재운다.
⑤ 달궈진 불고기판에 양념한 돼지고기와 마늘편을 올려 굽는다.
⑥ 준비된 적당량의 쌈야채와 쌈장을 곁들여 낸다.

(12) 뱅어포양념구이 모든 체질에 적합

🧺 재료: 뱅어포 10장, 들기름·식용유 2큰술씩, 참깨 3큰술, 식용유 약간

• 양념고추장 만들기: 진간장 2큰술, 고추장 2큰술, 다진 파 1큰술, 다진 마늘 1/2큰술, 청주 1큰술, 설탕 1큰술, 물엿 1큰술, 후추 약간, 물 1/2컵

🍴 만드는 법

① 뱅어포는 이물질 등을 잘 손질하고 들기름과 식용유를 섞은 유장을 만들어 손질한 뱅어포 앞뒤로 고루 바른다.
② 달궈진 팬에 유장을 바른 뱅어포를 앞뒤로 살짝 구워 식힌다.

③ 양념고추장은 볼에 분량의 재료를 넣고 고루 섞어 만든 다음 뱅어포 앞뒤로 고루 바른다.
④ 달궈진 팬에 기름을 약간 두르고 뱅어포를 앞뒤로 살짝 한 번씩 굽는다. 양념고추장이라서 몇 장 구우면 팬에 양념이 눌러 붙어 타므로 종이타월로 중간 중간 팬을 닦아가면서 굽는다.
⑤ 구워진 뱅어포는 먹기 좋은 크기로 자르고 참깨를 뿌려 마무리 한다.

(13) 삼치양념구이 AB형(태양인)과 O형(소양인)에 적합

재료: 삼치 1마리

- **양념소스 만들기:** 진간장 1큰술, 고춧가루 1/2큰술, 케첩 2큰술, 겨자 1작은술, 다진 양파 1큰술, 다진 마늘 1/2큰술, 식초 1큰술, 청주 1큰술, 설탕 1큰술, 물엿 1큰술, 물 3/4컵

만드는 법

① 삼치는 머리를 떼고 내장을 빼낸 뒤 핏기를 말끔히 씻어 내고 포를 뜬 다음 4cm 길이로 잘라 등 쪽에 칼집을 서너 번 낸다.
② 양념소스는 냄비에 분량의 재료를 고루 섞고 한소끔 끓여 만든다.
③ 준비된 삼치에 ②의 양념소스를 앞뒤로 고루 바른다.
④ 석쇠에 쿠킹호일을 깔고 ③의 양념된 삼치살을 놓고 타지 않도록 앞뒤로 굽는다.
⑤ 삼치가 반 정도 익었으면 양념소스를 한 번 더 발라 굽는다.

> Tip 삼치는 굽는 도중에 소스를 두세 번 발라야 간이 고루 배이고 불 조절을 잘 해야 타지 않게 구울 수 있다.

(14) 소갈비구이 모든 체질에 적합

재료: 쇠갈비 300g, 마늘편 2큰술, 쌈야채·쌈장 적당량

- **양념장 만들기:** 진간장 2큰술, 배즙 1큰술, 키위즙 1큰술, 다진 마늘 1큰술, 생강즙 1작은술, 설탕 1큰술, 청주 1큰술, 참기름 1큰술, 참깨 1작은술, 후추 약간

만드는 법

① 갈비는 6cm 정도로 토막 낸 것을 구입하여 기름기를 떼어 낸다.
② 살 쪽에 칼집을 넣고 양면으로 다시 칼집을 넣어 얇게 포를 뜬 다음 잔칼질을 넣는다.
③ 양념장은 볼에 분량의 재료를 넣고 고루 섞어 만든다.
④ ②의 갈비에 ③의 양념장을 넣고 고루 버무려 간이 배이도록 1시간 정도 재워 놓는다.
⑤ 석쇠에 ④의 갈비를 올려놓고 중간 불에서 앞뒤로 뒤집어 가며 익힌다. 이 때 마늘편을 함께 구워도 좋다.

⑥ 준비된 적당량의 쌈야채와 쌈장을 곁들여 낸다.

(15) 소곱창구이 모든 체질에 적합

🧺 재료: 곱창 200g, 양 100g, 밀가루·천일염 약간씩, 마늘편 2큰술, 쌈야채·쌈장 적당량, 육수 1컵

🧺 부재료: 양파 1/4개, 대파 1뿌리, 통마늘 4쪽, 생강 1톨, 오가피 10g, 감초편 2편, 월계수잎 3잎, 통후추·정향 4알씩

- **양념장 만들기:** 진간장 2큰술, 고춧가루 1/2큰술, 다진 마늘·청주 1큰술씩, 다진 생강 1작은술, 설탕 1큰술, 참기름 1/2큰술, 후추 약간
- **소금기름장 만들기:** 맛소금 1/2작은술, 참기름 1큰술, 후추 약간

🍴 만드는 법

① 양은 밀가루와 소금으로 바락바락 주물러 씻은 다음 끓는 물에 살짝 데쳐 숟가락으로 박박 긁어 검은 껍질을 벗겨 낸다.
② 곱창은 기름을 떼어내고 밀가루와 소금으로 바락바락 주물러 씻어 놓는다.
③ 냄비에 물을 충분히 붓고 손질한 양과 곱창, 부재료를 넣어 1시간 정도 푹 삶는다. 나머지 국물은 기름기를 제거하고 육수로 사용한다.
④ 양념장과 소금기름장은 볼에 분량의 재료를 넣고 고루 섞어 각각 만든다.
⑤ 곱창은 5cm 길이로 썰고 양은 1×5cm 크기로 썰어 약간의 양념장에 고루 버무려 1시간 동안 재운다.
⑥ 불고기판에 분량의 육수를 붓고 양념한 ⑤의 곱창과 양을 올린 다음 중불에서 앞뒤로 뒤집어 가며 굽는다. 이 때 마늘편을 함께 구워도 좋다.
⑦ 준비된 소금기름장과 적당량의 쌈야채와 쌈장을 곁들여 낸다.

(16) 소불고기 모든 체질에 적합

🧺 재료: 쇠고기 200g, 당근 1/4개, 양파 1/4개, 새송이버섯 1개, 대파 1/2뿌리, 마늘편 2큰술, 쌈야채·쌈장 적당량

- **양념장 만들기:** 진간장 2큰술, 배즙·양파즙·다진 파·다진 마늘·청주·물엿 1큰술씩, 설탕·참기름 1/2큰술씩, 생강즙 1작은술, 참깨 1/2큰술, 후추 약간

🍴 만드는 법

① 쇠고기는 등심이나 안심고기로 선택하여 고기결의 반대 방향으로 얇게 저며 썬다.
② 당근, 양파, 새송이는 채 썰고 대파는 어슷하게 썬다.

③ 양념장은 분량의 재료를 넣고 고루 섞어 만든다.
④ 쇠고기와 ②의 야채를 함께 섞고 양념장에 버무려 30분 정도 재워 놓는다.
⑤ 불고기판에 양념한 쇠고기와 마늘편을 올려 굽는다.
⑥ 준비된 적당량의 쌈야채와 쌈장을 곁들여 낸다.

(17) 스팸구이 AB형(태양인)과 O형(소양인)에 적합

재료: 스팸(캔) 1개, 케첩 약간

만드는 법
① 스팸은 0.5cm 폭으로 납작하게 썬다.
② 코팅된 프라이팬에 스팸을 넣고 중불에서 뒤집어 가며 앞뒤로 노릇노릇하게 굽는다.
③ 구워진 스팸에 케첩을 약간 올려 준다.

스팸을 구울 때 주의할 점은 팬에 절대 기름을 두르지 않는 것이다. 스팸 자체에 기름이 넉넉하므로 거기에 따로 식용유나 마가린 또는 버터 같은 유지류를 넣으면 구울 때 사방으로 튀기는 기름 때문에 뒤집기도 힘들뿐더러 너무 번들번들해서 좋지 않다.

(18) LA갈비구이 모든 체질에 적합

재료: LA갈비 300g

• 양념장 만들기: 진간장 2큰술, 배즙·양파즙·다진 파·다진 마늘·청주·물엿 1큰술씩, 설탕·참기름 1/2큰술씩, 생강즙 1작은술, 참깨 1/2큰술, 후추 약간

만드는 법
① LA갈비는 찬물에 1시간 동안 담가 핏물을 완전히 빼 놓는다.
② 양념장은 볼에 분량의 재료를 넣고 고루 섞어 만든다.
③ 준비된 갈비에 양념장을 고루 끼얹어 간이 배이도록 1시간 이상 재워 놓는다.
④ 석쇠에 양념에 잰 갈비를 올려 앞뒤로 노릇노릇하게 굽는다.
⑤ 먹을 때에는 한입크기로 뼈와 뼈 사이를 잘라 3조각으로 먹기 좋게 만든다.

(19) 연어꼬치구이 모든 체질에 적합

재료: 연어 200g, 대파 1뿌리, 꽈리고추 6개, 표고버섯 2장, 떡볶이떡 4개, 소금 약간
• 양념장 만들기: 진간장 2큰술, 다진 마늘 1큰술, 생강즙 1작은술, 청주 1큰술, 설탕 1큰술, 물엿 1큰술, 후추 약간

만드는 법
① 연어는 뼈와 껍질을 제거하여 한입크기의 사각형 모양으로 썰어 놓는다.

② 양념장은 볼에 분량의 재료를 넣고 고루 섞어 만든다.
③ 준비된 연어에 1/2의 양념장을 무쳐 10분 동안 재워 놓는다.
④ 대파는 손질하여 깨끗이 씻어 3cm 길이로 썬 다음 꽈리고추는 꼭지를 떼어 씻어 놓고 표고는 1/2로 썰어 약간의 소금을 뿌려 놓는다.
⑤ 꼬치에 연어, 대파. 고추, 표고, 떡볶이떡 순으로 꽂아 끼우고 남은 양념장을 고루 무친다.
⑥ 석쇠에 쿠킹호일을 깔고 꼬치를 타지 않도록 앞뒤로 굽는다.

(20) 오리불고기 AB형(태양인)과 O형(소양인)에 적합

재료: 오리고기 200g, 당근 1/4개, 양파 1/4개, 새송이버섯 1개, 대파 1/2뿌리, 마늘편 2큰술, 쌈야채·쌈장 적당량

- **양념장 만들기:** 진간장 2큰술, 배즙 1큰술, 키위즙 1큰술, 다진 마늘 1큰술, 생강즙 1작은술, 설탕 1큰술, 청주 1큰술, 참기름 1큰술, 참깨 1작은술, 후추 약간

만드는 법

① 오리고기는 껍질째 고기결의 반대 방향으로 얇게 저며 썬다.
② 당근과 양파는 채 썰고, 새송이는 길이로 반 갈라 어슷 썰고 대파도 어슷하게 썬다.
③ 양념장은 볼에 분량의 재료를 고루 섞어 만든다.
④ 오리고기에 ②의 야채와 ③의 양념장을 넣고 30분 정도 재운다.
⑤ 불고기판에 양념한 오리고기와 마늘편을 올려 굽는다.
⑥ 준비된 적당량의 쌈야채와 쌈장을 곁들여 낸다.

(21) 오리연훈제구이 AB형(태양인)과 O형(소양인)에 적합

재료: 오리연훈제 200g

- **레몬소스 만들기:** 레몬즙 1큰술, 레몬주스 1/2컵, 설탕 2큰술, 식초 1/2큰술, 소금 1/2큰술, 올리브유 1큰술, 후추 약간, 물 3/4컵, 녹말물 적당량

만드는 법

① 오리연훈제를 구입하여 0.5cm 폭으로 납작하게 썬다.
② 레몬소스는 냄비에 재료를 고루 섞고 눋지 않게 나무주걱으로 저어 가면서 끓인 다음 녹말물을 넣어 걸쭉하게 농도를 맞추고 올리브유를 넣어 윤기를 낸다.
③ 연훈제에 레몬소스를 앞뒤로 바른 다음 석쇠에 쿠킹호일을 깔고 앞뒤로 굽는다.

(22) 이면수구이 모든 체질에 적합

📥 재료: 이면수 1마리, 청주 1/2컵, 소금 약간

🍴 만드는 법

① 이면수는 머리, 꼬리, 내장을 떼어내고 손질하여 깨끗이 씻은 다음 채반에 담아 물기를 빼 놓는다.
② 손질한 이면수를 길이로 반 가른 다음 4cm 길이로 토막 내어 약간의 소금과 청주를 뿌려 놓는다.
③ 석쇠에 쿠킹호일을 깔고 손질한 이면수를 놓고 타지 않도록 앞뒤로 굽는다.

(23) 장어구이 AB형(태양인)과 O형(소양인)에 적합

📥 재료: 민물장어 1마리, 꽈리고추 4개, 마늘편 1큰술, 생강 1톨, 청주 1큰술, 생강즙 1큰술, 후추·식용유 약간씩, 깻잎·쌈장 적당량

- **양념장 만들기:** 진간장 2큰술, 고추장 1큰술, 다진 마늘·청주·설탕·참기름 1큰술씩, 물엿 2큰술, 후추 약간, 장어육수 1/2컵

🍴 만드는 법

① 장어는 종이타월로 미끈한 점막을 닦고 머리 부분을 고정시킨 다음 칼로 배 부분을 등뼈 쪽으로 넣어서 갈라 뼈를 추려 낸다.
② 준비된 장어의 살 쪽에 여러 번 칼집을 넣고 청주, 생강즙, 후추를 뿌려 밑간을 한 다음 석쇠에 올려 살짝 굽는다.
③ 냄비에 약간의 기름을 두르고 장어머리와 뼈를 볶다가 물 2컵을 넣어 끓인 다음 반쯤으로 줄면 기름을 제거하고 면포에 걸러 육수를 만든다.
④ 양념장은 냄비에 분량의 재료를 넣고 저어 가며 윤기가 나도록 조려 만든다.
⑤ 초벌 익힌 장어에 ④의 양념장을 고루 발라 간이 배이도록 1시간 정도 재워 놓는다.
⑥ 껍질을 벗긴 생강은 곱게 채 썬 다음 꼭지를 딴 꽈리고추와 마늘편은 달궈진 팬에 기름을 약간 두르고 살짝 볶아 놓는다.
⑦ 석쇠에 은박지를 깔고 ⑤의 장어를 살 쪽부터 익힌 다음 뒤집어 애벌구이 한다.
⑧ ⑦의 장어가 살짝 익으면 살 쪽에 양념장을 3~4회 더 바르며 타지 않게 굽는다.
⑨ 달궈진 무쇠접시에 한입크기로 썬 ⑧의 장어와 ⑥의 재료를 담고 준비된 적당량의 깻잎과 쌈장을 곁들여 낸다.

(24) 황태양념구이 모든 체질에 적합

재료: 황태포 1마리, 간장·참기름 2큰술씩
- **양념고추장 만들기:** 진간장 2큰술, 고추장 1큰술, 다진 쪽파 1큰술, 다진 마늘 1큰술, 청주 1큰술, 설탕 1큰술, 물엿 1큰술, 참기름 1큰술, 후추 약간, 물 1/2컵

만드는 법
① 황태를 물에 충분히 불린 다음 채반에 담아 물기를 빼 놓는다.
② 간장과 참기름을 섞은 유장을 만들어 황태에 고루 바른다.
③ 유장 양념을 한 황태를 초벌 구워 놓는다.
④ 양념고추장은 냄비에 분량의 재료를 넣고 한소끔 끓여 식힌다.
⑤ 초벌 구워 놓은 황태에 양념고추장을 발라 30분 동안 재워 놓는다.
⑥ 석쇠에 쿠킹호일을 깔고 양념고추장을 덧발라 가면서 앞뒤로 굽는다.
⑦ 구워진 황태는 먹기 좋은 크기로 자르고 참깨를 뿌려 마무리 한다.

10) 전·부침류 16가지

(1) 감자전 모든 체질에 적합

재료: 감자 2개, 양파 1/2개, 청양고추 2개, 홍고추 1개, 밀가루 1큰술, 달걀 1개, 소금·흰후추 약간씩, 식용유 적당량

만드는 법
① 감자와 양파는 껍질을 벗겨 깨끗이 씻은 다음 강판에 간다.
② 풋고추와 홍고추는 반으로 갈라 씨를 털고 2~3cm 길이로 채 썬다.
③ 볼에 곱게 간 감자와 양파, 풋고추, 홍고추를 넣고 고루 섞는다.
④ ③의 재료에 달걀과 밀가루를 넣고 가볍게 섞은 다음 약간의 소금과 후추를 넣어 걸쭉하게 반죽한다.
⑤ 달궈진 팬에 기름을 두르고 적당히 뜨거워지면 반죽을 한 숟갈씩 떠 넣은 다음 동그랗게 모양을 잡아 앞뒤로 노릇노릇하게 지진다.
⑥ 완성된 전은 기름기가 빠지도록 채반에 종이타월을 깔고 놓는다.

> 감자는 강판이나 믹서에 갈아서 오래 두면 갈색으로 변하게 되므로 지지기 직전에 갈아서 사용해야 색이나 영양면에서 좋다.

(2) 고등어야채전 AB형(태양인)과 O형(소양인)에 적합

재료: 고등어 1마리, 부침가루 1컵, 감자 1개, 양파 1/2개, 쪽파 50g, 홍고추 1개, 물·식용유 적당량

만드는 법

① 고등어는 끓는 물에 삶아 살만 뜯어 곱게 다진 다음 감자도 삶아 껍질을 벗기고 으깨어 놓는다.
② 양파와 쪽파는 다져 놓고 홍고추는 씨를 빼고 다진 다음 끓는 물에 살짝 데쳐 물기를 빼 놓는다.
③ 부침가루에 약간의 물을 넣어 되직하게 만든 다음 ①~②의 재료를 모두 넣고 치대어 반죽한다.
④ 반대기를 두께 0.6cm × 지름 5cm 정도로 반죽을 동그랗게 빚어 달궈진 팬에 기름을 두르고 적당히 뜨거워지면 앞뒤로 노릇노릇하게 지진다.
⑤ 완성된 전은 기름기가 빠지도록 채반에 종이타월을 깔고 놓는다.

(3) 굴전 모든 체질에 적합

재료: 생굴 1컵, 밀가루 2큰술, 달걀 2개, 참기름 1큰술, 소금·흰후추 약간씩, 식용유 적당량

만드는 법

① 굴은 양식굴로 구입하여 연한 소금물에 살살 흔들어 씻은 다음 껍질을 골라내고 채반에 담아 물기를 빼 놓는다.
② 굴에 참기름과 후춧가루를 넣어 초벌 양념한다.
③ 볼에 분량의 달걀을 풀고 약간의 소금과 후추를 넣어 잘 저어 놓는다.
④ 준비된 굴에 밀가루를 고루 묻힌 다음 달걀물에 적신다.
⑤ 달궈진 팬에 기름을 두르고 적당히 뜨거워지면 ④의 굴을 숟가락으로 1개씩 떠 넣어 앞뒤로 노릇노릇하게 지진다.
⑥ 완성된 전은 기름기가 빠지도록 채반에 종이타월을 깔고 놓는다.

(4) 당근전 태음인(B형)과 소음인(A형)에 적합

재료: 당근 2개, 대두 1컵, 쪽파 30g, 부침가루 1컵, 식용유·물 적당량

🍴 만드는 법

① 메주콩은 하룻밤 정도 충분히 불린 다음 주물러 껍질을 벗겨 놓는다.

② 당근은 껍질을 벗겨 깨끗하게 씻은 다음 잘게 썰어 불린 콩과 함께 믹서기에 갈아 놓는다.

③ 쪽파는 껍질을 벗겨 씻은 다음 송송 썰어 놓는다.

④ 볼에 ②와 ③의 재료를 넣고 부침가루를 넣어 약간 걸쭉하게 반죽한다.

⑤ 달궈진 팬에 기름을 두르고 적당히 뜨거워지면 반죽을 한 숟갈씩 떠 넣은 다음 동그랗게 모양을 잡아 앞뒤로 노릇노릇하게 지진다.

⑥ 완성된 전은 기름기가 빠지도록 채반에 종이타월을 깔고 놓는다.

(5) 대구전 AB형(태양인)과 O형(소양인)에 적합

🧺 재료: 동태살 200g, 밀가루 2큰술, 달걀 2개, 소금·흰후추 약간씩, 식용유 적당량

🍴 만드는 법

① 냉동 상태에서 포 뜬 대구포는 한 번 물에 씻은 다음 채반에 종이타월을 깔고 담아 물기를 빼 놓는다.

② 볼에 분량의 달걀을 풀고 약간의 소금과 후추를 넣어 잘 저어 놓는다.

③ 준비된 대구포에 밀가루를 고루 묻힌 다음 달걀물에 적신다.

④ 달궈진 팬에 기름을 두르고 적당히 뜨거워지면 재빠르게 달걀옷을 입힌 대구포를 한 개씩 넣어 앞뒤로 노릇노릇하게 지진다.

⑤ 완성된 전은 기름기가 빠지도록 채반에 종이타월을 깔고 놓는다.

(6) 동태전 모든 체질에 적합

🧺 재료: 동태포 200g, 밀가루 2큰술, 달걀 2개, 쪽파 3뿌리, 홍고추 1개, 핫소스 1큰술, 소금·흰후추 약간씩, 식용유 적당량

🍴 만드는 법

① 냉동 상태에서 포 뜬 동태는 한 번 물에 씻은 다음 채반에 종이타월을 깔고 담아 물기를 빼 놓는다.

② 쪽파는 송송 썰고 홍고추는 반 갈라 씨를 빼고 다져 놓는다.

③ 달걀물에 ②의 야채와 약간의 핫소스, 소금, 후추를 넣고 잘 저어 놓는다.

④ 준비된 동태살을 밀가루를 고루 묻힌 다음 달걀물에 적신다.

⑤ 달궈진 팬에 기름을 두르고 적당히 뜨거워지면 재빠르게 달걀옷을 입힌 동태포를 한 개씩 넣어 앞뒤로 노릇노릇하게 지진다.
⑥ 완성된 전은 기름기가 빠지도록 채반에 종이타월을 깔고 놓는다.

(7) **두부팽이버섯전** 모든 체질에 적합

재료: 두부 1/4모, 팽이버섯 1봉, 달걀 4개, 청·홍피망 1/4개씩, 쪽파 3뿌리, 부침가루 1/2컵, 소금·흰후추 약간씩, 식용유 적당량

만드는 법
① 두부는 1/3로 갈라 0.5cm 폭으로 납작하게 썰고 채 썬다.
② 청·홍피망, 쪽파. 팽이버섯은 손질하여 잘게 다져 놓는다.
③ 볼에 ①의 채 썬 두부, 다진 야채, 달걀, 부침가루, 소금, 후추 등을 넣고 포크로 살살 휘저어 잘 섞어준다.
④ 달궈진 팬에 기름을 두르고 적당히 뜨거워지면 한 숟가락씩 떠 넣은 다음 동그랗게 모양을 잡아 앞뒤로 노릇노릇하게 지진다.
⑤ 완성된 전은 기름기가 빠지도록 채반에 종이타월을 깔고 놓는다.

(8) **새송이버섯전** 모든 체질에 적합

재료: 새송이버섯 2개, 밀가루 1큰술, 달걀 2개, 소금·흰후추 약간씩, 식용유 적당량

만드는 법
① 새송이버섯은 밑둥을 잘라 내고 0.5cm 두께로 납작하게 썰어 놓는다.
② 볼에 분량의 달걀을 풀고 약간의 소금과 후추를 넣어 잘 저어 놓는다.
③ 준비된 버섯에 밀가루를 고루 묻힌 다음 달걀물에 적신다.
④ 달궈진 팬에 기름을 두르고 적당히 뜨거워지면 재빠르게 달걀옷을 입힌 버섯을 한 개씩 넣어 앞뒤로 노릇노릇하게 지진다.
⑤ 완성된 전은 기름기가 빠지도록 채반에 종이타월을 깔고 놓는다.

(9) **야채달걀말이** 모든 체질에 적합

재료: 달걀 6개, 당근 1/4개, 양파 1/4개, 부추 10g, 깻잎 6장, 쪽파 4뿌리, 홍피망 1/2개, 소금·흰후추 약간씩, 식용유 적당량

🍴 만드는 법
① 당근, 양파, 부추, 쪽파, 쪽파, 홍피망 등의 야채는 잘게 다진다.
② 볼에 다진 야채와 달걀, 소금, 후추를 넣고 달걀이 풀리도록 젓가락으로 고루 섞는다.
③ 달궈진 팬에 ②의 달걀물을 적당하게 붓고 팬을 돌려가며 얇게 펼친다.
④ 밑면은 익고 윗면이 약간 덜 익었을 때 끝부분에서부터 앞쪽으로 만다.
⑤ 완성된 달걀말이는 기름기가 빠지도록 채반에 종이타월을 깔고 놓는다.
⑥ 달걀말이가 약간 식으면 1.5cm 두께로 저며 썬다.

(10) **야콘날치알전** 모든 체질에 적합

🧺 재료: 야콘 2개, 날치알 1/2컵, 부침가루 1/2컵, 달걀 2개, 쪽파 3뿌리, 청·홍피망 1/4개씩, 소금·후추 약간씩, 식용유 적당량

🍴 만드는 법
① 야콘은 깨끗이 씻어 감자칼로 껍질을 벗긴 다음 강판에 곱게 간다.
② 쪽파와 청·홍피망은 손질하여 잘게 다진다.
③ 볼에 간 야콘과 부침가루, 달걀, 날치알, 다진 파와 청·홍피망을 넣어 고루 섞고 소금과 후추로 간을 맞춘다.
④ 달궈진 팬에 기름을 두르고 적당히 뜨거워지면 한 숟갈씩 떠 넣은 다음 동그랗게 모양을 잡아 앞뒤로 노릇노릇하게 지진다.
⑤ 완성된 전은 기름기가 빠지도록 채반에 종이타월을 깔고 놓는다.

(11) **연근전** AB형(태양인)과 O형(소양인)에 적합

🧺 재료: 연근 1/2뿌리, 밀가루 2큰술, 달걀 2개, 식초 1큰술, 소금·흰후추 약간씩, 식용유 적당량

🍴 만드는 법
① 연근은 감자칼로 껍질을 벗기고 0.4cm 두께로 동그랗게 썬다.
② 끓는 물에 약간의 식초와 소금을 넣고 썰어 둔 연근을 넣어 2~3분 동안 살짝 데쳐 낸다.
③ 볼에 분량의 달걀을 풀고 약간의 후추를 넣어 잘 저어 놓는다.
④ 준비된 연근에 밀가루를 고루 묻힌 다음 달걀물에 적신다.
⑤ 달궈진 팬에 기름을 두르고 적당히 뜨거워지면 재빠르게 달걀옷을 입힌 연근을 한 개씩 넣어 앞뒤로 노릇노릇하게 지진다.

⑥ 완성된 전은 기름기가 빠지도록 채반에 종이타월을 깔고 놓는다.

(12) 참마전 태음인(B형)과 소음인(A형)에 적합

재료: 참마 1/2뿌리, 감자 1개, 부침가루 1/2컵, 달걀 2개, 쪽파 3뿌리, 홍고추 1개, 소금·흰후추 약간씩, 식용유 적당량

만드는 법

① 산마와 감자는 깨끗이 씻어 껍질을 벗기고 강판에 곱게 간다.
② 홍고추는 씨를 털어 곱게 채 썰고 쪽파는 잘게 썰어 놓는다.
③ 볼에 간 마와 감자, 부침가루, 달걀, 다진 파를 넣어 고루 섞고 소금과 후추로 간을 맞춘다.
④ 달궈진 팬에 기름을 두르고 적당히 뜨거워지면 한 순갈씩 떠 넣은 다음 홍고추 채를 올리고 동그랗게 모양을 잡아 앞뒤로 노릇노릇하게 지진다.
⑤ 완성된 전은 기름기가 빠지도록 채반에 종이타월을 깔고 놓는다.

(13) 참치어묵전 모든 체질에 적합

재료: 참치(캔) 100g, 어묵 4개, 당근 1/4개, 대파 1뿌리, 양파 1/4개, 애호박 1/4개, 달걀 2개, 부침가루 1/2컵, 소금·흰후추 약간씩, 식용유 적당량

만드는 법

① 참치는 물기를 짜지 않고 덩어리는 으깨어 놓는다.
② 당근, 대파, 양파, 호박 등의 야채는 손질하여 깨끗이 씻은 다음 잘게 다지고 끓는 물에 살짝 데쳐 놓는다.
③ 볼에 ①의 참치와 ②의 야채, 부침가루, 약간의 소금과 후추를 넣어 골고루 반죽한다.
④ 구멍 뚫린 어묵은 길이로 반 갈라 ③의 참치반죽을 어묵 안에 꾹꾹 밀어 채워 넣은 다음 김밥을 썰듯이 2cm 길이로 썬다.
⑤ 달궈진 팬에 기름을 두르고 적당히 뜨거워지면 재빠르게 달걀물만 적신 어묵을 한 개씩 넣어 위아래로 노릇노릇하게 지진다.
⑥ 완성된 전은 기름기가 빠지도록 채반에 종이타월을 깔고 놓는다.

(14) 표고전 모든 체질에 적합

재료: 표고버섯 6장, 다시마 5×10cm 1장, 통마늘 2쪽, 생강 1/2톨, 밀가루 1큰술,

달걀 2개, 소금·후추 약간씩, 식용유 적당량, 물 3컵

🍴 만드는 법

① 중간 크기의 표고를 구입하여 기둥을 떼어내고 표고버섯 겉을 오려 꽃 모양을 만든다.
② 냄비에 다시마, 마늘, 생강을 넣고 분량의 물을 부어 끓인 다음 표고를 15분 정도 담갔다가 꺼내어 물기를 꼭 짜 놓는다.
③ 볼에 달걀을 풀고 약간의 소금과 후추를 넣어 잘 저어 놓는다.
④ 표고버섯 밑 부분에 밀가루를 묻히고 달걀옷을 입혀서 달궈진 팬에 기름을 두르고 지져낸다.
⑤ 완성된 전은 기름기가 빠지도록 채반에 종이타월을 깔고 놓는다.

(15) 햄전 AB형(태양인)과 O형(소양인)에 적합

🧺 재료: 불고기햄(남부햄) 200g, 밀가루 1큰술, 달걀 2개, 흰후추 약간, 식용유 적당량

🍴 만드는 법

① 불고기햄은 길이로 반 갈라 0.5cm 두께로 썰어 놓는다.
② 볼에 분량의 달걀을 풀고 약간의 후추를 넣어 잘 저어 놓는다.
③ 준비된 햄에 밀가루를 고루 묻힌 다음 달걀물에 적신다.
④ 달궈진 팬에 기름을 두르고 적당히 뜨거워지면 재빠르게 달걀옷을 입힌 햄을 한 개씩 넣어 앞뒤로 노릇노릇하게 지진다.
⑤ 완성된 전은 기름기가 빠지도록 채반에 종이타월을 깔고 놓는다.

(16) 호박전 태음인(B형)과 소음인(A형)에 적합

🧺 재료: 애호박 1개, 밀가루 1큰술, 달걀 2개, 소금·흰후추 약간씩, 식용유 적당량

🍴 만드는 법

① 애호박은 0.5cm 두께로 동그랗게 썰어 놓는다.
② 볼에 분량의 달걀을 풀고 약간의 소금과 후추를 넣어 잘 저어 놓는다.
③ 준비된 호박에 밀가루를 고루 묻힌 다음 달걀물에 적신다.
④ 달궈진 팬에 기름을 두르고 적당히 뜨거워지면 재빠르게 달걀옷을 입힌 호박을 한 개씩 넣어 앞뒤로 노릇노릇하게 지진다.
⑤ 완성된 전은 기름기가 빠지도록 채반에 종이타월을 깔고 놓는다.

11) 튀김류 22가지

(1) **가지튀김** AB형(태양인)과 O형(소양인)에 적합

🧺 재료: 가지 2개, 쇠고기 100g, 양파 1/4개, 밀가루 2큰술, 달걀 2개, 빵가루 1컵, 소금·후추 약간씩, 식용유 적당량

🍴 만드는 법

① 가지는 어슷하게 0.5cm 두께로 칼집을 한 번 넣고 두 번째 썬다.
② 소금을 약간 넣은 물에 썰어 둔 가지를 잠깐 담갔다가 건져서 물기를 꼭 짜 놓는다.
③ 양파는 곱게 다져 달궈진 팬에 약간의 기름을 두르고 볶다가 간 쇠고기를 넣어 함께 볶으면서 소금과 후추로 간한다.
④ 가지 중앙 부분에 밀가루를 묻히고 ③의 소를 알맞게 넣는다.
⑤ ④의 가지를 잘 아물려 밀가루-달걀물-빵가루에 순서대로 묻힌다.
⑥ 달궈진 팬에 기름을 넉넉히 두르고 가지를 앞뒤로 노릇노릇하게 튀겨서 건져 낸다.
⑦ 완성된 튀김은 기름기가 빠지도록 채반에 종이타월을 깔고 놓는다.

(2) **감자고로케** 모든 체질에 적합

🧺 재료: 감자 2개, 고구마 1개, 밀가루 1큰술, 버터 2큰술, 우유 1/2컵, 부침가루 2큰술, 달걀 2개, 빵가루 1컵, 케첩·소금·후추 약간씩, 식용유 적당량

🍴 만드는 법

① 감자와 고구마는 끓는 물에 소금을 약간 넣고 삶아 껍질을 벗긴다.
② 팬에 버터와 밀가루를 넣어 볶다가 찬 우유를 재빨리 부어 응어리가 지지 않게 잘 저어 크림소스를 만든다.
③ 삶아진 감자와 고구마는 한데 섞어 다지기로 곱게 다지고 크림소스와 약간의 소금과 후추를 넣어 고루 섞은 다음 한입크기로 동그랗게 만든다.
④ 볼에 달걀을 풀고 약간의 소금과 후추를 넣은 다음 잘 저어 놓는다.
⑤ 감자볼에 부침가루를 묻힌 다음 달걀옷을 입힌다.
⑥ 그 다음 빵가루를 묻히고 빵가루가 눅눅해지기 전에 170℃의 튀김기름에 연한 갈색이 될 때까지 노릇노릇하게 튀긴다.
⑦ 완성된 튀김은 기름기가 빠지도록 채반에 종이타월을 깔고 놓는다. 먹을 때 케첩소스를 곁들인다.

(3) **고등어볼생강탕수** AB형(태양인)과 O형(소양인)에 적합

🧺 재료: 생고등어 1/2마리, 당근·양파 1/4개씩, 다진 마늘·참깨 1작은술씩, 청주 1큰술, 소금·후추 약간씩, 달걀 1개, 빵가루 4컵, 식용유 적당량

🧺 소스부재료: 당근·양파·오이 1/4개씩, 청·홍피망 1/2개씩, 파인애플 링 2쪽

- **탕수육소스 만들기**: 간장·레몬즙 1큰술씩, 케첩·식초 2큰술씩, 설탕 3큰술, 소금·후추 약간씩, 물 3/4컵, 녹말물 3큰술

🍴 만드는 법

① 고등어는 양쪽으로 포를 뜬 다음 깨끗이 씻어 1/2쪽만 사방 1cm 크기로 썬다. 이 때 배 쪽의 큰 가시도 제거한다.

② 카터기에 당근, 양파, ①의 고등어를 함께 넣어 간다.

③ 볼에 ②의 재료, 다진 마늘, 청주, 소금, 후추, 빵가루, 달걀물을 넣고 여러 번 치댄 다음 한 순가락씩 덜어 동그랗게 경단을 빚는다.

④ 팬에 기름을 두르고 ③의 고등어 볼을 돌돌 굴려 가며 익혀 놓는다.

⑤ 탕수육소스에 들어가는 야채와 과일은 2×2cm 크기로 썬다.

⑥ 탕수육소스는 볼에 분량의 재료를 넣고 고루 섞어 만든다.

⑦ 달궈진 팬에 기름을 두르고 ⑤의 야채와 과일을 살짝 볶은 다음 ⑥의 소스를 넣고 끓이면서 녹말물을 부어 걸쭉하게 소스를 만든다.

⑧ 접시에 ④의 고등어 볼을 담고 그 위에 완성된 ⑦의 탕수육소스를 끼얹어 준 다음 고명으로 참깨를 뿌려준다.

(4) **고등어튀김** AB형(태양인)과 O형(소양인)에 적합

🧺 재료: 생고등어 1/2마리, 청주 1큰술, 생강즙 1큰술, 소금·후추 약간씩, 밀가루 2큰술, 달걀 2개, 빵가루 1컵, 식용유 적당량

- **타르타르소스 만들기**: 마요네즈 4큰술, 다진 삶은 달걀 1개, 양파 1/4개, 청·홍피망 1/4개씩, 피클 1개, 우스터소스 1/2큰술, 소금·후추 약간씩

🍴 만드는 법

① 고등어는 양쪽으로 포를 뜬 다음 깨끗이 씻어 1/2쪽만 한입크기로 썬다. 이 때 배 쪽의 큰 가시도 제거한다.

② 손질한 고등어살에 청주, 생강즙, 소금, 후추를 넣고 살살 버무려 밑간을 한다.

③ 볼에 달걀을 풀고 약간의 소금과 후추를 넣은 다음 잘 저어 놓는다.

④ 준비된 고등어살에 밀가루를 고루 묻힌 다음 달걀옷을 입힌다.
⑤ 그 다음 빵가루를 묻히고 빵가루가 눅눅해지기 전에 170℃의 튀김기름에 연한 갈색이 될 때까지 바싹 튀긴다.
⑥ 완성된 튀김은 기름기가 빠지도록 채반에 종이타월을 깔고 놓는다. 먹을 때 타르타르 소스를 곁들인다.

(5) **굴튀김** 모든 체질에 적합

재료: 생굴 1컵, 밀가루 2큰술, 달걀 2개, 빵가루 1컵, 참기름 1큰술, 소금·흰후추 약간, 식용유 적당량

만드는 법

① 생굴은 양식굴로 구입하여 연한 소금물에 살살 흔들어 씻은 다음 껍질을 골라내고 채반에 담아 물기를 빼 놓는다.
② 굴에 참기름과 후추를 넣어 초벌 양념한 다음 볼에 달걀을 풀고 약간의 소금과 후추를 넣은 다음 잘 저어 놓는다.
③ 타르타르소스는 볼에 분량의 재료를 넣고 고루 섞어 만든다.
④ 준비된 굴에 밀가루를 고루 묻힌 다음 달걀옷을 입힌다.
⑤ 그 다음 빵가루를 묻히고 빵가루가 눅눅해지기 전에 튀김기름을 170℃의 튀김기름에 연한 갈색이 될 때까지 바싹 튀긴다.
⑥ 완성된 튀김은 기름기가 빠지도록 채반에 종이타월을 깔고 놓는다. 먹을 때 타르타르 소스를 곁들인다.

Tip 생굴을 씻을 때 주의할 점은 민물로 씻으면 조직이 퍼지면서 탄력을 잃게 되므로 항상 소금물에 가볍게 헹구면서 껍질과 잡티를 가려내고 채반에 건져서 물기를 빼 놓아야 한다는 것이다.

(6) **김치고로케** 모든 체질에 적합

재료: 김치 100g, 감자 2개, 밀가루 1큰술, 버터 2큰술, 우유 1/2컵, 부침가루 2큰술, 달걀 2개, 빵가루 1컵, 참기름 1큰술, 케첩·소금·후추 약간씩, 식용유 적당량

만드는 법

① 감자는 끓는 물에 소금을 약간 넣고 삶아 껍질을 벗긴다.
② 김치는 속을 털어 내고 국물을 꼭 짜낸 다음 잘게 다져 살짝 볶아 놓는다.
③ 팬에 버터와 밀가루를 넣어 볶다가 찬 우유를 재빨리 부어 응어리가 지지 않게 잘 저

어 크림소스를 만든다.
④ 삶아진 감자는 다지기로 곱게 다지고 ②의 볶은 김치, ③의 크림소스, 참기름을 넣어 고루 섞은 다음 한입크기로 동그랗게 만든다.
⑤ 볼에 달걀을 풀고 약간의 소금과 후추를 넣은 다음 잘 저어 놓는다.
⑥ 김치볼에 부침가루를 묻힌 다음 달걀옷을 입힌다.
⑦ 그 다음 빵가루를 묻히고 빵가루가 눅눅해지기 전에 170℃의 튀김기름에 연한 갈색이 될 때까지 노릇노릇하게 튀긴다.
⑧ 완성된 튀김은 기름기가 빠지도록 채반에 종이타월을 깔고 놓는다. 먹을 때 케첩소스를 곁들인다.

(7) 다시마부각 AB형(태양인)과 O형(소양인)에 적합

재료: 마른 다시마 30g, 찹쌀가루 1/2컵, 호두가루 2큰술, 물 2컵, 식용유 적당량

만드는 법

① 다시마는 얇은 것으로 선택하여 젖은 행주로 깨끗이 닦아 4×4cm로 잘라 손질해 둔다.
② 냄비에 찹쌀가루와 물을 넣고 나무주걱으로 저어 가며 끓인 다음 완전히 식힌다.
③ 다시마에 끓여 식힌 찹쌀풀을 앞뒤로 고루 묻힌 다음 말린다.
④ ③의 다시마를 170℃의 튀김기름에 넣어 바삭하게 튀긴다.
⑤ 완성된 튀김은 기름기가 빠지도록 채반에 종이타월을 깔고 놓은 다음 곱게 다진 호두가루를 뿌려준다.

> 마른 다시마는 찹쌀풀을 바르지 않고 그냥 튀겨도 맛있지만 찹쌀풀을 바르면 고소하고 바삭한 맛이 더해져 한결 먹기가 좋다.

(8) 단호박고로케 AB형(태양인)과 O형(소양인)에 적합

재료: 단호박 200g, 감자 1개, 밀가루 1큰술, 버터 2큰술, 우유 1/2컵, 부침가루 2큰술, 달걀 2개, 빵가루 1컵, 케첩·소금·후추 약간씩, 식용유 적당량

만드는 법

① 단호박과 감자는 끓는 물에 삶아 껍질을 벗긴다.
② 팬에 버터와 밀가루를 넣어 볶다가 찬 우유를 재빨리 부어 응어리가 지지 않게 잘 저어 크림소스를 만든다.
③ 삶아진 단호박과 감자는 다지기로 곱게 다지고 ②의 크림소스와 약간의 소금과 후추

를 넣어 고루 섞은 다음 한입크기로 동그랗게 만든다.
④ 볼에 달걀을 풀고 약간의 소금과 후추를 넣은 다음 잘 저어 놓는다.
⑤ 호박에 부침가루를 묻힌 다음 달걀옷을 입힌다.
⑥ 그 다음 빵가루를 묻히고 빵가루가 눅눅해지기 전에 170℃의 튀김기름에 연한 갈색이 될 때까지 노릇노릇하게 튀긴다.
⑦ 완성된 튀김은 기름기가 빠지도록 채반에 종이타월을 깔고 놓는다. 먹을 때 케첩소스를 곁들인다.

(9) 단호박튀김 AB형(태양인)과 O형(소양인)에 적합

재료: 단호박 150g, 밀가루 2큰술, 달걀 2개, 빵가루 1컵, 케첩·소금·흰후추 약간씩, 식용유 적당량

만드는 법

① 단호박은 껍질을 벗기고 속을 긁어 낸 다음 한입크기로 썰고 끓는 물에 살짝 데쳐 놓는다.
② 볼에 달걀을 풀고 약간의 소금과 후추를 넣은 다음 잘 저어 놓는다.
③ 준비된 단호박에 밀가루를 고루 묻힌 다음 달걀옷을 입힌다.
④ 그 다음 빵가루를 묻히고 빵가루가 눅눅해지기 전에 170℃의 튀김기름에 연한 갈색이 될 때까지 바싹 튀긴다.
⑤ 완성된 튀김은 기름기가 빠지도록 채반에 종이타월을 깔고 놓는다. 먹을 때 케첩소스를 곁들인다.

(10) 닭강정 태음인(B형)과 소음인(A형)에 적합

재료: 통닭 1마리, 진간장 1큰술, 다진 마늘 1/2큰술, 다진 생강 1/2작은술, 청주 1/2큰술, 참깨 1작은술, 소금·후추 약간씩, 달걀 1개, 녹말가루 2큰술, 식용유 적당량

• **양념장 만들기:** 진간장 2큰술, 마른 고추 1개, 다진 마늘 1/2큰술, 다진 생강 1작은술, 설탕·물엿 2큰술씩, 청주 1큰술, 참기름 1큰술, 물 2큰술

만드는 법

① 닭 1마리를 14토막으로 자른 다음 간장, 청주, 마늘, 생강, 후추를 넣고 버무려 10분 이상 재워 놓는다.
② ①의 닭고기에 달걀물과 녹말가루를 넣어 고루 버무린 다음 170℃의 튀김기름에 튀겨

낸다.
③ 양념장은 볼에 분량의 재료를 넣고 고루 섞어 만든 다음 초벌 튀긴 닭고기를 한 번 더 튀겨낸다.
④ 냄비에 양념장을 넣고 끓기 시작하면 튀긴 닭을 넣어 약한 불에서 10분간 물기 없이 조린다.
⑤ 완성된 닭강정에 참깨를 솔솔 뿌려준다.

(11) 닭고기탕수육 태음인(B형)과 소음인(A형)에 적합

재료: 닭 가슴살 200g, 밀가루 1/2컵, 튀김가루 1컵, 참깨 1작은술, 물 2컵, 식용유 적당량

소스부재료: 당근·양파 1/4개씩, 청·홍피망 1/2개씩, 파인애플 링 2쪽, 목이버섯 5g

- **닭고기양념장 만들기**: 진간장 1큰술, 다진 마늘·청주 1작은술씩, 생강즙 1/2작은술, 소금·후추 약간씩
- **탕수육소스 만들기**: 간장·레몬즙 1큰술씩, 케첩·식초 2큰술씩, 설탕 3큰술, 소금·후추 약간씩, 물 3/4컵, 녹말물 3큰술

만드는 법

① 닭고기는 0.5cm×4cm 크기로 썬 다음 닭고기양념을 넣고 고루 버무려 밑간을 한다.
② 닭고기는 밀가루를 묻히고 튀김가루에 적당량의 물을 부어 튀김옷을 만든 다음 닭고기를 튀김옷에 넣어 고루 버무린다.
③ 170℃의 튀김기름에 ②의 닭고기를 하나씩 빠르게 튀긴다.
④ 탕수육소스에 들어가는 야채와 과일은 2×2cm 크기로 썰고 목이는 손질하여 한 장씩 떼어낸다.
⑤ 탕수육소스는 볼에 분량의 재료를 넣고 고루 섞어 만든다.
⑥ 초벌 튀긴 ③의 닭고기튀김을 한 번 더 튀긴다.
⑦ 달궈진 팬에 ④의 재료를 살짝 볶은 다음 ⑤의 소스를 넣어 끓이면서 녹말물을 부어 걸쭉하게 소스를 만든다.
⑧ 접시에 ⑥의 닭고기튀김을 담고 그 위에 완성된 ⑦의 탕수육소스를 끼얹어 준 다음 고명으로 참깨를 뿌려준다.

(12) 돈가스 AB형(태양인)과 O형(소양인)에 적합

재료: 돼지고기(등심) 150g, 밀가루 2큰술, 달걀 2개, 젖은 빵가루 1컵, 식용유 적당량

- **고기양념장 만들기**: 다진 마늘 1큰술, 생강즙 1작은술, 청주 1큰술, 우스터소스 1큰술, 후추 약간

• **돈가스소스 만들기:** 버터 2큰술, 밀가루 1큰술, 우유 1/2컵, 토마토 케첩 5큰술, 오렌지주스(파인애플주스) 1/2컵, 양파즙 1/2컵, 우스터소스 2큰술, 굴소스 1큰술, 와인 1큰술, 카레가루 1작은술, 다진 마늘·설탕 1큰술씩, 월계수잎 3잎, 다진 파슬리·소금·후추 약간씩, 고기육수 1컵

만드는 법

① 준비한 돼지고기를 0.5cm 두께로 칼집을 한 번 넣고 두 번째 썰어 방망이로 자근자근 두들겨 연하게 만든다.
② 돼지고기를 납작하게 펴고 고기 양념을 양쪽 면에 고루 발라 밑간을 한다.
③ 돈가스소스는 팬에 버터와 밀가루를 넣어 볶다가 찬 우유를 재빨리 부어 응어리가 지지 않게 잘 저어 크림소스를 만든 다음 나머지 재료를 넣어 고루 섞고 끓여서 체에 걸러 놓는다.
④ 볼에 달걀을 풀고 약간의 소금과 후추를 넣은 다음 잘 저어 놓는다.
⑤ 준비된 ②의 돼지고기에 밀가루를 고루 묻힌 다음 달걀옷을 입힌다.
⑥ 그 다음 젖은 빵가루를 묻히고 170℃의 튀김기름에 연한 갈색이 될 때까지 바싹 튀긴다.
⑦ 접시에 돈가스를 담고 돈가스소스를 충분히 부어 준 다음 밥과 야채샐러드를 곁들인다.

(13) 돼지고기탕수육 AB형(태양인)과 O형(소양인)에 적합

재료: 돼지고기 200g, 밀가루 1/2컵, 튀김가루 1컵, 참깨 1작은술, 물 2컵, 식용유 적당량

소스부재료: 당근·양파 1/4개씩, 청·홍피망 1/2개씩, 파인애플 링 2쪽, 목이버섯 5g

• **고기양념장 만들기:** 간장 1큰술, 다진 마늘 1작은술, 생강즙 1/2작은술, 청주 1작은술, 소금·후추 약간씩
• **탕수육소스 만들기:** 간장·레몬즙 1큰술씩, 케첩·식초 2큰술씩, 설탕 3큰술, 소금·후추 약간씩, 물 3/4컵, 녹말물 3큰술

만드는 법

① 돼지고기는 0.5cm×4cm 크기로 썬 다음 다진 돼지고기양념을 넣고 고루 버무려 밑간을 한다.
② 밑간을 해 놓은 ①의 돼지고기는 밀가루를 묻히고 튀김가루에 적당량의 물을 부어 튀김옷을 만든 다음 돼지고기를 튀김옷에 넣어 고루 버무린다.
③ 170℃의 튀김기름에 ②의 돼지고기를 하나씩 빠르게 튀긴다.
④ 탕수육소스에 들어가는 야채와 과일은 2×2cm 크기로 썰고 목이는 손질하여 한 장씩 떼어낸다.
⑤ 탕수육소스는 볼에 분량의 재료를 넣고 고루 섞어 만든다.

⑥ 초벌 튀긴 ③의 돼지고기튀김을 한 번 더 튀긴다.
⑦ 달궈진 팬에 기름을 두르고 ④의 재료를 살짝 볶은 다음 ⑤의 소스를 넣어 끓이면서 녹말물을 부어 걸쭉하게 소스를 만든다.
⑧ 접시에 ⑥의 돼지고기튀김을 담고 그 위에 완성된 ⑦의 탕수육소스를 끼얹어 준 다음 고명으로 참깨를 뿌려준다.

(14) 맛감자튀김 모든 체질에 적합

재료: 감자 2개, 밀가루 1큰술, 달걀 2개, 빵가루 1컵, 케첩·소금·흰후추 약간씩, 식용유 적당량

만드는 법

① 감자는 껍질 째 깨끗이 씻어 길이로 반 가른 다음 한 쪽에 3쪽씩 6쪽으로 썰고 끓는 물에 넣어 살짝 데쳐 놓는다.
② 볼에 달걀을 풀고 약간의 소금과 후추를 넣은 다음 잘 저어 놓는다.
③ 준비된 감자에 밀가루를 고루 묻힌 다음 달걀옷을 입힌다.
④ 그 다음 빵가루를 묻히고 빵가루가 눅눅해지기 전에 170℃의 튀김기름에 연한 갈색이 될 때까지 바싹 튀긴다.
⑤ 완성된 튀김은 기름기가 빠지도록 채반에 종이타월을 깔고 놓는다. 먹을 때 케첩소스를 곁들인다.

(15) 새우튀김 태음인(B형)과 소음인(A형)에 적합

재료: 대하 4마리, 밀가루 1큰술, 달걀 1개, 튀김가루 2큰술, 케첩·소금·후추 약간씩, 식용유 적당량

• **타르타르소스 만들기:** 마요네즈 4큰술, 다진 삶은 달걀 1개, 양파 1/4개, 청·홍피망 1/4개씩, 피클 1개, 우스터소스 1/2큰술, 소금·후추 약간씩

만드는 법

① 대하는 꼬리만 남기고 껍질을 벗긴 다음 꼬리 끝의 물은 훑어내고 배 쪽에 2~3군데 칼집을 넣는다.
② 손질한 대하는 소금과 후추로 밑간을 하고 3~4분간 재운다.
③ 준비된 대하는 밀가루, 달걀물, 튀김가루 순으로 튀김옷을 입혀 170℃의 튀김기름에 하나씩 넣어 바삭하게 튀겨낸다. 먹을 때 케첩소스나 타르타르소스를 곁들인다.

(16) 생선가스 AB형(태양인)과 O형(소양인)에 적합

🧺 재료: 대구살 150g, 밀가루 2큰술, 달걀 2개, 젖은 빵가루 1컵, 레몬즙 1/2큰술, 소금·흰후추 약간씩, 식용유 적당량

🍴 만드는 법

① 대구살은 냉동제품을 구입하여 녹인 다음 물기를 짜고 레몬즙, 소금, 후춧가루를 양쪽 면에 고루 발라 밑간을 한다.
② 타르타르소스는 볼에 분량의 재료를 고루 섞어 만들어 놓는다.
③ 볼에 달걀을 풀고 약간의 소금과 후추를 넣고 잘 저어 놓는다.
④ 준비된 ①의 대구살에 밀가루를 고루 묻힌 다음 달걀옷을 입힌다.
⑤ 그 다음 젖은 빵가루를 묻히고 170℃의 튀김기름에 연한 갈색이 될 때까지 바싹 튀긴다.
⑥ 접시에 생선가스를 담고 적당량의 타르타르소스를 올려 준 다음 밥과 야채샐러드를 곁들인다.

(17) 야채고로케 모든 체질에 적합

🧺 재료: 감자 2개, 시금치 30g, 브로콜리 1/4송이, 당근 1/4개, 양파 1/4개, 호박 1/4개, 홍피망 1/2개, 밀가루 1큰술, 버터 2큰술, 우유 1/2컵, 부침가루 2큰술, 달걀 2개, 빵가루 1컵, 케첩·소금·후추 약간씩, 식용유 적당량

🍴 만드는 법

① 감자는 끓는 물에 소금을 약간 넣고 삶아 껍질을 벗긴다.
② 시금치와 브로콜리는 끓는 물에 살짝 데쳐 물기를 꼭 짠 다음 곱게 다져 놓는다.
③ 나머지 야채는 손질하여 잘게 다진 다음 달궈진 팬에 약간의 기름을 두르고 볶는다.
④ 팬에 버터와 밀가루를 넣어 볶다가 찬 우유를 재빨리 부어 응어리가 지지 않게 잘 저어 크림소스를 만든다.
⑤ 삶아진 감자는 다지기로 곱게 다지고 ②와 ③의 야채, ④의 크림소스, 약간의 소금·후추를 넣어 고루 섞은 다음 한입크기로 동그랗게 만든다.
⑥ 볼에 달걀을 풀고 약간의 소금과 후추를 넣은 다음 잘 저어 놓는다.
⑦ 야채볼에 부침가루를 묻힌 다음 달걀옷을 입힌다.
⑧ 그 다음 빵가루를 묻히고 빵가루가 눅눅해지기 전에 170℃의 튀김기름에 연한 갈색이 될 때까지 노릇노릇하게 튀긴다.
⑨ 완성된 튀김은 기름기가 빠지도록 채반에 종이타월을 깔고 놓는다. 먹을 때 케첩소스

를 곁들인다.

(18) 장어탕수 AB형(태양인)과 O형(소양인)에 적합

🧺 재료: 민물장어 1마리, 간장·청주 1큰술씩, 소금·후추 약간씩, 달걀 1개, 튀김가루 1/2컵, 식용유 적당량

🧺 소스부재료: 당근·양파 1/4개씩, 청·홍피망, 1/2개씩, 파인애플 링 2쪽, 목이버섯 5g

• **탕수육소스 만들기:** 간장·레몬즙 1큰술씩, 케첩·식초 2큰술씩, 설탕 3큰술, 소금·후추 약간씩, 물 3/4컵, 녹말물 3큰술

🍴 만드는 법

① 장어는 종이타월로 미끈한 점막을 닦고 머리 부분을 고정시킨 다음 칼로 배 부분을 등뼈 쪽으로 넣어서 갈라 뼈를 추려 낸다.
② 손질된 장어 살은 3cm 간격으로 썬다.
③ 볼에 달걀과 간장, 청주, 소금, 후추를 넣어 고루 섞고 장어를 넣은 다음 고루 버무려 10분 동안 재워 놓는다.
④ 재워 놓은 ③의 장어를 튀김가루에 고루 무쳐 170℃의 튀김기름에 하나씩 넣고 튀겨 놓는다.
⑤ 탕수육소스에 들어가는 야채와 과일은 2×2cm 크기로 썰고 목이는 손질하여 한 장씩 떼어낸다.
⑥ 탕수육소스는 볼에 분량의 재료를 넣고 고루 섞어 만든다.
⑦ 초벌 튀긴 ④의 장어튀김을 한 번 더 튀긴다.
⑧ 달궈진 팬에 기름을 두르고 ⑤의 재료를 살짝 볶은 다음 ⑥의 소스를 넣어 끓이면서 녹말물을 부어 걸쭉하게 만든다.
⑨ 접시에 ⑦의 장어튀김을 담고 그 위에 완성된 ⑧의 탕수육소스를 끼얹어 준 다음 고명으로 참깨를 뿌려준다.

(19) 장어튀김 AB형(태양인)과 O형(소양인)에 적합

🧺 재료: 장어 1마리, 청주 1큰술, 레몬즙 1/2큰술, 소금·후추 약간씩, 밀가루 2큰술, 달걀 2개, 빵가루 1컵, 참기름 1큰술, 식용유 적당량

• **타르타르소스 만들기:** 마요네즈 4큰술, 다진 삶은 달걀 1개, 양파 1/4개, 청·홍피망 1/4개씩, 피클 1개, 우스터소스 1/2큰술, 소금·후추 약간씩

🍴 만드는 법

① 머리와 내장을 제거한 장어는 배 쪽과 등 쪽을 칼로 긁어준 다음 끓는 물에 살짝 데쳐 낸다.
② 데친 장어는 바로 얼음물에 넣었다가 건져내어 다시 한 번 칼로 등 쪽을 긁어낸 다음 한입크기로 자르고 물기를 제거한다.
③ 손질한 장어살에 청주, 레몬즙, 소금, 후추를 넣고 살살 버무려 밑간을 한다.
④ 볼에 달걀을 풀고 약간의 소금과 후추를 넣은 다음 잘 저어 놓는다.
⑤ 준비된 장어살에 밀가루를 고루 묻힌 다음 달걀옷을 입힌다.
⑥ 그 다음 빵가루를 묻히고 빵가루가 눅눅해지기 전에 170℃의 튀김기름에 연한 갈색이 될 때까지 바싹 튀긴다.
⑦ 완성된 튀김은 기름기가 빠지도록 채반에 종이타월을 깔고 놓는다. 먹을 때 타르타르 소스를 곁들인다.

💡 장어는 등 쪽과 배 쪽 부분을 칼로 살살 긁어 점막 부분을 잘 제거해야 냄새를 없앨 수 있고 양념도 잘 스며든다.

(20) 참치야채고로케 모든 체질에 적합

🧺 재료: 참치 50g, 감자 2개, 당근 1/4개, 양파 1/4개, 브로콜리 1/4송이, 홍피망 1/2개, 밀가루 1큰술, 버터 2큰술, 우유 1/2컵, 부침가루 2큰술, 달걀 2개, 빵가루 1컵, 케첩·소금·후추 약간씩, 식용유 적당량

🍴 만드는 법

① 감자는 끓는 물에 소금을 약간 넣고 삶아 껍질을 벗긴다.
② 참치는 물기를 꼭 짜 놓고 덩어리는 으깨어 놓는다.
③ 당근, 양파, 브로콜리는 손질하여 다진 다음 달궈진 팬에 약간의 기름을 두르고 볶는다.
④ 팬에 버터와 밀가루를 넣어 볶다가 찬 우유를 재빨리 부어 응어리가 지지 않게 잘 저어 크림소스를 만든다.
⑤ 삶아진 감자는 다지기로 곱게 다지고 ②의 참치, ③의 볶은 야채, ④의 크림소스, 약간의 소금·후추를 넣어 고루 섞은 다음 한입크기로 동그랗게 만든다.
⑥ 볼에 달걀을 풀고 약간의 소금과 후추를 넣은 다음 잘 저어 놓는다.
⑦ 참치볼에 부침가루를 묻힌 다음 달걀옷을 입힌다.
⑧ 그 다음 빵가루를 묻히고 빵가루가 눅눅해지기 전에 170℃의 튀김기름에 연한 갈색이

될 때까지 노릇노릇하게 튀긴다.
⑨ 완성된 튀김은 기름기가 빠지도록 채반에 종이타월을 깔고 놓는다. 먹을 때 케첩소스를 곁들인다.

(21) 치킨가스 태음인(B형)과 소음인(A형)에 적합

재료: 닭가슴살 150g, 밀가루 2큰술, 달걀 2개, 젖은 빵가루 1컵, 소금·흰후추 약간씩, 식용유 적당량

- **닭고기양념 만들기:** 다진 마늘 1큰술, 생강즙 1작은술, 청주 1큰술, 후추 약간
- **타르타르소스 만들기:** 마요네즈 4큰술, 다진 삶은 달걀 1개, 양파 1/4개, 청·홍피망 1/4개씩, 피클 1개, 우스터소스 1/2큰술, 소금·후추 약간씩

만드는 법

① 닭가슴살은 0.5cm 두께로 칼집을 한 번 넣고 두 번째 썰어 방망이로 자근자근 두들겨 연하게 만든다.
② 닭고기를 납작하게 펴고 고기 양념을 양쪽 면에 고루 발라 밑간을 한다.
③ 타르타르소스는 볼에 분량의 재료를 고루 섞어 만들어 놓는다.
④ 볼에 달걀을 풀고 약간의 소금과 후추를 넣고 잘 저어 놓는다.
⑤ 준비된 ②의 닭고기에 밀가루를 고루 묻힌 다음 달걀옷을 입힌다.
⑥ 그 다음 젖은 빵가루를 묻히고 170℃의 튀김기름에 연한 갈색이 될 때까지 바싹 튀긴다.
⑦ 접시에 치킨가스를 담고 적당량의 타르타르소스를 올려 준 다음 밥과 야채와 샐러드를 곁들인다.

(22) 핑거치킨 태음인(B형)과 소음인(A형)에 적합

재료: 닭가슴살 200g, 밀가루 1큰술, 달걀 2개, 빵가루 1컵, 바닐라·카레가루·생강즙 1작은술씩, 소금·흰후추 약간씩, 식용유 적당량

- **허니머스터드소스 만들기:** 머스터드 2큰술, 꿀 3큰술, 마요네즈 3큰술, 식초 2큰술, 레몬즙 1작은술, 소금·흰후추 약간씩

만드는 법

① 닭고기는 엄지손가락만 하게 저며 썰고 바닐라, 카레가루, 소금, 후춧가루를 넣어 밑간을 한다.
② 허니머스터드소스는 볼에 분량의 재료를 넣고 고루 섞어 만들어 놓는다.
③ 볼에 달걀을 풀고 약간의 소금과 후추를 넣은 다음 잘 저어 놓는다.

④ 준비된 닭고기에 밀가루를 고루 묻힌 다음 달걀옷을 입힌다.
⑤ 그 다음 빵가루를 묻히고 빵가루가 눅눅해지기 전에 170℃의 튀김기름에 연한 갈색이 될 때까지 바싹 튀긴다.
⑥ 완성된 튀김은 기름기가 빠지도록 채반에 종이타월을 깔고 놓는다. 먹을 때 허니머스터드소스를 곁들인다.

12) 볶음류 29가지

(1) 가지볶음 태양인(AB형)과 소양인(O형)에 적합

재료: 가지 3개, 양파 1/2개, 대파 1/2뿌리, 진간장 2큰술, 다진 마늘 1/2큰술, 참기름 1/2큰술, 참깨 1작은술, 소금·후추 약간씩, 식용유 약간

만드는 법

① 가지는 꼭지를 떼어내고 깨끗이 씻어 4~5cm로 길이로 토막 낸 다음 4등분으로 나눈다.
② 양파는 손질하여 굵게 채 썰고 대파는 어슷하게 썬다.
③ 달궈진 팬에 기름을 두르고 가지와 양파를 살짝 볶으면서 어슷하게 썬 파, 다진 마늘, 간장, 참기름을 넣고 소금과 후추로 간을 맞춘다.
④ 가지양파볶음이 완성되면 참깨를 솔솔 뿌려준다.

(2) 깐풍기 태음인(B형)과 소음인(A형)에 적합

재료: 닭고기 150g, 달걀 1개, 녹말가루 2큰술, 청피망 1개, 홍고추 1개, 대파 1뿌리, 마른 고추 1개, 통마늘 4쪽, 참깨 1작은술, 식용유 적당량

• **양념소스 만들기:** 진간장 2큰술, 다진 마늘 1큰술, 생강즙 1작은술, 설탕 1큰술, 식초 1큰술, 청주 1큰술, 참기름 1큰술, 후추 약간, 육수 2큰술

만드는 법

① 양념소스는 볼에 분량의 재료를 넣고 고루 섞어 만든다.
② 닭살은 2~3cm 정도 먹기 좋은 크기로 썰어 ①의 소스 1/3을 넣고 밑간을 한다.
③ 청피망과 대파는 잘게 송송 썰고 마늘은 편으로 썬다.
④ 홍고추는 반 갈라 씨를 털어 잘게 썬 다음 마른 고추도 씨를 빼고 가위로 잘게 자른다.
⑤ 녹말가루에 물을 약간 넣어 녹말물을 만든 다음 양념한 닭고기에 달걀과 녹말물을 넣고 버무려 놓는다.

⑥ 170℃의 튀김기름에 ⑤의 닭고기를 노릇노릇하게 튀긴 다음 또 한 번 바삭하게 튀긴다.
⑦ 뜨겁게 달군 우묵한 팬에 약간의 기름을 넣고 다진 피망, 다진 파, 마른 고추, 홍고추, 마늘편을 볶은 다음 ①의 소스를 넣어 잠깐 끓인다.
⑧ 국물이 끓으면 튀긴 닭고기를 넣고 재빨리 버무린 다음 참깨를 솔솔 뿌려준다.

(3) 감자풋고추볶음 모든 체질에 적합

재료: 감자 2개, 풋고추 10개, 다진 마늘 1작은술, 소금·후추 약간씩, 식용유 약간

만드는 법

① 감자는 껍질을 벗겨 곱게 채 썰고 풋고추도 씨를 제거한 다음 감자와 같은 크기로 채 썬다.
② 채 썬 감자를 찬물에 담가 헹궈 낸 다음 물기를 제거한다.
③ 달궈진 팬에 기름을 두르고 감자와 풋고추를 넣고 볶다가 다진 마늘과 소금·후추를 넣어 조금 더 볶아준다.

(4) 건새우마늘종볶음 태음인(B형)과 소음인(A형)에 적합

재료: 건새우 30g, 마늘종 100g, 진간장 2큰술, 설탕 1큰술, 물엿 1큰술, 청주 1큰술, 참기름 1/2큰술, 참깨 1작은술, 식용유 약간

만드는 법

① 건새우는 기름 없는 팬에 볶아 체에 털어서 잔가시와 가루를 제거한다.
② 마늘종은 3~4cm 길이로 썰고 끓는 물에 소금을 약간 넣고 살짝 데친 다음 찬물에 헹궈 물기를 빼 놓는다.
③ 달궈진 팬에 약간의 기름을 두르고 건새우와 마늘종, 다진 마늘을 넣어 볶는다.
④ ③의 재료에 나머지 간장, 설탕, 물엿, 청주, 참기름을 넣고 볶다가 참깨를 솔솔 뿌려준다.

(5) 고구마순볶음 AB형(태양인)과 O형(소양인)에 적합

재료: 고구마순 100g, 국간장 1큰술, 멸치액젓 1/2큰술, 고춧가루 1/2큰술, 다진파 1큰술, 다진 마늘 1/2큰술, 들기름·참기름 1/2큰술씩, 소금 약간

만드는 법

① 고구마순은 약간의 소금을 넣은 끓는 물에 살짝 데쳐 껍질을 벗기고 5cm 정도 길이로 잘라 간장, 액젓, 다진 마늘을 넣어 버무린 다음 30분 정도 재워 놓는다.

② 달궈진 팬에 약간의 들기름을 두르고 고구마순을 넣어 볶으면서 고춧가루, 송송 썬 파를 넣어 준 다음 약간의 소금을 넣어 간을 맞춘다.
③ 완성된 고구마순 볶음에 참기름과 참깨를 넣고 마무리 한다.

(6) 굴부추볶음 모든 체질에 적합

재료: 생굴 1.5컵, 부추 30g, 대파 1/2뿌리, 통마늘 2쪽, 생강 1/2톨, 마른 홍고추 1개, 청주 1큰술, 밀가루 2큰술, 달걀 1개, 부침가루 2큰술, 참기름 1/2큰술, 참깨 1작은술, 식용유 적당량

• **양념장 만들기:** 굴소스 2큰술, 청주 1큰술, 설탕 1작은술, 후추 약간

만드는 법

① 생굴은 약한 소금물에 살살 씻어 끓는 물에 살짝 데쳐 낸다. 데칠 때 청주를 약간 넣으면 비린내가 없어진다.
② 굴에 밀가루, 달걀물, 튀김가루 순으로 튀김옷을 입힌다.
③ 170℃의 튀김기름에 튀김옷을 입힌 굴을 하나씩 빠르게 튀겨낸다.
④ 대파, 마늘, 생강, 마른 홍고추는 잘게 다지고 부추는 손질하여 5cm 길이로 썬다.
⑤ 양념장은 볼에 분량의 재료를 넣고 고루 섞어 만든다.
⑥ 달궈진 팬에 약간의 기름을 두르고 대파, 마늘, 생강, 홍고추를 볶다가 양념장을 넣어 볶는다.
⑦ 재빨리 ③의 튀긴 굴과 부추를 넣고 버무리듯이 볶아 간을 맞춘 다음 참기름과 참깨를 뿌려준다.

(7) 낙지볶음 모든 체질에 적합

재료: 낙지 2마리, 당근 1/4개, 양배추 1잎, 양파 1/2개, 청·홍피망 1/2개씩, 청양고추 2개, 홍고추 1개, 참깨 1작은술, 식용유 약간

• **양념고추장 만들기:** 진간장 1큰술, 고추장 1큰술, 고춧가루 1큰술, 다진 파 1큰술, 다진 마늘 1큰술, 생강즙 1/2작은술, 설탕 1작은술, 물엿 1큰술, 참기름 1/2큰술, 참깨 1작은술, 후추 약간

만드는 법

① 낙지는 머리를 뒤집어 먹물과 내장을 제거하고 밀가루와 소금으로 문질러 씻은 다음 5cm 길이로 썰어 놓는다.
② 당근, 양배추 양파는 채 썰고, 피망과 고추는 씨를 빼고 어슷하게 썬다.

③ 양념고추장은 볼에 분량의 재료를 고루 섞어 만든 다음 낙지와 채 썬 야채를 넣고 고루 버무려 놓는다.
④ 달궈진 팬에 약간의 기름을 두르고 양념한 낙지를 볶아 준 다음 접시에 담고 참깨를 솔솔 뿌려준다.

(8) 느타리버섯볶음 모든 체질에 적합

재료: 느타리버섯 100g, 양파 1/2개, 청·홍피망 1/2개씩, 대파 1/2뿌리, 다진 마늘 1/2큰술, 참기름 1/2큰술, 깨소금 1/2큰술, 소금·후추 약간씩, 식용유 약간

만드는 법

① 싱싱한 느타리는 밑둥을 자르고 끓는 물에 소금을 약간 넣어 살짝 데친 다음 굵은 것은 먹기 좋게 찢어 물기를 꼭 짜 놓는다.
② 양파와 청·홍피망은 채 썰고 대파는 어슷하게 썬다.
③ 달궈진 팬에 약간의 기름을 두르고 다진 마늘을 볶다가 양파, 피망, 느타리, 대파 넣어 살짝 볶은 다음 참기름, 소금, 후추를 넣어 간을 맞춘다.

> **TIP** 느타리버섯은 수분이 많아 그냥 데치면 너무 심심하므로 소금을 약간 넣어 데치면 나중에 볶을 때 간이 배어 더 맛이 좋다.

(9) 달팽이볶음 AB형(태양인)과 O형(소양인)에 적합

재료: 달팽이 10개, 셀러리 1줄기, 양파 1/4, 마늘 2쪽, 양송이 2개, 레몬 1/2개, 백포도주·생크림·땅콩버터 1큰술씩, 버터 2큰술, 모짜렐라치즈 50g, 소금·후추 약간씩, 달팽이국물 1/2컵

만드는 법

① 냄비에 달팽이를 넣고 물을 자작할 정도로 부은 다음 레몬을 넣고 끓인다.
② 센 불에서 한소끔 끓으면 약한 불에서 1시간 정도 끓인 다음 나머지 국물은 육수로 사용한다.
③ 달팽이는 이쑤시개로 알맹이를 빼내고 쓴맛이 나는 내장은 떼어낸다.
④ 셀러리, 양파, 마늘, 양송이는 손질하여 잘게 다진다.
⑤ 달궈진 팬에 버터를 두르고 ④의 야채를 볶으면서 백포도주, 생크림, 땅콩버터를 넣은 다음 분량의 달팽이국물을 넣고 은근한 불에 끓인다.
⑥ ⑤의 재료에 ③의 달팽이를 넣고 소금과 후추를 넣어 간을 맞춘다.

⑦ 그라탱 그릇에 ⑥의 재료를 담고 치즈를 뿌려 200℃의 오븐에 넣어 10분 동안 굽는다. 치즈가 녹아내리면 꺼낸다.

(10) 닭고기땅콩볶음 태음인(B형)과 소음인(A형)에 적합

재료: 닭고기 150g, 깐 땅콩 50g, 달걀 1개, 녹말가루 2큰술, 다진 마늘 1/2큰술, 생강즙 1작은술, 청주 1큰술, 참깨 1작은술, 소금·후추 약간씩, 식용유 적당량

- **양념장 만들기:** 진간장 2큰술, 다진 마늘 1큰술, 생강즙 1작은술, 설탕 1큰술, 식초 1큰술, 청주 1큰술 소금·후추 약간씩, 닭육수 1/3컵

만드는 법

① 닭고기는 한입크기로 썰고 약간의 다진 마늘, 생강즙, 청주, 후추를 넣어 밑간을 한다.
② ①의 닭고기에 달걀과 녹말가루를 넣어 고루 버무린다.
③ 170℃의 튀김기름에 ②의 닭고기를 노릇노릇하게 튀긴 다음 또 한 번 더 바삭하게 튀긴다.
④ 양념장은 볼에 분량의 재료를 넣고 고루 섞어 만든다.
⑤ 냄비에 양념장을 넣고 끓이면서 ③의 닭고기와 땅콩을 넣어 중불에 은근히 볶는다.
⑥ 완성된 닭고기땅콩볶음에 참깨를 솔솔 뿌려준다.

(11) 닭고기양념소스볶음 태음인(B형)과 소음인(A형)에 적합

재료: 통닭 1/2마리, 달걀 1개, 밀가루 2큰술, 빵가루 4큰술, 땅콩가루 1작은술, 식용유 적당량

- **닭고기양념 만들기:** 다진 마늘 1작은술, 생강즙 1/2작은술, 청주 1큰술, 바닐라 1작은술, 카레 1/2작은술, 후추 약간
- **양념소스 만들기:** 케첩 3큰술, 진간장 1큰술, 고추장 1큰술, 간 양파 1큰술, 다진 파 1큰술, 다진 마늘 1/2큰술, 설탕 1큰술, 물엿 2큰술, 청주 1/2큰술, 연와사비 1작은술, 땅콩가루 1작은술, 소금·후추 약간씩, 물 1/2컵

만드는 법

① 통닭은 깨끗이 씻어 한입크기로 토막 내고 분량의 닭고기양념을 넣어 밑간을 한다.
② 볼에 달걀을 풀고 약간의 소금과 후추를 넣은 다음 잘 저어 놓는다.
③ 준비된 닭고기에 밀가루를 고루 묻힌 다음 달걀옷을 입힌다.
④ 그 다음 빵가루를 묻히고 빵가루가 눅눅해지기 전에 170℃의 튀김기름에 연한 갈색이 될 때까지 바삭 튀긴다.
⑤ 양념소스는 냄비에 분량의 재료를 넣고 한소끔 끓여 만든다.

⑥ 초벌 튀긴 닭튀김을 다시 한 번 더 튀긴 다음 양념소스를 넣어 볶는다.
⑦ 완성된 닭고기양념소스볶음에 땅콩가루를 솔솔 뿌려준다.

(12) **멸치고추장볶음** 태음인(B형)과 소음인(A형)에 적합

재료: 멸치 150g, 진간장 1큰술, 고추장 1큰술, 설탕 1/2큰술, 물엿 2큰술, 청주 1/2큰술, 다진 마늘 1/2큰술, 다진 생강 1/2큰술, 참기름 1큰술, 참깨 1작은술, 후추 약간, 물 2큰술

만드는 법
① 멸치는 중간 크기로 선택해서 머리와 내장을 떼고 기름기 없는 팬에 볶아 놓는다.
② 두꺼운 냄비에 참기름을 제외한 모든 양념을 넣고 약간 끓여 조림장을 만든다.
③ ②의 조림장이 끓으면 불을 낮추고 멸치를 넣어 은근한 불에서 조린다.
④ 국물이 거의 조려지면 참기름을 넣어 윤기가 나게 좀 더 볶는다.

(13) **멸치꽈리고추볶음** 태음인(B형)과 소음인(A형)에 적합

재료: 멸치 70g, 꽈리고추 100g, 통마늘 4쪽, 진간장 2큰술, 설탕 1/2큰술, 물엿 2큰술, 청주 1/2큰술, 다진 마늘 1/2큰술, 다진 생강 1/2큰술, 참기름 1/2큰술, 참깨 1작술, 후추 약간, 식용유 약간

만드는 법
① 멸치는 중간 크기로 선택해서 머리와 내장을 떼고 기름 없는 팬에 볶아 놓는다.
② 꽈리고추를 깨끗이 씻어 꼭지를 떼어낸 다음 이쑤시개로 군데군데 찔러 준다. 길이가 길면 2등분 한다.
③ 통마늘은 얇게 저며 썬 다음 달궈진 팬에 약간의 기름을 두르고 마늘을 노릇노릇하게 구워 꺼내 놓는다.
④ 마늘을 구워 낸 팬에 다시 꽈리고추를 살짝 볶는다.
⑤ ④의 꽈리고추에 ①의 멸치와 ③의 마늘, 나머지 양념을 넣어 볶는다.

(14) **멸치마늘종볶음** 태음인(B형)과 소음인(A형)에 적합

재료: 멸치 70g, 마늘종 100g, 진간장 2큰술, 설탕 1/2큰술, 물엿 2큰술, 청주 1/2큰술, 다진 마늘 1/2큰술, 다진 생강 1/2큰술, 참기름 1/2큰술, 참깨 1작은술, 소금·후추 약간씩, 식용유 약간

🍴 만드는 법

① 멸치는 중간 크기로 선택해서 머리와 내장을 떼고 기름 없는 팬에 볶아 놓는다.
② 마늘종은 3~4cm 길이로 썰고 끓는 물에 소금을 약간 넣고 데친 다음 찬물에 헹궈 물기를 빼 놓는다.
③ 달궈진 팬에 약간의 기름을 두르고 멸치와 마늘종, 다진 마늘, 나머지 양념을 넣어 볶는다.

(15) **멸치아몬드볶음** 모든 체질에 적합

🧺 재료: 잔멸치 100g, 아몬드 70g, 진간장 2큰술, 설탕 1/2큰술, 물엿 2큰술, 청주 1/2큰술, 다진 마늘 1/2큰술, 다진 생강 1/2큰술, 참기름 1/2큰술, 참깨 1작은술, 후추 약간, 식용유 약간

🍴 만드는 법

① 잔멸치는 체에 밭쳐 물에 담가 살짝 불린 다음 헹구어 건져 놓는다.
② 아몬드는 센 불에서 기름기 없는 팬에 볶은 다음 잘게 다진다.
③ 달궈진 팬에 참기름을 두르고 ①의 잔멸치와 ②의 아몬드, 물엿을 제외한 나머지 양념을 넣어 볶는다.
④ ③의 재료에 물엿을 넣어 윤기가 나게 한 번 더 볶는다.

(16) **무나물** 태음인(B형)과 소음인(A형)에 적합

🧺 재료: 무 150g, 다진 파 1작은술, 다진 마늘 1작은술, 생강즙 1/2작은술, 깨소금 1작은술, 들기름 1큰술, 볶은 소금 1/2작은술, 물 2큰술

🍴 만드는 법

① 무는 씻어서 5~6cm 길이로 토막 낸 다음 굵게 채 썬다.
② 달궈진 팬에 들기름을 두르고 볶다가 약간의 물을 넣어 익힌 다음 다진 마늘과 생강즙을 넣어 살살 뒤적이며 볶는다.
③ 물기가 잦아들면서 말갛게 익으면 다진 파와 깨소금을 넣고 가볍게 섞은 다음 소금을 넣어 간을 맞춘다.

🍯 무나물에 처음부터 소금을 넣으면 무가 질겨지고 모양이 흐트러지므로 맨 나중에 넣고 또한 볶을 때 너무 휘저으면 뭉그러져 지저분하므로 살살 뒤적이며 볶는다.

(17) 북어채볶음 모든 체질에 적합

재료: 북어채 100g, 진간장 2큰술, 고춧가루 1/2큰술, 다진 마늘 1/2큰술, 생강즙 1/2큰술, 설탕 1/2큰술, 물엿 2큰술, 청주 1큰술, 참기름 1/2큰술, 참깨 1작은술, 후추 약간, 식용유 약간

만드는 법

① 북어채를 물에 약 5분간 담가 불린다.
② 불린 북어채를 건져 깨끗한 물에 한 번 헹군 다음 물기를 꼭 짠다.
③ 볼에 북어채를 넣고 물엿을 제외한 나머지 양념을 넣어 조물조물 무친다.
④ 달궈진 팬에 약간의 기름을 두르고 약한 불에서 들러붙지 않을 정도로 중간 중간에 식용유를 넣어 가면서 약 10분간 볶아준다.
⑤ 볶아진 북어채에 물엿을 넣고 윤기가 나게 한 번 더 볶는다.

(18) 쇠고기브로콜리볶음 모든 체질에 적합

재료: 쇠고기 100g, 브로콜리 1/2송이, 녹말물 2큰술, 식용유 약간

- **양념장 만들기**: 진간장 1큰술, 굴소스 1큰술, 다진 파 1큰술, 다진 마늘 1큰술, 설탕 1/2큰술, 청주 1큰술, 참기름 1큰술, 참깨 1작은술, 후추 약간, 물 3/4컵

만드는 법

① 브로콜리는 송이송이 작게 자르고 줄기는 껍질을 벗겨 0.3cm 정도의 두께로 어슷하게 썬 다음 끓는 물에 소금을 약간 넣고 파랗게 살짝 데쳐 찬물에 헹구어 물기를 빼 놓는다.
② 양념장은 볼에 분량의 재료를 고루 섞어 만든다.
③ 쇠고기는 얇게 저며 썰고 양념장 1/2을 넣어 버무린다.
④ 달궈진 팬에 약간의 기름을 두르고 다진 마늘을 넣고 중불에서 볶는다. 향이 나기 시작하면 밑간한 쇠고기를 넣고 풀어 가며 볶는다.
⑤ 쇠고기가 볶아지면 브로콜리와 나머지 양념장과 분량의 물을 넣어 볶은 다음 녹말물을 넣고 주걱으로 뒤섞어 윤기가 나게 만든다.

(19) 애호박볶음 태음인(B형)과 소음인(A형)에 적합

재료: 애호박 1개, 양파 1/2개, 식용유 약간

- **새우젓양념장 만들기**: 새우젓 1큰술, 다진 파 1큰술, 다진 마늘 1큰술, 참기름 1/2큰술, 참깨 1작은술, 후추 약

간, 물 1/2컵

🍴 만드는 법

① 애호박은 꼭지를 제거하고 깨끗이 씻은 다음 길이로 반 갈라 0.5cm 두께의 반달 모양으로 썰고 양파는 굵직하게 채 썰어 놓는다.
② 새우젓양념장은 볼에 분량의 재료를 고루 섞어 만든다.
③ 달궈진 팬에 약간의 기름을 두르고 양파를 넣어 볶은 다음 양파의 빛깔이 어느 정도 투명해지면 애호박을 넣고 볶는다.
④ ③의 재료가 볶아지면 새우젓양념장을 넣고 중불에서 한 번 더 볶아 양념이 고루 배이게 한다.

(20) **어묵볶음** 모든 체질에 적합

🧺 재료: 어묵 100g, 양파 1/2개, 청양고추 2개, 홍고추 1개, 까나리액젓 1큰술, 다진 마늘 1큰술, 청주 1큰술, 물엿 2큰술, 참기름 1큰술, 참깨 1큰술, 후추 약간, 식용유 약간, 다시마국물 1컵

🍴 만드는 법

① 어묵은 2×5cm 네모로 썰어 놓고 다시마는 물을 부어 끓여 놓는다.
② 양파는 굵직하게 채 썰고 청양고추와 홍고추는 어슷하게 썰어 씨를 털어 놓는다.
③ 달궈진 팬에 약간의 기름을 두르고 어묵과 양파를 넣어 볶다가 고추 썬 것을 넣고 함께 볶는다.
④ ③의 어묵에 나머지 양념을 넣고 볶다가 분량의 다시마국물을 부어 조리면서 볶는다.

💡 간장 대신에 까나리액젓을 넣는 이유는 어묵의 비린내를 없애고 감칠맛을 살려 조금만 넣어도 간을 맞출 수 있기 때문이다.

(21) **어묵잡채** 모든 체질에 적합

🧺 재료: 어묵 100g, 시금치 50g, 죽순(캔) 6조각, 표고버섯 1장, 대파 1/2뿌리, 홍고추 1개, 진간장 2큰술, 다진 마늘 1/2큰술, 설탕 1작은술, 청주 1큰술, 참기름 1/2큰술, 깨소금 1작은술, 소금·후추 약간씩, 물 1/2컵, 식용유 약간

🍴 만드는 법

① 어묵과 죽순은 채 썰고 간장, 설탕, 청주, 물을 넣고 약 불에서 조린다.
② 시금치는 다듬어 씻고 끓는 물에 소금을 약간 넣어 살짝 데친 다음 찬물에 헹궈 물기

를 꼭 짜 놓는다.
③ 표고는 채 썰고 대파와 홍고추는 어슷 썬 다음 고추는 씨를 털어낸다.
④ 달궈진 팬에 약간의 기름을 두르고 시금치, 표고, 대파, 홍고추를 넣어 볶다가 약 불로 줄인 다음 ①의 어묵과 죽순을 넣고 한 번 더 볶는다.
⑤ ④의 재료에 나머지 양념을 넣어 고루 버무려 준다.

(22) 오징어볶음 모든 체질에 적합

재료: 오징어 1마리, 당근 1/4개, 양배추 1잎, 양파 1/2개, 청·홍피망 1/2개씩 청양고추 2개, 홍고추 1개, 참깨 1작은술, 식용유 약간

- **양념고추장 만들기:** 진간장 1큰술, 고추장 1큰술, 고춧가루 1큰술, 다진 파 1큰술, 다진 마늘 1큰술, 생강즙 1/2작은술, 설탕 1작은술, 물엿 1큰술, 참기름 1/2큰술, 참깨 1작은술, 후추 약간

만드는 법

① 오징어는 몸통에 손가락을 넣어 내장과 몸통의 연결 부분을 떼어낸 다음 다리를 잡아당겨서 내장을 빼 놓는다.
② 껍질을 벗길 때는 소금을 묻힌 손으로 벗기거나 마른 가제로 껍질을 집어 벗긴 다음 1cm 길이로 동그랗게 썬다. 다리는 동글동글한 흡반을 훑어 내듯이 씻어서 5cm 길이로 썬다.
③ 당근, 양배추, 양파는 채 썬 다음 피망과 고추는 씨를 빼고 어슷하게 썬다.
④ 양념고추장은 볼에 분량의 재료를 고루 섞어 만든 다음 오징어와 채 썬 야채를 넣고 고루 버무려 놓는다.
⑤ 달궈진 팬에 약간의 기름을 두르고 양념한 오징어를 볶아 준 다음 참깨를 솔솔 뿌려 준다.

(23) 오징어채볶음 모든 체질에 적합

재료: 오징어채 100g, 진간장 2큰술, 다진 마늘 1/2큰술, 생강즙 1/2큰술, 설탕 1/2큰술, 물엿 2큰술, 청주 1큰술, 참기름 1/2큰술, 참깨 1작은술, 후추 약간, 물 2큰술, 식용유 약간

- **고추기름 만들기:** 고춧가루 1/2큰술, 식용유 1큰술

만드는 법

① 오징어채는 체에 한 번 쳐서 찌꺼기 제거하고 길이가 큰 것은 먹기 좋게 자른다.

② 팬에 분량의 기름과 고춧가루를 넣고 약한 불에서 타지 않게 볶아 고추기름을 만든다.
③ 고추기름을 볶은 팬에 오징어채를 넣어 볶다가 물엿을 제외한 나머지 양념을 넣고 약
  불에서 들러붙지 않을 정도로 중간 중간에 식용유를 넣어 가면서 약 10분간 볶아준다.
④ 볶아진 오징어채에 물엿을 넣고 윤기가 나게 한 번 더 볶는다.

(24) 우엉마늘종볶음 모든 체질에 적합

재료: 우엉 1개, 식초 1큰술, 마늘종 50g, 마른 새우 30g, 홍고추 1개, 진간장 2큰술, 설탕 1/2컵, 물엿 2큰술, 청주 1컵, 참기름 1큰술, 참깨 1작은술, 후추 약간, 물 3/4컵, 식용유 적당량

만드는 법

① 우엉은 껍질을 벗기고 채 썬 다음 약간의 식초를 넣은 물에 담가둔다.
② 마늘종은 3~4cm 길이로 썰고 홍고추는 채를 썰고 씨를 빼 놓는다.
③ 기름을 두르지 않은 팬에 마른 새우를 넣고 약한 불에 볶아 놓는다.
④ 달궈진 팬에 약간의 기름을 두르고 먼저 우엉채를 넣어 볶는다.
⑤ ④의 우엉채에 간장, 설탕, 물엿, 청주, 후추와 분량의 물을 넣고 나무주걱으로 저어
  가며 조리다가 마늘종과 마른 새우를 넣어 볶는다.
⑥ 거의 볶아지면 물엿을 넣고 채 썬 고추를 섞은 다음 마지막에 참기름과 통깨를 넣어
  고루 섞어준다.

(25) 잡채 모든 체질에 적합

재료: 당면 50g, 쇠고기 100g, 달걀, 1개, 당근 1/4개, 양파 1/2개, 홍고추 2개, 표고버섯 2장, 목이버섯 5g, 진간장 2큰술, 다진 마늘 1/2큰술, 설탕 1작은술, 청주 1큰술, 참기름 1/2큰술, 깨소금 1작은술, 후추 약간, 식용유 약간

• **고기양념장 만들기:** 진간장 1큰술, 다진 파 1/2큰술, 다진 마늘 1작은술, 다진 생강 1/2작은술, 설탕 1작은술, 참기름 1작은술, 후추 약간

만드는 법

① 당면은 미지근한 물에 담가 부드럽게 불린 다음 먹기 좋은 크기로 잘라 간장, 설탕, 참기름으로 밑간 해 볶아 놓는다.
② 목이버섯은 물에 불려 손질하고 큰 것은 손으로 찢어 놓는다.
③ 쇠고기와 표고는 채 썰고 고기양념장으로 무쳐 볶아 놓고 달걀은 황·백지단을 부쳐

채 썰어 놓는다.
④ 당근, 양파, 홍고추는 가늘게 채 썰고 기름을 두른 팬에 볶아 낸 다음 넓은 그릇에 펼쳐 식혀 놓는다.
⑤ 따로따로 볶아 두었던 당면, 목이버섯, 쇠고기, 표고 등 채소들이 완전히 식으면 볼에 넣고 참기름을 제외한 나머지 양념을 넣어 고루 무친다.
⑥ 참기름을 넣고 다시 한 번 무쳐서 고소한 맛을 내고 지단채를 얹어낸다.

(26) 제육볶음 AB형(태양인)과 O형(소양인)에 적합

재료: 돼지등심 200g, 양배추 2잎, 당근 1/4개, 양파 1/4개, 표고버섯 1장, 대파 1/2뿌리, 마늘편 2큰술, 참깨 1작은술, 식용유 약간, 쌈야채·쌈장 적당량

• **양념고추장 만들기:** 진간장 1큰술, 고추장 1큰술, 고춧가루 1/2큰술, 다진 파 1큰술, 다진 마늘 1큰술, 생강즙 1/2작은술, 설탕 1/2큰술, 물엿 1큰술, 참기름 1큰술, 참깨 1작은술, 후추 약간

만드는 법
① 돼지고기는 먹기 좋게 포 뜨듯이 결의 반대 방향으로 얇게 저며 썬다.
② 양배추, 당근, 양파, 표고는 채 썰고 대파는 어슷하게 썬다.
③ 양념고추장은 볼에 분량의 재료를 고루 섞어 만든다.
④ 준비된 돼지고기에 ②의 야채와 양념고추장을 넣고 버무려 30분 정도 재운다.
⑤ 달궈진 팬에 약간의 기름을 두르고 양념한 돼지고기를 볶아 준 다음 참깨를 뿌려준다.
⑥ 준비된 마늘편과 적당량의 쌈야채와 쌈장을 곁들여 낸다.

(27) 죽순표고볶음 모든 체질에 적합

재료: 죽순(캔) 50g, 당근 1/4개, 양파 1/4개, 표고버섯 2장, 청양고추 2개, 홍고추 1개, 진간장 2큰술, 다진 마늘 1큰술, 설탕 1/2큰술, 청주 1큰술, 참기름 1큰술, 참깨 1작은술, 후추 약간, 식용유 약간

만드는 법
① 캔에 든 죽순을 구입하여 끓는 물에 살짝 데쳐 놓은 다음 당근은 죽순 크기로 썰고 양파는 굵게 채 썬다.
② 표고버섯은 납작하게 썰고 고추는 어슷하게 썰어 씨를 털어 놓는다.
③ 달궈진 팬에 약간의 기름을 두르고 죽순, 당근, 양파, 표고버섯을 넣고 달달 볶다가 간장, 다진 마늘, 설탕, 청주, 참기름, 후추를 넣어 볶는다.

④ 야채가 다 익으면 청·고추를 넣고 살짝 한 번 더 볶은 다음 참깨를 솔솔 뿌려준다.

(28) 콩나물잡채 모든 체질에 적합

재료: 콩나물 100g, 당면 50g, 소금물(소금 1/2큰술·물 3/4컵), 식용유 약간
- **양념장 만들기:** 진간장 1큰술, 고춧가루 1작은술, 다진 파 1큰술, 다진 마늘 1/2큰술, 설탕 1/2큰술, 참기름 1큰술, 참깨 1작은술, 소금·후추 약간

만드는 법

① 당면은 미지근한 물에 담가 부드럽게 불려 놓은 다음 콩나물은 껍질과 꼬리를 떼어내고 깨끗이 씻는다.
② 냄비에 콩나물을 넣고 분량의 소금물을 넣은 다음 뚜껑을 덮고 센 불에서 삶아 건져 놓는다.
③ 양념장은 볼에 분량의 재료를 고루 섞어 만든다.
④ 불린 당면은 먹기 좋은 크기로 잘라 간장, 설탕, 참기름을 넣고 버무려 놓는다.
⑤ 볼에 당면과 콩나물을 넣고 양념장을 넣어 고루 무친 다음 간을 보고 싱거우면 소금으로 간을 맞춘다.

(29) 표고들깨볶음 모든 체질에 적합

재료: 표고버섯 6개, 다시마 5×5cm 1장, 쪽파 2뿌리, 들깨가루 1큰술, 다진 마늘 1작은술, 들기름 1큰술, 소금·식용유 약간씩, 물 1/2컵

만드는 법

① 표고는 도톰하게 서너 썰고 쪽파는 다듬어 4cm 길이로 썬다.
② 달궈진 팬에 들기름을 두르고 표고버섯을 넣어 볶다가 다시마와 분량의 물을 넣고 볶는다. 버섯이 기름을 많이 흡수하므로 기름을 많이 넣는 대신에 물을 보충하면 개운하다.
③ 표고버섯이 부드럽게 익으면 쪽파, 들깨가루, 다진 마늘, 들기름을 넣고 한 번 더 볶은 다음 소금을 넣어 간을 맞춘다.

13) 조림류 22가지

(1) 감자꽈리고추조림 모든 체질에 적합

재료: 감자 2개, 양파 1/4개, 꽈리고추 10개, 진간장 3큰술, 물엿 1컵, 참기름 1큰술,

참깨 1작은술, 소금·흰후추 약간씩, 물 1/2컵, 식용유 약간

🍴 만드는 법

① 감자는 껍질을 벗겨 1.5cm 정방향으로 깍둑썰기 하여 끓는 물에 살짝 데쳐 놓는다.
② 양파는 손질하여 같은 크기로 납작하게 썬 다음 꽈리고추도 꼭지를 따고 깨끗이 씻어 물기를 빼 놓는다.
③ 달궈진 팬에 기름을 두르고 감자를 넣어 볶다가 어느 정도 볶아진 다음 분량의 물을 붓고 간장과 물엿을 넣어 중불에서 서서히 조린다.
④ 감자가 익으면 양파와 꽈리고추를 넣어 한 번 더 조린 다음 참기름과 참깨를 넣고 서너 번 저어 준 다음 불을 끄고 마무리 한다.

(2) **검정콩조림** 모든 체질에 적합

🧺 재료: 검정콩 1컵, 다시마 5×10cm 1장, 진간장 3큰술, 청주 1큰술, 황설탕 1큰술, 물엿 2큰술, 참기름 1큰술, 참깨 1작은술, 흰후추 약간, 물 3컵

🍴 만드는 법

① 검정콩 하룻밤 정도 불려 다시마와 함께 냄비에 넣고 분량의 물을 부은 다음 뚜껑을 열고 국물이 1/2컵 정도 될 때까지 약한 불에 20분 정도 삶는다.
② 다 삶아지면 남은 물에 분량의 간장, 청주, 후추를 넣고 뚜껑을 연채로 약불에서 은근히 조린다.
③ 거의 다 조려졌을 때 설탕과 물엿을 넣고 센 불에서 타지 않게 나무주걱으로 살살 저어 가며 5분 정도 더 조린다.
④ 완성된 조림에 참기름과 참깨를 넣고 살살 버무려 준다.

> 🕷 딱딱하지도 않고 물컹거리지도 않는 반짝반짝 윤이 나는 맛있는 콩조림을 만들기 위해서는 졸일 때 너무 휘젓거나 너무 많이 뒤적이지 않아야 한다.

(3) **고구마조림** 모든 체질에 적합

🧺 재료: 고구마 2개, 버터 3큰술, 오렌지주스 1/2컵, 물 1/2컵, 황설탕 2큰술, 검정깨 1작은술, 오렌지필 1큰술, 소금·후추 약간씩

🍴 만드는 법

① 고구마는 껍질째 깨끗이 씻은 다음 1cm 두께로 원형으로 썬다. 또는 껍질을 벗겨 한 입크기로 세모지게 썰어도 된다.

② 달궈진 팬에 버터를 두르고 고구마를 넣어 나무주걱으로 살살 굴려가며 코팅이 잘 되게 튀긴다.
③ ②의 고구마에 오렌지주스와 물을 넣고 뚜껑을 덮어 약한 불에서 5분 동안 조린다.
④ ③의 재료에 흑설탕을 넣고 잘 섞어 갈색이 될 때까지 조린 다음 약간의 소금과 후추를 넣어 준다.
⑤ 완성된 고구마조림에 가늘게 채 썬 오렌지필과 검정깨를 솔솔 뿌리고 서너 번 저어 준 다음 불을 끄고 마무리 한다.

(4) 고등어조림 AB형(태양인)과 O형(소양인)에 적합

재료: 고등어 1마리, 청주 2큰술, 소금·후추 약간씩, 다진 쪽파 1큰술, 참깨 1작은술, 녹말가루 1/2컵, 식용유 적당량
• 조림장 만들기: 국간장 3큰술, 고춧가루 1/2큰술, 고추장 1큰술, 청주 1큰술, 물엿 1큰술, 다진 마늘 1/2큰술, 생강즙 1작은술, 참기름 1/2큰술, 쌀뜨물 1/2컵

만드는 법
① 고등어는 머리를 자르고 뼈와 내장을 뺀 다음 한입크기로 잘라 깨끗이 씻고 채반에 담아 물기를 빼 놓는다.
② 손질한 고등어에 청주와 약간의 소금·후추를 넣어 밑간을 한다.
③ 밑간을 한 고등어에 녹말가루를 골고루 묻힌 다음 달궈진 팬에 기름을 넉넉히 두르고 고등어를 튀겨 내는 듯한 기분으로 앞뒤로 익힌다.
④ 조림장은 냄비에 분량의 재료를 넣어 만든 다음 약한 불에 끓이면서 튀긴 고등어를 넣고 10분 정도 조린다.
⑤ 완성된 조림에 다진 쪽파와 참깨를 솔솔 뿌려준다.

(5) 고등어무조림 모든 체질에 적합

재료: 고등어 ①마리, 무 1/4개, 양파 1/4개, 대파 1뿌리, 청주 1큰술, 소금·후추 약간씩
• 조림장 만들기: 국간장 3큰술, 고춧가루 1큰술, 설탕 1.5큰술, 청주 1큰술, 다진 마늘 1/2술, 다진 생강 1작은술, 참기름 1작은술, 깨소금 1작은술, 후추 약간, 쌀뜨물 1컵

만드는 법
① 고등어는 머리를 자르고 뼈와 내장을 뺀 다음 한입크기로 잘라 깨끗이 씻고 채반에 담아 물기를 빼 놓는다.

② 손질한 고등어에 청주와 약간의 소금·후추를 넣어 밑간을 한다.
③ 무는 토막 내어 도톰하게 썰고 소금에 살짝 절여 놓은 다음 양파는 채 썰고 대파는 어슷하게 썬다.
④ 조림장은 볼에 분량의 재료를 고루 섞어 만든다.
⑤ 냄비 바닥에 무를 깔고 고등어를 올린 다음 양파와 파를 얹는다. 생선 위로 조림장을 고루 끼얹어 센 불에 조린다.
⑥ 조림국물이 끓기 시작하면 불을 약하게 줄이고 조림장을 끼얹어 가며 국물이 거의 남지 않을 때까지 30분 정도 은근히 조려준다.

(6) 달걀조림 모든 체질에 적합

재료: 달걀 4개, 녹차티백 1개, 양파 1/4개, 마늘 4쪽, 진간장 4큰술, 설탕 1큰술, 물엿 1큰술, 소금·흰후추 약간씩, 녹차티백 1개, 물 1컵

만드는 법

① 냄비에 달걀을 가지런히 담고 물을 충분히 부어 끓이면서 약간의 소금을 넣어 준 다음 12분 동안 삶는다.
② 삶아진 달걀은 찬물에 담가 껍질을 벗긴다.
③ 물 1컵에 녹차티백 1개를 담가 우려낸다.
④ 양파는 굵직하게 채 썰고 마늘은 편으로 썬다.
⑤ 냄비에 녹차물을 넣고 간장, 설탕, 물엿을 넣은 다음 달걀, 양파, 마늘을 넣고 살살 굴려가며 약불에서 국물이 1/2로 줄어들 때까지 은근히 조린다.
⑥ 달걀이 다 조려지면 반으로 갈라 접시에 담고 약간의 조림장을 부어 준다.

(7) 닭날개조림 태음인(B형)과 소음인(A형)에 적합

재료: 닭날개봉 200g, 다진 마늘 1/2큰술, 생강즙 1/2큰술, 청주 1큰술, 참깨 1작은술, 후추 약간, 달걀 1개, 녹말가루 1/2컵, 식용유 적당량

• **양념장 만들기:** 진간장 3큰술, 마른 홍고추 1개, 설탕 1큰술, 물엿 2큰술, 1큰술, 청주 1큰술, 참기름 1/2큰술, 다진 마늘 1/2큰술, 생강즙 1/2큰술, 물 1/2컵

만드는 법

① 닭날개봉에 다진 마늘, 생강즙, 청주, 소금, 후추 등을 넣어 10분 이상 재워 놓는다.
② ①의 양념한 날개봉에 달걀물과 녹말가루를 넣어 버무린다.

③②의 날개봉을 170℃의 튀김기름에 바싹 튀겨낸다.
④양념장은 냄비에 분량의 재료를 고루 섞어 만든 다음 약한 불에서 끓인다. 이때 마른 홍고추는 씨를 빼고 송송 썰어 넣는다.
⑤양념장이 끓기 시작하면 초벌 튀긴 닭날개봉을 한 번 더 튀겨 넣은 다음 불을 줄이고 물기 없이 조린다.
⑥완성된 닭날개봉 조림에 참깨를 솔솔 뿌려준다.

(8) 땅콩조림 모든 체질에 적합

재료: 생땅콩 1컵, 식용유 1큰술, 진간장 3큰술, 청주 1큰술, 황설탕 1큰술, 물엿 2큰술, 참기름 1큰술, 참깨 1작은술, 흰후추 약간, 물 3컵

만드는 법

①땅콩에 약간의 식용유와 분량의 물을 부은 다음 뚜껑을 열고 국물이 1/2컵 정도 될 때까지 중불에 10분 정도 삶는다.
②다 삶아지면 남은 물에 간장, 청주, 후추를 넣고 약한 불에서 은근히 조린다.
③거의 다 조려 졌을 때 설탕과 물엿을 넣고 센 불에서 타지 않게 나무주걱으로 살살 저어 가며 5분 정도 더 조린다.
④완성된 조림에 참기름과 참깨를 넣고 살살 버무려 준다.

(9) 돼지갈비양념소스조림 AB형(태양인)과 O형(소양인)에 적합

재료: 돼지갈비 300g, 통마늘 4쪽, 다진 마늘 1/2큰술, 생강즙 1/2큰술, 청주 1큰술, 참깨 1작은술, 후추 약간, 녹말가루 1/2컵, 식용유 적당량

• **양념소스 만들기:** 케첩 3큰술, 진간장 1큰술, 고추장 1큰술, 간 양파 1큰술, 다진 파 1큰술, 다진 마늘 1/2큰술, 설탕 1큰술, 물엿 2큰술, 청주 1/2큰술, 연와사비 1작은술, 소금·후추 약간씩, 물 1/2컵

만드는 법

①3cm 크기로 토막 낸 돼지갈비를 구입하여 2~3군데 칼집을 넣고 찬물에 1시간 동안 담가 놓는다.
②돼지갈비는 물기를 빼고 약간의 다진 마늘, 생강즙, 청주, 후추를 넣어 밑간을 한다.
③간이 배인 돼지갈비 하나하나에 녹말가루를 무쳐 촉촉하게 스며들도록 한 다음 통마늘은 납작하게 편으로 썰어 놓는다.
④튀김기름을 170℃로 가열하여 ③의 돼지갈비를 튀겨 놓는다.

⑤ 양념소스는 냄비에 분량의 재료를 넣고 한소끔 끓여 만든 다음 초벌 튀긴 돼지갈비를 다시 한 번 더 튀긴다.
⑥ 냄비에 튀긴 돼지갈비와 마늘편을 넣고 양념소스를 넣어 중불에서 타지 않게 나무주걱으로 살살 저어 가며 조린다.
⑦ 완성된 조림에 참깨를 뿌리고 살살 버무려 준다.

(10) 두부조림 모든 체질에 적합

🧺 재료: 두부 1/2모, 소금 약간, 다시마 5×10cm 1장, 참기름·식용유 1큰술씩

● **조림장 만들기:** 진간장 3큰술, 까나리액젓 1큰술, 청주 1큰술, 설탕 1큰술, 물엿 1큰술, 소금·흰후추 약간씩, 녹차티백 1개, 물 1컵

🍴 만드는 법

① 두부는 1cm 두께로 4등분한 다음 소금을 약간씩 뿌려 놓는다.
② 조림장은 냄비에 다시마를 넣고 끓인 물 1/2컵에 분량의 재료를 섞어 만든다.
③ 달궈진 팬에 참기름과 식용유를 두르고 물기를 닦은 두부를 앞뒤로 노릇하게 지진다.
④ 팬에 지진 두부를 그대로 두고 조림장을 고루 뿌려준 다음 조림장이 없어질 때까지 약한 불에 20분 정도 더 조려준다.

(11) 메추리알조림 모든 체질에 적합

🧺 재료: 메추리알 30개, 꽈리고추 10개, 통마늘 4쪽, 참깨 1/2큰술

● **조림장 만들기:** 진간장 2큰술, 고춧가루 1작은술, 다진 파 1큰술, 다진 마늘 1/1큰술, 설탕 1/2큰술, 참기름 1큰술, 후추 약간, 다시마국물 1/2컵

🍴 만드는 법

① 냄비에 메추리알을 넣고 물을 충분히 부어 삶은 다음 껍질을 벗겨 놓는다. 물이 끓으면 소금을 약간 넣어 준다.
② 꽈리고추는 꼭지를 따고 씻어 놓은 다음 마늘은 편으로 썬다.
③ 조림장은 냄비에 녹차물 1컵과 분량의 재료를 넣고 끓이면서 마늘편을 넣어 5분쯤 끓인 다음에 꽈리고추를 넣어 익힌다.
④ ③의 조림장에 메추리알을 넣고 약한 불에서 국물이 1/2로 줄어들 때까지 은근히 조려준다.

> Tip 메추리알을 불에서 오래 조려 까맣게 만드는 것보다 흰색이 조금 아이보리로 변했을 때쯤 불을 끄고 식히면서 자연스럽게 색이 들게 하는 것이 색깔도 맛도 깊어진다.

(12) 무조림 태음인(B형)과 소음인(A형)에 적합

🧺 재료: 무 1/2개, 국멸치 5마리, 국간장 3큰술, 소금 약간, 쌀뜨물 1컵

🍴 만드는 법

① 무는 토막 내어 도톰하게 썰고 소금에 살짝 절여 놓는다.
② 냄비에 무와 국멸치를 넣고 간장과 쌀뜨물을 넣어 중불에서 끓인다.
③ 조림국물이 끓기 시작하면 불을 약하게 줄이고 조림장을 끼얹어 가며 국물이 거의 남지 않을 때까지 30분 정도 더 조려준다.

> 💡 무조림을 만들 때 시간이 좀 걸리더라도 조림장의 간을 싱겁게 해서 오랫동안 뭉근하게 끓여야 간이 적당히 배어든다. 처음부터 간을 너무 강하게 하면 재료의 표면이 수축되어 깊은 속까지 맛이 충분히 배지 못할 뿐더러 질겨진다. 따라서 싱겁게 시작하여 조림장이 1/3정도로 줄어들면 최종적으로 간을 한 번 더 맞추는 것이 좋다.

(13) 소시지케첩소스조림 AB형(태양인)과 O형(소양인)에 적합

🧺 재료: 비엔나소시지 150g, 참깨 1/2큰술, 참깨 1작은술, 파슬리가루 약간, 식용유 약간

• **케첩소스 만들기:** 케첩 3큰술, 진간장 1큰술, 설탕 1큰술, 우스터소스 1큰술, 와인 1큰술, 다진 마늘 1/2큰술, 레몬즙 1/2큰술, 후추 약간, 물 1/2컵

🍴 만드는 법

① 비엔나소시지 한 개 한 개에 십자로 칼집을 넣어 준다.
② 달궈진 팬에 기름을 약간 두르고 손질한 소시지를 살짝 볶아 놓는다.
③ 케첩소스는 냄비에 먼저 다진 마늘을 넣고 볶다가 분량의 재료를 넣고 약한 불에서 끓여 케첩소스를 만든다.
④ 소스를 끓이면서 칼집 낸 소시지를 넣고 약한 불에서 볶듯이 조린다.
⑤ 완성된 조림에 참깨와 파슬리가루를 솔솔 뿌려준다.

(14) 쇠고기장조림 모든 체질에 적합

🧺 재료: 쇠고기(우둔살) 200g, 꽈리고추 10개, 통마늘 10쪽, 생강 1톨, 진간장 5큰술, 설탕 1큰술, 청주 1큰술, 흰후추 약간, 물 1컵

🍴 만드는 법

① 쇠고기는 홍두깨살이나 우둔살로 준비하여 4~5cm로 썬 다음 고기가 잠길 정도의 물을 붓고 중불에서 40분 정도 삶는다.

② 익은 고기는 먹기 좋게 결대로 쪽쪽 찢든가 납작납작하게 썰어 놓는다.
③ 꽈리고추는 꼭지를 떼어내고 마늘과 생강은 편으로 썰어 물에 한 번 씻는다.
④ 조림장은 냄비에 분량의 물을 붓고 간장, 설탕, 청주, 후추를 넣어 끓인다.
⑤ 국물이 끓으면 손질한 꽈리고추, 마늘편, 생강편과 ②의 쇠고기를 넣고 중불에서 국물이 1/2로 줄어들 때까지 은근히 조려준다.

(15) 알감자조림 모든 체질에 적합

재료: 알감자 200g, 다시마 5×10cm 1장, 쪽파 2뿌리, 생강 1톨, 마른 고추 1개, 물엿 1큰술, 참깨 1작은술, 굵은소금 약간, 식용유 약간

- **조림장 만들기:** 진간장 3큰술, 미소된장 1큰술, 설탕 1큰술, 청주 1큰술, 참기름 1큰술, 후추 약간. 다시마국물 1/2컵

만드는 법

① 알감자는 깨끗이 씻어 끓는 물에 소금을 약간 넣고 1/2쯤 삶아 놓는다.
② 생강은 편으로 썰고 쪽파는 송송 썰어 놓는다.
③ 달궈진 팬에 기름을 약간 두르고 알감자, 생강편, 마른 홍고추를 넣어 중불에서 구운 색이 날 정도로 한참을 볶는다.
④ 조림장은 냄비에 다시마를 넣고 끓인 물 1/2컵에 분량의 재료를 섞어 만든 다음 볶은 감자를 넣고 센 불에서 국물이 없어질 때까지 뚜껑을 덮어 조린다.
⑤ 조려진 감자에 분량의 물엿을 넣고 강한 불에서 한 번 더 살짝 조린 다음 송송 썬 쪽파와 참깨를 뿌려준다.

(16) 어묵볼케첩소스조림 모든 체질에 적합

재료: 어묵볼 150g, 양파 1/2개, 검정깨 1작은술

- **케첩소스 만들기:** 케첩 3큰술, 진간장 1큰술, 설탕 1큰술, 우스터소스 1큰술, 와인 1큰술, 다진 마늘 1/2큰술, 레몬즙 1/2큰술, 후추 약간, 물 1/2컵

만드는 법

① 어묵볼은 끓는 물에 살짝 데쳐 체에 밭쳐 놓고 양파는 결대로 굵직하게 채 썰어 놓는다.
② 케첩소스는 냄비에 먼저 다진 마늘을 넣고 볶다가 분량의 재료를 넣고 약한 불에서 끓여 만든다.
③ 달궈진 팬에 기름을 살짝 두르고 채 썬 양파를 볶다가 어묵볼을 넣어 볶는다.
④ ③의 재료에 케첩소스를 넣고 볶듯이 조린 다음 소금과 후추로 간을 맞추고 검정깨를 솔솔 뿌려준다.

(17) 연근조림 AB형(태양인)과 O형(소양인)에 적합

🧺 재료: 연근 1뿌리, 다시마 5×10cm 1장, 식초 1큰술, 참기름 1큰술

• **조림장 만들기:** 진간장 3큰술, 올리브유 1/2큰술, 설탕 1큰술. 물엿 1큰술. 청주 1큰술, 다시마국물 1/2컵

🍴 만드는 법

① 연근은 껍질을 말끔히 벗겨 씻은 다음 0.7cm 두께로 납작하게 썰어 식초물에 담가 놓는다.
② 조림장은 냄비에 다시마를 넣고 끓인 물 1/2컵에 분량의 재료를 섞어 만든 다음 손질한 연근을 넣고 약한 불에서 국물이 없어질 때까지 은근히 조린다.
③ 연근은 잘 안 익으므로 약한 불에서 조림장을 끼얹어 가면서 조린다.
④ 조림장이 졸아들고 연근이 갈색이 되면 참기름을 넣어 윤기가 나게 한다.

(18) 우엉조림 AB형(태양인)과 O형(소양인)에 적합

🧺 재료: 우엉 1뿌리, 다시마 5×10cm 1장, 식초 1큰술, 참기름 1큰술, 참깨 1작은술, 실고추 약간, 식용유 약간

• **조림장 만들기:** 진간장 3큰술, 설탕 1큰술, 물엿 1큰술, 청주 1큰술, 다진 마늘 1/2큰술, 생강즙 1작은술, 다시마국물 1/2컵

🍴 만드는 법

① 우엉은 껍질을 벗기고 깨끗이 씻은 다음 어슷하게 썰어 채썬다.
② 끓는 물에 약간의 식초를 넣고 채 썬 우엉을 넣어 약한 불에서 약 30분간 삶아 물기를 빼 놓는다. 이때 주의할 점은 물을 자작할 정도로만 넣고 삶아야 맛있는 물이 다 빠지지 않는다는 것이다.
③ 달궈진 팬에 기름을 약간 두르고 삶은 우엉을 넣어 중간 불에서 1~2분간 볶아준다.
④ 조림장은 냄비에 다시마를 넣고 끓인 물 1/2컵에 분량의 재료를 섞어 만든 다음 볶은 연근을 넣고 약불에서 국물이 없어질 때까지 은근히 조린다.
⑤ 조림이 완성되면 약간의 참기름, 참깨, 실고추를 넣고 한 번 더 살짝 볶아준다.

(19) 잔멸치콩조림 모든 체질에 적합

🧺 재료: 검정콩 1컵, 잔멸치 50g, 다시마 5×10cm 1장, 마요네즈 1/2큰술, 참기름 1/2큰술, 참깨 1작은술, 식용유 적당량

• **조림장 만들기:** 진간장 3큰술, 설탕 1큰술, 물엿 1큰술, 청주 1큰술, 다진 마늘 1/2큰술, 생강즙 1작은술, 다시마

국물 1/2컵

🍴 만드는 법

① 검정콩 하룻밤 정도 불려 다시마와 함께 냄비에 넣고 3컵의 물을 부은 다음 뚜껑을 열고 국물이 1/2컵 정도가 될 때까지 약한 불로 20분 정도 삶는다.
② 조림장은 냄비에 분량의 재료를 고루 섞어 만든다.
③ 달궈진 팬에 기름을 넉넉히 두르고 잔멸치를 넣고 끓이듯이 볶은 다음 체에 받쳐 놓는다.
④ 냄비에 ①의 삶은 콩과 볶은 멸치를 넣고 조림장을 넣어 중불에서 은근히 조린다.
⑤ 거의 다 조려졌을 때 마요네즈와 참기름을 넣고 센 불에서 타지 않게 나무주걱으로 살살 저어 가며 5분 정도 더 조린다.
⑥ 완성된 조림에 참깨를 솔솔 뿌려준다.

(20) 치킨케첩소스조림 태음인(B형)과 소음인(A형)에 적합

🧺 재료: 닭고기 150g, 양파 1/4개, 청·홍피망 1/2개씩, 표고버섯 1장, 통마늘 2쪽, 검정깨 1작은술, 식용유 약간

- **케첩소스 만들기:** 케첩 3큰술, 진간장 1큰술, 설탕 1큰술, 우스터소스 1큰술, 와인 1큰술, 다진 마늘 1/2큰술, 레몬즙 1/2큰술, 후추 약간, 물 1/2컵

🍴 만드는 법

① 닭고기는 한입크기로 뼈째 토막을 내고 껍질을 벗긴다.
② 케첩소스는 냄비에 먼저 다진 마늘을 넣고 볶다가 분량의 재료를 넣고 약한 불에서 끓여 만든다.
③ 양파와 피망은 손질하여 사방 2×2cm 크기로 썰고 표고버섯은 굵직하게 채 썬다. 마늘은 납작하게 편으로 썬다.
④ 달궈진 팬에 기름을 두르고 닭고기를 볶다가 닭고기 표면이 하얗게 익으면 야채를 넣어 볶는다.
⑤ ④의 재료에 ②의 케첩소스를 넣고 볶듯이 조린 다음 소금과 후추로 간을 맞춘다.
⑥ 완성된 치킨케첩조림에 검정깨를 솔솔 뿌려준다.

(21) 포크빈비엔나소시지조림 AB형(태양인)과 O형(소양인)에 적합

🧺 재료: 포크빈(캔) 1캔, 비엔나소시지 100g, 마카로니 50g, 양파 1/2개, 소금 약간,

식용유 약간

• **케첩소스 만들기:** 케첩 3큰술, 진간장 1큰술, 설탕 1큰술, 우스터소스 1큰술, 와인 1큰술, 다진 마늘 1/2큰술, 레몬즙 1/2큰술, 후추 약간, 물 1/2컵

만드는 법

① 마카로니는 끓는 물에 약간의 소금과 식용유를 넣고 삶은 다음 물에 헹구어 건져 놓는다.

② 비엔나소시지는 2~3군데 칼금을 내어 놓고 양파는 손질하여 사방 1.5×1.5cm 크기로 썬다.

③ 케첩소스는 냄비에 먼저 다진 마늘을 넣고 볶다가 분량의 재료를 넣고 약한 불에서 끓여 만든다.

④ 달궈진 팬에 기름을 두르고 소시지를 볶다가 양파를 넣어 볶은 다음 포크빈과 케첩소스를 넣고 중불에 볶듯이 눌어붙지 않게 잘 저어주며 조린다.

⑤ 어느 정도 조려지면 마카로니를 넣고 서너 번 휘저어 준 다음 불을 끄고 마무리 한다.

(22) **포크빈치킨소시지조림** 태음인(B형)과 소음인(A형)에 적합

재료: 포크빈(캔) 1캔, 치킨소시지 1개, 마카로니 50g, 양파 1/2개, 소금 약간, 식용유 약간

• **케첩소스 만들기:** 케첩 3큰술, 진간장 1큰술, 설탕 1큰술, 우스터소스 1큰술, 와인 1큰술, 다진 마늘 1/2큰술, 레몬즙 1/2큰술, 후추 약간, 물 1/2컵

만드는 법

① 마카로니는 끓는 물에 약간의 소금과 식용유를 넣고 삶은 다음 물에 헹구어 건져 놓는다.

② 치킨소시지는 4~5군데 칼금을 내어 놓고 1cm 크기로 어슷하게 썬 다음 양파는 손질하여 사방 1.5×1.5cm 크기로 썬다.

③ 케첩소스는 냄비에 먼저 다진 마늘을 넣고 볶다가 분량의 재료를 넣고 약한 불에서 끓여 만든다.

④ 달궈진 팬에 기름을 두르고 소시지를 볶다가 양파를 넣어 볶은 다음 포크빈과 케첩소스를 넣고 중불에 볶듯이 눌어붙지 않게 잘 저어 주며 조린다.

⑤ 어느 정도 조려지면 마카로니를 넣고 서너 번 휘저어 준 다음 불을 끄고 마무리한다.

14) 찜류 28가지

(1) 가지배추찜 AB형(태양인)과 O형(소양인)에 적합

재료: 가지 2개, 배춧잎 4장, 청양고추 1개, 국간장 2큰술, 다진 마늘 1작은술, 설탕 1작은술, 식초 1/2큰술

만드는 법

① 가지는 꼭지를 떼어내고 깨끗이 씻어 0.7cm 두께로 어슷하게 썬 다음 배춧잎은 4×4cm 크기로 썬다.
② 청양고추는 송송 썬 다음 씨를 털어 낸다.
③ 김이 오른 찜통에 가지와 배춧잎을 넣고 찐 다음 송송 썬 고추, 간장, 다진 마늘, 설탕, 식초를 넣고 고루 무친다.

(2) 가지삼겹살찜 AB형(태양인)과 O형(소양인)에 적합

재료: 가지 2개, 양파 1/2개, 삼겹살(구이용) 2장, 마늘 2쪽, 물 1/2컵, 검정깨 약간

• **된장소스 만들기:** 굴소스·미소된장·다진 대파 1큰술씩, 다진 마늘·설탕·참기름 1/2큰술씩

만드는 법

① 가지는 2cm 두께로 썰고 양파는 얇게 채 썰어 찬물에 5분 정도 담갔다가 물기를 빼 놓는다. 마늘은 편으로 썬다.
② 된장소스는 분량의 재료를 고루 섞어 만든다.
③ 삼겹살은 4cm 크기로 자른 다음 기름을 두르지 않은 팬에 굽는다.
④ 삼겹살이 익기 시작하면 납작하게 썬 마늘편과 가지를 넣어 볶다가 마늘색이 투명해지면 된장소스를 1/2 정도만 넣고 볶는다.
⑤ 가지가 익으면 채 썬 양파를 넣고 물을 부은 다음 나머지 된장소스를 넣고 나무 주걱으로 저어 가며 국물이 자작해지도록 조리듯이 끓인다.
⑥ 완성된 찜을 접시에 담고 검정깨를 솔솔 뿌려준다.

(3) 가지쇠고기찜 모든 체질에 적합

재료: 가지 2개, 밀가루 1큰술, 녹말가루 2큰술

고기소 재료: 다진 쇠고기 100g, 으깬 두부 1/4모, 국간장 1큰술, 다진 파 1큰술, 다진 마늘 1/2큰술, 설탕 1작은술, 참기름 1/2작은술, 깨소금 1작은술, 후추 약간

🍴 만드는 법

① 가지는 꼭지를 떼어내고 씻어 양끝을 자른 다음 6cm 길이로 토막 내고 십자 모양으로 칼집을 넣는다.
② 가지를 소금물에 절인 다음 물기를 꼭 짜 놓는다.
③ 고기소는 볼에 분량의 재료를 고루 섞고 버무려 놓는다.
④ 가지 속에 밀가루를 바르고 고기소를 넣은 다음 녹말을 가볍게 무친다.
⑤ 김이 오른 찜통에 고기소를 채운 가지를 넣고 10분 정도 쪄낸다.

(4) **가지애호박찜** 모든 체질에 적합

🧺 재료 ; 가지 2개, 애호박 1/2개, 밀가루 1큰술, 녹말가루 2큰술

● **양념장 만들기:** 국간장 2큰술, 다진 파 1큰술, 다진 마늘 1큰술, 청양고추·홍고추 1개씩, 참기름 1큰술, 깨소금 1작은술, 후추 약간, 물 2큰술

🍴 만드는 법

① 가지는 3cm 길이로 썰고 애호박도 2cm 길이로 썬다.
② 밀가루와 녹말가루를 섞은 다음 가지와 애호박을 넣고 골고루 무친다.
③ 김이 오른 찜통에 가지와 애호박을 넣고 10분 정도 쪄낸다.
④ 양념장은 볼에 분량의 재료를 고루 섞어 만든다.
⑤ 찐 가지와 애호박에 양념장을 골고루 뿌려준다.

(5) **갈비찜** 모든 체질에 적합

🧺 재료: 쇠갈비 600g, 달걀 1개, 당근·양파 1/2개씩, 대파 1뿌리, 홍고추 1개, 표고버섯 3장, 깐 밤 6개, 대추 6개, 은행 10개, 잣 1큰술, 소금·후추 약간씩, 식용유 약간, 육수 1컵

🧺 부재료: 무 1/8개, 양파 1/2개, 대파 1뿌리, 통마늘 4쪽, 생강 1톨, 통후추 4알, 정향 2알, 소주 1/3컵, 물 적당량

● **양념장 만들기:** 진간장 4큰술, 배즙·양파즙·다진 파 2큰술씩, 다진 마늘·청주·참기름 1.5큰술씩, 설탕·물엿 1큰술씩, 생강즙·참깨 1/2큰술씩, 후추 약간, 육수 1/2컵

🍴 만드는 법

① 갈비는 5cm 크기로 토막 낸 것을 구입하여 기름을 떼어 낸 다음 찬물에 1시간 이상 담가 핏물을 빼고 끓는 물에 넣어 10분 정도 초벌 삶아 건진다.
② 다시 갈비에 적당량의 물과 부재료를 넣고 중불에서 2시간 정도 끓인다.

③ 삶아진 갈비는 건져 살 쪽에 1cm 간격으로 칼집을 넣고 나머지 국물은 기름기를 제거하고 육수로 사용한다.
④ 당근은 밤톨만 하게 깎아 밤과 함께 끓는 물에 반쯤 익힌 다음 표고는 4등분으로 나누고 양파는 사방 2×2cm 크기로 썬다.
⑤ 대파와 홍고추는 어슷하게 썰고 홍고추는 씨를 털어낸다.
⑥ 양념장은 볼에 분량의 재료를 넣고 고루 섞어 만든다.
⑦ 냄비에 갈비와 육수를 넣고 양념장을 부은 다음 중불에서 뚜껑을 덮고 끓인다.
⑧ 국물이 끓으면 ④의 야채, 대추와 은행을 넣고 양념장을 끼얹어 가며 잠시 더 익힌다.
⑨ 달걀은 황·백지단을 만들고 1cm가량의 마름모꼴로 썬다.
⑩ ⑧의 갈비찜에 어슷하게 썬 대파와 홍고추 넣고 서너 번 뒤적여 준 다음 접시에 담고 고명으로 황·백지단과 잣을 올려 준다.

(6) 굴숙회 모든 체질에 적합

재료: 생굴 2컵, 염장미역 50g, 미나리 10줄기, 청주 1큰술, 소금 약간

- **초고추장 만들기:** 고추장 2큰술, 양파즙 1큰술, 다진 마늘 1/2큰술, 생강즙 1작은술, 설탕 1큰술, 식초 1큰술, 청주 1/2큰술, 참기름 1작은술, 참깨 1작은술, 사이다 2큰술, 레몬즙 1/2큰술, 후추 약간

만드는 법

① 생굴은 약한 소금물에 살살 씻어 채반에 받쳐 물기를 뺀 다음 끓는 물에 청주를 약간 넣고 살짝 데친다.
② 염장미역은 주물러 여러 번 씻고 물기를 꼭 짠 다음 폭 2cm× 길이 8cm로 자른다.
③ 미나리 줄기는 끓는 물에 소금을 약간 넣고 데쳐 낸 다음 찬물에 헹구어 물기를 꼭 짜 놓는다.
④ 초고추장은 볼에 분량의 재료를 넣고 고루 섞어 만든 다음 냉장고에 넣어 둔다.
⑤ 미역을 반듯하게 펴서 굴의 가운데 부분을 돌돌 감고 그 위에 데친 미나리를 감아 꼬치로 끝을 밀어 넣는다.
⑥ 접시에 굴숙회를 예쁘게 돌려 담고 초고추장을 곁들여 낸다.

(7) 궁중꽃게찜 AB형(태양인)과 O형(소양인)에 적합

재료: 꽃게 2마리, 쇠고기 100g, 밀가루 1큰술, 달걀 2개, 미나리 50g, 건표고버섯 2장, 석이버섯 5g, 다진 파·진간장 1큰술씩, 참기름 1/2큰술, 소금·후추 약간씩, 식용유 약간

🍴 만드는 법

① 꽃게는 딱지를 떼고 살과 알을 골라낸다.
② 쇠고기는 곱게 다져 ①의 게살과 밀가루, 달걀 1개, 다진 파, 간장, 소금, 후추를 넣어 고루 버무린 다음 게딱지에 다시 담는다.
③ 표고버섯과 석이버섯은 물에 불렸다가 곱게 채 썰어 볶는다.
④ 미나리 줄기는 약간의 소금을 넣은 끓는 물에 살짝 데쳐 5cm 길이로 썰고 참기름으로 무친다.
⑤ 나머지 달걀 1개는 황·백지단을 만들고 5cm 길이로 채 썬다.
⑥ ②의 게를 김이 오른 찜통에 넣어 20분 정도 찐 다음 고명으로 ③의 버섯, ④의 미나리, ⑤의 지단채를 올려 준다.

(8) 궁중닭찜 태음인(B형)과 소음인(A형)에 적합

🧺 재료: 통닭 1마리, 표고버섯 2장, 목이버섯 5g, 석이버섯 5g, 달걀 1개, 소금·후추 약간씩, 녹말물 2큰술, 육수 5컵

🧺 부재료: 대파 2뿌리, 통마늘 4쪽, 생강 1톨, 통후추·정향 4알씩

- **양념장 만들기:** 진간장 2큰술, 다진 파 1큰술, 다진 마늘 1큰술, 참기름·참깨 1/2큰술씩, 흰후추 약간

🍴 만드는 법

① 닭은 뱃속의 불순물을 제거하고 깨끗이 씻어 부재료와 함께 끓는 물에 푹 삶는다.
② 푹 익은 닭은 뼈와 껍질을 발라내고 살은 굵직하게 뜯어 놓는다. 나머지 국물은 기름기를 제거하고 육수로 사용한다.
③ 목이와 석이는 미지근한 물에 불려 표고와 함께 각각 굵게 채 썬다.
④ 양념장은 볼에 분량의 재료를 넣고 고루 섞어 만든다.
⑤ 닭고기에 ④의 양념장을 넣어 고루 버무려 놓는다.
⑥ 냄비에 분량의 닭육수를 붓고 끓이면서 소금과 후추로 간을 맞춘 다음 ③의 버섯을 넣고 녹말물을 조금씩 넣어 주걱으로 저으면서 걸쭉하게 만든다.
⑦ ⑥의 소스에 ⑤의 양념닭고기를 넣고 끓이면서 달걀물로 줄알을 친 다음 그릇에 담아낸다.

(9) 냉대하찜 태음인(B형)과 소음인(A형)에 적합

🧺 재료: 대하 8마리(양파 1/4개, 청주 1큰술, 소금 1작은술), 사태 100g(양파 1/4개, 마늘 3쪽, 생강 1/2톨, 청주 1큰술), 오이 1개, 죽순(캔) 6조각, 밤 4개, 참기름 1큰술, 소금 약간

• **양념소스 만들기**: 진간장 2큰술, 잣가루 1큰술, 겨자 1작은술, 참기름 1큰술, 소금·흰후추 약간, 육수 1/4컵

🍴 만드는 법

① 사태는 찬물에 양파, 마늘, 생강, 청주를 넣고 푹 삶아 식힌 다음 얇게 편육으로 썰어 놓는다.

② 대하는 싱싱한 것으로 골라 머리를 껍질을 떼어내고 꼬치로 등쪽의 내장을 빼낸 다음 끓는 물에 양파, 청주, 소금을 넣고 15분 동안 삶는다.

③ 7~8분 후에 대하를 건져 머리를 떼어내고 껍데기를 완전히 벗긴 다음 살은 길이로 납작하게 썰어 놓는다.

④ 오이는 5cm 길이로 토막 낸 다음 반으로 갈라 씨를 빼고 길게 채 썰어 삼삼한 소금물에 절인다.

⑤ 절여진 오이는 꼭 짜고 달궈진 팬에 참기름을 두르고 살짝 볶는다.

⑥ 죽순은 끓는 물에 살짝 데쳐 낸 다음 팬에 참기름을 두르고 볶아 식힌다.

⑦ 밤은 속껍질까지 깨끗이 벗긴 뒤 납작납작하게 썬다.

⑧ 양념소스는 분량의 재료를 고루 섞어 만든다.

⑨ 볼에 준비된 모든 재료와 소스를 넣고 고루 버무린 다음 냉장고에 넣어 두었다가 차가울 때 먹는다.

(10) **달걀찜** 모든 체질에 적합

🧺 재료: 달걀 2개, 물 1컵, 쪽파 2뿌리, 홍고추 1/2개, 소금·후추 약간씩

🍴 만드는 법

① 쪽파와 홍고추는 송송 썰고 홍고추는 씨를 털어 놓는다.

② 볼에 달걀과 소금과 후추를 넣고 젓가락으로 잘 풀어 준비한다.

③ 뚝배기에 분량의 물을 넣고 끓인 다음 달걀물을 넣고 숟가락으로 가볍게 서너 번 저어 준다.

④ 약한 불에서 끓이다가 달걀물이 뚝배기 윗부분까지 부풀어 오르면 송송 썬 쪽파와 홍고추를 넣어 준다.

(11) **닭고기찜** 태음인(B형)과 소음인(A형)에 적합

🧺 재료: 통닭 1마리, 당근 1/2개

• **양념장 만들기**: 진간장 6큰술, 다진 파·매실주 2큰술씩, 다진 마늘·참깨·참기름·설탕 1큰술씩, 다진 생강 1작

은술, 소금·후추 약간, 물 2컵

🍴 **만드는 법**

① 통닭은 12조각으로 잘라 끓는 물에 살짝 삶아 놓는다.
② 당근은 둥근 모양을 살려 0.3cm 두께로 납작하게 썬다.
③ 양념장은 볼에 분량의 재료를 넣고 고루 섞어 만든다.
④ 냄비에 ①의 닭과 ②의 당근을 넣고 양념장을 부어 끓인다.
⑤ 한소끔 끓으면 약한 불로 줄이고 닭에 양념이 고루 배이도록 국물을 끼얹어가며 국물이 자작할 때까지 조려준다.

(12) **대하찜** 태음인(B형)과 소음인(A형)에 적합

🧺 재료: 대하 8마리, 양파·레몬 1/2개씩, 청주 2큰술, 소금·후추 약간씩

🍴 **만드는 법**

① 대하는 싱싱한 것으로 골라 머리를 떼어내고 꼬치로 등 쪽의 내장을 빼 낸다.
② 냄비에 대하와 양파, 청주, 소금, 후추를 넣고 새우가 잠길 정도로 물을 부어 15분 정도 삶고 불을 끈다.
③ 7~8분 뒤에 대하를 건져 머리를 떼어내고 껍데기를 벗긴 다음 꼬리는 남기고 등 쪽의 내장을 빼낸다.
④ 껍질 벗긴 새우는 다시 식은 국물에 넣었다가 깨끗하게 건져낸다.
⑤ 먹을 때에 타르타르소스나 칵테일소스를 곁들여 낸다.

(13) **돼지갈비찜** AB형(태양인)과 O형(소양인)에 적합

🧺 재료: 돼지갈비 600g, 달걀 1개, 당근·양파 1/2개씩, 대파 1뿌리, 홍고추 1개, 표고버섯 3장, 깐 밤 6개, 대추 6개, 은행 10개, 잣 1큰술, 식용유 약간, 육수 1컵

🧺 부재료: 무 1/8개, 양파 1/2개, 대파 1뿌리, 통마늘 4쪽, 생강 2톨, 통후추 6알, 정향 4알, 소주 1/2컵, 물 적당량

• **양념장 만들기:** 진간장 4큰술, 배즙·양파즙·다진 파 2큰술씩, 다진 마늘·청주·참기름 1.5큰술씩, 설탕·물엿 1큰술씩, 생강즙·참깨 1/2큰술씩, 후추 약간, 육수 1/2컵

🍴 **만드는 법**

① 돼지갈비는 5cm 크기로 토막 낸 것을 구입하여 기름을 떼어 낸 다음 찬물에 1시간 이상 담가 핏물을 빼고 끓는 물에 넣어 10분 정도 초벌 삶아 건진다.

② 다시 돼지갈비에 적당량의 물과 부재료를 넣고 중불에서 2시간 정도 끓인다.
③ 삶아진 돼지갈비는 건져 살 쪽에 1cm 간격으로 칼집을 넣고 나머지 국물은 기름기를 제거하고 육수로 사용한다.
④ 당근은 밤톨만 하게 깎아 밤과 함께 끓는 물에 반쯤 익힌 다음 표고는 4등분으로 나누고 양파는 사방 2×2cm 크기로 썬다.
⑤ 대파와 홍고추는 어슷하게 썰고 홍고추는 씨를 털어낸다.
⑥ 양념장은 볼에 분량의 재료를 넣고 고루 섞어 만든다.
⑦ 냄비에 갈비와 육수를 넣고 양념장을 부은 다음 중불에서 뚜껑을 덮고 끓인다.
⑧ 국물이 끓으면 ④의 야채, 대추와 은행을 넣고 양념장을 끼얹어 가며 잠시 더 익힌다.
⑨ 달걀은 황·백지단을 만들고 1cm가량의 마름모꼴로 썬다.
⑩ ⑧의 갈비찜에 어슷하게 썬 대파와 홍고추 넣고 서너 번 뒤적여 준 다음 접시에 담고 고명으로 황·백지단과 잣을 올려 준다.

(14) **두부찜** 모든 체질에 적합

재료: 두부 1/2모, 미나리 30g, 간 쇠고기 100g, 표고버섯 2장, 밀가루 1큰술, 식용유 적당량

• **양념장 만들기:** 진간장 2큰술, 다진 파 1큰술, 다진 마늘 1작은술, 설탕 1큰술, 참기름 1작은술, 깨소금 1작은술, 후추 약간, 물 1/2컵

만드는 법

① 미나리 줄기는 깨끗이 손질하여 삶아 놓고 표고버섯은 다져 놓는다.
② 두부는 반 갈라 0.7cm 두께로 썬 다음 달궈진 팬에 기름을 두르고 노릇노릇하게 지져낸다.
③ 양념장은 볼에 분량의 재료를 넣고 고루 섞어 만든다.
④ 간 쇠고기에 다진 표고와 약간의 양념장 넣고 고루 버무려 밑간을 한 다음 달궈진 팬에 기름을 두르고 볶아 놓는다.
⑤ 지져 놓은 두부에 약간의 밀가루를 바르고 ④의 쇠고기를 조금씩 올린 다음 다시 두부 1장을 덮고 삶은 미나리 줄기로 묶는다.
⑥ 팬에 ⑤의 두부를 넣고 나머지 양념장을 넣은 다음 약한 불에서 뭉근히 끓여 익힌다.

(15) 마두부찜 태음인(B형)과 소음인(A형)에 적합

🧺 재료: 참마 1/2개, 두부 1/4모, 마가루 1큰술, 당근 1/4개, 표고버섯 1장, 은행 4알, 대추 2개, 잣 1/2큰술, 소금·후추 약간씩, 식용유 약간

🍴 만드는 법

① 마는 껍질을 벗기고 강판에 간 다음 두부는 물기를 닦고 칼등으로 으깨어 체에 받쳐 놓는다.

② 당근과 표고는 채 썰어 각각 달궈진 팬에 기름을 두르고 약간의 소금을 넣어 살짝 볶는다.

③ 은행은 마른 팬에 볶아 속껍질을 벗긴 다음 대추는 돌려 깎아 씨를 빼고 채 썬다.

④ 볼에 마 간 것, 으깬 두부, 마가루, 볶은 표고버섯과 당근, 은행과 대추, 잣을 넣고 고루 섞어 소금과 후추로 간을 한 다음 치대어 반죽한다.

⑤ 반죽으로 길쭉하게 반대기를 만든 다음 김이 오른 찜통에 넣고 쪄서 한입크기로 어슷하게 설어 간장소스를 곁들여 낸다.

(16) 마찜 태음인(B형)과 소음인(A형)에 적합

🧺 재료: 참마 1/2개, 마가루 1큰술, 표고버섯 1장, 은행 4개, 대추 2개, 홍고추 1개, 소금·흰후추 약간씩

🍴 만드는 법

① 마는 껍질을 벗겨서 강판에 간다. 마에 알레르기가 있는 사람은 피부가 가려울 수 있으므로 장갑을 끼고 손질한다.

② 표고버섯은 곱게 채 썰고 은행은 달군 프라이팬에 살짝 기름을 두르고 볶아 껍질을 벗긴다.

③ 대추는 돌려 깎아 씨를 제거하고 곱게 채 썬 다음 홍고추는 씨를 빼고 곱게 채 썬다.

④ 볼에 간 마에 준비한 ②와 ③의 재료와 마 가루를 넣고 고루 섞은 다음 소금과 후추로 간을 맞춘다.

⑤ 뚜껑 있는 그릇에 ④의 재료를 담고 김이 오른 찜통에 넣어 10분 정도 찐다.

(17) 배찜 AB형(태양인)과 O형(소양인)에 적합

🧺 재료: 배 1개, 꿀 2큰술, 대추 3개

🍴 만드는 법

① 배는 꼭지가 붙은 것을 골라 깨끗이 씻어 물기를 닦고 위쪽을 반듯하게 잘라낸다.
② 껍질 안쪽 1~2cm 정도만 남겨두고 배의 속을 파낸 다음 속은 믹서기에 곱게 간다.
③ 배즙에 꿀을 섞어 파낸 배 속에 부은 다음 처음에 잘라낸 윗부분을 뚜껑처럼 덮는다.
④ 배를 그릇에 담고 김이 오른 찜통에 넣어 약 불에 1시간 동안 푹 찐다.

(18) 봄동수육쌈 AB형(태양인)과 O형(소양인)에 적합

🧺 재료: 돼지고기 목살 200g, 봄동 2포기, 양파 1/2개, 쌈장 적당량

🧺 부재료: 된장 1큰술, 무 1/8개, 양파 1/4개, 대파 1/2뿌리, 생강 1톨, 월계수잎 3잎, 통후추 4알, 정향 2알, 소주 1/2컵

🍴 만드는 법

① 돼지고기는 덩어리 째 끓는 물에 10분 정도 초벌 삶아 건진다.
② 다시 끓는 물에 돼지고기와 부재료를 함께 넣고 푹 삶아 건져 놓는다.
③ 봄동은 잎을 한 장씩 떼어 깨끗이 씻는다. 양파는 채 썰고 냉수에 헹궈 물기를 빼 놓는다.
④ 푹 삶아진 돼지고기를 얇게 저며 썰고 봄동과 양파채와 함께 접시에 담고 쌈장을 곁들여 낸다.

(19) 삶은 달걀 모든 체질에 적합

🧺 재료: 달걀 10개, 소금 약간, 물 6컵

🍴 만드는 법

① 냄비에 달걀을 가지런히 담고 물을 충분히 부어 끓이면서 약간의 소금을 넣어준다.
② 달걀은 12분 동안 삶은 다음 불을 끄고 그대로 10분 동안 놓아둔다.
③ 삶아진 달걀은 찬물에 담가 껍질을 벗긴다.

(20) 삶은 메추리알 모든 체질에 적합

🧺 재료: 메추리알 30개, 소금 약간, 물 6컵

🍴 만드는 법

① 냄비에 메추리알을 가지런히 담고 물을 충분히 부어 끓이면서 약간의 소금을 넣어 준다.
② 메추리알은 7~10분 동안 삶은 다음 불을 끄고 그대로 10분 동안 놓아둔다.

③ 삶아진 메추리알은 찬물에 담가 껍질을 벗긴다.

(21) **쇠꼬리찜** 모든 체질에 적합

🧺 재료: 쇠꼬리 600g, 달걀 1개, 무 1/8개, 당근·양파 1/2개씩, 대파 1뿌리, 홍고추 1개, 표고버섯 3장, 깐 밤 6개, 대추 6개, 은행 10개, 잣 1큰술, 식용유 약간, 육수 1컵

🧺 부재료: 무 1/8개, 양파 1/2개, 대파 1뿌리, 통마늘 4쪽, 생강 2톨, 통후추 6알, 정향 4알, 소주 1/2컵, 물 적당량

● **양념장 만들기:** 진간장 4큰술, 배즙·양파즙·다진 파 2큰술씩, 다진 마늘·청주·참기름 1.5큰술씩, 설탕·물엿 1큰술씩, 생강즙·참깨 1/2큰술씩, 후추 약간, 육수 1/2컵

🍴 만드는 법

① 쇠꼬리는 3cm 크기로 토막 낸 것을 구입하여 기름을 떼어 낸 다음 찬물에 1시간 동안 담가 핏물을 빼 놓는다.
② 쇠꼬리는 끓는 물에 20분 정도 초벌 삶아 건진 다음 흐르는 물에 씻어준다.
③ 다시 끓는 물에 쇠꼬리와 부재료를 함께 넣고 2시간 동안 푹 삶아 건진다. 나머지 국물은 기름기를 제거하고 육수로 사용한다.
④ 당근은 밤톨만 하게 깎아 밤과 함께 끓는 물에 반쯤 익힌 다음 표고는 4등분으로 나누고 양파는 사방 2×2cm 크기로 썬다.
⑤ 대파와 홍고추는 어슷하게 썰고 홍고추는 씨를 털어낸다.
⑥ 양념장은 볼에 분량의 재료를 넣고 고루 섞어 만든다.
⑦ 냄비에 쇠꼬리와 육수를 넣고 양념장을 부은 다음 중불에서 뚜껑을 덮고 끓인다.
⑧ 국물이 끓으면 ④의 야채, 대추와 은행을 넣고 양념장을 끼얹어 가며 잠시 더 익힌다.
⑨ 달걀은 황·백지단을 만들고 1cm가량의 마름모꼴로 썬다.
⑩ ⑧의 쇠꼬리찜에 어슷하게 썬 대파와 홍고추를 넣고 서너 번 뒤적여 준 다음 접시에 담고 고명으로 황·백지단과 잣을 올린다.

(22) **양배추닭고기찜** 태음인(B형)과 소음인(A형)에 적합

🧺 재료: 양배추 4잎, 닭가슴살 100g, 두부 1/4모, 표고버섯 2장, 부추 8줄기, 진간장 1큰술, 케첩 1큰술, 다진 파 1큰술, 다진 마늘 1/2큰술, 생강즙 1/2작은술, 설탕 1작은술, 청주 1큰술, 참기름 1작은술, 소금·후추 약간씩, 밀가루 1큰술, 녹말가루 2큰술, 식용유 약간

🍴 만드는 법

① 양배추는 두꺼운 줄기 부분을 저며 낸 다음 끓는 물에 약간의 소금을 넣고 데쳐 찬물에 헹구어 물기를 빼 놓는다.
② 닭가슴살과 표고버섯은 곱게 다져 팬에 기름을 두르고 볶은 다음 부추는 끓는 물에 살짝 데친다.
③ 두부는 물기를 닦고 칼등으로 곱게 으깬 다음 ②의 볶은 재료와 양념을 모두 넣어 가볍게 반죽한다.
④ 데친 양배추를 펴고 약간의 밀가루를 바른 다음 ③의 닭고기소를 한 숟갈씩 떠 넣고 말아 싼 다음 데친 부추로 묶고 녹말가루를 고루 묻힌다.
⑤ 김이 오른 찜통에 ④의 양배추말이를 넣고 10분 정도 쪄낸다.

(23) **양배추말이찜** 모든 체질에 적합

🧺 재료: 양배추 4잎, 간 쇠고기 100g, 당근 1/4개, 양파 1/4개, 표고버섯 2장, 대파 1/2뿌리, 부추 8줄기, 달걀 1개, 빵가루 2큰술, 진간장 1큰술, 케첩 1큰술, 다진 마늘 1/2큰술, 설탕 1작은술, 청주 1큰술, 참기름 1작은술, 소금·후추 약간씩, 밀가루 1큰술, 식용유 약간

🍴 만드는 법

① 양배추는 두꺼운 줄기 부분을 저며 낸 다음 끓는 물에 약간의 소금을 넣고 데쳐 찬물에 헹구어 물기를 빼 놓는다.
② 당근, 양파, 표고, 대파는 잘게 다져 달궈진 팬에 기름을 두르고 살짝 볶는다. 부추는 끓는 물에 살짝 데친다.
③ 간 쇠고기에 다진 야채, 달걀, 빵가루, 케첩과 나머지 양념을 모두 넣고 치대어 반죽한다.
④ 데친 양배추를 펴고 약간의 밀가루를 바른 다음 ③의 고기소를 한 숟갈씩 떠 넣고 한입 크기로 말아 싼 다음 데친 부추로 묶는다.
⑤ 김이 오른 찜통에 양배추말이를 넣고 15분 정도 쪄낸다.

(24) **양배추찜크림소스** 태음인(B형)과 소음인(A형)에 적합

🧺 재료: 양배추 4잎, 닭고기 100g, 당근 1/4개, 양파 1/4개, 표고버섯 2장, 대파 1/2뿌리, 부추 8줄기, 다진 마늘 1/2큰술, 생강즙 1/2작은술, 청주 1큰술, 소금·후추 약간씩, 파슬리가루 약간, 파마산치즈가루 1/2큰술, 식용유 약간

• **크림소스 만들기:** 버터 2큰술, 밀가루 1큰술, 우유 1/2컵, 소금·흰후추 약간씩

🍴 만드는 법

① 양배추는 두꺼운 줄기 부분을 저며 낸 다음 끓는 물에 약간의 소금을 넣고 데쳐 찬물에 헹구어 물기를 빼 놓는다.
② 닭고기는 얇게 저며 채 썰고 다진 마늘, 생강즙, 청주, 소금, 후추로 밑간을 한 다음 팬에 약간의 기름을 두르고 살짝 볶아 놓는다.
③ 당근, 양파, 표고, 대파도 손질하여 채 썬 다음 달궈진 팬에 약간의 기름을 두르고 살짝 볶아 놓는다. 부추는 끓는 물에 살짝 데쳐 놓는다.
④ 팬에 버터와 밀가루를 넣어 중불에서 볶다가 찬 우유를 재빨리 부어 응어리가 지지 않게 잘 저어 크림소스를 만든 다음 소금과 후추로 간한다.
⑤ 볶은 닭고기와 볶은 채소를 함께 고루 섞는다.
⑥ 데친 양배추 잎에 ②의 고기소를 한입크기로 말아 싸고 데친 부추로 묶은 다음 김이 오른 찜통에 넣고 10분 정도 쪄낸다.
⑦ 접시에 양배추찜을 가지런히 놓고 크림소스를 고루 뿌린 다음 파슬리가루와 파마산치즈가루를 뿌려준다.

(25) **어묵쇠고기찜** 모든 체질에 적합

🧺 재료: 판어묵 1개, 간 쇠고기 100g, 두부 1/4모, 밀가루 1큰술
- **양념장 만들기**: 진간장 2큰술, 다진 파 1큰술, 다진 마늘 1큰술, 설탕 1작은술, 청주 1큰술, 참기름 1/2큰술, 참깨 1작은술, 후추 약간

🍴 만드는 법

① 두부는 물기를 닦고 칼등으로 곱게 으깨어 체에 받쳐 놓는다.
② 양념장은 볼에 분량의 재료를 넣고 고루 섞어 만든다.
③ 볼에 간 쇠고기와 으깬 두부를 넣고 양념장을 넣어 고루 섞어 소를 만든다.
④ 판어묵은 1.5cm 간격으로 썰고 가운데 칼집을 낸 다음 어묵 칼집 사이에 밀가루를 약간씩 바르고 양념한 소를 채워 넣는다.
⑤ 찜통에 젖은 면포를 깔고 김이 오르면 어묵을 넣어 10분 정도 쪄낸다.

(26) **연달걀찜** 모든 체질에 적합

🧺 재료: 달걀 4개, 국멸치 3마리, 마늘즙 1작은술, 참기름 1작은술, 소금·흰후추 약간씩, 우유 3큰술, 멸치국물 2컵

🧺 고명 재료: 당근 1/4개, 은행 4개, 파슬리 약간

🍴 만드는 법

① 냄비에 손질한 국멸치를 넣고 물 2컵을 부어 끓인 다음 식혀 놓는다.
② 볼에 달걀, 멸치국물, 마늘즙, 참기름, 소금, 흰후추, 우유를 넣고 거품기로 저어서 잘 섞는다.
③ 다른 볼에 체를 걸쳐 놓고 면포를 깐 다음 ②의 달걀물을 붓고 면포를 모아 쥐고 훑어 내려서 짠다. 이렇게 세 번 반복해야 부드럽다.
④ 당근은 얇게 썰어 꽃모양으로 찍어 놓는다. 은행은 끓는 물에 살짝 데쳐 속껍질을 벗긴다. 파슬리는 씻어 작게 찢는다.
⑤ 1인용 달걀찜기 2개에 각각 7부 정도씩 담아서 김이 오른 찜통에 넣고 10분 동안 찐다. 너무 센 불에서 찌면 안에 기포가 생겨 부드러운 맛이 없어지므로 중불에서 은근하게 찐다.
⑥ 완성된 달걀찜 위에 당근꽃, 은행, 파슬리를 얹어 주고 뚜껑을 덮어낸다.

(27) **자반고등어찜** AB형(태양인)과 O형(소양인)에 적합

🧺 재료: 고등어 1마리, 감자 1개, 대파 1/2뿌리, 마늘 2쪽, 청양고추 2개, 홍고추 1개, 참기름 1/2큰술, 후추 약간, 쌀뜨물 2컵

🍴 만드는 법

① 자반고등어는 소금을 털어 내고 깨끗이 씻은 다음 3토막을 내고 쌀뜨물에 담가 짠맛을 빼 놓는다.
② 감자는 껍질을 벗겨 반으로 잘라 도톰하게 반달썰기 한 다음 찬물에 담가 놓는다.
③ 대파는 채 썰고 마늘은 얇게 저며 썬 다음 청양고추와 홍고추는 반으로 갈라 씨를 털어 내고 어슷하게 채 썬다.
④ 분량의 쌀뜨물에 손질한 파, 마늘, 고추, 참기름과 넣어 고루 섞는다.
⑤ 냄비 바닥에 도톰하게 썬 감자를 깔고 ①의 고등어를 펼쳐 놓은 다음 ④의 양념물을 붓고 약한 불에서 뚜껑을 덮어 은근히 끓인다.

(28) **해삼찜** AB형(태양인)과 O형(소양인)에 적합

🧺 재료: 해삼 4마리, 쇠고기 200g, 브로콜리 1송이, 셀러리 1/2줄기, 죽순(캔) 4조각, 대파 1/2뿌리, 표고버섯 1장, 홍고추 1/2개, 간장·소금·후추 약간씩, 녹말물 2큰술, 밀가루·식용유 약간씩

- **양념장 만들기:** 굴소스 2큰술, 다진 마늘 1/2큰술, 설탕 1.5큰술, 식초·청주 1큰술씩, 생강즙 1작은술, 소금·후추 약간씩, 물 1/2컵

만드는 법

① 해삼은 내장을 빼고 소금물에 씻어 물기를 빼 놓는다.
② 쇠고기는 곱게 다져 약간의 간장과 후추로 밑간을 한다.
③ 해삼 속에 약간의 밀가루를 바른 다음 다진 고기를 넣어 김이 오른 찜통에 10분 동안 찐다.
④ 브로콜리는 송이송이 떼어 끓는 물에 약간의 소금과 식용유를 넣고 살짝 데쳐 놓는다.
⑤ 양념장은 볼에 분량의 재료를 넣고 고루 섞어 만든다.
⑥ 모든 야채는 잘게 다져 달궈진 팬에 기름을 두르고 살짝 볶은 다음 양념장을 넣어 끓인다.
⑦ 소스가 끓으면 약간의 녹말물을 넣고 잘 저어서 걸쭉하게 만든다.
⑧ 해삼찜을 한입크기로 어슷하게 썰어 접시에 가지런히 담고 브로콜리로 돌려 장식한 다음 그 위에 ⑦의 소스를 고루 뿌려준다.

15) 샐러드·파이류 8가지

(1) 감자샐러드 모든 체질에 적합

재료: 감자 2개, 양파 1/4개, 당근 1/4개, 그린올리브 4개, 마요네즈 1큰술, 설탕 1작은술, 소금·흰후추 약간씩

만드는 법

① 감자와 당근은 삶아서 껍질을 벗기고 다지기로 부드럽게 으깬다.
② 양파와 그린올리브는 잘게 다지고 양파는 달궈진 팬에 기름을 약간 두르고 살짝 볶아 놓는다.
③ 볼에 ①과 ②의 재료를 넣고 마요네즈, 설탕, 소금, 흰후추를 넣고 고루 버무린다.

(2) 고구마파이 모든 체질에 적합

재료: 고구마 4개, 박력분 1/2컵, 물 1/3컵, 우유 1/2컵, 물엿 1큰술, 달걀 1개, 생크림 1큰술, 버터 1큰술, 계피가루 1/2 작은술, 아몬드슬라이스 1큰술, 빵가루 1큰술, 소금·후추 약간씩

🍽 만드는 법
① 밀가루에 적당량의 물을 섞어 되직하게 반죽을 한다.
② 고구마는 삶아 껍질을 벗기고 곱게 으깬 다음 우유, 물엿, 계피가루, 달걀, 생크림, 소금, 후추를 넣어 반죽한다.
③ 베이킹팬에 버터를 두르고 밀가루 반죽을 얇게 깐 다음 고구마 반죽을 90% 정도로 채워 넣는다.
④ ③의 파이 위에 약간의 빵가루와 아몬드 슬라이스를 뿌려준다.
⑤ 오븐 200℃에 충분히 예열시켜 고구마파이를 넣고 20분 동안 굽는다.
⑥ 파이가 식으면 냉장고에 넣어 굳힌 다음 한입크기로 썬다.

(3) 마카로니샐러드 AB형(태양인)과 O형(소양인)에 적합

🧺 재료: 마카로니 70g, 키드니빈(캔) 1큰술, 양파 1/4개, 청·홍피망 1/4개씩, 식용유 약간, 마요네즈 2큰술, 설탕·식초 1/2큰술씩, 파슬리가루·소금·흰후추 약간씩

🍽 만드는 법
① 끓는 물에 마카로니를 넣고 약간의 식용유를 넣어 삶은 다음 채반에 건져서 물기를 빼 놓는다.
② 캔에 들어 있는 강낭콩은 끓는 물에 한 번 데친 다음 바구니에 건져 물기를 빼 놓는 다.
③ 양파와 피망은 곱게 다져 기름을 넣지 않은 팬에 살짝 볶아 놓는다.
④ 볼에 ①의 마카로니와 ②의 강낭콩, ③의 야채를 담고 분량의 마요네즈, 설탕, 식초, 후추를 넣어 고루 버무린 다음 약간의 파슬리가루를 솔솔 뿌려준다.

(4) 새우샐러드 태음인(B형)과 소음인(A형)에 적합

🧺 재료: 중하 6마리, 시바새우 50g, 양파 1/4개, 셀러리 1/2줄기, 레몬 1/4개, 소금·흰후추 약간씩
• 발사믹드레싱 만들기: 발사믹식초 2큰술, 포도씨유 2큰술, 다진 마늘 1작은술, 설탕 1/2큰술, 소금·흰후추 약간씩

🍽 만드는 법
① 냄비에 물을 충분하게 붓고 슬라이스 레몬과 양파를 넣고 향을 낸 다음 중하를 넣어 익힌다.
② 익힌 중하를 건져내어 식힌 다음 몸통의 껍질과 내장을 제거하고 삶은 물에 헹구어 물기를 빼 놓는다.

③시바새우는 끓는 물에 소금을 약간 넣고 2분 정도 넣어 데쳐 놓는다.

④양파와 셀러리는 껍질을 벗겨 채 썬다.

⑤끓는 물에 약간의 소금을 넣고 다진 양파와 셀러리를 재빨리 담갔다가 꺼낸 다음 거즈에 물기를 꼭 짜 놓는다.

⑥발사믹드레싱은 볼에 모든 양념을 넣고 거품기로 고루 섞은 다음 병에 담아 차갑게 냉장고에 넣어 두고 사용할 때에는 흔들어 사용한다.

⑦볼에 ②~③의 새우와 ⑤의 야채를 넣고 ⑥의 발사믹드레싱을 넣어 고루 버무린 다음 약간의 파슬리가루를 솔솔 뿌려준다.

(5) **참치샐러드** 모든 체질에 적합

재료: 참치(캔) 100g, 달걀 1개, 양파 2개, 셀러리 1/2줄기, 파슬리 약간, 마요네즈 1큰술, 핫소스 1큰술, 우스터소스 1/2큰술, 후추 약간

만드는 법

①통조림 참치를 준비하여 기름을 쪽 빼고 고루 비벼 놓는다.

②양파와 셀러리는 껍질을 벗겨 다지고 파슬리는 곱게 다진 다음 거즈에 싸서 물기를 꼭 짜 놓는다.

③끓는 물에 약간의 소금을 넣고 다진 양파와 셀러리를 재빨리 담갔다가 꺼낸 다음 거즈에 물기를 꼭 짜 놓는다.

④달걀은 삶아 껍질을 벗기고 곱게 다진다.

⑤볼에 ①의 참치, ③의 야채, ④의 달걀을 담고 마요네즈, 핫소스, 우스터소스, 후추를 넣어 고루 버무린 다음 약간의 파슬리가루를 솔솔 뿌려준다.

(6) **치킨샐러드** AB형(태양인)과 O형(소양인)에 적합

재료: 닭가슴살 100g, 양파 1/4개 셀러리 1/2줄기, 청·홍피망 1/4개씩, 로즈마리 약간, 다진 마늘 1작은술, 청주 1큰술, 소금·후추 약간씩, 식용유 약간

• **이탈리안드레싱 만들기:** 다진 양파 1큰술, 다진 청·홍피망 1큰술, 다진 파슬리 1/2작은술, 올리브유 1/2컵, 설탕·식초 1큰술씩, 레몬즙 1작은술, 파프리카 파우더 1/2작은술, 소금·후추 약간씩

만드는 법

①닭가슴살은 다진 마늘, 청주, 소금, 후추를 넣어 밑간을 한다.

②이탈리안드레싱은 볼에 모든 양념을 넣고 거품기로 고루 섞은 다음 병에 담아 냉장고

에 넣어 둔다. 사용할 때에는 흔들어 사용한다.
③ 달궈진 팬에 기름을 약간 두르고 닭가슴살을 노릇노릇하게 구운 다음 3cm 길이로 얇게 저며 썬다.
④ 양파와 셀러리는 껍질을 벗겨 청·홍피망과 함께 채 썬 다음 달궈진 팬에 기름을 약간 두르고 살짝 볶는다. 로즈마리는 곱게 다진다.
⑤ 볼에 ③의 닭가슴살, ④의 야채, 로즈마리를 넣고 ②의 이탈리안드레싱을 넣어 고루 버무린다.

(7) **콘샐러드** 모든 체질에 적합

재료: 옥수수(캔) 1개, 당근 1/4개, 양파 1/4개, 셀러리 1/2줄기, 청·홍피망 1/4개씩, 마요네즈 1큰술, 파슬리 약간, 설탕 1작은술, 식초 1작은술, 생크림 1큰술, 핫소스 1큰술, 우스터소스 1/2큰술, 후추 약간

만드는 법

① 통조림 옥수수를 채반에 담아 국물을 뺀 다음 뜨거운 물을 2~3번 부어 주고 물기를 쪽 빼 놓는다.
② 야채는 손질하여 옥수수 알 크기로 네모지게 썰고 기름을 두르지 아니한 달궈진 팬에 살짝 볶아 놓는다.
③ 파슬리는 곱게 다지고 거즈에 싸서 물기를 꼭 짜 놓는다.
④ 볼에 마요네즈와 나머지 양념을 모두 넣고 고루 섞어 드레싱을 만든다.
⑤ 볼에 ①의 옥수수와 ②의 손질한 야채를 담고 ④의 드레싱을 넣어 고루 버무려준 다음 약간의 파슬리가루를 솔솔 뿌려준다.

(8) **호박파이** 모든 체질에 적합

재료: 호박 200g, 박력분 1/2컵, 물 1/3컵, 우유 1/2컵, 물엿 1큰술, 달걀 5개, 생크림 1큰술, 버터 1큰술, 계피가루 1/2작은술 소금·흰후추 약간씩

만드는 법

① 밀가루에 적당량의 물을 섞어 되직하게 반죽을 한다.
② 호박은 껍질을 벗기고 속을 파낸 다음 삶아 껍질을 벗기고 곱게 으깬 것에 우유, 물엿, 계피가루, 달걀, 생크림, 소금, 후추를 넣어 반죽한다.
③ 베이킹 팬에 버터를 두르고 밀가루 반죽을 얇게 깐 다음 호박반죽을 90% 정도로 채워

넣는다.
④ 오븐 200℃에 충분히 예열시켜 호박파이를 넣고 20분 동안 굽는다.
⑤ 파이가 식으면 냉장고에 넣어 굳힌 다음 한입크기로 썬다.

16) 소스류 9가지

(1) **돈가스소스** 모든 체질에 적합

 재료: 케첩 5큰술, 오렌지주스(파인애플주스) 1/2컵, 양파즙 1/2컵, 우스터소스 2큰술, 굴소스 1큰술, 와인 1큰술, 카레가루 1작은술, 다진 마늘·설탕 1큰술씩, 월계수잎 3잎, 다진 파슬리·소금·후추 약간씩, 고기육수 2컵

 크림소스 재료: 버터 2큰술, 밀가루 1큰술, 우유 1/2컵,

 만드는 법
① 팬에 버터와 밀가루를 넣어 중불에서 볶다가 찬 우유를 재빨리 부어 응어리가 지지 않게 잘 저어 크림소스를 만든다.
② 크림소스에 고기육수를 붓고 돈가스 재료를 모두 넣어 눋지 않게 나무주걱으로 저어가며 걸쭉하게 한소끔 끓인다.
③ 소스가 완성되면 체에 걸러 식힌 다음 병에 담아 냉장고에 넣어 두고 사용할 때에는 뜨겁게 데워서 사용한다.

(2) **바베큐소스** 모든 체질에 적합

 재료: 케첩 5큰술, 도마토소스 1컵, 버터 1큰술, 다진 양파 2큰술, 다진 셀러리 1큰술, 다진 마늘 1큰술, 흑설탕 2큰술, 물엿 1큰술, 레드와인 1큰술, 우스터소스 2큰술, 월계수잎 3장, 통후추 5알, 소금·후추 약간씩, 고기육수 2컵

 만드는 법
① 달궈진 팬에 버터를 두르고 다진 양파, 다진 셀러리, 다진 양파를 볶아서 향을 내준다.
② 야채가 노릇하게 볶아지면 레드와인, 우스터소스, 월계수잎, 통후추를 넣는다.
③ ②의 재료에 고기육수를 넣고 중불에서 서서히 끓인다.
④ ③의 재료가 끓기 시작하면 케첩, 토마토소스, 흑설탕과 물엿을 넣고 눋지 않게 나무주걱으로 저어 가며 걸쭉하게 한소끔 끓인다.
⑤ 소스가 완성되면 소금과 후추를 넣어 간을 맞추고 체에 걸러 식힌 다음 병에 담아 냉장

고에 넣어 두고 사용할 때에는 뜨겁게 데워서 사용한다.

(3) **발사믹드레싱** 모든 체질에 적합

🧺 재료: 발사믹식초 2큰술, 포도씨유 2큰술, 다진 마늘 1작은술, 설탕 1/2큰술, 소금·흰 후추 약간씩

🍴 만드는 법
① 볼에 모든 양념을 넣고 거품기를 사용하여 고루 섞는다.
② 완성된 드레싱은 병에 담아 차갑게 냉장고에 넣어 두고 사용할 때에는 흔들어 사용한다.

(4) **양념바베큐소스** 모든 체질에 적합

🧺 재료: 케첩 5큰술, 진간장 2큰술, 고추장 2큰술, 간 양파 1/2컵, 다진 마늘 2큰술, 흑설탕 2큰술, 물엿 4큰술, 청주 2큰술, 연와사비 1작은술, 잣가루 1큰술, 참깨 1큰술, 소금·후추 약간씩, 고기육수 1컵

🍴 만드는 법
① 냄비에 분량의 재료를 모두 넣고 약한 불에서 은근하게 끓인다.
② 소스를 끓일 때에는 눋지 않게 나무주걱을 사용하여 잘 저어준다.
③ 마지막으로 소금과 후추를 넣어 간을 맞춘 다음 병에 담아 차갑게 냉장고에 넣어 두고 사용할 때에는 뜨겁게 데워서 사용한다.

(5) **이탈리안드레싱** 모든 체질에 적합

🧺 재료: 양파 1/4개, 청·홍피망 1/4개씩, 다진 파슬리 1/2작은술, 올리브유·포도씨유 2큰술씩, 설탕·식초 1큰술씩, 레몬즙 1큰술, 파프리카 파우더 1/2작은술, 소금·후추 약간씩

🍴 만드는 법
① 양파와 피망은 곱게 다지고 거즈에 싸서 물기를 꼭 짜 놓는다.
② 볼에 모든 양념을 넣고 올리브유를 넣은 다음 거품기로 고루 섞어 드레싱을 만든다.
③ 완성된 드레싱은 병에 담아 차갑게 냉장고에 넣어 두고 사용할 때에는 흔들어 사용한다.

(6) **초고추장** 모든 체질에 적합

🧺 재료: 고추장 2큰술, 양파즙 1큰술, 다진 마늘 1/2큰술, 생강즙 1작은술, 설탕 1큰술,

식초 1큰술, 청주 1/2큰술, 참기름 1작은술, 참깨 1작은술, 사이다 2큰술, 레몬즙 1/2큰술, 소금·후추 약간씩

🍴 만드는 법

① 볼에 모든 양념을 넣고 거품기로 고루 섞어 만든다.
② 완성된 소스에 야간의 소금과 후추를 넣어 간을 맞춘 다음 병에 담아 차갑게 냉장고에 넣어 두고 사용한다.

(7) **칵테일소스** 모든 체질에 적합

🧺 재료: 케첩 2큰술, 핫소스 1큰술, 간 양파 2큰술, 고추냉이 1작은술, 레몬즙 1작은술, 소금·후추 약간씩

🍴 만드는 법

① 볼에 케첩, 핫소스, 간 양파, 고추냉이, 레몬즙을 넣어 고루 섞는다.
② 완성된 소스에 소금과 후추를 넣어 간을 맞춘 다음 병에 담아 차갑게 냉장고에 넣어 두고 사용한다.

(8) **타르타르소스** 모든 체질에 적합

🧺 재료: 마요네즈 4큰술, 달걀 1개, 양파 1/4개, 청·홍피망 1/4개, 다진 피클 1개, 우스터소스 1/2큰술, 레몬즙 1작은술, 파슬리가루·소금·후추 약간씩

🍴 만드는 법

① 달걀을 삶은 다음 껍질을 벗기고 곱게 다진다.
② 손질한 양파와 청피망과 피클은 곱게 다진다.
③ 볼에 다진 달걀과 다진 야채를 넣고 마요네즈, 우스터소스, 레몬즙, 파슬리가루를 넣어 고루 섞는다.
④ 마지막에 소금과 후추를 넣어 간을 맞춘 다음 뚜껑 있는 볼에 담아 차갑게 냉장고에 넣어 두고 사용한다.

(9) **허니머스터드소스** 모든 체질에 적합

🧺 재료: 머스터드 2큰술, 꿀 3큰술, 마요네즈 3큰술, 식초 2큰술, 레몬즙 1작은술, 소금·흰후추 약간씩

🍴 만드는 법
① 볼에 꿀, 마요네즈, 머스터드를 넣고 거품기를 사용하여 고루 섞는다.
② ①의 재료에 식초와 레몬즙을 넣고 잘 저어 준다.
③ ②의 재료에 소금과 후추를 넣어 간을 맞춘다.
④ 블렌더로 다시 한 번 저어 준 다음 병에 담아 차갑게 냉장고에 넣어 두고 사용한다.

17) 천연양념류 30가지

(1) 계피가루 태음인(B형)과 소음인(A형)에 적합

계수나무의 얇은 껍질을 말린 것으로 가루로 만들어 떡, 약식 등에 사용하기도 하고 수정과 등에는 향만을 우려내서 사용한다. 닭고기를 양념할 때 사용하면 닭 특유의 냄새를 제거할 수 있다. 또는 차로 끓여서 먹기도 한다.

(2) 다시마가루 AB형(태양인)과 O형(소양인)에 적합

말린 다시마를 적당한 크기로 잘라 프라이팬에 올려 약한 불에 더 건조 시킨다. 분쇄기로 곱게 간 다음 유리병에 보관하면 좋다. 다시마는 콩과 잘 어울리므로 된장을 끓일 때 넣으면 맛과 영양을 동시에 좋게 해준다. 또한 콩나물밥에 넣어 비벼 먹거나 어묵, 우동 등 국물을 끓일 때 넣으면 구수한 맛을 내 준다. 요오드와 비타민A가 풍부하고 전분의 소화를 도와주며 성장기 어린이의 발육을 도와준다. 비타민A·E·F 등이 다량 함유되어 있어 기미나 주근깨가 있는 사람, 임신 중인 사람, 신경을 많이 쓰는 사람에게 좋다.

(3) 땅콩가루 모든 체질에 적합

녹차 잎으로 나물을 만들 때 땅콩가루를 넣으면 색다른 맛이 난다. 땅콩가루에 식초, 레몬즙, 올리브유를 넣어 만든 샐러드드레싱은 야채와 잘 어울린다. 또 콩국수에 고명으로 올리면 고소한 맛을 더할 수 있고 양념치킨 등 소스의 맛이 강한 요리에 곁들여도 좋다. 멥쌀과 함께 갈아 끓인 맑은 땅콩죽은 아침 식사대용으로 그만이다.

(4) 들깨가루 태음인(B형)과 소음인(A형)에 적합

들깨를 분쇄기에 넣고 곱게 갈아 중간체로 걸러 껍질을 골라낸다. 요즈음에는 시중에 간 들깨가루가 많이 나와 있다. 고구마줄기, 산채나물무침, 국 등에 넣으면 느끼한 맛을 없애 준다. 또한 추어탕, 감자탕, 부대찌개 등 탕류에 첨가하면 화학조미료 대신 훌륭한

효과를 낸다. 느끼한 맛을 제거해 주고 풍미를 더해 준다.

(5) 멸치가루 태음인(B형)과 소음인(A형)에 적합

멸치는 중간 크기 이상으로 약간 노르스름한 빛이 도는 밝은 색을 고른다. 멸치의 머리와 내장을 제거하고 달군 프라이팬에 기름을 두르고 볶은 다음 분쇄기에 곱게 갈아 보관한다. 멸치를 우려낸 국물을 사용하는 모든 음식에 넣는다. 수제비를 반죽할 때 된장국과 우거지국을 끓일 때 사용하면 감칠맛을 낸다.

(6) 방앗잎가루 태음인(B형)과 소음인(A형)에 적합

가을철에 잎을 말려 둔다. 생선찌개에 넣으면 생선 비린내를 가시고 하고 향기로운 냄새가 풍긴다. 국이나 된장찌개에 넣어도 좋다. 약간 쓴맛을 지녀 입맛이 돌아오게 하는 효능이 있다. 방앗잎을 무침에 넣어 먹으면 깻잎 냄새에 가까운 독특한 향취가 입맛을 돋운다. 방앗잎에는 에스트라골·엘리모넨·알파피넨 등이 함유되어 있으며 소화, 건위, 지사, 지토, 진통, 구풍 등의 효능이 있어 감기, 어한, 두통, 식상, 구토, 복통, 설사, 소화불량 등에 사용한다.

(7) 백년초와 천년초가루 AB형(태양인)과 O형(소양인)에 적합

다이어트 식품으로도 유명한 백년초(부채선인장)와 천년초(손바닥선인장)는 식이성섬유·칼슘·철분 등 무기질 성분이 풍부한 것으로 알려져 있다. 핑크빛이 도는 붉은 백년초와 천년초 가루는 국수 반죽에 넣으면 고운 보랏빛이 난다. 백년초와 천년초는 예로부터 해열진정, 기관지천식, 소화불량, 위경련증상, 변비, 가슴통증, 혈액순환 불량, 위장병, 뒷목이 당기는 증상, 비염 등에 민간 약재로 사용되었다. 퇴행성관절염과 두통, 불면증, 당뇨병, 부종, 고지혈증 등에도 효과가 뛰어나다. 페놀성 물질과 플라보노이드 성분이 여타 식품보다 월등히 많이 들어 있어 고혈압, 암, 노화억제 효과가 밝혀지기도 했다.

(8) 산초가루 태음인(B형)과 소음인(A형)에 적합

산초는 잎과 열매 모두 향신료로 사용되고 열매는 푸를 때 따서 장아찌를 만들기도 하며 익은 열매는 건조시켜 가루로 만들어 조미료로 사용한다. 산초엔 상쾌한 향이 있어 미꾸라지의 비린내를 제거하는 데 제일 어울리는 향신료이다. 같은 원리로 장어요리를 할 때 양념으로 쓰는 것도 맛을 내는 비결의 하나로 되어 있다. 산초는 한방뿐만 아니라 민간요법으로도 널리 이용되어 왔다. 위하수와 위확장증 등에 응용하기도 하였는데 건위, 소염, 이뇨, 국소흥분, 구충제 등 용도가 많았다. 산초는 위장을 자극해서 신진대사가 기능을 촉진하는 생리적 특성을 갖고 있다.

(9) 새우가루 태음인(B형)과 소음인(A형)에 적합

마른 새우를 잘 손질하여 프라이팬에 넣고 살짝 볶은 후 분쇄기에 곱게 갈아 보관한다. 여름철 스태미나 보강에 좋으며 된장찌개, 나물무침, 아욱국·죽 등에 쓴다. 또한 해물요리나 해물냉채, 호박요리 등에 넣어 먹으면 고소한 맛을 느낄 수 있다. 껍질까지 이용하므로 새우 껍질에 들어 있는 항암물질을 섭취할 수 있다.

(10) 송화가루 AB형(태양인)과 O형(소양인)에 적합

예로부터 궁중에서 먹었던 송화가루는 위장 도포제로 사용했다. 혈액순환에 아주 좋으며 고혈압, 중풍, 노화방지, 피부미용에 좋다. 민간요법에 따르면 뜨거운 물에 송화가루를 타서 먹으면 감기 예방에 좋다고 한다. 다식을 만들 때도 송화가루를 사용해 빛깔을 곱게 낸다. 특히 송화차는 중풍과 고혈압 및 심장병에 좋으며 폐를 보호하고 신경통, 두통 등에도 효과가 있다. 송화는 솔잎, 송지와 송엽보다 약효가 더 좋다고 알려져 있다. 송화가루에 함유된 칼슘·비타민B1·B2·E 등은 인체의 혈관을 확장시켜 혈액순환을 원활하게 하여 치매 예방에도 좋다.

(11) 시금치가루 AB형(태양인)과 O형(소양인)에 적합

시금치는 끓는 물에서 살짝 데친 다음 바삭하게 말려서 분쇄기에 곱게 갈아 가루를 만든다. 끓는 물에 소금을 약간 넣고 살짝 데치면 초록색이 선명하여 가루로 만들었을 때 색깔이 더 예쁘다. 해초무침이나 두유, 저지방 우유 등에 타서 마시면 건강에 좋다.

(12) 아몬드가루 모든 체질에 적합

아몬드가루는 고소하면서 단맛이 나므로 반찬보다는 아이들 영양 간식을 만들 때 쓰면 좋다. 핫케이크를 만들 때 반죽에 넣으면 고소한 맛을 더하고 영양지수도 높일 수 있다. 또 녹차가루를 넣어 쿠키를 만들 때 함께 넣으면 훨씬 부드러운 맛의 쿠키가 된다. 찹쌀경단 등 우리 떡에 아몬드가루를 고명으로 무쳐 내도 맛이 잘 어울린다.

(13) 양파가루 모든 체질에 적합

양파는 얇게 채친 다음 달궈진 프라이팬에 식용유를 알맞게 넣고 노릇노릇하게 볶다가 양파 양만큼 밀가루를 넣어 연한 갈색이 나게 볶는다. 볶아진 재료를 완전히 식힌 다음 분쇄기에 넣어 곱게 간다. 국, 전골, 찌개, 수프를 끓일 때 넣어 사용한다.

(14) **연밥가루** 모든 체질에 적합

연밥을 말려 가루로 빻아서 사용한다. 밀가루와 섞어 연국수를 만들거나 연밥죽을 쑤어 먹는다. 연밥은 위장을 튼튼하게 하며 설사를 멎게 하고 조루증에도 효과가 있으며 심장을 튼튼하게 하는 효능이 있다. 또한 간장병과 췌장병을 예방하고 대하증, 혈뇨, 자궁출혈 등을 다스리는 효과가 있다. 또 불면증과 정기를 강하게 하여 정력증진에 좋으며 안색을 좋게 하는 작용을 하기도 한다. 연밥을 즙을 내어 먹으면 저혈압에도 효과가 있다.

(15) **잣가루** 모든 체질에 적합

고소하면서 담백한 풍미를 지닌 잣가루는 한식을 고급스럽게 만드는 고명으로 쓰기 좋다. 궁중식 불고기인 너비아니, 야채를 곁들인 편육냉채, 육회 등 폼 나는 한식에 뿌리면 한층 멋스럽다. 또 쌉싸래한 봄나물과 맛이 잘 어울리므로 나물 무칠 때 약간 넣는다. 전복죽에 넣으면 죽의 맛을 살려주고 겨자소스에 넣으면 매콤한 맛을 중화시켜 준다.

(16) **참깨가루** 모든 체질에 적합

약방에 감초처럼 참깨가루도 다양하게 사용할 수 있다. 모든 양념이나 양념장을 만들 때 꼭 들어가고 나물무침, 찌개 등에 넣어 먹으면 더욱 고소하고 담백하다. 해독 및 보혈 작용 기능을 한다.

(17) **청국장가루** 모든 체질에 적합

청국장을 바삭하게 말려 분쇄기에 곱게 갈아 사용한다. 청국장으로 찌개를 끓이면 콩알이 씹혀 먹기 싫어하는 사람들이 많다. 이러한 사람들을 위하여 청국장 가루를 사용하여 끓이면 먹기가 한결 부드러워진다. 또한 된장찌개를 끓일 때 청국장 가루를 약간 넣어 주면 국물도 진하고 맛과 영양이 훌륭하다. 요즈음은 건강식품으로 인기가 좋으며 시중에서 얼마든지 구할 수 있다. 시간에 쫓겨 아침밥을 거르는 사람들은 청국장 가루를 우유나 요구르트에 타 먹으면 훌륭한 영양식이 된다.

(18) **콩가루** 모든 체질에 적합

콩가루는 단백질이 풍부하다. 콩을 볶은 후 맷돌에 갈아 껍질을 없애고 분쇄기에 넣어 곱게 간다. 봄철에 달래, 냉이, 쑥 등에 날콩가루를 무쳐 육수에 넣고 끓이면 별미이다. 미역국을 끓인다거나 찌개, 수제비 만들 때 혹은 국을 끓일 때 넣으면 맛을 더욱 상승시켜 준다. 볶은 것은 미숫가루에 타거나 요리에 쓸 수 있지만 요리엔 생 콩가루를 써야 제맛이 나고 특히 수제비 만들 때에는 꼭 생 콩가루를 써야 맛있다.

(19) **표고버섯가루** 모든 체질에 적합

마른 표고버섯을 줄기의 딱딱한 부분은 떼어내고 분쇄기에 곱게 간다. 국, 찌개, 전골, 야채조림 등 찌개나 조림류에 사용하면 버섯의 강한 맛을 느낄 수 있다. 부침, 전 요리, 특히 고기를 갈아 만드는 부침요리에 넣거나 죽이나 미음, 이유식을 만들 때 넣어 주면 구수한 맛이 별미이다. 또한 칼국수나 수제비를 만들 때 표고가루를 함께 넣어 반죽을 하거나 된장 고추장 담글 때 넣어도 좋다. 다만 맑은 국물을 원할 때는 쓰지 않는다.

(20) **함초가루** AB형(태양인)과 O형(소양인)에 적합

염전이나 바닷가 주위에서 자생하는 식물로 짠 맛을 가지고 있다. 함초를 깨끗이 씻어 바삭하게 말린 다음 분쇄기에 곱게 갈아 사용한다. 소금대용으로 사용하면 나트륨을 줄일 수 있어 건강에 좋다. 생선찌개와 전골 또는 된장찌개를 끓일 때 사용하면 한결 맛이 부드럽다.

(21) **호두가루** 태음인(B형)과 소음인(A형)에 적합

쌈장을 만들 때 참기름이나 들기름 대신 호두가루를 넣으면 더 맛있고 씹히는 질감도 좋다. 또 생 두부를 찍어 먹는 간장소스에 넣어도 맛이 잘 어울리고 된장으로 무치는 담백한 나물요리에 넣어도 좋다. 호두가루에 꿀, 식초, 생수를 적당한 비율로 섞으면 과일샐러드에 좋은 드레싱이 완성된다.

(22) **홍합가루** AB형(태양인)과 O형(소양인)에 적합

마른 홍합을 잘 손질하여 프라이팬에 넣고 살짝 볶은 후 분쇄기에 곱게 갈아 사용한다. 된장찌개, 생선찌개, 스파게티나 피자소스 등에 사용한다. 해물의 독특한 향과 맛을 첨가하고자 할 때 사용하면 더욱 구수한 맛을 낼 수 있다.

(23) **흑임자가루** AB형(태양인)과 O형(소양인)에 적합

검정깨를 분쇄기에 곱게 갈아 흑임자죽을 만드는 데 사용한다. 칼국수나 수제비를 끓일

때 반데기를 만들어 두었다가 얇게 고명으로 수제비편 2~3개를 넣어 끓이면 보기도 훨씬 좋고 맛도 고소하다.

(24) **가다랑어국물** 모든 체질에 적합

　냄비에 가다랑어포 2큰술을 넣고 물 5컵을 부어 센 불에서 팔팔 끓인다. 국물이 끓으면 약한 불에서 맛이 우러나도록 충분히 끓인다. 국물이 충분히 우러나면 체에 밭쳐 가다랑어포를 걸러 버린다. 이것 역시 오래 끓일 필요는 없다. 주로 일본식의 맑은 장국과 우동 국물에 잘 어울린다.

(25) **다시마국물** 모든 체질에 적합

　다시마는 흰 가루를 털어 내고 젖은 헝겊으로 깨끗이 닦는다. 다시마 10×10cm 1장을 5컵 분량의 찬물에 담가 30분 정도 불린다. 냄비에 불린 다시마를 넣고 다시마 불린 물을 그대로 부어 국물이 우러나도록 충분히 끓인다. 다시마 국물은 오래 끓일 필요가 없다. 5~10분이면 국물은 충분히 우러난다. 그냥 두면 끈끈한 점액질이 녹아나므로 바로 건진다. 다시마만 따로 국물을 내기도 하지만 주로 멸치와 함께 우려낸다. 멸치와 함께 끓일 때는 처음부터 넣지 말고 멸치를 한소끔 끓인 뒤에 넣어 잠깐만 끓인다. 진한 다시마 국물을 만들 때에는 다시마에 멸치, 대파, 무, 양파 등을 넣고 25분 정도 끓인다. 맑은 국물의 탕이나 우동국물에 잘 어울린다.

(26) **닭고기국물** 태음인(B형)과 소음인(A형)에 적합

　배를 가른 닭의 내장을 빼고 잘 손질해 물에 깨끗이 씻는다. 닭 1마리를 큰 냄비에 넣고 물 3.6 l 를 부어 대파, 양파, 통마늘, 생강을 함께 넣어 푹 끓인다. 뼈에서 고기가 흐물흐물하게 떨어질 정도로 푹 고아지면 불에서 내리고 국물은 차게 식혀 기름기를 걷어낸다. 닭 대신에 손질한 닭발을 살짝 볶아 육수를 만들면 더욱 구수한 맛을 낼 수 있다. 맑은 국물을 얻으려면 소창을 깔고 걸러 내어 사용한다. 닭고기수프, 떡국 등을 끓일 때 사용하면 진하고 구수한 맛을 낼 수 있다.

(27) **멸치국물** 태음인(B형)과 소음인(A형)에 적합

　굵고 연한 빛깔이 나는 국멸치를 골라 머리를 떼어내고 배 쪽의 내장을 빼낸다. 손질한 멸치를 냄비에 넣고 적당량의 물을 부어 센 불에서 팔팔 끓인다. 이대 멸치와 물의 비율은 물 5컵 당 국멸치 5마리 정도가 적당하다. 국물이 충분히 우러나면 체로 멸치를 건져

낸다. 구수하고 개운한 국물 맛을 내는 데는 쇠고기 육수보다는 멸치국물이 좋다. 된장이나 고추장을 풀어서 끓이는 국, 찌개, 전골, 국수장국 등에 잘 어울린다. 때로는 멸치에 다시마를 함께 넣어 전골국물을 내기도 하는데 여기에 청주와 간장으로 맛을 낸 국물은 담백한 맛을 더해 준다.

(28) 사골국물 모든 체질에 적합

사골은 찬물에 한 시간 정도 담가 핏물을 빼 놓는다. 사골 1개에 물 3.6 l 를 붓고 센 불에서 팔팔 끓이다가 불을 줄여 푹 곤다. 국물이 뽀얗게 우러나면 약한 불로 줄여 끓인다. 국물을 차게 식혀 위에 뜬 기름을 걷어낸다. 사골이나 꼬리 등을 푹 곤 진한 국물은 고소하면서도 단맛이 있어 소금 간을 해서 송송 썬 파만 넣어 먹어도 맛있다. 몇 번 우려서 좀 묽어진 국물은 설렁탕, 우거지국, 김치찌개 등을 끓일 때 사용하면 진하고 구수한 맛을 낼 수 있다.

(29) 쇠고기국물 모든 체질에 적합

쇠고기 양지머리나 사태를 찬물에 한 두 시간 정도 담가 핏물을 빼 놓는다. 냄비에 쇠고기를 넣고 물을 부은 다음 대파, 무, 양파, 통마늘을 함께 넣어 푹 끓인다. 물과 쇠고기의 비율은 쇠고기 600g에 물 3.6 l 정도가 적당하다. 국물이 끓으면 불을 줄여 은근히 곤 다음 고기가 부드럽게 삶아지면 건지고 국물은 걸러 놓는다. 국물을 차게 식혀 위에 뜨는 굳기름을 걷어낸다. 쇠고기국물은 대체로 어떠한 음식에나 잘 어울린다. 떡국이나 무장국 같은 맑은 국은 물론 된장찌개에도 멸치 대신 쇠고기국물을 쓰면 좀 더 진한 맛을 낼 수 있다.

(30) 조개국물 AB형(태양인)과 O형(소양인)에 적합

신선한 조개를 구입해 소금물에 씻은 다음 엷은 소금물에 넣고 어두운 곳에 두어 해감시킨다. 해감 시킨 조개를 냄비에 담고 물을 부어 끓인다. 조개는 너무 끓이면 질겨서 맛이 없으므로 중불에서 살짝 끓이다가 입이 벌어지기 시작하면 즉시 불을 끄고 조개를 건져 낸다. 생선이나 어패류를 사용하는 찌개, 전골에는 단연 조개나 새우국물이 최고다. 해물된장찌개에도 멸치국물 대신 조개국물을 쓰면 한결 시원한 맛을 살릴 수 있다. 조개류 특유의 감칠맛과 시원하고 담백한 맛이 특징이다.

18) 보양차류 33가지

(1) 결명자차 AB형(태양인)과 O형(소양인)에 적합

물 600ml를 부어 끓이다가 불을 줄여 볶은 결명자 10g가량을 다관에 넣고 불을 줄여서 은근히 오랫동안 달인다. 건더기는 체로 걸러내고 국물만 찻잔에 따라내어서 마신다. 또 한꺼번에 많이 만들어 냉장고에 넣어 놓고 여름 내내 시원한 냉차로 활용해도 좋다. 기호에 맞지 않으면 꿀을 약간 타서 마시면 된다. 결명자는 성질이 찬 편이라 간에 열이 많은 사람들에게는 아주 좋다. 그리고 눈을 맑게도 해주는데 그 기전이 간의 열을 내려주어 눈을 맑게 해주므로 열로 인해 눈이 피곤하거나 자주 눈에 핏대가 서고 얼굴빛도 약간 붉은 사람, 변비가 있는 사람, 혈압이 높은 사람 등에게 잘 맞는다.

(2) 구기자차 모든 체질에 적합

차를 만드는 방법은 잎을 달이는 구기엽차와 열매를 달이는 구기자차로 구별한다. 차의 재료는 잎·열매·근피 등 어느 것이나 좋지만 주로 많이 쓰이는 것은 열매이다. 잎은 5g을 살짝 볶아서 물 300~500ml를 부어 달이면 차의 향기가 좋고 열매는 잘 말린 15g에 물 600ml를 부어 약한 불에 20분 동안 천천히 달이는 것이 좋다. 하루 2~3회 나누어 마시는데 어느 것이나 설탕을 넣지 않고 그대로 마시는 것이 좋지만 꿀을 타서 마시기도 한다. 구기자차는 고지혈, 고혈압, 당뇨병, 동맥경화, 만성간염 등의 성인병 환자에게 적합하고 자양강장에 효과적이며 노화를 방지한다.

(3) 노루궁뎅이버섯차 모든 체질에 적합

차를 만드는 방법은 건조된 버섯을 잘게 잘라 타지 않게 충분히 볶은 다음 물 1.5 l 에 10~15g 정도를 넣고 20~30분 동안 끓여 공복에 마시면 위산을 과다하게 분비하지 않도록 해주어 위장질환 증상완화에 아주 효과적이며 그 밖에도 소화불량, 위궤양, 자양강장, 소화기관의 암 재발 방지에 효과적이다. 또한 알츠하이머 즉, 치매에도 아주 좋은 효과가 있다. 이 버섯에는 헤리세논D와 에리나신C 성분이 함유되어 있는데 이 성분들은 신경세포 성장인자의 생합성을 촉진시켜주는 역할을 함으로써 신경세포 증식을 도와주고 손상을 방지해주는 효과도 있어 치매환자의 인지능력 개선과 당뇨병과 고혈압에도 효과적이다.

(4) 당귀차 태음인(B형)과 소음인(A형)에 적합

차를 만드는 방법은 당귀 10g에 물 300~500ml의 비율로 끓이는데 먼저 당귀를 물에 씻

어 물기를 뺀 후 다관에 담고 물을 부어 중불에 20분 동안 끓인다. 끓기 시작하면 불을 약하게 줄이고 은근히 10분 정도 더 끓인다. 이때 생강을 첨가하여 달이면 더욱 좋다. 건더기는 건져내고 국물만 따라 내어 꿀이나 설탕을 타서 1일 3회 마신다. 당귀차는 고혈압, 뇌졸중, 동맥경화, 만성간염, 심장병 등의 성인병 환자에게 적합하고 빈혈, 두통, 변비, 부인병 등의 치료에 효과적이다.

(5) 대추차 모든 체질에 적합

차를 만드는 방법은 잘 말린 대추에 물을 붓고 대추가 완전히 흐물흐물해질 때까지 약한 불에 30분 동안 푹 고은 다음 면포에 싸서 꼭 짠다. 여기에서 나온 즙을 다시 솥에 붓고 은근한 불에 달여서 물엿같이 만든다. 이때 주의할 것은 달이는 동안 주걱 같은 것으로 자주 저어서 밑이 눋지 않도록 하는 일이다. 여기에 물을 3:1의 비율로 혼합해서 식힌 다음 병에 담아 놓고 뜨거운 물에 2~3티스푼씩 타서 매일 아침저녁 식후에 꾸준히 마시면 좋다. 대추차는 예로부터 보건차로서 애용되어 왔으며 식욕부진, 무기력, 신경쇠약, 불면증, 위장보호, 이뇨작용, 진정작용, 피로회복, 피부미용, 갱년기장애 등에 효과를 나타낸다. 또한 고혈압, 동맥경화, 우울증, 빈혈증 환자에게 적합한 차다.

(6) 동충하초차 태음인(B형)과 소음인(A형)에 적합

차를 만드는 방법은 동충하초 5g을 다관에 넣고 물 600ml를 부어 약한 불에 20분 정도 은근하게 달인 다음 뜨겁게 1일 3회 마신다. 또 한꺼번에 많이 만들어 냉장고에 넣어 놓고 여름 내내 시원한 냉차로 활용해도 좋다. 동충하초차는 폐결핵, 만성기침, 천식, 허리통증, 남성의 성 기능 장애, 부인병, 고혈압 등에 좋은 치료력을 나타내며 피로회복에도 효과를 나타낸다.

(7) 두충차 태음인(B형)과 소음인(A형)에 적합

차를 만드는 방법은 물 2000ml에 두충의 잎이나 껍질 20g을 기름기 없는 프라이팬에 살짝 볶은 다음 감초(또는 계피) 5g을 넣고 15분 정도 약한 불에 끓인다. 건더기는 걸러 내고 차갑게 식혀 음료수처럼 마신다. 또는 볶은 두충을 곱게 가루 내어 뜨거운 물 1잔에 1~2스푼씩 타서 1일 3회 마신다. 기호에 따라서 설탕이나 꿀물을 타서 마셔도 된다. 두충차는 고혈압 환자에게 최상의 차로 알려져 있으며 그 밖에도 고지혈, 뇌경색, 골다공증, 동맥경화, 비만증, 심장병 등의 성인병 환자에게 적합하고 자양강장에 효과적이며 노화를 방지하는 효능이 있다.

(8) 둥굴레차 모든 체질에 적합

　차를 만드는 방법은 둥굴레 20g 정도를 다관에 넣고 물 600ml를 부은 다음 약한 불에서 20분 정도 은근하게 끓여 1일 3회 마신다. 소화장애가 없으므로 한꺼번에 많이 끓여 놓은 다음 냉장고에 넣어 놓고 여름 내내 물 대신 시원한 냉차로 활용해도 좋다. 둥굴레차는 한방에서 자양강정의 목적으로 많이 이용한다. 그리고 병을 앓고 난 후의 여러 가지 허약증상, 영양불량, 폐결핵으로 인한 기침, 당뇨병으로 인한 목마름증에 사용된다. 또한 자연당이 풍부하고 맛이 부드러워 현대인들의 산성화된 체질개선에 그 효과가 크며 피부미용, 숙취제거, 변비, 고혈압, 저혈압, 간 질환 환자에게도 매우 적합한 차로 알려지고 있다

(9) 맥문동차 AB형(태양인)과 O형(소양인)에 적합

　차를 만드는 방법은 여름 또는 가을에 채집한 맥문동 괴근을 물에 깨끗이 씻어 적당한 크기로 썬 다음 그늘에서 5~6일간 말린 것을 사용한다. 10g 정도를 다관에 넣고 물 600ml를 부어 약한 불에 20분 정도 은근하게 끓인 다음 뜨겁게 1일 3회 마신다. 맥문동차는 폐를 윤기 있게 하고 진액을 생기게 하며 기침과 천식을 멎게 하는 대표적인 한방차이다. 만성기관지염이나 폐가 안 좋아 마른기침을 자주 하는 사람에게 효과가 탁월하다.

(10) 민들레차 모든 체질에 적합

　차를 만드는 방법은 재료에 따라서 넣는 분량이 약간 다르다. 민들레 뿌리를 사용하여 차를 만드는 방법은 봄에 뿌리를 채취해 깨끗이 씻어 잘 말린다. 햇볕에 바짝 말린 다음 볶아 가루를 내어 물에 타 마신다. 맛과 향, 빛깔은 커피와 비슷하다. 또 다른 방법은 전초를 봄~가을에 채취하여 잘 말린 다음 8~15g에 물 600ml를 주전자에 넣고 끓인다. 끓인 차는 하루 2~3잔으로 나누어 마신다.

　민들레 잎차 만드는 방법은 민들레 잎을 깨끗이 씻어 햇볕에 바짝 말린 다음 솥에 덖은 후 가루로 만들어 티스푼 하나에 물 50ml를 붓고 휘저어 마신다. 이렇게 마시면 향이나 빛까지 커피를 닮아 쓴맛이 나므로 꿀이나 설탕을 가미해 마신다. 또한 가루로 만들지 않은 말린 민들레는 다관에 5g을 넣고 뜨거운 물 200ml를 부은 다음 3분 후에 따라 마시면 된다. 민들레 꽃차 만드는 방법은 민들레꽃을 채반에 담아 바람이 잘 통하는 곳에 3일 정도 말린다. 그리고 말린 민들레꽃 5송이를 다관에 넣고 뜨거운 물 100ml를 부은 다음 3분 후에 마신다. 민들레 꽃차는 잎차와 달리 화한 느낌과 달콤하고 향기롭다. 효능은 소화기 질환에 약효가 뛰어나 만성위장병과 위궤양에 치료에 효과가 있고 고혈압, 당뇨병, 신장병 등의 성인병 환자에게 적합한 차다.

(11) **복분자차** 모든 체질에 적합

　차를 만드는 방법은 약재를 깨끗이 씻어 물기를 뺀 다음 복분자 30g 정도를 주전자에 넣고 물 1000ml를 부은 다음 약한 불에 30분 정도 끓인다. 건더기는 걸러 내고 국물만 하루에 1~3회 정도 마신다. 농도는 물의 양으로 조절하며 꿀이나 흑설탕을 약간 넣어 마셔도 좋다. 복분자차는 신장의 기능을 강하게 하여 소변의 양과 배설 시간을 일정하게 유지하도록 도와주고 신정을 보강하여 아이를 가질 수 있게 하며 남자의 정액부족과 여성의 자궁병으로 인한 불임증을 치료하는 효능이 있다.

(12) **사상자차** 태음인(B형)과 소음인(A형)에 적합

　차를 만드는 방법은 사상자 열매 10~15g 정도를 기름기 없는 프라이팬에 살짝 볶아 다관에 넣고 물 600ml를 부은 다음 약한 불에 20분 정도 끓여서 뜨겁게 1일 3회 정도 마신다. 설탕이나 꿀을 조금씩 타서 마셔도 좋다. 사상자차는 여성들의 각종 부인병에 효과가 있고 류마티스, 발기부전, 우울증 등에 효과가 있으며 풍습에 의한 저림증, 통증, 마비 등을 치료한다.

(13) **산약차** 태음인(B형)과 소음인(A형)에 적합

　차를 만드는 방법은 산약 60g(또는 참마 120g)에 물 600ml를 붓고 중불에 10분 정도 끓여 1일 3회 마신다. 산약으로 끓일 경우에는 잘게 썰어서 사용한다. 산약차는 비장을 튼튼하게 하고 폐를 보하며 신장을 다지면서 정력을 북돋아주는 효능이 있다. 또한 기침, 천식, 식은 땀, 숨 가쁨과 조루증을 치료하고 당뇨병에 좋으며 허약체질을 개선하는 효과가 좋다.

(14) **산수유차** 태음인(B형)과 소음인(A형)에 적합

　산수유차 고유의 맛과 향을 즐기기 위해서는 잘 익은 산수유를 채취하여 깨끗이 잘 씻고 일차로 햇볕에 약 1주일 정도 말린 산수유를 씨를 제거한 다음 다시 햇볕에 완전히 말려 사용하면 산수유 특유의 효능을 즐길 수 있다. 차를 만드는 방법은 산수유 4~8g 정도를 다관에 넣고 물 600ml를 부어 약한 불에 10분 정도 끓인 다음 뜨겁게 마시면 된다. 또 한꺼번에 많이 만들 때에는 산수유 150g에 물 10ℓ를 붓고 중불에 1시간, 약한 불에 1시간 정도 끓인다. 국물이 3ℓ 정도 남았을 때 건더기를 걸러내고 설탕 또는 꿀을 섞어 입에 맞게 만든 다음 냉장고에 넣어 놓고 여름 내내 시원한 냉차로 활용해도 좋다. 산수유차는 정력에 도움을 주는 강정효과가 있고 무릎통증, 야뇨증, 요실금, 월경과다 등의 치료에 효

과가 있으며 허약체질을 개선하는 효과가 있다.

(15) 상황버섯차 모든 체질에 적합

차를 만드는 방법은 30g 정도를 썰어 깨끗이 씻고 유리그릇이나 사기그릇에 물 2000ml를 부어 약한 불에 30분 정도 끓인다. 뜨거울 때 색깔과 향을 음미하며 마신다. 차를 끓일 때 겨우살이나 10g, 인삼 1뿌리, 대추 4개를 섞어 달여 먹으면 좋은 효과를 얻을 수 있다. 또한 양이 많으므로 냉장고에 넣어 시원한 냉차로 사용한다. 상황버섯차는 소화기 계통인 위암, 식도암, 십이지장암, 결장암, 그리고 간암 등과 관련하여 면역 기능을 높이는 효능이 있다.

(16) 숙지황차 태음인(B형)과 소음인(A형)에 적합

차를 만드는 방법은 「동의보감」에 기록되어 있듯이 숙지황 30g에 물 600ml를 다관에 붓고 300ml 정도가 될 때까지 약한 불에 30분 동안 은근하게 달여 뜨거울 때 1일 3회 정도로 나누어 마신다. 숙지황차는 간장, 신장, 심장의 기능을 강화시키고 음기를 보충하며 혈액을 보충해주는 효능이 뛰어나다. 숙지황은 소화가 잘 안 되기 때문에 위가 좋지 않은 사람에게는 좋지 않다.

(17) 야관문차 모든 체질에 적합

차를 만드는 방법은 먼저 비수리의 여린 잎을 채취하여 흐르는 물에 깨끗하게 씻어 물기를 빼 놓는다. 그리고 가마솥에 은은하게 불을 지핀 다음 목장갑을 끼고 야관문이 숨이 죽을 정도로 덖는다. 그리고 시원한 곳에 널어 약간 식힌 다음 양손으로 비벼 준다. 이런 과정을 9번 반복한 것이 9증9포라 하며 이렇게 해서 만들어 진 차를 덖음차라고 하는데 다관에 덖음차 5g을 넣고 물 300ml를 부어 약한 불에 10분 정도 끓이면 된다. 야관문차는 양기부족, 조루, 유정, 음위증 등을 치료하는 데 뛰어난 효력이 있다.

(18) 엉겅퀴차 모든 체질에 적합

차를 만드는 방법은 엉겅퀴의 뿌리, 줄기, 잎, 꽃 등 500g을 깨끗이 씻어 물기를 제거한 후 잘게 썰어 옹기 항아리에 넣는다. 과당 500g을 붓고 15~20℃에서 15일간 발효시킨다. 면포에 1차 여과 후 여과지로 곱게 여과하여 4℃에서 3일간 보관하였다가 다시 3번 거른 후 4℃에 계속 보관한다. 1일 1~2회 20ml를 80ml의 물에 희석하여 마시며 여름에는 얼음을 사용하고 겨울에는 끓인 물을 타서 마신다. 엉겅퀴차는 정력을 보강하는 것으로 널리 알려져 있으며 그 밖에도 해열, 혈액응고, 혈압강하, 지혈, 토혈, 각혈, 하혈, 외상출혈, 산후출혈, 대하증 등에 효과가 있다.

(19) **연자육차** 모든 체질에 적합

　차를 만드는 방법은 재료에 따라서 넣는 분량이 약간 다르다. 연자육차는 연자 6~12g을 다관에 넣고 물 600ml를 부어 끓이고 연꽃차는 연꽃 3~4g을 다관에 넣고 물 600ml를 부어 끓이며 연꽃수염차는 연꽃수염 2~4g을 다관에 넣고 물 600ml를 부은 다음 공히 약한 불에 10분 정도 끓여 뜨겁게 1일 3회 마신다. 연자육차는 몸과 마음을 안정시키고 오장을 편하게 해주며 진정, 강장작용을 한다. 신경쇠약, 불면증, 가슴 떨림, 건망증, 불안, 신경증, 우울증 등 정신 신경계 계통에 두루 효과가 있다. 또한 피로 회복에 좋고 갈증을 해소시켜 주며 혈압을 내려 주는 작용을 해 숙면에 도움을 준다.

(20) **영지버섯차** AB형(태양인)과 O형(소양인)에 적합

　차를 만드는 방법은 영지버섯 10g에 물 300ml의 비율로 만드는데 우선 영지를 얇게 썬 다음 찻잔에 넣고 끓는 물을 부어 1~2분 우려낸다. 꿀을 약간 타서 마시면 더욱 좋다. 한 번 끓여 낸 영지라 할지라도 진액이 계속 우러나오므로 여러 차례 재탕해서 마실 수 있다. 영지차는 간·폐·심장 등 장기를 보하고 혈액순환을 좋게 하며 근육과 뼈를 튼튼하게 한다. 또한 고지혈, 고혈압, 비만증, 암 등이 성인병 예방에 효과가 있다.

(21) **오가피차** 태음인(B형)과 소음인(A형)에 적합

　차를 만드는 방법은 30g의 오갈피나무의 잎과 근피를 살짝 데쳐 그늘에서 말려 두었다가 사용하거나 또는 오가피를 잘게 썰어 말린 것에 물 600ml을 부어 약한 불에 10분 정도 끓인다. 마실 때 흑설탕이나 꿀을 타서 마셔도 좋다. 오가피차의 주된 효능은 피로회복과 자양 강장에 있다. 몇 년 전부터는 인삼과 같이 중추신경의 흥분에 효과적이라는 실험 결과가 발표되어 약차로 각광을 받고 있는데 장기간 복용하면 허리 및 다리뼈를 튼튼히 하는 데 효과적이다.

(22) **오미자차** 태음인(B형)과 소음인(A형)에 적합

　차를 만드는 방법은 오미자 30g을 다관에 넣고 물 600ml를 부어 10분 정도 끓인다. 오미자는 신맛이 강하여 먹기가 역겨우므로 약간의 설탕이나 꿀을 타서 마시면 된다. 또한 오미자를 물에 하룻밤 정도 담가 놓았다가 오미자는 건져내고 나머지 국물을 고아서 만든

농축액을 뜨거운 물에 타 마셔도 좋다. 오미자차는 자양 강장제로서 체력을 증강시키고 피로회복, 해소와 천식의 진정, 눈을 밝게 하는 효능이 있다.

(23) 울금차 AB형(태양인)과 O형(소양인)에 적합

차를 만드는 방법은 생울금 30~40g을 준비하여 껍질을 벗겨 잘게 썬 다음 물 1800ml를 부어 약한 불에 20분 정도 끓인다. 끓인 후 차갑게 식혀 식수대용으로 마시면 좋다. 또한 생울금 2kg을 깨끗이 씻어 물기를 빼고 채 썬 다음 1:1의 비율로 꿀을 섞어 병에 담아 밀봉한다. 1주일 후부터 유자차처럼 뜨거운 물 1잔에 절인 울금 1~2티스푼을 넣고 1~2분 동안 우려내어 식후에 마신다. 울금차는 고지혈, 고혈압, 당뇨병, 동맥경화, 신부전증, 심장병 등의 성인병을 예방하고 피부미용에 효과적이며 꽃가루 알레르기를 방지한다.

(24) 육종용차 태음인(B형)과 소음인(A형)에 적합

차를 만드는 방법은 육종용 30g을 물 600ml를 부어 끓인 다음 차로 마신다. 성 기능을 강화하는 차로는 육종용 15g, 산수유 10g, 석창포 6g, 복령 9g, 토사자 9g에 물 1000ml를 붓고 끓여서 그 약액을 걸러 낸 다음 1일 3회로 나누어 마신다. 육종용차는 주로 남성의 성 기능 저하와 발기부전을 치료하고, 여성의 불감증이나 허리와 무릎이 시큰하고 무기력한 증상을 완화시킨다. 또한 혈압을 내려 주고 산후의 혈허 증상을 개선하며 변비를 치료하기도 한다.

(25) 율무차 태음인(B형)과 소음인(A형)에 적합

차를 만드는 방법은 율무는 껍질을 벗기지 않은 채 약한 불에 타지 않도록 볶아 병에 보관한다. 식수대용으로 마실 때는 율무 40~50g을 물 2000ml의 물과 함께 냄비에 넣고 보리차 끓이듯이 약한 불에 끓여 식힌다. 또한 껍질을 벗긴 율무를 재료로 쓸 때에는 10~15g 정도를 볶아서 삼베로 만든 자루에 넣고 물 600ml를 부어 10분 정도 끓인다. 1일 3회 마신다. 율무차는 신진대사를 원활하게 하고 피로회복, 자양강장에 좋은 건강식품이다. 특히 여성에게는 여드름 등의 피부 질환을 낫게 하고 신경통에 효과가 있다.

(26) 음양곽차 태음인(B형)과 소음인(A형)에 적합

차를 만드는 방법은 주전자에 음양곽 50g을 주전자에 넣고 물 1000ml를 부어 약한 불에 20분 동안 끓이면 된다. 음양곽은 가을에 잎만 채취하여 그늘에서 말린 다음 잘게 썰고 삼베로 만든 자루에 넣어 끓인다. 1일 3회로 나누어 마신다. 음양곽차는 당분을 분해

하는 작용이 있으므로 고혈압이나 당뇨병에 탁월한 효능이 있다. 또한 정력을 강하게 하고 건망증을 예방하는 데 특효가 있다.

(27) 인삼차(홍삼차) 태음인(B형)과 소음인(A형)에 적합

　차를 만드는 방법은 수삼이나 홍삼을 모두 쓸 수 있는데 통째로 물에 넣어 오랫동안 은근히 끓여 마시거나 가루를 만들어 끓는 물에 타서 마시기도 한다. 인삼을 달일 때는 대추를 몇 개 넣는 것이 향미가 좋으며 인삼 1뿌리에 물 500ml를 붓고 끓인다. 식성에 맞추어 꿀이나 설탕을 넣어 마셔도 좋고 가루인 경우에는 끓는 물 1잔에 1~2티스푼을 타는 것이 적당하다. 인삼은 원기를 보해주는 효능이 있는 한약재로 으뜸을 차지하고 있다. 자양강장, 항암, 신경안정, 신진대사 강화, 건망증, 피로회복, 건위, 이뇨, 당뇨병, 소갈증, 신장병, 시력증진, 빈혈 등에 효과가 좋다. 단, 고혈압이 있는 사람은 피한다.

(28) 차가버섯차 모든 체질에 적합

　차를 만드는 방법은 티백으로 가공된 차가버섯을 구입하여 뜨거운 물 1컵에 티백을 넣고 우려내어 마신다. 차가버섯은 러시아에서 북위 ˚45 이상의 극냉지역에서 채취된 수령이 10년 이상 된 것이 최고 상품이다. 좋은 차가버섯은 냄새가 전혀 없고 돌처럼 단단하며 검정색의 겉껍질을 사용하지 않고 갈색의 속살 사이에 있는 짙은 고동색 부분을 사용하는데 구하기가 어렵다. 차가버섯은 수용성 다당체와 베타글루칸 성분을 함유하여 양성 및 악성종양의 발생을 예방하고 발생한 종양의 확산을 저지하는 역할을 하는 대표적 항암물질로 알려져 있으며 혈당조절, 혈압조절, 신장결석 배출, 활성산소 제거, 피부미용, 노화방지 등에 좋은 약재로 활용하고 있다.

(29) 토사자차 모든 체질에 적합

　차를 만드는 방법은 토사자 10g을 깨끗이 씻어 물기를 뺀 후 절구에 넣고 찧는다. 그리고 다관에 준비된 토사자를 넣고 물 600ml를 부어 약한 불에 10분 동안 은근하게 끓인 다음 면포에 1차 여과 후 여과지로 곱게 여과하여 마신다. 이때 약간의 꿀을 타면 마시기에 좋다. 토사자차는 간과 신장을 보호하고 정력증강, 당뇨병, 만성전립선염, 만성기관지염, 불임증 등에 효과가 있으며 눈과 귀를 밝게 하는 약효가 있다

(30) 파고지차 태음인(B형)과 소음인(A형)에 적합

　차를 만드는 방법은 뜨거운 물 2000ml에 파고지 20g을 넣고 5시간 정도 우려낸 물에

토사자 30g과 두충 20g을 천에 싸서 넣은 다음 10분 정도 끓여서 1일 3회 정도 마신다. 파고지차는 남성이나 노인의 양기를 돕는 것이 대표적인 효능이다. 신기가 쇠약하여 음경의 발기가 되지 않거나 발기는 되지만 단단하지 않은 증세, 허리와 무릎이 차고 아픈 증세, 허하고 차서 생기는 천식 등을 치료하는 효능이 있다.

(31) **파극천차** 태음인(B형)과 소음인(A형)에 적합

차를 만드는 방법은 파극천 4~9g을 다관에 넣고 물 600ml를 부어 끓인다. 파극천우슬차는 파극천 20g과 생우슬 20g에 물을 붓고 끓여 마신다. 또한 파극천토사자차는 파극천 20g, 토사자 20g, 대추 5개에 물을 부어 끓여 1일 3회 마신다. 파극천차는 신장의 양기를 보하고 근맥과 뼈를 강장시키며 풍습을 몰아내는 효능이 있다. 따라서 파극천은 주로 신장의 허약에 의한 남성 성 기능 저하와 발기부전, 유정, 조루증 등을 치료한다. 또 허리와 무릎의 치료작용을 나타내는 효력이 있다.

(32) **하수오차** 태음인(B형)과 소음인(A형)에 적합

차를 만드는 방법은 하수오 6g을 물에 깨끗이 씻어 물기를 뺀 다음 얇게 썬다. 이것을 다관에 넣은 후 끓는 물 300ml를 부어 맛이 우러나면 찻잔에 따라 마신다. 보통 하루 한두 번 차 맛이 싱거워질 때까지 우려내어 마신다. 하수오차는 강장효과가 뛰어나고 고지혈증, 동맥경화증, 심장병 등을 예방하고 치료하는 효과가 있다.

(33) **황기차** 태음인(B형)과 소음인(A형)에 적합

차를 만드는 방법은 황기 10~20g에 물 1000ml을 붓고 2시간 정도 약한 불에서 끓인 다음 맛이 우러나면 찻잔에 따라 마신다. 또 보리차처럼 한꺼번에 많이 만들어 냉장고에 넣어 놓고 1년 내내 시원한 냉차로 활용해도 좋다. 황기차는 강심작용을 하며 심장의 수축작용과 전신의 말초신경을 확장시키는 역할을 하고 신장염의 단백질을 제거하는 효능이 있으며 자궁을 수축시키는 효과가 있다. 그리고 혈액순환, 이뇨작용, 저혈압, 피로회복, 허약체질, 땀을 멈추게 하는 데는 황기차보다 더 좋은 것이 없다.

제5장

병을 고치는 체질별 식이요법 식단구성

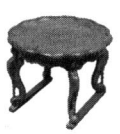

간병하는 환자 가족이나 요양보호사들이
요양업무를 성공적으로 수행하기 위해서는
일반적인 요양업무도 중요하지만 더욱 중요한 것은
환자들의 식생활을 관리하는 것이다.
식단을 구성하는 기본지식을 알고 재활요양식
조리실습을 실천하는 데 노력을 기울여야 한다.

식이요법은 질병을 적극적으로 치료하기 위해 의사의 지시에 따라 정상 식사를 수정함으로써 소화·영양흡수를 가능하게 하고 동시에 질병을 호전시키는 중요한 재활요양식으로 보조의료가 되는 것이다. 식이요법으로 활용되는 재활요양식은 질환자가 정상적으로 신체적·정신적인 생성을 위하여 건강인으로 일상생활을 하는 데 필요한 식사를 합리적으로 균형 있게 섭취하기 위하여 식생활에 대한 것을 계획하며 실시하고 평가하여 영양 개선의 효과를 높여가는 것이다. 즉, 우리 몸에 필요한 각 영양소를 포함한 균형 잡힌 식사인 동시에 미각적으로 우수하고 기호에 맞는 경제적인 식단을 작성하여 과학적·능률적·위생적으로 조리해서 섭취하는 질환자의 행복과 건강을 증진시켜 삶의 질을 높이는 것이다. 재활요양식의 식단관리는 각 질환자에게 실시되며 그 관리 여하에 따라서 질환들의 생명력을 좌우한다.

　특히 노인장기요양보험제도에 따른 노인 질환자의 식사관리는 요양기관이나 요양시설을 불문하고 환자 개인의 질병의 증상과 상태, 음식에 대한 기호도와 수용능력(저작능력·소화능력)에 맞추어 개인별로 관리해야 한다. 요양보호사들이 노인 질환자들의 식사준비와 영양관리를 위한 식단구성은 의사의 진단 및 처방에 못지않게 중요하기 때문이다. 요양보호사의 주된 직무는 환자의 건강을 유지할 수 있도록 요양 서비스를 제공하여 정상적으로 활동할 수 있게끔 건강한 상태로 회복시키는 것인데 그 중에서 식사·영양·위생관리가 가장 중요하다고 본다.

　질환자들에게 올바른 식생활 문화를 선도하기 위해서는 첫째, 몸에 위해를 가하는 음식을 피하고 체질에 맞는 식품을 선택하여 소화가 잘되는 식품으로 다양한 조리법을 이용한다. 둘째, 최적의 영양소를 구성, 공급하여 질병을 미리 예방하고 환자의 경우에는 증세에 따라 특정 영양소를 적절히 조절한다. 셋째, 환자의 식습관과 기호 및 심리작용을 고려하여 식사의 안정성에 유의한다. 넷째, 음식물에 대하여 감사의 뜻을 전하는 과정을 자연스럽게 끼니때마다 반복하는 식생활을 꾸준히 실시한다면 성인병을 예방하고 치료하는 무병장수의 삶을 사는 데 크게 도움이 될 것이다.

　질환자들에게 필요한 재활요양식에 있어서 식단구성과 영양소요량을 결정하기란 건강한 사람보다 훨씬 더 어렵다. 환자의 연령, 성별, 체질, 질병 종류 및 시기에 따라 영양권장량이 각각 다르며 권장식품과 제한식품도 조절해야 한다. 이에 필자는 식단구성에 의한 영양소의 고른 배합, 환자의 기호도 존중, 메뉴의 변화, 계절식품 활용, 조리에 의한 영양소 손실 방지, 경비 등을 고려하여 체질별로 질병에 따른 식단구성을 예시하였으므로 다양한 성인병에 적용할 수 있을 것이다. 아울러 직접 조리할 경우에는 소화되기 쉽게, 음식의 온도를 알맞게, 음식량을 적절하게, 너무 짜거나 맵지 않게, 위생에 유의하는 조리 상의 주의점도 숙지해야 한다.

앞으로 요양보호사들이 노인 질환자들을 수발함에 있어 대인관계 없이 혼자서 업무를 감당해야 하는 열악한 근무 환경 때문에 심리적으로 힘이 들 것이 예상되므로 자신의 감정을 잘 조절하여 일의 스케줄을 효율적으로 관리해야 한다. 예를 들어 저염식을 먹어야 하는 고혈압, 만성간염, 만성신부전증 환자의 경우 음식을 싱겁게 제공하면 가뜩이나 입맛이 없는 환자 측에서는 투정을 부리거나 거부할 경우가 있을 것이다.

이 같은 경우에는 소금 대신에 향이 강한 마늘, 생강, 셀러리, 참기름, 참깨, 카레, 파, 파슬리 등의 천연조미료를 적절하게 사용하고 약간의 식초와 설탕을 가미하여 음식을 조리하는 지혜를 발휘하면 된다. 또한 저작능력이 부족한 환자의 경우에는 데치거나, 다지거나, 믹서를 사용하여 분쇄하여 부드럽게 만드는 분자음식의 조리능력이 있어야 한다. 그리고 합병증을 유발하거나 질병을 더 악화시키는 해로운 식품을 환자 측에서 원할 경우에도 과감하게 대상자나 가족에게 이해를 구하고 식단작성 시 제한하는 것도 잊어서는 안 된다.

이에 필자는 국민의 건강관리를 위한 식생활개선 운동의 일환으로 요양보호사들에게 알차고 실속 있는 재활요양식 조리방법과 질병에 따라 체질별로 먹어야 할 식단구성을 전하기로 결심하고 이 책을 집필하기에 이른 것이다. 바른 식생활은 건강한 자나 질환자에게 가장 중요한 일상이며 음식을 통하여 생명을 보존하고 건강을 유지하는 데 최선의 방법이기 때문에 식생활은 선택이 아닌 필수가 되는 것이다.

필자가 식생활에 대하여 강조하는 것은 음식과 약은 근원이 같다고 보기 때문에 특히 체질에 따른 식사관리가 중요하다는 것이다. 앞으로 요양보호사들은 질환자들의 식사관리에 중요성을 알고 골고루 영양섭취를 할 수 있도록 체질음식을 제공하여야 한다. 질환자들을 위한 궁극적인 목적은 바른 식생활을 통하여 치료효과를 높이고 건강상태를 유지시키며 더 이상의 질병이 악화되는 것과 합병증을 미연에 방지하는 데 있기 때문이다.

일찍이 이 같은 훌륭한 임상을 전해 준 명의가 바로 혈액형사상체질론을 주창한 인산 김일훈 선생이다. 선생은 평생의 구료활동을 통하여 얻은 경험을 토대로 혈액형만 알아도 누구나 손쉽게 체질을 구분할 수 있도록 체질혁명을 완수한 것이다. 필자도 혈액형사상체질론의 단어를 안지가 얼마 안 되지만 선생의 유지를 받드는 마음에서 동참하여 열심히 연구한 결과 혈액형사상체질에 따른 체질구분과 체질별로 먹어야 할 570가지의 식품을 분류하였다. 참으로 다행한 일이 아닐 수 없다. 그러므로 체질에 맞는 음식을 선택하여 먹이고 몸에 해로운 음식이나 몸에 좋다는 어느 한 가지 특정식품에만 집착하지 않는다면 질환자의 식생활을 올바르게 성공적으로 이끄는 것이 된다.

「황제내경」의 〈소문〉에 무병장수의 비결은 '상고지인(上古之人), 기지도자(其知道者), 법

어음양(法於陰陽), 화어술수(和於術數), 식음유절(食飮有節), 기거유상(起居有常), 불망작로(不妄作勞), 고능형여신구(故能形與神俱), 이진종기천년(而盡終其天年), 도백세내거(度百歲乃去)'라는 조양법의 실천을 말하고 있다. 내용을 보면 '상고 사람들 중엔 도를 아는 사람은 음양을 본받고 술수에 화합했으며, 먹고 마심에 절차가 있었으며, 일어나고 머무름에 떳떳함이 있었으며, 지나치게 힘을 낭비하지 않으므로 몸에 노고함이 없다. 그러므로 몸과 정신을 온전히 보존하고 그 타고난 수명을 다하여 100세를 살다가 죽는다'고 하였다. 참으로 천고의 진리가 아닐 수 없다. 의미를 생각해 보면 바른 식생활을 강조하여 모든 사람들이 건강하게 살기를 바란 것이다.

더욱이 건강을 잃어버린 환자들은 건강에 대한 집착이 누구보다도 더 애절하므로 이들의 건강회복을 위해 간병하는 환자 가족이나 요양보호사들이 요양업무를 성공적으로 수행하기 위해서는 일반적인 요양업무도 중요하지만 더욱 중요한 것은 환자들의 식생활을 관리하는 것이다. 그러므로 환자 가족과 요양보호사들은 식단을 구성하는 기본지식을 알고 재활요양식 조리실습을 실천하는 데 최선의 노력을 기울여야 한다. 따라서 필자는 환자를 돌보는 모두에게 도움이 되기를 바라는 마음에서 질병으로 고통 중에 있는 환자들의 치료효과를 높이기 위한 13가지 생활습관병에 따른 체질별 식이요법 식단작성의 예를 들어 소개하였다. 특히 요양보호사들이 환자의 식단관리에 참고한다면 자기개발에 크게 도움이 되어 고도의 요양기술을 갖춘 조선 최고의 의녀 대장금처럼 성공하는 요양업무의 달인이 될 것이다.

1. 고지혈증 환자의 식이요법

1) 콜레스테롤이 많이 함유된 식품을 제한한다.

콜레스테롤은 전적으로 동물성 식품에 포함되어 있다. 기름기 많은 육류, 달걀노른자, 닭껍질, 소·돼지·닭의 내장, 새우, 가재, 오징어, 생선알, 버터 등에 상당히 많다. 이러한 콜레스테롤의 섭취를 하루 300mg/㎗ 미만으로 제한한다. 참고로 달걀노른자 하나에는 210mg/㎗의 콜레스테롤이 있다. 육고기를 먹을 경우에는 살코기만을 사용하고 눈에 보이는 기름기는 모두 제거한다.

2) 포화지방산이 많이 함유된 지방질의 식품을 제한한다.

포화지방산이 많이 함유된 베이컨, 소시지, 햄 등은 고지혈증을 유발할 뿐 아니라 열량이 높아 비만의 원인이 되므로 제한하여야 한다. 포화지방산이 많은 동물성 음식으로는 쇠고기, 돼지고기, 각종 난류, 우제품류(전유, 버터, 치즈, 요구르트)가 있고 식물성 중에서도 코코넛, 코코넛 기름, 야자유(팜유) 등이 있다. 또한 가공식품(크랙커, 감자칩), 라면, 팝콘, 커피프림 등에 이용되므로 이들의 섭취를 삼간다. 식사를 할 때 포화지방산을 불포화지방산으로 대치하면 혈중 콜레스테롤을 낮추는 효과가 있다. 불포화지방산은 콩류, 견과류, 참기름, 옥수수유, 올리브유 등의 식물성 기름과 일부 등푸른 생선의 기름에 많다. 따라서 육고기류 대신 생선으로 동물성 기름 대신에 식물성 기름으로 섭취하면 좋으나 불포화지방산도 열량이 많으므로 지나친 섭취는 삼가야 한다.

3) 열량 섭취를 제한한다.

비만한 경우 표준체중을 감량함으로써 고지혈증의 위험도를 감소시킬 수 있다. 현실적으로는 표준체중까지 감량이 어려우므로 한 달에 1~2kg씩 점진적으로 감량하여 유지 가능한 적정체중을 목표로 한다. 표준체중을 계산하여 표준체중 당 하루 25~35Kcal 정도의 열량을 섭취하도록 한다. 표준체중은 (키cm-100)×0.9로 계산한다. 적정 체중이란 표준체중에서 10% 내외인 경우를 말한다. 식사를 거르지 말고 하루 세끼로 균등하게 나누어 먹는다.

4) 균형 잡힌 식사를 한다.

식이조절 시에는 항상 충분한 비타민과 무기질 및 단백질, 탄수화물, 지방의 5대 영양소로 균형을 이루는 식사를 하여야 한다. 밥, 빵, 감자, 콩 등은 일반적으로 제한할 필요는 없으나 지나친 열량 섭취를 주의한다. 그리고 과일과 채소류는 섬유질, 비타민, 무기질이 많으므로 충분히 섭취한다.

5) 패스트푸드와 인스턴트식품을 줄인다.

근래에 와서는 서양의 식생활 문화가 공존하는 가운데 햄버거, 샌드위치, 피자, 후라이드 치킨, 핫도그, 아이스크림, 도넛, 라면 등의 패스트푸드는 손쉽게 짧은 시간 안에 요기할 수 있는 편리함은 있지만 결코 주식이 되어서는 안 된다. 패스트푸드와 인스턴트식품을 영양학적으로 분석해 보면 비타민, 무기질, 식이섬유가 부족하고 칼로리, 단백질, 지방의 영양소는 높아 비만의 원인이 되고 그 결과 고혈압, 뇌졸중, 심장병, 동맥경화증 등의 합병증을 유발하게 된다.

6) 규칙적인 유산소운동을 한다.

규칙적인 유산소운동을 정기적으로 한다. 운동을 할 때는 단시간의 힘든 운동보다 매일 30분가량 살림욕을 겸한 가벼운 산보나 걷기 또는 수영을 한다. 운동은 천천히 시작하여 몸에 맞는 양으로 점점 운동량을 늘여 가다가 다시 천천히 가벼운 운동으로 줄이면서 끝마치는 것이 좋다.

AB형(태양인)과 O형(소양인)의 고지혈증 환자 식단표
아침: 7시, 간식: 9시, 점심: 12시 30분, 간식: 3시, 저녁: 6시 30분, 간식: 9시

요일	구 분	식단구성
월	아 침	보리잡곡밥, 김치두부국, 김구이, 배추김치, 고들빼기김치, 너비아니구이
	간 식	검정콩두유 1컵
	점 심	메밀국수, 백김치, 오이소박이, 감장아찌, 감자전
	간 식	귤 2개, 녹차 1잔
	저 녁	보리밥, 상추쌈, 된장찌개, 양배추김치, 시금치무침, 연근조림
	간 식	요구르트과채즙 1컵
화	아 침	보리밥, 김구이, 쇠고기미역국, 양배추김치, 민들레김치, 검정콩조림
	간 식	저지방우유 1컵
	점 심	미역죽, 백김치, 오이소박이, 마늘장아찌, 고구마전
	간 식	딸기 5개, 울금차 1잔
	저 녁	보리잡곡밥, 청국장, 김구이, 배추김치, 브로콜리초장무침, 오리불고기
	간 식	토마토주스 1컵
수	아 침	보리잡곡밥, 김구이, 두부된장국, 배추김치, 무청김치, 메밀묵무침
	간 식	검정콩두유 1컵
	점 심	버섯죽, 백김치, 오이소박이, 매실장아찌, 다시마부각
	간 식	배 1/2개, 민들레차 1잔
	저 녁	보리밥, 상추쌈, 된장찌개, 양배추김치, 가지무침, 우엉조림
	간 식	요구르트과채즙 1컵
목	아 침	보리밥, 김구이, 북어미역국, 양배추김치, 파김치, 땅콩조림
	간 식	저지방우유 1컵
	점 심	야채죽, 백김치, 오이소박이, 양파장아찌, 두부전
	간 식	키위 1개, 울금차 1잔
	저 녁	보리잡곡밥, 청국장, 김구이, 배추김치, 콩나물무침, 오리햄구이
	간 식	토마토주스 1컵

금	아 침	보리잡곡밥, 시금치된장국, 김구이, 배추김치, 부추김치, 감자볶음
	간 식	검정콩두유 1컵
	점 심	호박죽, 백김치, 오이소박이, 연근장아찌, 연근전
	간 식	포도 1/2송이, 녹차 1잔
	저 녁	보리밥, 상추쌈, 된장찌개, 양배추김치, 미나리숙주무침, 표고버섯양파볶음
	간 식	요구르트과채즙 1컵

B형(태음인)과 A형(소음인)의 고지혈증 환자 식단표
아침: 7시, 간식: 9시, 점심: 12시 30분, 간식: 3시, 저녁: 6시 30분, 간식: 9시

요일	구 분	식단구성
월	아 침	현미밥, 배추된장국, 배추김치, 갓김치, 너비아니구이
	간 식	검정콩두유 1컵
	점 심	율무죽, 나박김치, 깍두기, 표고장아찌, 당근전
	간 식	사과 1개, 율무차 1잔
	저 녁	현미밥, 상추쌈, 된장찌개, 총각김치, 브로콜리초장무침, 버섯양파볶음
	간 식	요구르트과채즙 1컵
화	아 침	현미밥, 쇠고기양파국, 양배추김치, 파김치, 검정콩조림
	간 식	저지방우유 1컵
	점 심	잣현미죽, 나박김치, 비지미, 마늘장아찌, 고구마전
	간 식	딸기 5개, 두충차 1잔
	저 녁	현미밥, 양배추쌈, 청국장, 배추김치, 쑥갓두부무침, 닭불고기
	간 식	토마토주스 1컵
수	아 침	현미밥, 두부된장국, 배추김치, 무청김치, 도토리묵무침
	간 식	검정콩두유 1컵
	점 심	버섯죽, 나박김치, 깍두기, 매실장아찌, 애호박전
	간 식	복숭아 1개, 민들레차 1잔
	저 녁	현미밥, 상추쌈, 된장찌개, 총각김치, 도라지무침, 고추마늘볶음
	간 식	요구르트과채즙 1컵
목	아 침	현미밥, 닭고기감자국, 양배추김치, 파김치, 땅콩조림
	간 식	저지방우유 1컵
	점 심	야채죽, 나박김치, 비지미, 양파장아찌, 두부전
	간 식	오렌지 1개, 두충차 1잔

목	저 녁	현미밥, 양배추쌈, 청국장, 배추김치, 취나물무침, 불고기
	간 식	토마토주스 1컵
금	아 침	현미밥, 달래된장국, 배추김치, 부추김치, 감자볶음
	간 식	검정콩두유 1컵
	점 심	호박죽, 나박김치, 깍두기, 마늘종장아찌, 참마전
	간 식	포도 1/2송이, 율무차 1잔
	저 녁	현미밥, 상추쌈, 된장찌개, 총각김치, 콩나물무침, 표고버섯양파볶음
	간 식	요구르트과채즙 1컵

2. 고혈압과 뇌졸중 환자의 식이요법

1) 정상체중을 유지한다.

　정상체중을 유지하고 비만인 경우 적절한 방법으로 체중을 감량하는 것이 혈압을 낮추는 데 도움을 준다. 비만한 고혈압 환자의 경우에 체중 10kg을 줄이면 수축기 혈압은 25mmHg, 이완기 혈압은 10mmHg 정도를 별 다른 치료 없이 낮출 수 있다고 보고되고 있다. 식사는 천천히 하고 과식은 삼가하며 규칙적으로 식사를 한다. 그리고 조리 시에는 열량이 적은 조리 방법을 이용한다.

2) 염분 섭취를 제한한다.

　염분은 물과 친한 성질을 가지므로 고혈압 환자의 경우는 염분 섭취를 제한하는 것이 중요하다. 보통 저염식 처방 시 1일 사용할 수 있는 염분량은 2000mg 정도이다. 염분은 식품 자체 내에도 함유되어 있으므로 실제로 조리에 소금을 이용할 수 있는 양은 3~4g 정도라는 것을 잊어서는 안 된다. 일반적으로 연령이 많을수록 음식을 더욱 자극적으로 먹게 되는 경우가 많다. 그러나 고혈압 환자들은 싱거운 음식에 익숙해져야 하기 때문에 싱거운 음식에 맛을 들이기 위해 다음과 같은 방법을 이용하는 것이 좋다.

　첫째, 조리할 때 소금, 간장, 된장, 고추장 등을 최대한으로 줄여서 넣고 모든 음식은 저염식으로 만든다.

　둘째, 염분 대신 식초, 겨자, 마늘, 레몬, 생강, 양파, 카레, 후추 등을 사용하여 음식이 너무 심심해지지 않도록 한다.

　셋째, 음식을 무칠 때 깨, 김, 다시마, 멸치, 땅콩, 버섯, 호도 등을 갈아서 첨가하고 화학조미료를 금한다.

　넷째, 절임이나 젓갈류, 장아찌류, 건어물, 통조림, 가공식품 등은 염분 함량이 높으므로 사용하지 않는 것이 좋다.

　다섯째, 국이나 찌개, 김치국물에는 염분 함량이 높으므로 제한하고 숭늉을 마시도록 한다.

　여섯째, 조리 시 간맞춤은 먹기 직전에 해서 짠맛을 느낄 수 있도록 하는 것이 좋다.

　일곱째, 식물성 기름(참기름, 들기름, 대두유, 옥수수유, 올리브유, 포도씨유 등)을 사용하여 튀기거나 볶아서 고소한 맛과 열량을 증진시키도록 한다.

3) 지방 섭취를 제한한다.

　지방의 과다 섭취는 고혈압에 따른 뇌졸중과 동맥경화증 같은 합병증의 유발을 촉진시킬 수 있으므로 주의해야 한다. 고혈압 환자는 이로 인해 동맥경화증에 노출될 위험이 높아지게 되며 죽상경화증, 고지혈증 등의 합병증을 조심해야 한다. 따라서 이러한 합병증의 유발을 촉진시키는 콜레스테롤과 포화지방산을 줄이는 것이 좋다. 고혈압 환자가 주의해야 할 식품은 기름기 많은 고기와 가공식품(소시지, 햄, 라면 등), 닭, 오리 등의 껍질 부분, 콜레스테롤이 많은 새우, 가재 등의 갑각류, 오징어, 달걀노른자, 소, 돼지 등의 내장, 등이다. 그리고 조리 시에는 동물성 기름보다 가급적이면 식물성 기름을 사용해야 한다. 특히 중풍 환자는 육고기를 절대 금하고 고기 대신 껍질을 제거한 등푸른 생선이나 흰살 생선을 약간 먹는 것은 괜찮으나 이보다는 콩으로 만든 음식을 자주 먹는 것이 좋다.

4) 섬유소가 풍부한 식품을 충분히 섭취한다.

　섬유소가 많이 함유된 식품은 혈압을 직접적으로 낮추지는 않으나 혈중 콜레스테롤치를 낮추는 효과도 있고 체중조절에도 도움이 되므로 고혈압 환자의 식사에 권장된다. 섬유소는 신선한 채소, 과일, 잡곡, 콩류, 해초류에 많이 들어 있다. 허용된 범위 내에서는 가급적 섬유소가 많은 식품을 이용하는 것이 좋다. 하루에 섭취해야 할 섬유소의 양은 20~25g 정도이며 한 끼니 당 7~8g의 섬유소를 섭취하는 것이 좋다. 특별히 위장 장애가 있지 않은 경우라면 흰밥보다는 잡곡밥(콩, 보리, 조 등)과 현미밥, 흰빵 보다는 통밀빵이나 보리빵을 선택하는 것이 좋다. 채소는 날것으로 섭취하는 것이 가장 섬유소 파괴가 적으며 과일주스 보다는 생과일 형태가 섬유소 함량이 높다. 곤약처럼 저열량이면서 섬유소가 많은 식품을 선택하고 국은 채소국으로 먹는 것이 좋으며 육류 조리 시에도 야채를 많이 사용한다.

5) 기호식품을 제한한다.

　혈압은 음주에 비례하여 증가하는 경향을 나타내며 이는 나이나 비만, 운동, 흡연 여부, 성별과는 관계없이 알코올 자체에 의한 영향인 것으로 나타나고 있다. 하루에 포도주 한 두 잔 이하를 마시면 혈압에 약간 이로울 수 있다는 연구 결과가 최근 발표되었으나 이것이 포도의 플라보노이드 성분 때문인지 아니면 미량의 알코올 성분 때문인지는 확실히 밝혀지지 않고 있다. 그리고 커피나 차의 카페인은 혈압을 급격히 상승시킬 수 있으므로 제한하는 것이 좋다. 보통 하루 150mg의 카페인(커피의 경우 하루 3잔 정도)은 혈압을 5~15mmHg 상승시킬 수 있다고 하므로 커피는 하루에 1잔 정도로 마시는 것이 바람직하다. 또한 흡연은 고혈압 환자에게 동맥경화의 진행을 촉진시킬 수 있기 때문에 특히 고혈압 환자들은 금연하는 것이 좋다.

6) 스트레스를 받지 않도록 노력한다.

　식사를 굶거나, 청량음료를 마시거나, 담배를 피웠을 경우 스트레스 호르몬이 나오며 우리 몸은 비상사태로 돌입하면서 싸우거나 도망갈 때를 파악하여 필요한 기관으로 피가 집중된다. 따라서 두뇌, 심장, 허파, 팔다리의 근육혈관이 늘어나는 것이고 동시에 피가 당장 필요 없는 기관들은 다른 곳으로 피를 보내기 위하여 혈관이 축소되는 현상이 일어난다. 상처가 났을 때 상처 주위가 빨갛게 되는 현상은 바로 피가 몰려가 상처 주위의 혈관이 늘어났기 때문이다. 혈관이 수축되면 혈당, 영양, 산소 등의 부족 현상을 가져오게 되는데 그 상태를 필요할 때까지 잠깐 동안 유지해 주는 역할을 감당하는 것이 스트레스 호르몬이다. 이 스트레스 호르몬이 조절되지 못하고 쓸데없이 자주 나오게 되면 온 몸의 세포가 망가지면서 스트레스를 받게 된다. 스트레스를 받으면 몸은 긴장하고 마음은 조급해져 매사에 무력감을 느끼게 되어 심장 박동수는 빨라지고 혈압이 오르며 만병의 근원이 된다. 이러한 스트레스가 감지되면 우선 복식호흡으로 근육을 이완하고 충분한 휴식과 수면을 취하는 것이 좋다.

7) 규칙적인 유산소운동을 한다.

　규칙적인 유산소운동을 정기적으로 하며 충분한 휴식과 수면을 취한다. 운동을 할 때는 단시간의 힘든 운동보다 매일 30분~1시간가량 삼림욕을 겸한 가벼운 산보나 걷기 또는 수영을 한다. 되도록이면 찬바람을 맞는 새벽 운동을 피하고 마스크를 착용하여 몸을 따뜻하게 하는 것이 좋다. 운동은 천천히 시작하여 몸에 맞는 양으로 점점 운동량을 늘려 가다가 다시 천천히 가벼운 운동으로 줄이면서 끝마치는 것이 효과적이다. 갑자기 안 하던 구기운동이나 등산, 스키, 장거리 달리기 등의 과격한 운동은 제한하도록 한다.

AB형(태양인)과 O형(소양인)의 고혈압과 뇌졸증 환자 식단표
아침: 7시, 간식: 9시, 점심: 12시 30분, 간식: 3시, 저녁: 6시 30분, 간식: 9시

요일	구 분	식단구성
월	아 침	흑미잡곡밥, 두부된장국, 김구이, 백김치, 버섯양파볶음, 검정콩조림, 감자채볶음
	간 식	저지방우유 1컵
	점 심	쇠고기야채죽, 양배추물김치, 오이소박이, 감자전
	간 식	귤 2개, 대추차 1잔
	저 녁	보리메밀밥, 양배추쌈, 청국장, 저염배추김치, 가지무침, 고등어구이
	간 식	토마토주스 1컵
화	아 침	보리메밀밥, 쇠고기미역국, 김구이, 저염배추김치, 파래무침, 땅콩조림, 뱅어포양념구이
	간 식	검정콩두유 1컵
	점 심	민들레죽, 백김치, 브로콜리초장무침, 표고전
	간 식	바나나 1개, 산조인차 1잔
	저 녁	흑미잡곡밥, 상추쌈, 순두부찌개, 저염배추김치, 숙주나물무침, 더덕양념구이, 오리불고기
	간 식	셀러리즙 1컵
수	아 침	흑미잡곡밥, 배추된장국, 김구이, 백김치, 취나물무침, 검정콩조림, 문어초장무침
	간 식	저지방우유 1컵
	점 심	올갱이국수, 열무물김치, 오이소박이, 고구마전
	간 식	포도 1/2송이, 송화차 1잔
	저 녁	보리메밀밥, 민들레쌈, 된장찌개, 저염배추김치, 오이양파무침, 꽁치구이
	간 식	토마토주스 1컵
목	아 침	보리메밀밥, 북어미역국, 김구이, 저염배추김치, 미역초장무침, 땅콩조림, 다시마부각
	간 식	검정콩두유 1컵
	점 심	시금치죽, 양배추물김치, 우엉조림, 단호박전
	간 식	바나나 1개, 민들레차 1잔
	저 녁	흑미잡곡밥, 다시마쌈, 비지찌개, 저염배추김치, 유채나물무침, 연근조림, 고등어된장구이
	간 식	셀러리즙 1컵

금	아 침	흑미잡곡밥, 시금치된장국, 김구이, 백김치, 비름나물무침, 검정콩조림, 청포묵무침
	간 식	저지방우유 1컵
	점 심	호박죽, 백김치, 오이소박이, 연근전
	간 식	감 1개, 울금차 1잔
	저 녁	보리메밀밥, 상추쌈, 두부찌개, 저염배추김치, 시금치무침, 오리불고기
	간 식	토마토주스 1컵

태음인(B형)과 소음인(A형)의 고혈압과 뇌졸중 환자 식단표
아침: 7시, 간식: 9시, 점심: 12시 30분, 간식: 3시, 저녁: 6시 30분, 간식: 9시

요일	구 분	식단구성
월	아 침	현미잡곡밥, 두부된장국, 백김치, 버섯양파볶음, 검정콩조림, 감자채볶음
	간 식	저지방우유 1컵
	점 심	쇠고기야채죽, 양배추물김치, 저염비지미, 감자전
	간 식	오렌지 1개, 대추차 1잔
	저 녁	현미잡곡밥, 양배추쌈, 청국장, 저염배추김치, 무나물, 가자미구이
	간 식	토마토주스 1컵
화	아 침	발아현미밥, 쇠고기무국, 저염배추김치, 달래무침, 땅콩조림, 멸치고추볶음
	간 식	검정콩두유 1컵
	점 심	율무죽, 백김치, 브로콜리초장무침, 표고전
	간 식	사과 1개, 산조인차 1잔
	저 녁	발아현미밥, 상추쌈, 순두부찌개, 저염배추김치, 콩나물무침, 닭고기불고기
	간 식	과채즙 1컵
수	아 침	현미잡곡밥, 배추된장국, 백김치, 취나물무침, 검정콩조림, 문어초장무침
	간 식	저지방우유 1컵
	점 심	올갱이국수, 열무물김치, 저염비지미, 고구마전
	간 식	포도 1/2송이, 음양곽차 1잔
	저 녁	현미잡곡밥, 민들레쌈, 된장찌개, 저염배추김치, 부추양파무침, 연어구이
	간 식	토마토주스 1컵
목	아 침	발아현미밥, 북어무국, 저염배추김치, 고춧잎무침, 땅콩조림, 뱅어포양념구이
	간 식	검정콩두유 1컵
	점 심	잣현미죽, 양배추물김치, 마늘종볶음, 애호박전

목	간 식	딸기 5개, 민들레차 1잔
	저 녁	발아현미밥, 케일쌈, 비지찌개, 저염배추김치, 쑥갓두부무침, 감자조림, 갈치카레구이
	간 식	과채즙 1컵
금	아 침	현미잡곡밥, 감자된장국, 백김치, 도라지무침, 검정콩조림, 도토리묵무침
	간 식	저지방우유 1컵
	점 심	호박죽, 백김치, 저염비지미, 참치야채전
	간 식	복숭아, 뽕잎차 1잔
	저 녁	현미잡곡밥, 양배추쌈, 두부찌개, 저염배추김치, 깻잎볶음, 닭불고기
	간 식	토마토주스 1컵

3. 골다공증 환자의 식이요법

1) 칼슘이 많이 함유된 식품을 섭취한다.

골다공증의 진행에 있어 칼슘 섭취가 어떠한 영향을 미치는지는 아직 명확하지 않지만 적정한 칼슘 섭취가 골질량의 감소를 억제하는 것으로 알려져 있다. 따라서 골다공증의 발생 위험이 있는 사람에게는 권장량보다 많은 하루 1000~1500mg의 칼슘 섭취가 바람직한 것으로 제안되고 있다. 이 때 칼슘은 식품을 통해 섭취하는 것이 좋으며, 우유나 유제품, 뼈째 먹는 생선은 칼슘의 좋은 급원이 된다. 참고로 칼슘이 많이 함유된 식품은 멸치, 뱅어포, 북어, 과메기, 고갈비, 추어탕, 우렁, 건새우, 미역, 파래, 다시마, 김, 두부, 비지, 검정콩, 녹두, 팥, 우유, 치즈, 아몬드, 호두, 검정깨, 참깨 등이 있다.

2) 단백질을 과잉 섭취하지 않는다.

단백질을 충분하게 섭취하는 것은 최대 골질량의 형성과 유지에 중요하지만 과잉의 단백질 섭취(권장량의 2배)는 소변으로 칼슘의 과잉 배설을 초래하여 낮음의 칼슘평형을 나타내므로 칼슘 요구량을 증가시킨다. 이는 단백질에 함유되어 있는 황아미노산의 대사산물인 황산이 칼슘과 염분을 형성하여 소변을 통하여 배설되기 때문이다. 동물성 단백질은 식물성 단백질보다 칼슘의 배설 효과가 더 크기 때문에 따라서 뼈 손실을 억제하기 위해서는 단백질을 권장량 이상으로 과잉 섭취하지 않는 것이 좋다.

3) 비타민D가 풍부한 식품을 충분히 섭취한다.

　칼슘 섭취가 불량할 때는 비타민D가 함유된 우유, 달걀, 참치, 연어, 쇠간, 돼지간, 마가린, 생선알 등을 섭취하는 것이 효과적이다. 노화가 진행됨에 따라 칼슘 흡수율이 감소되는 이유 중의 하나는 비타민D의 저장량이 감소되었기 때문이다. 비타민D는 칼슘 흡수와 골격의 석회화에 큰 영향을 미치는데 칼슘 흡수 시 비타민D는 활성형으로 전환되고, 이것이 장에서 칼슘 흡수를 결정하는 칼슘결합 단백질의 합성을 촉진하는 호르몬으로 작용하여 비타민D의 체내 공급 증가는 칼슘 흡수를 증진시키게 된다. 프로비타민D는 자외선에 노출되면 활성형 비타민D로 전환되지만 병원에 장기간 입원해 있거나 재가요양을 받는 경우에는 별도의 비타민D 섭취가 필요하다.

4) 섬유소가 풍부한 식품을 충분히 섭취한다.

　섬유소는 장관 내에서 칼슘의 흡수율을 저하시키는 작용을 한다. 그리고 섬유소 자체뿐만 아니라 섬유소를 많이 함유하고 있는 곡류나 채소류 중에는 소장 내에서 칼슘 흡수를 저해하는 피틴산 및 수산 등이 존재하고 있으므로 이들의 칼슘 흡수 저하 효과도 문제가 된다. 고섬유식에 의해 대변으로 칼슘 배설량은 증가하고 칼슘평형은 낮음을 나타내므로 뼈 손실을 막기 위해서는 식사 중 섬유소가 많은 신선한 채소와 과일류, 잡곡류, 콩류, 해초류 등의 식품을 증가시켜야 한다.

5) 금주와 금연을 하고 카페인이 함유된 음료를 금한다.

　골다공증과 관련된 기타 요인으로 여러 가지 요인들이 제시되어 왔으나, 그 중에서 체중, 알코올 섭취, 흡연, 카페인 등에 대한 내용이 많다. 체중은 골격에 물리적인 힘을 부가하므로 골질량과 높은 상관관계가 있을 것으로 제시되고 있다. 알코올중독 환자에 있어서 뼈 형성량은 감소하고 골질량이 현저하게 감소하는데 이것은 알코올이 직접 골아세포에 작용하여 뼈의 생성을 억제하고 소장에서의 칼슘 흡수를 저해하며 요 중 칼슘 배설량을 증가시키기 때문이다. 대부분의 흡연 여성은 지방조직이 감소되어 에스트로겐의 생성이 저하된다. 이로 인해 흡연 여성의 골절율은 비흡연 여성에 비해 높게 나타나고 있다. 또한 커피, 홍차, 청량음료 등 카페인이 많이 함유된 식품을 섭취할 경우에는 칼슘 흡수량의 감소와 배설량 증가는 뼈 손실을 초래하므로 카페인은 골다공증 위험 인자 중 하나로 꼽을 수 있다.

AB형(태양인)과 O형(소양인)의 골다공증 환자 식단표

아침: 7시, 간식: 9시, 점심: 12시 30분, 간식: 3시, 저녁: 6시 30분, 간식: 9시

요일	구 분	식단구성
월	아 침	잡곡밥, 쇠고기미역국, 배추김치, 연근조림, 굴숙회
	간 식	저지방우유 1컵
	점 심	참치김치찌개, 배추김치, 청포묵무침, 더덕장아찌, 낙지볶음, 찐달걀 1개
	간 식	귤 2개, 구기자차 1잔
	저 녁	잡곡밥, 청국장, 김구이, 배추김치, 콩나물무침, 고등어구이
	간 식	저지방우유 1컵
화	아 침	잡곡밥, 다슬기국, 배추김치, 무말랭이무침, 북어채볶음
	간 식	검정콩두유 1컵
	점 심	녹두죽, 백김치, 양파장아찌, 감자전, 메추리알 4개
	간 식	딸기 5개, 천년초즙 1컵
	저 녁	잡곡밥, 양배추쌈, 순두부찌개, 배추김치, 오이양파무침, 꽁치구이
	간 식	저지방우유 1컵
수	아 침	잡곡밥, 북어미역국, 배추김치, 우엉조림, 뱅어포구이
	간 식	저지방우유 1컵
	점 심	장어보양탕, 배추김치, 청포묵무침, 매실장아찌, 표고전, 찐달걀 1개
	간 식	포도 1/2송이, 울금차 1잔
	저 녁	잡곡밥, 비지찌개, 김구이, 배추김치, 브로콜리초장무침, 연어구이
	간 식	저지방우유 1컵
목	아 침	잡곡밥, 재첩국, 배추김치, 버섯양파볶음, 우렁초무침
	간 식	검정콩두유 1컵
	점 심	브로콜리죽, 백김치, 두릅초장무침, 당근장아찌, 연근전, 메추리알 4개
	간 식	키위 1개, 천년초즙 1컵
	저 녁	잡곡밥, 양배추쌈, 두부찌개, 배추김치, 비름나물무침, 정어리구이
	간 식	저지방우유 1컵
금	아 침	잡곡밥, 돼지고기김찌개, 배추김치, 톳두부무침, 꽃게양념무침
	간 식	저지방우유 1컵
	점 심	잡곡밥, 사골우거지탕, 배추김치, 토란대무침, 마늘장아찌, 북어포볶음
	간 식	토마토 1개, 치자차 1잔
	저 녁	잡곡밥, 된장찌개, 김구이, 배추김치, 시금치무침, 황태양념구이
	간 식	저지방우유 1컵

B형(태음인)과 A형(소음인)의 골다공증 환자 식단표

아침: 7시, 간식: 9시, 점심: 12시 30분, 간식: 3시, 저녁: 6시 30분, 간식: 9시

요일	구 분	식단구성
월	아 침	현미밥, 쇠고기무국, 총각김치, 고추장아찌, 굴부추부침
	간 식	저지방우유 1컵
	점 심	참치김치찌개, 비지미, 도토리묵무침, 깻잎장아찌, 낙지볶음, 찐달걀 1개
	간 식	사과 1개, 구기자차 1잔
	저 녁	현미밥, 양배추쌈, 청국장, 배추김치, 콩나물무침, 갈치카레구이
	간 식	딸기요거트 1개
화	아 침	현미밥, 참치김치찌개, 배추김치, 무말랭이무침, 멸치고추볶음
	간 식	검정콩두유 1컵
	점 심	잣호두죽, 백김치, 양파장아찌, 애호박전, 메추리알 4개
	간 식	딸기 5개, 홍화씨차 1잔
	저 녁	현미밥, 상추쌈, 순두부찌개, 총각김치, 부추양파무침, 대하소금구이
	간 식	저지방우유 1컵
수	아 침	현미밥, 북어국, 총각김치, 도라지무침, 뱅어포구이
	간 식	저지방우유 1컵
	점 심	현미밥, 추어탕, 비지미, 도라지무침, 매실장아찌, 감자조림, 찐달걀 1개
	간 식	포도 1/2송이, 모과차 1잔
	저 녁	현미밥, 양배추쌈, 비지찌개, 배추김치, 브로콜리초장무침, 연어구이
	간 식	딸기요거트 1개
목	아 침	현미밥, 들깨머위탕, 배추김치, 버섯양파볶음, 건새우마늘종볶음
	간 식	검정콩두유 1컵
	점 심	브로콜리죽, 백김치, 두릅초장무침, 당근장아찌, 애호박볶음, 메추리알 4개
	간 식	오렌지 1개, 율무차 1잔
	저 녁	현미밥, 상추쌈, 두부찌개, 총각김치, 쑥갓두부무침, 동태찜
	간 식	저지방우유 1컵
금	아 침	현미밥, 닭고기미역국, 총각김치, 달래무침, 간장게장
	간 식	저지방우유 1컵
	점 심	현미밥, 사골우거지탕, 비지미, 토란대들깨무침, 마늘장아찌, 멸치고추볶음

	간 식	토마토 1개, 두충차 1잔
금	저 녁	현미밥, 양배추쌈, 된장찌개, 배추김치, 콩나물잡채, 황태양념구이
	간 식	딸기요거트 1개

4. 당뇨병 환자의 식이요법

1) 현미밥과 잡곡밥을 먹는 것이 가장 중요하다.

당뇨병 증세가 있는 사람들은 현미밥과 잡곡밥은 정말 못 먹겠다고 하며 흰쌀을 섞어 먹는다. 물론 안 먹는 것보다 낫다고는 하지만 현미밥과 잡곡밥을 먹는 것이 당뇨를 치료하는 데 훨씬 좋다. 많은 사람들은 흰쌀밥을 먹어도 괜찮다며 현미밥 먹기를 꺼려하는데 현미밥에 대하여 연구를 하면 할수록 당뇨병의 예방식 또는 치료식으로 이만한 음식이 없다. 현미는 당뇨병 환자에게 기적의 식품으로 불리고 있다. 현미밥을 꼭 먹어야 하는 이유 중에 현미밥의 영양소 때문이다. 현미의 쌀눈과 누런 껍질(섬유내피)에 있는 비타민B군과 무기질이 흰쌀보다 훨씬 많이 함유되어 있다. 당뇨병 증세가 있는 사람은 혈당조절도 잘 해야 되지만 혈당들이 세포에서 잘 사용되어지는 것도 중요하다. 혈당이 에너지로 만들어질 때 비타민B군과 무기질 성분이 부족하게 되면 혈당이 에너지로 되는 과정을 끝내지 못하여 혈당조절을 하지 못한다. 당뇨 예방과 치료를 위한 식이요법의 주식은 꼭 현미밥, 보리잡곡밥, 통밀빵, 호밀빵 등을 먹어 영양을 충분히 공급해 주어야 혈당조절이 잘 이루어진다.

2) 본인에게 맞는 필요열량을 지켜 섭취한다.

하루 필요열량은 개인의 키, 몸무게, 활동량, 비만도, 식사습관 등을 고려하여 정해진다. 세끼 식사와 간식을 규칙적으로 정해진 시간에 하고 거르지 않는다. 정상인의 경우에 식사를 거르거나 과식을 한 경우에라도 식후 2시간 후까지는 80~110(mg/dl)의 혈당수치를 유지할 수 있다 그러나 당뇨 환자는 식사를 거르는 경우에는 저혈당이 오며 과식을 한 경우에는 고혈당이 올 수 있으므로 정해진 시간에 균형 잡힌 정해진 양을 먹는 것이 무엇보다 중요하다. 식사를 거르다가 갑자기 과식을 하는 경우 체중이 증가하기 쉽고 체내 인슐린 저항성이 증가하여 혈당조절이 어려워지게 된다. 또한 인슐린 주사를 맞거나 경구혈당강하제를 복용 중인 경우 공복시간이 길어지면 저혈당 증상이 나타날 수 있으므로 식사를 규칙적으로 제시간에 하도록 한다.

3) 음식은 싱겁게 먹는다.

　염분의 권장 섭취량은 당뇨병이라고 해서 일반인과 크게 다르지 않으나 고혈압 및 당뇨병성 신증이 있는 환자는 반드시 소금의 양을 줄이는 저염식사를 해야 한다. 염분이 많이 포함된 장아찌, 짠지, 자반생선 등의 섭취를 줄인다. 그리고 조리 시에는 튀김이나 전보다는 볶음, 구이, 찜, 조림 등의 방법을 선택한다.

4) 지방 섭취를 제한한다.

　육류(소, 돼지고기) 및 가금류(닭) 조리시 지방, 비계나 껍질은 반드시 제거한 후 조리한다. 당뇨 환자의 경우 육류는 무조건 기피하는 사람이 가끔 있으나 문제는 육류의 종류가 아니라 얼마나 기름진가 하는 것이다. 육류에 포함된 동물성 지방(비계, 껍질 등)은 혈중 지질농도(특히 중성지방, 콜레스테롤)를 높여 혈관에 기름기를 끼게 해서 합병증을 발생시킬 수 있다.

5) 섬유소가 풍부한 식품을 충분히 섭취한다.

　섬유소는 혈당 및 혈중 지질 농도를 떨어뜨리는 데 도움이 될 뿐만 아니라 포만감을 주므로 식이요법 시 발생할 수 있는 공복감 등의 효과를 볼 수 있다. 그러므로 녹황색채소, 산채나물, 해초류, 버섯류 등을 자주 섭취한다.

6) 외식 시 단음식이나 튀긴 음식, 기름기가 많은 중국음식, 성분을 알 수 없는 음식 등은 먹지 않는다.

　외식 시 권장할 만한 음식으로는 밥이 따로 제공되는 비빔밥, 쌈밥, 백반류 등이며 식사 내용이 너무 한 가지 식품군에 몰려 있는 칼국수, 냉면 등의 면류나 삼겹살구이, 설렁탕, 곰탕 등의 기름진 요리는 1주일에 1~2회로 밥 한 그릇 정도의 양을 지켜 먹는 것이 좋다.

7) 단순당질은 평상시에도 삼간다.

　과일통조림, 꿀, 사탕, 설탕, 술, 약과, 양갱, 엿, 젤리, 콜라, 초콜릿, 케이크 등의 단순당질은 섭취 후 15~20분 사이에 혈당을 급격히 상승시킬 수 있으므로 과잉 섭취는 혈중 중성지방 농도를 높일 가능성이 있다. 그 외 신장합병증, 고지혈증, 고혈압 등 합병증이거나 임신한 경우, 저체중, 비만한 경우에는 식사내용이 달라져야 한다.

8) 술과 담배, 카페인이 많이 함유된 음료는 일절 금한다.

　당뇨를 예방하거나 치료를 위해서는 술, 담배, 마약, 진통제, 커피, 홍차, 청량음료, 초콜릿, 코코아 등은 절대 금물이다. 술은 당분이 많지 않으나 알코올 성분이 췌장세포를 파괴하므로 나쁘다. 당뇨병은 인슐린을 분비하는 췌장세포가 망가져서 문제인데 알코올은 그나마 남아 있는 췌장세포들까지 상하게 하므로 당뇨병으로 투병 중인 사람은 완전히 술을 끊어야 한다. 또 담배의 니코틴 성분은 산소공급에 지장을 주고 마약, 진통제, 커피, 홍차, 청량음료, 초콜릿, 코코아 등을 먹을 경우에는 혈당을 갑자기 올려 줌으로 뇌와 신경에 미치는 영향이 커져 신경성 합병증 발병이 심화된다. 더불어 스트레스 호르몬인 아드레날린 호르몬을 대량으로 분비하여 그 결과 췌장의 혈관들을 축소하면서 혈액공급을 부족하게 함으로서 췌장은 더욱 나빠지게 된다. 이와 같이 혈당조절은 음식만이 관계되는 것이 아니라 정신적·육체적인 스트레스가 있을 때 더 균형을 잃게 된다. 그러므로 올바른 생활습관으로 마음을 편안히 갖고 충분한 휴식과 수면을 취하는 것이 좋다.

9) 매일 적당하게 유산소운동을 한다.

　운동은 혈액 속에 과다하게 돌아다니고 있는 포도당을 근육 속으로 끌어들여 연료로 사용하도록 하기 때문에 혈당을 떨어뜨리는 효과를 가지게 된다. 이러한 효과는 혈당조절이 잘 안 되던 환자에게서 혈당을 정상화시키거나 또는 혈당조절을 잘 하고 있는 환자에서 사용하는 인슐린이나 약의 사용량을 줄여 주는 효과를 보여 줄 수 있다. 우리나라에서도 여전히 당뇨병 환자 중 비만한 환자가 많은 편이고 이러한 환자에서 운동은 식욕을 감소시켜 주고 체중을 감소시켜 이차적으로 혈당조절이 잘 되게 하는 효과를 가지고 있다. 또 운동을 하면 심장 기능을 더 튼튼하게 해주고 작은 혈관을 확장시켜 혈액순환이 잘 되도록 도와준다. 뿐만 아니라 운동을 하다 보면 스트레스를 해소시켜 주기 때문에 좀 더 밝고 즐거운 생활을 할 수 있게 해준다. 그러므로 근육을 규칙적으로 또 지속적으로 움직일 수 있는 걷기, 조깅, 수영, 테니스, 자전거타기, 에어로빅, 러닝머신 등의 유산소운동이 좋다.

AB형(태양인)과 O형(소양인)의 당뇨병 환자 식단표
아침: 7시, 간식: 9시, 점심: 12시 30분, 간식: 3시, 저녁: 6시 30분, 간식: 9시

요일	구 분	식단구성
월	아 침	보리잡곡밥, 굴미역국, 김구이, 배추김치, 콩나물무침, 북어채볶음
	간 식	과채즙 1컵
	점 심	민들레죽, 배추김치, 오이소박이, 마늘장아찌, 감자전

월	간 식	귤 2개, 감잎차 1잔
	저 녁	보리잡곡밥, 두부된장국, 김구이, 무청김치, 시금치무침, 고등어구이
	간 식	저지방우유 1컵
화	아 침	보리밥, 김치참치국, 김구이, 무청김치, 연근조림, 검정콩조림
	간 식	천년초즙 1컵
	점 심	시래기죽, 백김치, 오이무침, 양파장아찌, 참치야채전
	간 식	딸기 5개, 국화차 1잔
	저 녁	보리밥, 양배추쌈, 버섯된장국, 배추김치, 무말랭이무침, 꽁치구이
	간 식	딸기요거트 1개
수	아 침	보리잡곡밥, 쇠고기미역국, 김구이, 배추김치, 비름나물무침, 뱅어포구이
	간 식	과채즙 1컵
	점 심	옥수수죽, 배추김치, 오이소박이, 버섯장아찌, 고구마전
	간 식	키위 1개, 구기자차 1잔
	저 녁	보리잡곡밥, 순두부찌개, 김구이, 무청김치, 브로콜리초장무침, 연어구이
	간 식	저지방우유 1컵
목	아 침	보리밥, 콩나물두부국, 김구이, 무청김치, 우엉조림, 뱅어포양념구이
	간 식	천년초즙 1컵
	점 심	버섯죽, 백김치, 오이양파무침, 매실장아찌, 고등어야채전
	간 식	포도 1/2송이, 둥굴레차 1잔
	저 녁	보리밥, 양배추쌈, 시금치된장국, 배추김치, 파래무침, 참치구이
	간 식	딸기요거트 1개
금	아 침	보리잡곡밥, 북어미역국, 김구이, 배추김치, 취나물무침, 버섯양파볶음
	간 식	과채즙 1컵
	점 심	호박죽, 배추김치, 오이소박이, 감장아찌, 팽이버섯전
	간 식	토마토 1개, 울금차 1잔
	저 녁	보리잡곡밥, 청국장, 김구이, 무청김치, 톳두부무침, 청어구이
	간 식	저지방우유 1컵

B형(태음인)과 A형(소음인)의 당뇨병 환자 식단표
아침: 7시, 간식: 9시, 점심: 12시 30분, 간식: 3시, 저녁: 6시 30분, 간식: 9시

요일	구 분	식단구성
월	아 침	현미잡곡밥, 굴미역국, 배추김치, 콩나물무침, 북어채볶음

월	간 식	과채즙 1컵
	점 심	콩나물죽, 배추김치, 부추양파무침, 마늘장아찌, 감자전
	간 식	오렌지 1개, 오미자차 1잔
	저 녁	현미잡곡밥, 양배추쌈, 두부된장국, 무청김치, 도라지무침, 갈치카레구이
	간 식	저지방우유 1컵
화	아 침	발아현미밥, 김치참치국, 무청김치, 연근조림, 검정콩조림
	간 식	칡즙 1컵
	점 심	시래기죽, 백김치, 비지미, 양파장아찌, 참치야채전
	간 식	딸기 5개, 인삼차 1잔
	저 녁	현미밥, 호박잎쌈, 버섯된장국, 배추김치, 무말랭이무침, 닭고기마늘구이
	간 식	딸기요거트 1개
수	아 침	현미잡곡밥, 쇠고기미역국, 배추김치, 깻잎장아찌, 건새우마늘종볶음
	간 식	과채즙 1컵
	점 심	옥수수죽, 배추김치, 부추양파무침, 무숙장아찌, 고구마전
	간 식	사과 1개, 구기자차 1잔
	저 녁	현미잡곡밥, 양배추쌈, 순두부찌개, 무청김치, 브로콜리초장무침, 연어구이
	간 식	저지방우유 1컵
목	아 침	발아현미밥, 새우어묵찌개, 무청김치, 무조림, 멸치고추볶음
	간 식	칡즙 1컵
	점 심	버섯죽, 백김치, 비지미, 매실장아찌, 애호박전
	간 식	포도 1/2송이, 둥굴레차 1잔
	저 녁	현미밥, 호박잎쌈, 달래된장국, 배추김치, 고춧잎무침, 참치구이
	간 식	딸기요거트 1개
금	아 침	현미잡곡밥, 북어국, 배추김치, 취나물무침, 버섯양파볶음
	간 식	과채즙 1컵
	점 심	호박죽, 배추김치, 부추양파무침, 연근장아찌, 팽이버섯전
	간 식	토마토 1개, 뽕잎차 1잔
	저 녁	현미잡곡밥, 양배추쌈, 청국장, 무청김치, 쑥갓두부무침, 가자미구이
	간 식	저지방우유 1컵

5. 만성간염 환자의 식이요법

1) 고열량과 고당질 식사를 한다.

단백질은 우유·달걀·고기·생선·가금류 등에 의해 체중 1kg에 1.5~2g을 공급하며 지방은 우유·버터·기름·달걀로부터 중 정도의 지방을 공급한다. 만성간염이나 간경화 초기에는 현미밥, 신김치, 두부, 생선, 신선한 야채, 과일, 녹차 등이 좋다.

2) 발효식초나 죽염을 섭취한다.

아침 공복에 생수 2컵이나 식사 후 열성체질은 감식초나 현미식초, 냉성체질은 석류식초나 현미식초 2큰술을 생수 1컵에 타 마시는 것도 큰 도움이 된다. 한편 만성간염이면서 변비를 동반하고 있다면 천일염이나 죽염요법을 권할 만하다. 아침에 일어나서 한 컵의 물에 작은 스푼으로 질 좋은 죽염을 섞어 마시면 변이 부드러워지고 변통도 좋아진다.

3) 비타민제를 섭취한다.

고비타민이 치료에 유익하므로 비타민 정제를 이용하며 특히 비타민B 복합체의 처방은 효과적이다. 간경화증에서 가장 흔한 병발증은 철결핍증과 거대성 혈구빈혈의 악화이므로 간 추출물과 콩가루, 대두, 시금치, 귤, 오렌지, 고구마, 포도 등의 엽산의 공급을 충분히 한다.

4) 정제소금과 수분을 제한한다.

환자에게 부종과 복수가 나타날 때는 나트륨과 수분을 제한한다. 이때는 저염식을 하여 1일 소금의 섭취량을 3~5g 이하로 제한하고 소금과 간장을 필요로 하지 않는 조리와 재료를 선택한다. 간경변증 환자는 항상 식욕이 없으므로 환자의 입맛을 돋우는 식품의 선택이 중요하다. 소금을 첨가한 짠 음식, 진한 음식, 불완전하게 조리된 튀긴 음식, 알코올 등의 식품은 금한다.

5) 술과 담배, 카페인이 많이 함유된 음료는 일절 금한다.

간질환을 예방하거나 치료를 위해서는 술, 담배, 마약, 진통제, 커피, 홍차, 청량음료, 초콜릿, 코코아 등은 절대 금물이다. 특히 만성간염으로 투병 중인 사람은 완전히 술과 담배를 끊어야 한다.

AB형(태양인)과 O형(소양인)의 만성간염 환자 식단표

아침: 7시, 간식: 9시, 점심: 12시 30분, 간식: 3시, 저녁: 6시 30분, 간식: 9시

요일	구 분	식단구성
월	아 침	보리잡곡밥, 김치두부국, 배추김치, 미나리무침, 야채달걀말이
	간 식	검정콩두유 1컵
	점 심	브로콜리죽, 백김치, 오이소박이, 감장아찌, 두부전
	간 식	귤 2개, 결명자차 1잔
	저 녁	보리밥, 된장찌개, 김구이, 양배추김치, 시금치무침, 버섯잡채
	간 식	우유과채즙 1컵
화	아 침	보리밥, 쇠고기미역국, 양배추김치, 민들레무침, 검정콩조림
	간 식	딸기요거트 1개
	점 심	다슬기해장국, 쌀밥, 배추김치, 비지미, 마늘장아찌, 감자전
	간 식	딸기 5개, 민들레차 1잔
	저 녁	보리잡곡밥, 청국장, 김구이, 배추김치, 브로콜리초장무침, 문어숙회
	간 식	토마토주스 1컵
수	아 침	보리잡곡밥, 두부된장국, 배추김치, 오이양파무침, 탕평채
	간 식	검정콩두유 1컵
	점 심	쇠고기버섯죽, 배추김치, 깍두기, 매실장아찌, 새송이버섯전
	간 식	파인애플(캔) 2쪽, 차전자차 1잔
	저 녁	보리밥, 된장찌개, 김구이, 양배추김치, 질경이나물무침, 비름나물무침, 버섯양파볶음
	간 식	우유과채즙 1컵
목	아 침	보리밥, 북어미역국, 양배추김치, 파김치, 땅콩조림
	간 식	딸기요거트 1개
	점 심	다슬기아욱국, 쌀밥, 배추김치, 비지미, 양파장아찌, 표고전
	간 식	키위 1개, 민들레차 1잔
	저 녁	보리잡곡밥, 청국장, 김구이, 배추김치, 시래기무침, 우엉조림
	간 식	토마토주스 1컵
금	아 침	보리잡곡밥, 시금치된장국, 배추김치, 열무김치, 연근조림
	간 식	검정콩두유 1컵
	점 심	흑임자죽, 백김치, 오이소박이, 마늘장아찌, 대구전
	간 식	포도 1/2송이, 결명자차 1잔
	저 녁	보리밥, 된장찌개, 김구이, 양배추김치, 콩나물무침, 느타리볶음
	간 식	우유과채즙 1컵

B형(태음인)과 A형(소음인)의 만성간염 환자 식단표

아침: 7시, 간식: 9시, 점심: 12시 30분, 간식: 3시, 저녁: 6시 30분, 간식: 9시

요일	구 분	식단구성
월	아 침	발아현미밥, 김치두부국, 배추김치, 무생채, 야채달걀말이
	간 식	검정콩두유 1컵
	점 심	브로콜리죽, 백김치, 총각김치, 무장아찌, 두부전
	간 식	사과 1개, 황기차 1잔
	저 녁	발아현미밥, 상추쌈, 된장찌개, 양배추김치, 파강회초장무침, 버섯잡채
	간 식	우유과채즙 1컵
화	아 침	현미잡곡밥, 쇠고기무국, 양배추김치, 민들레무침, 검정콩조림
	간 식	딸기요거트 1개
	점 심	전복죽, 쌀밥, 배추김치, 비지미, 연근장아찌, 감자전
	간 식	딸기 5개, 대추차 1잔
	저 녁	현미잡곡밥, 상추쌈, 청국장, 배추김치, 브로콜리초장무침, 문어숙회
	간 식	토마토주스 1컵
수	아 침	발아현미밥, 두부된장국, 배추김치, 부추양파무침, 도토리묵무침
	간 식	검정콩두유 1컵
	점 심	쇠고기버섯죽, 배추김치, 깍두기, 매실장아찌, 애호박전
	간 식	오렌지 1개, 황기차 1잔
	저 녁	발아현미밥, 상추쌈, 된장찌개, 양배추김치, 쑥갓두부무침, 버섯양파볶음
	간 식	우유과채즙 1컵
목	아 침	현미잡곡밥, 북어국, 양배추김치, 갓김치, 땅콩조림
	간 식	딸기요거트 1개
	점 심	전복죽, 쌀밥, 배추김치, 비지미, 양파장아찌, 표고전
	간 식	황도(캔) 1/2캔, 대추차 1잔
	저 녁	현미잡곡밥, 상추쌈, 청국장, 배추김치, 시래기무침, 도라지무침
	간 식	토마토주스 1컵
금	아 침	발아현미밥, 달래된장국, 배추김치, 열무김치, 참마낫또무침
	간 식	검정콩두유 1컵
	점 심	율무죽, 백김치, 총각김치, 마늘장아찌, 동태전
	간 식	포도 1/2송이, 황기차 1잔
	저 녁	발아현미밥, 상추쌈, 된장찌개, 양배추김치, 콩나물무침, 느타리볶음
	간 식	우유과채즙 1컵

6. 만성위염 환자의 식이요법

1) 정해진 시간에만 식사를 한다.

하루 세 끼 정해진 식사 시간을 지켜야 간식, 과식 등을 피하게 된다. 아침을 거르지 않고 세 끼 식사량은 소식으로 균등하게 한다. 아침 식사는 종일 포만감을 유지시켜 음식 섭취량을 줄이는 데 도움이 된다. 점심 식사는 정해진 시간에 꼭 먹는다. 그리고 저녁 식사는 7시 이전에 하고 이후에는 먹지 않는다. 음식을 먹을 때에는 부드러운 음식을 먹되 꼭꼭 씹어 천천히 먹는다. 식사는 영양이 풍부한 균형식으로 제시간에 가족들과 함께 담소를 나누며 즐겁게 먹는 습관을 길러 소화기에 장애가 일어나지 않도록 한다. 특히 밀가루 음식은 주의해야 한다. 밀에 포함된 글루텐은 위장 장애, 감염, 면역기능 약화 등을 유발하기 때문에 스트레스 상황에서 밀가루 음식을 먹으면 오히려 더 안 좋아진다. 감기가 걸렸을 때나 한약을 먹을 때도 밀가루 음식을 먹지 말라고 하는 것은 같은 이유이다.

2) 우유를 매일 마신다.

우유는 완전식품으로 불리며 양질의 단백질 외에 칼슘과 비타민B2가 함유되어 있는 좋은 식품이다. 우유를 마실 때는 지방을 제거한 저지방 우유를 마신다. 우유를 마시면 배가 아프고, 설사, 방귀, 구역질로 불편을 호소하는 환자는 소화효소인 락타제가 부족하므로 저지방 요구르트나 두유를 알맞게 마신다.

3) 소금과 설탕 또는 자극적인 식품은 절제한다.

음식은 싱겁게 먹는다. 나트륨의 지나친 섭취는 위장에 부담을 준다. 그러나 염분이 너무 부족해도 무기력증이 나타나는 등 인체에 나쁜 영향을 준다. 위장이 나쁜 사람은 체액의 농도를 알맞게 유지하는 데 필요한 최소한의 양인 하루 5g 이하로 제한해야 한다는 보고가 있다. 백설탕 또한 건강에도 나쁜 영향을 주고 체중을 증가시키며 위에 부담을 주므로 제한해야 한다. 그리고 자극성 있는 청양고추, 고춧가루, 식초, 산도가 높은 과일주스, 겨자, 카레, 산초, 생강, 마늘, 후추, 소금, 화학조미료 등과 지나치게 뜨거운 음식이나 차가운 음식은 환자의 위를 자극하므로 되도록이면 피하고 쑥으로 조청을 만들어 아침저녁 공복에 먹으면 좋다. 다시마를 구워 가루 내어 먹거나 알로에 잎으로 차를 끓여 마시는 것도 통증을 완화하고 증세를 호전시킨다.

4) 공복에 물을 충분히 마신다.

식사 후 2시간 또는 식사 전 1시간에 미지근한 물을 충분히 마신다. 처음에는 하루 1.5 l 를 목표로 하다가 점차 증량하여 3 l 를 마신다. 일주일만 마셔도 속 쓰림은 안정되고 한 달 정도 마시면 장까지 편안해진다. 요즈음 우리나라에서는 역류성식도염이나 만성위염에 아주 뛰어난 노루궁뎅이버섯이 각광받고 있다. 특히 노루궁뎅이버섯차는 위장내벽에 혈액들을 원활하게 공급해주어 위장운동을 원활하게 해주는 역할을 한다. 노루궁뎅이버섯차 만드는 방법은 버섯을 잘게 잘라 타지 않게 충분히 볶은 다음 물 1.5 l 에 10~15g 정도를 넣고 20~30분 동안 끓여 공복에 마시면 위산을 과다하게 분비하지 않도록 해주어 위장질환 증상완화에 아주 효과적이며 그 밖에도 소화불량, 위궤양, 자양강장, 소화기관의 암 재발 방지에 효과적이다.

5) 술과 담배, 카페인이 많이 함유된 음료는 일절 금한다.

만성위염을 예방하거나 치료를 위해서는 술, 담배, 마약, 진통제, 커피, 홍차, 청량음료, 초콜릿, 코코아 등은 절대 금물이다. 특히 만성위염이나 위궤양 등으로 투병 중인 사람은 완전히 술과 담배를 끊어야 한다.

6) 시중에서 시판되는 위장약은 절제한다.

식후 위가 묵직하고 팽창된 느낌이 들고 명치끝의 통증 등이 주된 증상이다. 구역질, 신물의 역류, 가슴앓이 등과 같은 증상이 나타나고 위의 통증은 식후 3-4시간 지난 후 공복 상태에서 심하게 나타나므로 환자의 적극적이고 끈기 있는 식이요법 치료가 완치의 관건이다. 일반적으로 시판되는 위장약과 아스피린은 위산을 억제하는 약이 주가 되는 경우가 많기 때문에 위축성 위염의 경우 오히려 역효과를 가져 올 수 있으므로 약 복용시에는 반드시 전문의의 처방을 받아야 한다.

AB형(태양인)과 O형(소양인)의 만성위염 환자 식단표

아침: 7시, 간식: 9시, 점심: 12시 30분, 간식: 3시, 저녁: 6시 30분, 간식: 9시

요일	구 분	식단구성
월	아 침	쌀밥, 콩나물두부국, 김구이, 양배추김치, 비지미, 연근조림, 감자채볶음
	간 식	저지방우유 1컵
	점 심	굴야채죽, 백김치, 오이소박이, 달걀말이
	간 식	양배추즙 1컵

월	저 녁	쌀밥, 양배추쌈, 두부된장국, 무청김치, 표고전, 시금치무침, 뱅어포양념구이
	간 식	알로에즙 1컵
화	아 침	쌀밥, 북어미역국, 김구이, 무청김치, 백김치, 버섯양파볶음, 미나리무침
	간 식	저지방우유 1컵
	점 심	쇠고기미역죽, 백김치, 비지미, 양파장아찌
	간 식	양배추즙 1컵
	저 녁	쌀밥, 다시마쌈, 배추된장국, 배추김치, 총각김치, 취나물무침, 브로콜리찜
	간 식	검정콩두유 1컵
수	아 침	쌀밥, 감자양파국, 김구이, 양배추김치, 비지미, 우엉조림, 북어채볶음
	간 식	저지방우유 1컵
	점 심	잣죽, 백김치, 오이소박이, 달걀말이
	간 식	딸기요거트 1개
	저 녁	쌀밥, 상추쌈, 쑥된장국, 무청김치, 표고전, 미나리무침, 취나물된장볶음
	간 식	쑥조청 1큰술
목	아 침	쌀밥, 북어달걀국, 김구이, 무청김치, 백김치, 쑥갓무침, 비름나물무침
	간 식	알로에즙 1컵
	점 심	해물야채죽, 백김치, 비지미, 양파장아찌
	간 식	양배추즙 1컵
	저 녁	쌀밥, 호박잎쌈, 시금치된장국, 양배추김치, 총각김치, 숙주나물, 브로콜리새우볶음
	간 식	검정콩두유 1컵
금	아 침	쌀밥, 쇠고기미역국, 김구이, 양배추김치, 비지미, 가지찜, 검정콩조림
	간 식	알로에즙 1컵
	점 심	호박죽, 백김치, 오이소박이, 달걀말이
	간 식	양배추즙 1컵
	저 녁	쌀밥, 상추쌈, 아욱된장국, 무청김치, 표고전, 시금치무침, 달걀찜
	간 식	저지방우유 1컵

B형(태음인)과 A형(소음인)의 만성위염 환자 식단표
아침: 7시, 간식: 9시, 점심: 12시 30분, 간식: 3시, 저녁: 6시 30분, 간식: 9시

요일	구 분	식단구성
월	아 침	쌀밥, 콩나물두부국, 양배추김치, 비지미, 고춧잎무침, 감자채볶음
	간 식	저지방우유 1컵

월	점 심	굴야채죽, 백김치, 깍두기, 달걀말이
	간 식	양배추즙 1컵
	저 녁	쌀밥, 양배추쌈, 두부된장국, 무청김치, 표고전, 부추오이무침, 건새우마늘종볶음
	간 식	알로에즙 1컵
화	아 침	쌀밥, 북어무국, 무청김치, 백김치, 버섯양파볶음, 뱅어포양념구이
	간 식	저지방우유 1컵
	점 심	쇠고기미역죽, 백김치, 비지미, 양파장아찌
	간 식	양배추즙 1컵
	저 녁	쌀밥, 상추쌈, 배추된장국, 양배추김치, 총각김치, 취나물무침, 브로콜리찜
	간 식	검정콩두유 1컵
수	아 침	쌀밥, 감자양파국, 양배추김치, 비지미, 도라지무침, 북어채볶음
	간 식	저지방우유 1컵
	점 심	잣죽, 백김치, 깍두기, 달걀말이
	간 식	딸기요거트 1개
	저 녁	쌀밥, 상추쌈, 쑥된장국, 무청김치, 표고전, 부추무침, 멸치고추볶음
	간 식	쑥조청 1큰술
목	아 침	쌀밥, 북어달걀국, 무청김치, 백김치, 쑥갓무침, 애호박나물
	간 식	알로에즙 1컵
	점 심	해물야채죽, 백김치, 비지미, 양파장아찌
	간 식	양배추즙 1컵
	저 녁	쌀밥, 호박잎쌈, 감자양파된장국, 양배추김치, 총각김치, 콩나물무침, 브로콜리새우볶음
	간 식	검정콩두유 1컵
금	아 침	쌀밥, 쇠고기미역국, 양배추김치, 비지미, 무나물, 검정콩조림
	간 식	알로에즙 1컵
	점 심	호박죽, 백김치, 깍두기, 달걀말이
	간 식	양배추즙 1컵
	저 녁	쌀밥, 상추쌈, 달래된장국, 무청김치, 표고전, 쑥갓무침, 달걀찜
	간 식	저지방 우유 1컵

7. 비만증 환자의 식이요법

1) 식사는 잡곡밥과 현미밥으로 소식한다.

몸이 뚱뚱한 사람은 하루 세 끼 식사 중 두 끼는 쌀밥보다 현미밥과 잡곡밥을 기본 식사로 정하고 굳은 결심과 각오로 꾸준하게 소식하는 식사습관을 기른다. 쌀밥 식사량이 많고 간식을 즐겨 온 사람이 갑자기 현미밥과 잡곡밥으로 감량 식사를 하면은 식사량의 부족감으로 공복감을 느껴 고통을 받게 될 것 같지만 절대 그렇지 않다. 현미밥과 잡곡밥은 쌀밥보다 식이섬유가 많아 천천히 소화가 되므로 일시적이나마 만복감을 느끼게 되어 다른 음식을 탐하지 않게 된다.

2) 정해진 시간에만 식사를 한다.

하루 세 끼 정해진 식사 시간을 지켜야 간식, 과식 등을 피하게 된다. 아침을 거르지 않고 세 끼 식사량은 소식으로 균등하게 한다. 아침 식사는 종일 포만감을 유지시켜 음식 섭취량을 줄이는 데 도움이 된다. 점심 식사는 정해진 시간에 꼭 먹는다. 그리고 저녁 식사는 7시 이전에 하고 이후에는 먹지 않는다. 저녁에는 활동량이 적고 대사 기능이 떨어지기 때문에 섭취된 열량이 몸에 그대로 축적된다.

3) 식사 시간은 최소 30~40분이 되게 한다.

음식물을 빨리 먹으면 포만감을 느끼지 못해 과식을 하기 쉽다. 식사 도중 이야기를 많이 하고 중간에 수저를 내린 후 음식물을 씹는 것이 좋다. 한 번에 50번 이상 씹는다. 이렇게 하면 과식을 피하고 비타민 등 필수 영양소가 충분히 섭취되어 중추신경계가 식사량의 부족함을 느끼지 않는다. 그러므로 입을 만족시키는 식습관을 고치는 것이다.

4) 식사는 지정된 장소에서만 한다.

식당이나 식탁을 벗어나 책상, 소파 등에서 아무렇게나 식사를 하면 절제감이 없어져 과식을 하기 쉽다. 식사 중 TV를 보거나 신문을 읽지 않는다. 식사에 정신 집중이 안 되어 포만감, 맛, 먹는 양 등에 무감각 해진다. 그리고 혼자서 먹는 식사는 피한다. 다른 사람과 함께 이야기하면서 식사하면 먹는 속도를 조절하게 되어 과식을 피할 수 있다.

5) 야채와 과일은 충분히 섭취한다.

　야채와 과일은 열량이 많지 않거니와 비타민과 무기질 또는 식이섬유와 수분이 많아서 저열량식에 많이 이용되고 있다. 야채는 나물이나 생채 또는 샐러드를 만들어 먹되 소금, 설탕, 마요네즈, 식용유, 화학조미료 등의 사용은 자제하고 식초, 레몬즙, 간장, 참기름, 올리브유 등을 사용한다. 과일은 싱싱한 생과일을 선택하여 먹거나 야채를 함께 넣어 만든 과채즙을 간식으로 먹는 것이 좋으며 당분이 많이 함유된 과일통조림과 건과는 가급적 피한다. 또한 산채나물, 해초류, 과일, 버섯 등의 말린 것은 날것에 비해 탄수화물과 단백질을 다량 함유하고 있어 열량이 높음으로 체중감량을 하고자 하는 사람은 먹지 않는 것이 좋다.

6) 물을 자주 마신다.

　과식 경향이 있는 사람은 물을 한 두어 컵을 마신 뒤에 식사를 시작한다. 식사 시간 외에 허기를 느낄 때도 물을 마시면 좋다. 비만자에게 가장 좋은 음료는 생수를 하루에 8컵 이상 마시는 것이 바람직하다.

7) 운동을 꾸준히 한다.

　살 찐 사람들의 근본적인 문제는 체질적으로 신진대사율이 낮아 영양분은 조금만 분해 연소시키고 나머지는 지방으로 체내에 저장시키는 것이므로 식이요법으로 체중을 줄이고 살이 찌지 않게 막는 데는 그리 효과적인 방법이 되지 못한다. 그러나 운동을 병행하면 신진대사를 활발하게 하여 지방을 다량 연소 분해시킴으로 체중과다를 막아 주며 체내 화학 성분이 바뀌어서 신진대사율이 높아지기 때문에 수면 중에도 전보다 많은 열량이 소모되어 체중을 줄이는 데 큰 효과가 있다. 대다수의 사람들은 특정운동이나 과격한 운동을 땀이 날 정도로 해야 살이 빠진다고 생각하고 있지만 실제 아침에 일어나 30분가량 산책하거나 또는 저녁 식사 후 가볍게 걷기 운동을 매일 하는 것만으로도 훌륭한 운동이 된다. 체중감량을 목적으로 일반인들이 가장 손쉽게 즐겨 하는 옥외운동을 소개하면 경보, 달리기, 줄넘기, 계단오르기, 등산, 인라인스케이팅, 자전거타기, 노젓기 등이 있고 실내에서 할 수 있는 것으로 각종 기구를 이용한 운동, 수영, 에어로빅 등의 운동이 있으나 너무 무리하게 해서는 안 된다.

AB형(태양인)과 O형(소양인)의 비만증 환자 식단표
아침: 7시, 간식: 9시, 점심: 12시 30분, 간식: 3시, 저녁: 6시 30분, 간식: 9시

요일	구 분	식단구성
월	아 침	보리잡곡밥, 콩나물두부국, 김구이, 배추김치, 비지미, 연근조림, 청포묵무침
	간 식	감식초 1컵
	점 심	곤약국수, 백김치, 오이소박이, 감장아찌
	간 식	자몽 1개, 녹차 1잔
	저 녁	현미잡곡밥, 양배추쌈, 콩나물두부국, 무청김치, 갓김치, 고사리무침, 뱅어포양념구이
	간 식	과채즙 1컵
화	아 침	보리잡곡밥, 북어미역국, 김구이, 무청김치, 백김치, 버섯양파볶음, 함초무침
	간 식	검정콩차 1잔
	점 심	메밀국수, 백김치, 비지미, 마늘장아찌
	간 식	키위 1개, 결명자차 1잔
	저 녁	현미잡곡밥, 다시마쌈, 배추된장국, 배추김치, 총각김치, 취나물무침, 브로콜리찜
	간 식	검정콩두유 1컵
수	아 침	보리잡곡밥, 콩나물두부국, 김구이, 배추김치, 비지미, 우엉조림, 북어채볶음
	간 식	감식초 1컵
	점 심	야콘국수, 백김치, 오이소박이, 매실장아찌
	간 식	자몽 1개, 녹차 1잔
	저 녁	현미잡곡밥, 상추쌈, 근대된장국, 무청김치, 고들빼기김치, 미나리무침, 취나물된장볶음
	간 식	과채즙 1컵
목	아 침	보리잡곡밥, 북어달걀국, 김구이, 무청김치, 백김치, 토란대볶음, 비름나물무침
	간 식	검정콩차 1잔
	점 심	팥죽, 백김치, 비지미, 연근장아찌
	간 식	키위 1개, 결명자차 1잔
	저 녁	현미잡곡밥, 호박잎쌈, 시금치된장국, 배추김치, 총각김치, 숙주나물, 양배추찜
	간 식	검정콩두유 1컵
금	아 침	보리잡곡밥, 콩나물두부국, 김구이, 배추김치, 비지미, 가지찜, 검정콩조림
	간 식	감식초 1컵

금	점 심	시래기죽, 백김치, 오이소박이, 양파장아찌
	간 식	자몽 1개, 녹차 1잔
	저 녁	현미잡곡밥, 곰취쌈, 아욱된장국, 무청김치, 파김치, 시금치무침, 미역초장무침
	간 식	과채즙 1컵

B형(태음인)과 A형(소음인)의 비만증 환자 식단표
아침: 7시, 간식: 9시, 점심: 12시 30분, 간식: 3시, 저녁: 6시 30분, 간식: 9시

요일	구 분	식단구성
월	아 침	현미잡곡밥, 콩나물두부국, 배추김치, 비지미, 고춧잎무침, 마늘종볶음
	간 식	석류식초 1컵
	점 심	야콘국수, 백김치, 깍두기, 당근장아찌
	간 식	자몽 1개, 홍화씨차 1잔
	저 녁	현미잡곡밥, 양배추쌈, 콩나물두부국, 무청김치, 갓김치, 부추양파무침, 건새우마늘종볶음
	간 식	과채즙 1컵
화	아 침	현미잡곡밥, 북어무국, 무청김치, 백김치, 버섯양파볶음, 뱅어포양념구이
	간 식	숙지황차 1잔
	점 심	콩나물죽, 백김치, 비지미, 마늘장아찌
	간 식	오렌지 1개, 두충차 1잔
	저 녁	현미잡곡밥, 상추쌈, 배추된장국, 배추김치, 총각김치, 취나물무침, 브로콜리찜
	간 식	검정콩두유 1컵
수	아 침	현미잡곡밥, 콩나물두부국, 배추김치, 비지미, 도라지무침, 북어채볶음
	간 식	석류식초 1컵
	점 심	올갱이국수, 백김치, 깍두기, 매실장아찌
	간 식	자몽 1개, 홍화씨차 1잔
	저 녁	현미잡곡밥, 상추쌈, 쑥된장국, 무청김치, 갓김치, 머위된장무침, 멸치고추볶음
	간 식	과채즙 1컵
목	아 침	현미잡곡밥, 북어달걀국, 무청김치, 백김치, 토란대들깨볶음, 애호박나물
	간 식	숙지황차 1잔
	점 심	팥죽, 백김치, 비지미, 연근장아찌

목	간 식	오렌지 1개, 두충차 1잔
	저 녁	현미잡곡밥, 호박잎쌈, 감자양파된장국, 배추김치, 총각김치, 콩나물무침, 양배추찜
	간 식	검정콩두유 1컵
금	아 침	현미잡곡밥, 콩나물두부국, 배추김치, 비지미, 무나물, 검정콩조림
	간 식	석류식초 1컵
	점 심	시래기죽, 백김치, 깍두기, 양파장아찌
	간 식	자몽 1개, 홍화씨차 1잔
	저 녁	현미잡곡밥, 곰취쌈, 달래된장국, 무청김치, 갓김치, 쑥갓무침, 고추장아찌
	간 식	과채즙 1컵

8. 성 기능 장애 환자의 식이요법

1) 혈액순환에 좋은 식품을 섭취한다.

발기가 잘 되려면 음경에 혈액이 원활하게 흘러들어야 하고, 그러기 위해서는 혈관이 건강해야 한다. 혈액순환에 좋은 식품으로는 마늘, 양파, 부추, 엉겅퀴 등과 비타민E가 많은 땅콩, 아몬드, 은행, 잣, 해바라기씨, 호두, 호박씨, 흑임자, 등푸른생선류(고등어·꽁치·송어, 연어·정어리·참치·청어) 등이 있고 기타 감귤, 딸기, 녹차 등은 혈액의 응고를 억제한다. 또한 하루 한두 잔의 보양주는 혈액순환이 원활히 이뤄지도록 하여 심혈관 질환을 예방하는 효과가 있고 발기에도 도움을 준다. 특히 항산화 성분이 풍부한 레드와인이나 집에서 담그는 약술이 가장 좋다.

2) 남성호르몬 분비를 촉진시키는 식품을 섭취한다.

특히 섹스 미네랄이라고 불리는 아연과 셀레늄이 함유된 식품을 많이 섭취한다. 셀레늄은 비타민A·C·E와 보조하여 과산화물을 제거하고 피부의 상태를 좋게 하여 여드름 피지선의 이상 등에 이용되며 불안, 피로, 우울, 흥분 등 정신적 질환의 호전과 노화방지의 효능이 있다. 비타민C의 재생을 촉진하고 심장 질환과 암을 예방하는 효과가 있다. 그러나 셀레늄이 결핍되면 근육기능 저하, 면역기능 저하, 크론씨병, 소아의 골관절염, 백내장, 용혈성빈혈, 간경화, 고혈압, 근육통, 관절염, 근육노화, 불임, 황반부 변성과 당뇨병성신경증 등이 생긴다.

셀레늄은 곡류와 채소, 육류, 어패류, 종실류, 견과류 등에서 쉽게 얻을 수 있으며 70~80%가 곡류와 채소로부터 섭취된다. 식물의 셀레늄 축적도는 자라는 토양의 셀레늄 함량에 따라 달라지기 마련인데 우리나라 토양은 셀레늄 함량이 낮아 국내산 식물은 셀레늄 축적도가 매우 낮다고 볼 수 있으며 이 때문에 우리나라는 셀레늄 부족 국가라고도 할 수 있다. 셀레늄은 고등어와 같은 등푸른 생선, 깨, 굴, 마늘, 버섯, 브로콜리, 양배추, 양파, 울금, 콜리플라워, 콩 등에 많이 들어 있다.

아연은 남성호르몬을 여성 호르몬으로 바꾸는 아로마테이즈라는 효소를 억제해 남성호르몬의 분비가 원활하도록 돕는다. 아연은 전립선에 많이 들어 있으며 정액의 일부를 구성하고 정자의 활동을 활발하게 만들어 준다. 또한 사정 시 정자를 내보내는 연동운동을 높이는 역할을 한다. 정액의 일부를 구성하는 아연은 정자의 활동을 활발하게 만들어 주며 특히 사정할 때에 정자를 분출시키는 연동운동을 원활하게 한다. 아연을 많이 함유한 식품으로 대표적인 것은 굴이 있는데 그 밖에도 게, 대합, 멸치, 모시조개, 새우, 장어, 정어리, 청어, 참깨, 콩가루, 팥, 현미, 호박씨, 말린 버섯, 무말랭이 등이 있다. 셀레늄도 남성호르몬 생성과 관련이 있으며 항산화 효과가 있는 노화방지 미네랄 중의 하나다.

3) 아르기닌 성분이 많이 함유된 식품을 섭취한다.

아르기닌이라는 아미노산은 노화방지 호르몬이라고 하는 성장호르몬의 분비를 촉진시킨다. 따라서 아르기닌이 많이 포함된 음식을 꾸준히 먹으면 성장호르몬의 분비가 촉진되어 신체에 활력이 생기고 정력도 좋아진다. 아르기닌을 많이 먹으면 발기력이 좋아진다. 아미노산의 일종인 아르기닌은 정액의 구성 성분이며 혈관을 확장시켜 발기에 중요한 작용을 하는 산화질소의 원료 물질이기 때문이다. 아르기닌이 많이 함유된 식품으로는 깨, 꿀, 전복, 참마 등이 있다.

4) 비타민제와 항산화제를 섭취한다.

비타민은 건강증진과 노화방지에 효과가 있기 때문에 당연히 정력증진에도 도움이 된다. 비타민A·C·E·베타카로틴은 항산화 효과가 있어 세포의 노화방지와 동맥경화 예방에도 효과가 있다. 비타민C는 키위, 오렌지처럼 신맛을 내는 과일과 딸기와 토마토, 각종 야채에 많이 들어 있고 베타카로틴은 당근, 녹황색채소, 노란색 과일에 많이 들어 있으며 비타민A는 생선과 동물의 간, 달걀노른자, 유제품류(우유·요구르트·치즈) 등에 많이 함유되어 있다. 비타민B1은 돼지고기, 콩, 현미 등에 많고 비타민B2는 유제품에 많이 들어 있다. 코엔자임 Q10과 아스타산친과 같은 항산화제는 에너지대사를 증진시켜 혈관을 건강하게 하고 정력에도 도움을 준다. 코엔자임 Q10은 등푸른 생선, 현미, 달걀, 땅콩, 시금치 등에 많다. 아스타산친을 다량으로 함유하고 있는 식품으로는 게, 새우, 연어 등이 있다.

5) 지방 섭취량을 줄인다.

정력에서 가장 중요한 것이 발기고 발기에 가장 큰 영향을 미치는 것은 혈관이다. 혈관을 병들게 하는 원흉 중 하나가 지방이다. 따라서 지방의 섭취를 줄이는 것이 무엇보다 중요하다. 지방이 혈관 노화의 주범으로 알려지면서 아예 지방을 입에 대지 않는다고 말하는 사람들도 있다. 그러나 콜레스테롤 수치가 너무 낮은 것도 문제가 된다. 정력에 중요한 남성호르몬이나 DHEA와 같은 스테로이드 계열의 호르몬이 콜레스테롤에서 만들어지기 때문이다. 지나친 육식도 나쁘지만 지나친 채식도 정력에는 좋지 않다. 지방이라고 해서 무조건 나쁜 것만 있는 것은 아니다. 생선에 들어 있는 지방과 대부분의 식물성 지방은 불포화지방산이므로 혈관을 건강하게 만들어 주는 좋은 지방이다. 그러나 칼로리가 높아 살이 찔 우려가 있으므로 섭취량을 조절해야 한다.

6) 섹스 전에 과식을 하지 않는다.

과식은 금물이다. 식사량이 많으면 섹스 욕구가 떨어지고 소화하느라 에너지를 많이 소모해 쉽게 지친다. 평소 식사를 거르지 않고 세 끼 식사와 세 번 간식을 습관화 하되 소식을 하는 것이 성 기능 강화 및 노화방지에 매우 중요하다. 특히 섹스 직전의 과식은 절대 금물이다. 너무 배불리 먹으면 리비도도 줄어들고 발기력도 떨어지게 된다. 결국 식품으로 정력을 좋아지게 하려면 혈액순환을 개선하거나, 좋은 호르몬의 분비를 촉진시키거나, 스태미나를 좋아지게 하거나, 신경 전달물질의 분비를 촉진시켜야 한다. 이러한 조건을 한두 가지 이상 갖춘 것이라면 정력식품으로 충분한 자격을 가지고 있다고 할 수 있다. 그러므로 잊지 말아야 할 것은 이러한 식품을 자신의 체질에 맞추어 꾸준히 골고루 섭취할 경우 발기력을 포함한 정력이 향상된다는 것이다. 몇 번 먹고 나서 당장에 효과를 기대한다면 과욕이다.

7) 담배는 끊고 술은 절제한다.

담배 연기는 타르를 비롯한 4천여 종의 화학물질로 구성되어 있다. 특히 몰로니움 등의 방사성 물질과 수백 종에 이르는 발암물질 그리고 납, 수은, 니켈 등 30여 종의 중금속도 함유되어 있다. 흡연자의 말초혈관을 보면 벽이 두껍고 막힌 부위가 눈에 띄는데 이것은 흡연으로 혈액 속에 흡수된 니코틴 때문이다.

니코틴은 심장 박동수와 혈압을 높여 심장에 부담을 주고 혈소판 응집 및 혈액의 응고를 촉진시켜 말초 혈관을 수축하여 혈류 장애를 일으킴으로써 발기부전을 초래한다. 특히 음경은 말초 혈관은 물론이고 음경 해면체라는 스펀지와 같은 특수 조직의 미세 혈관이 얼기설기 모여 있어 흡연의 부작용에 더 많이 노출된다. 그리고 담배에 함유된 니코틴과 타르, 일산화탄소 등의 독성 물질은 정자 생성을 저해하고 나아가 정자 형태에 변화를 일으키는 요소가 된다.

　아울러 지나친 음주는 뇌하수체에서 성선 자극 호르몬의 분비를 감소하고 고환 자체에 대한 독성작용으로 남성호르몬 분비를 감소시켜 성욕과 성 기능을 약하게 한다. 또한 자율신경 쇠약과 말초 신경염으로 성 신경계의 이상을 초래하기도 한다. 이처럼 지나친 음주는 중추신경계, 내분비계, 혈관 신경계의 모든 장기에 영향을 미쳐 심신이 황폐해지고 테스토스테론의 생성이 저하되어 성욕 부진 및 발기 장애로 발전하게 된다. 술은 다스리기에 따라 명약이 될 수도 있고 독약이 될 수도 있다.

8) 비 조제 약물은 절제한다.

　많은 사람들은 감기약, 아스피린, 소화제, 수면제, 이뇨제, 진통제, 항생제 등 비 조제약을 너무나 남용하고 있다. 감기약에 대하여 예를 들면 '약 먹으면 일주일, 약 안 먹어도 일주일 만에 낫는 병' 이라는 유명한 의사들의 말이 진실이다. 먹으나 안 먹으나 증세 완화에 약간의 차이만 있을 뿐이라는 것이다. 그러나 먹을수록 계속 내성이 생기고 몸은 면역력이 약해져서 점점 정력이 약해지고 쇠약한 육체를 만들 뿐이다. 모든 약물은 중추신경에 영향을 주고 혈액순환에 타격을 주어 발기나 발기강직도 또는 조절능력의 부실함을 당연히 일으키게 되는 것이다. 또는 신경안정제, 심장병 치료제, 위궤양치료제, 항우울제, 항암제, 혈압강하제 등도 개개인에 따라 차이가 있지만 거의 모두 성 기능에 장애를 일으킨다.

AB형(태양인)과 O형(소양인)의 성 기능 장애 환자 식단표
아침: 7시, 간식: 9시, 점심: 12시 30분, 간식: 3시, 저녁: 6시 30분, 간식: 9시

요일	구 분	식단구성
월	아 침	게살죽, 백김치, 배추겉절이, 더덕장아찌, 햄전
	간 식	검정콩두유 1컵, 구기자차 1잔
	점 심	보리강낭콩밥, 장어보양탕, 배추김치, 비지미, 냉이무침, 검정콩멸치조림
	간 식	검정콩두유 1컵, 구기자차 1잔
	저 녁	보리강낭콩, 조갯살미역국, 김구이, 배추김치, 백김치, 북어채볶음, 느타

월	저 녁	리볶음, 불고기
	간 식	셀러리신선초즙 1컵, 구기자주 1잔
화	아 침	낙지야채죽, 배추김치, 동치미, 마늘장아찌, 감자전, 쇠고기장조림
	간 식	저지방우유 1컵, 엉겅퀴차 1잔
	점 심	보리검정콩밥, 꼬리곰탕, 배추김치, 깍두기, 비름나물무침, 우엉조림
	간 식	저지방우유 1컵, 엉겅퀴차 1잔
	저 녁	보리검정콩밥, 된장찌개, 김구이, 배추김치, 나박김치, 참게장, 가지양파볶음, 장어구이
	간 식	토마토주스 1컵, 엉겅퀴주 1잔
수	아 침	삼합죽, 백김치, 오이소박이, 양파장아찌, 쇠고기표고전
	간 식	검정콩두유 1컵, 맥문동차 1잔
	점 심	보리동부콩밥, 고등어보양탕, 배추김치, 비지미, 두릅초장무침, 메추리알조림
	간 식	검정콩두유 1컵, 맥문동차 1잔
	저 녁	보리동부콩밥, 도가니탕, 배추김치, 깍두기, 마늘종볶음
	간 식	셀러리신선초즙 1컵, 맥문동주 1잔
목	아 침	전복죽, 배추김치, 비지미, 매실장아찌, 메추리알조림
	간 식	저지방우유 1컵, 복분자차 1잔
	점 심	보리쌀밥, 사골곰탕, 배추김치, 깍두기, 브로콜리초장무침, 가지조림
	간 식	저지방우유 1컵, 복분자차 1잔
	저 녁	보리쌀밥, 청국장, 김구이, 배추김치, 장김치, 고등어조림, 단호박찜, 돼지불고기
	간 식	토마토주스 1컵, 복분자주 1잔
금	아 침	굴해삼야채죽, 백김치, 깍두기, 마늘종장아찌, 야채달걀말이
	간 식	검정콩두유 1컵, 야관문차 1잔
	점 심	흑미쌀밥, 해물누룽지탕, 배추김치, 비지미, 오이양파무침, 두부조림
	간 식	검정콩두유 1컵, 야관문차 1잔
	저 녁	흑미쌀밥, 콩나물두부국, 김구이, 배추김치, 백김치, 낙지볶음, 취나물무침, 오리불고기
	간 식	셀러리신선초즙 1컵, 야관문주 1잔

B형(태음인)과 A형(소음인)의 성 기능 장애 환자 식단표
아침: 7시, 간식: 9시, 점심: 12시 30분, 간식: 3시, 저녁: 6시 30분, 간식: 9시

요일	구 분	식단구성
월	아 침	인삼어죽, 백김치, 총각김치, 고추장아찌, 참치야채전,
	간 식	검정콩두유 1컵, 구기자차 1잔
	점 심	현미강낭콩밥, 초계탕, 배추김치, 비지미, 달래무침, 검정콩땅콩조림
	간 식	검정콩두유 1컵, 구기자차 1잔
	저 녁	현미강낭콩밥, 굴부추국, 배추김치, 백김치, 뱅어포고추볶음, 느타리볶음, 불고기
	간 식	당근주스 1컵, 구기자주 1잔
화	아 침	율무잣죽, 배추김치, 동치미, 마늘장아찌, 감자전, 쇠고기장조림
	간 식	저지방우유 1컵, 오가피차 1잔
	점 심	현미검정콩밥, 꼬리곰탕, 배추김치, 깍두기, 쑥갓두부무침, 도라지무침
	간 식	저지방우유 1컵, 오가피차 1잔
	저 녁	현미검정콩밥, 된장찌개, 배추김치, 나박김치, 참게장, 버섯양파볶음, 연어구이
	간 식	토마토주스 1컵, 오가피주 1잔
수	아 침	삼계탕, 백김치, 총각김치, 양파장아찌, 쇠고기표고전
	간 식	검정콩두유 1컵, 오미자차 1잔
	점 심	현미완두콩밥, 연포탕, 배추김치, 비지미, 두릅초장무침, 메추리알조림
	간 식	검정콩두유 1컵, 오미자차 1잔
	저 녁	현미완두콩밥, 도가니탕, 배추김치, 깍두기, 마늘종볶음
	간 식	당근주스 1컵, 오미자주 1잔
목	아 침	전복죽, 배추김치, 비지미, 매실장아찌, 메추리알장조림
	간 식	저지방우유 1컵, 복분자차 1잔
	점 심	발아현미밥, 사골곰탕, 배추김치, 깍두기, 브로콜리초장무침, 무생채
	간 식	저지방우유 1컵, 복분자차 1잔
	저 녁	발아현미밥, 청국장, 배추김치, 장김치, 고등어무조림, 애호박볶음, 불고기
	간 식	당근주스 1컵, 복분자주 1잔
금	아 침	굴새우야채죽, 백김치, 총각김치, 마늘종장아찌, 야채달걀말이
	간 식	검정콩두유 1컵, 야관문차 1잔
	점 심	현미잡곡밥, 해물누룽지탕, 배추김치, 비지미, 부추양파무침, 두부조림

	간 식	검정콩두유 1컵, 야관문차 1잔
금	저 녁	현미잡곡밥, 콩나물두부국, 배추김치, 백김치, 낙지볶음, 취나물무침, 오리불고기
	간 식	당근주스 1컵, 야관문주 1잔

9. 신부전증 환자의 식이요법

1) 염분을 제한한다.

우리나라 성인의 염분 섭취량은 1일 평균 15~20g 정도로 서양인에 비해 많은 편이다. 신장병 환자들은 소금이 적은 식사를 해야 하는데 하루에 5g 이하의 소금 섭취가 적당하다. 차 숟가락 하나는 3g 정도의 소금에 해당한다. 예를 들면 소금 1g=간장 5g=고추장·된장 10g=케첩·버터·마가린 30g=마요네즈 40g과 같다. 음식을 조리할 때 가급적 소금을 사용하지 말고 식사 도중에도 추가로 소금을 사용하지 않도록 하여야 한다. 또한 아주 짠 음식을 먹지 않도록 한다. 고혈압과 염분의 섭취와는 깊은 상관관계가 있기 때문이다. 과다한 소금 섭취로 인한 혈압상승은 신장 기능에 영향을 주어 신장 기능의 저하를 유발하며 또한 소금을 다량 섭취하면 갈증을 유발하여 수분 섭취가 증가하게 된다. 이러한 과잉의 수분 섭취는 체내에 수분이 잔류되어 다리, 손, 폐 등의 부종을 일으키고 심장에 부담을 준다. 그러므로 소금 섭취 제한은 신부전 환자의 경우 꼭 필요하다. 염분이 다량 함유되어 있어 가급적 피해야 할 식품은 김치류, 젓갈류, 장아찌 등의 염장식품, 화학조미료, 베이킹파우더가 많이 들어간 음식, 라면, 치즈, 베이컨, 햄, 통조림 등의 가공식품 등이다.

2) 수분을 조절한다.

신장 기능이 떨어진 경우 수분이 몸에 남아서 부종과 체중증가를 일으키고 혈압을 상승하게 된다. 또한 체내에 과잉으로 남은 수분은 심장에 부담을 주고 폐부종을 야기하여 호흡곤란을 일으킬 수도 있다. 그러므로 부종으로 인한 급격한 체중증가가 있는 경우 수분 섭취를 제한하여야 한다. 물 뿐만 아니라 얼음, 주스, 아이스크림, 우유, 국, 청량음료 등도 주의한다. 신부전 환자가 하루에 먹을 수 있는 전체 물의 양은 자신의 소변량에 호흡과 땀으로 나가는 수분 500cc 정도를 더하면 된다. 소듐과 수분 섭취에 문제가 있는지는 체중이나 혈압, 혈중 소듐 등을 측정하면 알 수가 있다.

3) 과다한 단백질 섭취를 제한한다.

　인체 내에서 손상된 조직을 회복하고 새로운 근육을 만들고 성장을 돕는 등 많은 유익한 작용을 하는 단백질 성분은 체내에서 사용되어진 후 요소라는 노폐물이 되어 신장을 통하여 배설된다. 그러나 신장 기능이 저하된 경우에 오히려 과다한 단백질 섭취는 노폐물의 과다 생성을 유발하게 되고 생성된 노폐물은 저하된 배설 기능으로 말미암아 충분히 몸 밖으로 나가지 못하고 체내에 축적되어 매스꺼움, 구토 증세로 나타나는 요독증을 쉽게 유발하게 된다. 또한 과다한 단백질의 섭취는 노폐물 배설을 위하여 신장에 더 많은 부담을 주게 되어 신장 기능을 악화시키는 원인으로 작용한다. 그러므로 단백질 섭취의 감소는 신장 기능에 부담을 감소시켜 주므로 신장 기능을 보존하기 위하여 꼭 필요한 치료 방법이다.

　단백질 섭취량은 신장 기능 정도에 따라 결정되는데 환자의 근육과 체단백질의 소모를 유도하지 않을 정도의 최소량의 단백질 섭취가 권장된다. 그렇다고 단백질 섭취를 너무 줄이면 영양실조에 빠질 수 있으므로 하루에 체중 1Kg당 0.6g 정도의 단백질 섭취가 적당하다. 건강한 정상인에게 권장되는 단백질의 하루 섭취량이 1.0~1.2g/체중 kg이므로 투석치료를 받지 않는 신부전증 환자는 정상인의 절반 정도가 적당하다. 따라서 체중이 60kg인 신부전 환자는 하루 30~40g 정도의 단백질이 필요하며 이를 쇠고기로 환산하면 150~200g의 무게가 된다. 그러나 혈액투석을 하고 있다면 체중 1kg당 1~1.2g의 단백질 섭취가 필요하다. 이를 쇠고기로 환산하면 300~350g의 무게가 된다.

　가장 좋은 단백질은 몸에서 잘 쓰여 지고 그 노폐물이 남지 않아야 하는데 이러한 단백질은 식물성보다는 주로 동물성 음식에서 얻을 수 있다. 단백질이 몸에서 흡수될 때는 아미노산으로 소화가 되어 흡수된다. 그 중에서 필수아미노산은 몸에서 꼭 필요한 것이므로 음식물로 섭취해야만 한다. 그래서 단백질의 반 이상은 필수아미노산이 많은 양질의 고기, 생선, 우유, 달걀 등의 동물성 식품을 먹도록 한다.

4) 충분한 열량을 섭취한다.

　단백질의 섭취를 심하게 제한하는 경우에 필요한 열량은 탄수화물과 지방에서 섭취하도록 한다. 열량은 에너지를 내는 중요한 기능을 가지고 있다. 충분한 열량이 음식으로 공급되지 않을 경우 인체 내의 단백질이 소모되어 열량을 내게 되므로 체중과 근육량이 감소된다. 신부전 식이요법 이행 시 단백질의 섭취 제한으로 열량이 부족하여 체중이 감소되는 경우가 잦으므로 체중감소를 방지하고 건강을 유지하기 위하여 충분한 열량 섭취가 필요하다. 하루에 체중 1Kg당 35Kcal 정도의 열량이 필요하다. 염분이나 단백질이 적으면서도 열량이 많은 열량보충 식품으로는 단순당과 지방이 있다. 단순당이 많은 식품으로는 설탕, 사탕, 물엿, 잼, 꿀, 젤리, 캐러멜 등이 있다. 지방은 동물성 기름보다는 식물성 기름이 좋으므로 가급적 음식을 조리할 때는 식용유를 사용할 수 있는 튀김과 볶음요리 등을 만들어 먹거나 그 외 마가린이나 마요네즈 등을 이용한다.

5) 칼륨이 많이 함유된 식품을 제한한다.

콩팥은 전해질 균형을 조절하므로 콩팥이 나빠지면 각종 전해질에 이상이 나타날 수 있다. 그 중 포타슘은 근육이 정상적인 역할을 하는 데 매우 중요하다. 소변량이 정상적으로 유지되면 혈중 칼륨치는 거의 정상 범위에 있으므로 소변량이 정상 이하로 줄어들 때부터 칼륨 조절이 필요하다. 그러나 섭취가 부족하거나 과한 경우 근육무력감, 부정맥 등을 일으킨다. 반면에 혈중 포타슘 수치가 너무 상승되면 생명을 위협할 수 도 있다. 그러므로 알맞은 양의 포타슘 섭취가 항상 요구된다.

포타슘은 모든 식품에 들어 있고 주로 말린 과일, 곶감, 바나나, 멜론, 앵두, 참외, 키위, 견과류, 유제품, 초콜릿, 커피, 코코아, 홍차, 흑설탕, 감자, 고구마, 밤, 과일, 야채, 콩, 토란, 굴, 명태, 미꾸라지, 삼치, 새우, 생 오징어, 우럭, 잉어 등의 많이 포함되어 있다. 포타슘 수치의 급격한 변화를 방지하기 위해서는 포타슘이 많이 함유된 식품들을 한 번에 많은 양을 섭취하지 말고 간격을 두고 소량씩 섭취하여야 한다. 야채는 물에 2시간 이상 담가 두거나 끓는 물에 살짝 데치면 포타슘을 제거할 수 있다.

6) 인이 많이 함유된 식품을 제한한다.

신장 기능의 저하로 인이 제대로 배설되지 못하고 쌓이게 되면 피부 가려움증이나 관절통, 골연화증, 골다공증을 유발한다. 칼슘과 인은 뼈의 주성분이기노 하지만 신경과 근육을 제대로 작용하게 하여 준다. 이러한 기능들이 유지되기 위해서는 칼슘과 인 사이에 균형이 잡혀야 한다. 콩팥이 나빠지면 혈액 속에 칼슘이 적어지므로 몸에서는 뼈로부터 칼슘을 빼앗아서 피 속의 칼슘량을 정상적으로 유지하려고 한다. 그렇게 될 경우 뼈는 약해지고 뼈에 병이 생길 것이다. 또한 인을 너무 많이 먹게 되면 칼슘과 작용하여 피부에 가려움증이 생길 수 있다. 인이 적게 포함된 식사를 함으로써 콩팥 기능이 나빠지는 정도를 어느 정도 늦출 수 있는 것으로 알려져 있다. 우유 등과 같은 낙농제품은 가장 좋은 음식이지만 인의 섭취를 줄이면서 칼슘의 양을 증가시킬 수 있는 효과적인 식사는 없다. 왜냐하면 칼슘이 많이 함유된 식품은 대부분 인의 함량도 높기 때문이다.

일반적으로 인은 모든 음식물에 들어 있지만 특히 단백질과 함께 있다. 따라서 단백질을 적게 먹으면 자연히 인의 섭취도 줄어들게 된다. 또한 인이 많이 있는 식품에는 포타슘도 많이 들어 있다. 포타슘을 제한하는 식사를 하다 보면 자동적으로 인의 섭취도 줄일 수 있다. 콩팥이 나빠지면 콩팥에서 만들어 지는 활성비타민이 모자라 소장에서의 칼슘 흡수가 지장을 받게 된다. 그래서 저단백, 저인 식사를 하며 탄산칼슘 등을 먹기도 하고 활성비타민D를 먹기도 하는 것이다. 또한 식이요법만으로 인이 조절이 안 되면 인을 떨어뜨리기 위하여 인 결합제로 알려진 제산제나 탄산칼슘을 식사와 같이 복용한다. 참고로 인이 많이 들어 있는 식품은 우유, 아이스크림, 요구르트, 호박씨, 현미, 잡곡, 녹두, 엿기름, 말린 과일, 옥수수, 양송이, 간, 멸치, 달걀노른자, 마른 오징어, 뱅어포, 새우, 고등어, 청어, 건미역, 초콜릿, 코코아, 콜라 등이다.

7) 술과 담배는 일절 금한다.

신장 질환을 예방하거나 치료를 위해서는 술, 담배, 마약, 진통제, 커피, 홍차, 청량음료, 초콜릿, 코코아 등은 절대 금물이다. 특히 투석 중인 사람은 완전히 술과 담배를 끊어야 한다.

AB형(태양인)과 O형(소양인)의 신부전증 환자 식단표
아침: 7시, 간식: 9시, 점심: 12시 30분, 간식: 3시, 저녁: 6시 30분, 간식: 9시

요일	구 분	식단구성
월	아 침	쌀밥, 두부된장국, 저염배추김치, 가지양파볶음, 메추리알장조림, 청포묵무침
	간 식	딸기요거트 1개
	점 심	타락죽, 백김치, 오이소박이, 브로콜리초장무침, 연달걀찜
	간 식	귤 2개, 차전자차 1잔
	저 녁	쌀밥, 된장찌개, 저염배추김치, 부추오이무침, 두부찜, 꽁치구이
	간 식	저지방우유 1컵
화	아 침	쌀밥, 순두부찌개, 저염배추김치, 마늘종볶음, 돗나물무침, 토란대볶음
	간 식	저지방우유 1컵
	점 심	미강죽, 장김치, 저염비지미, 오이초무침, 야채달걀말이
	간 식	딸기 5개, 포도주스 1컵
	저 녁	쌀밥, 청국장, 저염비지미, 비름나물무침, 가지찜, 불고기
	간 식	딸기요거트 1개
수	아 침	쌀밥, 두부된장국, 저염배추김치, 토란대볶음, 숙주나물무침, 전복초회

수	간 식	딸기요거트 1개
	점 심	브로콜리죽, 백김치, 오이소박이, 아스파라거스초장무침, 연달갈찜
	간 식	배 1개, 차전자차 1잔
	저 녁	쌀밥, 된장찌개, 저염배추김치, 콩나물무침, 오리불고기
	간 식	저지방우유 1컵
목	아 침	쌀밥, 순두부찌개, 저염배추김치, 야채달걀말이, 시래기무침
	간 식	저지방우유 1컵
	점 심	전복죽, 장김치, 저염비지미, 숙주나물무침, 야채달걀말이
	간 식	토마토 1개, 포도주스 1컵
	저 녁	쌀밥, 청국장, 저염비지미, 골뱅이오이무침, 두릅초장, 돼지불고기
	간 식	딸기요거트 1개
금	아 침	쌀밥, 두부된장국, 저염배추김치, 취나물된장무침, 동그랑땡
	간 식	딸기요거트 1개
	점 심	흑임자죽, 백김치, 오이소박이, 브로콜리초장무침, 연달갈찜
	간 식	포도 1/2송이, 차전자차 1잔
	저 녁	쌀밥, 된장찌개, 저염배추김치, 곤약무침, 해파리무침, 불고기
	간 식	저지방우유 1컵

B형(태음인)과 A형(소음인)의 신부전증 환자 식단표
아침: 7시, 간식: 9시, 점심: 12시 30분, 간식: 3시, 저녁: 6시 30분, 간식: 9시

요일	구 분	식단구성
월	아 침	쌀밥, 두부된장국, 저염배추김치, 메추리알장조림, 무나물
	간 식	딸기요거트 1개
	점 심	타락죽, 백김지, 저염깍두기, 브로콜리초무침, 연달갈찜
	간 식	오렌지 1개, 오미자차 1잔
	저 녁	쌀밥, 된장찌개, 저염배추김치, 부추양파무침, 두부찜, 도루묵찜
	간 식	저지방우유 1컵
화	아 침	쌀밥, 순두부찌개, 저염배추김치, 마늘종볶음, 양배추찜, 토란대볶음
	간 식	저지방우유 1컵
	점 심	미강죽, 장김치, 저염비지미, 도라지무침, 야채달걀말이
	간 식	딸기 5개, 포도주스 1컵
	저 녁	쌀밥, 청국장, 저염비지미, 무말랭이무침, 양하찜, 불고기
	간 식	딸기요거트 1개

	아 침	쌀밥, 두부된장국, 저염배추김치, 토란대볶음, 콩나물무침, 전복초회
	간 식	딸기요거트 1개
	점 심	브로콜리죽, 백김치, 저염깍두기, 아스파라거초장무침, 연달걀찜
수	간 식	사과 1개, 오가피차 1잔
	저 녁	쌀밥, 양배추쌈, 된장찌개, 저염배추김치, 무말랭이숙장아찌, 닭고기케첩구이
	간 식	저지방우유 1컵
	아 침	쌀밥, 순두부찌개, 저염배추김치, 야채달걀말이, 시래기무침
	간 식	저지방우유 1컵
목	점 심	전복죽, 장김치, 저염비지미, 도라지무침, 야채달걀말이
	간 식	토마토 1개, 포도주스 1컵
	저 녁	쌀밥, 청국장, 저염비지미, 마늘종볶음, 두릅초장, 닭고기불고기
	간 식	딸기요거트 1개
	아 침	쌀밥, 두부된장국, 저염배추김치, 취나물된장무침, 동그랑땡
	간 식	딸기요거트 1개
금	점 심	삼계죽, 백김치, 저염깍두기, 브로콜리초장무침, 연달걀찜
	간 식	포도 1/2송이, 오미자차 1잔
	저 녁	쌀밥, 된장찌개, 저염배추김치, 파강회초장무침, 해파리무침, 불고기
	간 식	저지방우유 1컵

10. 심장병과 동맥경화증 환자의 식이요법

1) 식사는 소식을 한다.

　식사는 탄수화물이 많이 함유된 전분질로 섭취할 때 큰 제한은 없으나 성인 남자는 하루 2,100Kcal, 성인 여자는 하루 1,800Kcal 정도로 식사의 양을 지나치지 않게 먹는다. 심장병 환자가 한꺼번에 많은 양의 식사를 하면 횡경막을 압박하여 호흡곤란을 일으킴으로 되도록이면 세 끼 식사와 세 번 간식으로 소식을 하면서 천천히 씹어 먹는 것이 중요하다. 특히 과식은 위장의 소화 흡수가 활발해짐으로 심장의 활동에 부담을 가져온다. 현미밥이나 잡곡밥 등의 전분 입자가 적은 곡류가 좋다. 빵 등 밀가루 식품은 녹말분자가 물에 잘 녹지 않아서 혈액을 탁하게 할 염려가 있다는 연구 결과가 있으므로 주의한다.

2) 지방과 콜레스테롤이 많이 함유된 음식은 절대 금한다.

콜레스테롤을 걱정하기에 앞서 지방 섭취가 더욱 심각하다. 앞에서 말한바와 같이 지방은 피의 주성분인 물과 섞일 수 없으므로 콜레스테롤이 운반해 주는데 오랜 세월을 두고 아무런 증상 없이 뇌혈관, 심장벽혈관, 다리동맥 등의 혈관 벽에 석회질(칼슘)과 지방이 침착되면서 혈관이 좁아져 심장마비, 협심증, 심근경색과 같은 심장 질환과 동맥경화증, 고혈압, 뇌졸중, 당뇨병 등을 유발한다.

영양학계에서는 지방을 섭취할 때 동물성 지방보다는 식물성 지방으로 바꾸어 먹을 것을 권장하고 있다. 식물성 지방에 들어 있는 불포화지방산은 스티아린산을 함유하고 있어 혈중 콜레스테롤을 낮추는 작용을 한다. 특히 콜레스테롤이 많이 함유된 식품과 지방이 많이 함유된 음식물은 일절 금한다.

3) 포화지방산이 많이 함유된 식품은 피한다.

포화지방산이 많이 함유된 버터, 라드, 쇼트닝, 마요네즈, 돼지비계, 닭껍질 등의 동물성 유지류와 코코넛기름과 야자유기름 등을 피하고 올리브유, 포도씨유, 참기름, 들기름, 콩기름, 유채기름, 해바라기씨기름, 땅콩기름, 옥수수기름 등의 식물성 유지류로 대체하여 먹는다. 비록 식물성기름을 사용하여 만든 음식이라 할지라도 닭튀김, 돈가스, 생선튀김, 오징어튀김, 새우튀김, 탕수육, 도넛, 포테이토칩, 라면 등의 튀김음식은 절제하고 볶음이나 구이요리, 찜요리로 만들어 먹는 것이 좋다.

4) 양질의 단백질은 충분히 섭취한다.

심장병과 동맥경화증을 치료 중인 환자는 단백질을 충분히 섭취한다. 육고기를 먹을 때는 기름과 껍질을 완전히 제거한 살코기로 찌개나 조림보다는 석쇠구이나 철판구이로 싱겁게 조리하여 먹는다. 포화지방산과 콜레스테롤이 많이 함유된 식품은 완전히 금하고 콩을 이용한 된장, 두부, 순두부, 연두부, 두유, 청국장 등과 고등어, 꽁치, 삼치, 송어, 참치, 청어, 연어, 정어리 등의 등푸른 생선과 갈치, 광어, 대구, 명태 등의 흰살 생선은 좋은 단백질원이다.

5) 비타민이 함유된 야채를 충분히 섭취한다.

나이아신(비타민B3)·비타민B6·C·E 등이 많이 함유된 야채와 과일을 적당히 섭취한다. 비타민C의 화합물은 혈관벽을 강화시켜 나쁜 콜레스테롤을 쉽게 배설하도록 한다. 따라서 신선한 야채와 과일류는 식이섬유와 난소화성 단당이 많이 함유되어 있어 콜레스테롤의 흡수를 어렵게 하고 또한 칼륨이 함유되어 있어 체내의 나트륨을 배설시키는 작용을 도와준다. 간식에 과일류를 과식하면 단당을 많이 흡수하여 갑자기 혈당을 높여 주므로 작은 것 1개로 충분하다. 과일 대신에 저지방 우유, 저지방 요구르트, 무가당 과일주스, 야채와 과일을 섞어 만든 과채즙을 마시는 것도 좋다. 심장병 환자가 주의할 점은 식이섬유가 많이 함유된 산채나물이나 녹즙을 많이 먹으면 장내에 가스를 발생시켜 심장을 자극하므로 절제하는 것이 좋다.

6) 소금과 설탕 또는 자극적인 식품은 절제한다.

음식은 싱겁게 먹는다. 나트륨의 지나친 섭취는 심장에 부담을 준다. 그러나 염분이 너무 부족해도 무기력증이 나타나는 등 인체에 나쁜 영향을 준다. 심장이 나쁜 사람은 체액의 농도를 알맞게 유지하는 데 필요한 최소한의 양인 하루 5g 이하로 제한해야 한다는 보고가 있다. 백설탕 또한 건강에도 나쁜 영향을 주고 체중을 증가시키며 심장에 부담을 주므로 제한해야 한다. 그리고 자극성 있는 청양고추, 고춧가루, 겨자, 카레, 산초, 생강, 마늘, 후추, 소금, 화학조미료 등은 환자의 심장을 자극하므로 되도록이면 피하고 멸치, 건새우, 건다시마, 건버섯, 레몬 등을 이용한 천연양념과 향신료 또는 발효된 간장, 된장, 식초 등으로 대체한다.

7) 우유를 매일 마신다.

우유는 완전식품으로 불리며 양질의 단백질 외에 칼슘과 비타민B2가 함유되어 있는 좋은 식품이다. 우유를 마실 때는 지방을 제거한 저지방 우유를 마신다. 우유를 마시면 배가 아프고, 설사, 방귀, 구역질로 불편을 호소하는 환자는 소화효소인 락타제가 부족하므로 저지방 요구르트나 두유를 조금씩 마신다. 우유를 마시지 못하는 사람은 칼슘과 리보플라빈(비타민B2)이 많이 함유된 치즈, 현미, 통밀, 밀눈, 스파게티, 잣, 달걀, 콩, 쇠간, 굴, 낙지, 전복, 미역, 파래, 송이버섯, 표고버섯, 풋고추, 마늘, 브로콜리, 양배추, 오이, 시금치, 깻잎, 딸기, 수박, 등의 식품으로 보충한다.

8) 적포도주나 복분자주를 하루 1잔씩 마신다.

건강학자들은 다른 술은 일절 금하되 적포도주는 하루 1잔 정도를 허용하고 마실 것을 권장하고 있다. 적포도주의 플라보노이드 성분이 혈관벽에 침착되어 있는 콜레스테롤과 노폐물을 제거해 주는 효과가 있어 심장병과 동맥경화증 예방에 좋다는 연구 결과가 나왔기 때문이다. 요즈음에 와서 우리나라에도 적포도주 버금가는 질 좋은 복분자술이 개발되어 시중에 판매되고 있다.

9) 기호식품은 일절 금한다.

동맥경화의 주범인 담배와 술은 물론 카페인 성분의 커피와 홍차를 절제한다. 이러한 식품들은 칼슘과 비타민C 흡수에 지장을 주어 콜레스테롤 수치를 가중시키고 혈관벽에 침착되어 혈관을 막히게 한다. 특히 탄산음료인 콜라와 사이다는 그 속에 포함된 탄산가스가 헛배를 부르게 하여 심장에 압박을 주므로 피한다. 의사들은 이러한 음료 대신 마실 수 있는 보리차, 옥수수차, 결명자차, 둥굴레차 등은 물과 같이 자주 마시는 것을 습관화하고 녹차, 생강차, 레몬차, 매실차, 유자차, 인삼차, 구기자차, 칡차, 허브차 등은 간식 시간을 통하여 마실 것을 권장하고 있다.

10) 마음의 안정을 취한다.

마음이 불안하면 심장도 따라서 불안정해진다. 마음의 안정과 더불어 환절기의 급격한 온도 변화 등 갑작스런 충격을 피해야 심장마비를 예방할 수 있다.

AB형(태양인)과 O형(소양인)의 심장병과 동맥경화증 환자 식단표
아침: 7시, 간식: 9시, 점심: 12시 30분, 간식: 3시, 저녁: 6시 30분, 간식: 9시

요일	구 분	식단구성
월	아 침	잡곡밥, 김구이, 근대된장국, 백김치, 비지미, 땅콩조림, 문어숙회
	간 식	검정콩두유 1컵
	점 심	브로콜리죽, 백김치, 오이소박이, 양파초절임
	간 식	키위 1개, 대추차 1잔
	저 녁	보리밥, 굴미역국, 김구이, 저염배추김치, 장김치, 버섯양파볶음, 고등어된장구이
	간 식	요구르트천녀초즙 1컵
화	아 침	보리밥, 콩나물두부국, 저염배추김치, 양배추물김치, 연근조림, 메추리알조림
	간 식	딸기요거트 1개
	점 심	녹두죽, 백김치, 비지미, 마늘초절임
	간 식	토마토 1개, 영지차 1잔
	저 녁	잡곡밥, 청국장, 다시마쌈, 백김치, 비지미, 브로콜리초장무침, 오리연훈제구이
	간 식	저지방우유 1컵, 레드와인 1잔

수	아 침	잡곡밥, 아욱된장국, 백김치, 비지미, 두부찜, 달팽이볶음
	간 식	검정콩두유 1컵
	점 심	미강죽, 백김치, 오이소박이, 양파초절임
	간 식	키위 1개, 녹차 1잔
	저 녁	보리밥, 북어미역국, 김구이, 저염배추김치, 장김치, 유채나물무침, 연어구이
	간 식	요구르트천년초즙 1컵
목	아 침	보리밥, 연포탕, 저염배추김치, 양배추물김치, 검정콩조림, 뱅어포구이
	간 식	딸기요거트 1개
	점 심	표고버섯죽, 백김치, 비지미, 마늘초절임
	간 식	토마토 1개, 복분자차 1잔
	저 녁	잡곡밥, 청국장, 다시마쌈, 백김치, 비지미, 시금치무침, 오리불고기
	간 식	저지방우유 1컵
금	아 침	잡곡밥, 두부된장국, 백김치, 비지미, 우엉조림, 은행콩조림
	간 식	검정콩두유 1컵
	점 심	흑임자죽, 백김치, 오이소박이, 양파초절임
	간 식	키위 1개, 송화차 1잔
	저 녁	보리밥, 바지락미역국, 김구이, 저염배추김치, 장김치, 콩나물무침, 가자미구이
	간 식	딸기요거트 1개, 레드와인 1잔

B형(태음인)과 A형(소음인)의 심장병과 동맥경화증 환자 식단표
아침: 7시, 간식: 9시, 점심: 12시 30분, 간식: 3시, 저녁: 6시 30분, 간식: 9시

요일	구 분	식단구성
월	아 침	현미밥, 달래된장국, 백김치, 비지미, 땅콩조림, 문어숙회
	간 식	검정콩두유 1컵
	점 심	브로콜리죽, 나박김치, 비지미, 양파초절임
	간 식	포도 1/2송이, 대추차 1잔
	저 녁	현미잡곡밥, 상추쌈, 굴부추국, 백김치, 비지미, 버섯양파볶음, 갈치카레구이
	간 식	율무딸기요거트 1개
화	아 침	현미잡곡밥, 콩나물두부국, 저염배추김치, 양배추물김치, 두릅강회, 메추리알조림
	간 식	딸기요거트 1개

화	점 심	호박죽, 동치미, 열무물김치, 마늘초절임
	간 식	토마토 1개, 인삼차 1잔
	저 녁	현미밥, 상추쌈, 청국장, 저염배추김치, 양배추물김치, 브로콜리초장무침, 닭불고기
	간 식	저지방우유 1컵, 레드와인 잔
수	아 침	현미밥, 순두부찌개, 백김치, 비지미, 두부찜, 멸치고추볶음
	간 식	검정콩두유 1컵
	점 심	미강죽, 나박김치, 비지미, 양파초절임
	간 식	포도 1/2송이, 오가피차 1잔
	저 녁	현미잡곡밥, 상추쌈, 북어무국, 백김치, 비지미, 부추양파무침, 연어구이
	간 식	율무딸기요거트 1개
목	아 침	현미잡곡밥, 연포탕, 저염배추김치, 양배추물김치, 검정콩조림, 뱅어포구이
	간 식	딸기요거트 1개
	점 심	표고버섯죽, 동치미, 열무물김치, 마늘초절임
	간 식	토마토 1개, 복분자차 1잔
	저 녁	현미밥, 상추쌈, 청국장, 저염배추김치, 양배추물김치, 깻잎볶음, 불고기
	간 식	저지방우유 1컵
금	아 침	현미밥, 두부된장국, 백김치, 비지미, 무숙장아찌, 은행콩조림
	간 식	검정콩두유 1컵
	점 심	율무죽, 나박김치, 비지미, 양파초절임
	간 식	포도 1/2송이, 하수오차 1잔
	저 녁	현미잡곡밥, 상추쌈, 순두부찌개, 백김치, 비지미, 콩나물무침, 가자미구이
	간 식	율무딸기요거트 1개, 레드와인 1잔

11. 암 환자의 식이요법

1) 비타민A가 많이 함유된 식품을 섭취한다.

갓, 고춧잎, 냉이, 당근, 머위, 미나리, 부추, 브로콜리, 쇠비름, 쑥, 시금치, 아욱, 호박, 김, 파래, 미역, 뱀장어, 닭간, 돼지간, 쇠간, 달걀, 메추리알, 귤, 복숭아, 살구, 오렌지, 파인애플, 파파야, 구기지차 등에 베타카로틴과 레티놀 성분이 풍부하여 식도암, 후두암, 폐암, 자궁암 등의 예방과 치료에 좋은 식품이다.

2) 비타민C가 많이 함유된 식품을 섭취한다.

　무, 무청, 배추, 브로콜리, 쇠비름, 시금치, 부추, 비름, 쑥갓, 근대, 연근, 양파, 양배추, 오이, 토마토, 풋고추, 피망, 호박, 콩나물, 감자, 고구마, 밤, 은행, 감, 딸기, 망고, 사과, 산딸기, 오렌지, 키위, 파파야, 파인애플, 포도 등의 식품은 셀레늄 성분이 풍부하여 위암, 결장암, 직장암, 호흡기암, 자궁암 등의 예방과 치료에 좋은 식품이다. 특히 붉은 사과에 함유되어 있는 테르세틴 성분과 미역에 들어 있는 프코스테놀 성분은 유방암을 예방하고 치료하는 데 효과가 좋은 식품으로 확인되었다.

3) 비타민E가 많이 함유된 식품을 섭취한다.

　시리얼, 밀기울, 통밀, 현미, 발아현미, 통보리, 납작보리, 보리, 호밀빵, 땅콩, 호두, 식물성기름, 녹황색야채 등의 식품은 토코페롤 성분이 풍부하여 위암, 결장암 특히 심장병 예방과 치료에 좋은 건강식품이다.

4) 지방 섭취를 줄인다.

　고기를 먹을 때는 기름과 껍질을 제거한 살코기로 하루 100g~150g정도 먹거나 등푸른 생선과 흰살 생선, 콩으로 가공한 식품, 저지방 유제품 등을 섭취하면 결장암, 대장암, 전립선암, 유방암 등의 예방에 좋은 식품이다. 또 유지류를 먹을 때는 포화지방산과 트랜스지방산이 많이 함유된 지방을 절제하고 불포화지방산이 많이 함유된 식물성 지방으로 대체하여 먹는다.

5) 식이섬유가 많이 함유된 식품을 섭취한다.

　식이섬유는 육류의 산성식품을 제외한 우리가 매일 섭취하는 곡물, 야채, 과일 등의 알카리성 식품에 골고루 함유되어 있으므로 특별히 먹을 필요는 없지만 고기와 인스턴트식품을 먹을 때에는 권장해서 먹도록 해야 한다. 식이섬유가 많이 함유된 식품은 위암, 결장암, 대장암, 변비 등에 좋은 식품이다. 동서양을 막론하고 암 투병 환자들이 기적적으로 나은 간증을 들어보면 이들은 항산화물질이 풍부한 야채와 과일을 하루에 4~5컵씩 생과일로 먹거나 샐러드와 과채즙을 만들어 먹는 식이요법을 꾸준히 실천한 결과라고 입을 모아 말하고 있기 때문이다.

6) 염장과 훈제식품의 섭취를 줄인다.

　소금에 절인 염장식품, 훈제식품, 통조림, 조림반찬, 장아찌, 젓갈 등의 짠 음식과 화학조미료는 나트륨 성분이 많이 함유되어 있기 때문에 줄여 먹고 매운 음식도 절제해야 한다. 이러한 음식들은 소화 기관에 자극을 주어 식도암과 위암 발생률이 높은 편이다.

7) 화학조미료 사용을 줄인다.

　우리가 일상에서 음식의 맛을 내기 위해 사용하는 화학조미료는 글루타민산 나트륨 성분의 발암물질이 들어 있다. 이러한 조미료는 우리나라를 비롯한 중국과 인도 등 동남아시아에서 과다하게 사용함으로 위암, 식도암, 결장암이 많이 발병하고 있는 실정이다. 환자의 음식을 조리할 때는 사용을 줄이거나 금하고 천연조미료를 만들어 사용한다.

8) 탄 음식은 금한다.

　탄 음식을 절대 먹지 않는 것이 위암을 예방한다. 고기를 구워 먹을 때 탄 부분은 굽기 전보다 발암물질인 PAH 성분이 145배나 증가하여 독성화합물질인 벤조피렌 성분이 다량으로 발생한다. 그러므로 고기를 구워 먹는 것보다 삶아 먹는 것이 좋다. 부득이한 경우 고기를 구워 먹을 때에는 알루미늄 호일을 깔거나 구멍이 뚫리지 아니한 불판을 사용한다.

9) 몸무게가 느는 것에 주의해야 한다.

　살찌는 사람들은 대부분이 지방이 많이 함유된 식품이나 패스트푸드와 인스턴트식품을 선호하거나 음식에 욕심을 부려 과식하는 사람들이다. 건강식품을 중심으로 한 균형 잡힌 식사로 영양소를 골고루 섭취하고 운동을 적절히 하여 비만을 막아야 한다. 비만은 여러 가지 성인병을 유발하는 원인이 되고 대장암, 결장암, 유방암, 자궁암, 쓸개암을 촉진한다.

10) 금연과 금주를 한다.

　담배는 니코틴을 포함한 4,000여 종류의 독성화학물질을 함유하고 있어 인체에 아주 해로우며 흡연과 직접적인 관련이 있는 폐암과 위암의 주원인일 뿐만 아니라 모든 암의 30%를 차지하고 있다. 흡연은 마치 독사의 치아에서 나오는 살인독과 같으므로 사람들을 서서히 죽음으로 이끈다. 이 무서운 살인독을 제거하기 위해서는 담배를 끊는 것이 우선이다. 또한 집안에서 흡연은 부인과 자녀들에게 간접흡연을 발생시켜 폐암과 위암은 물론 구강암, 후두암, 호흡기장애, 류마티스, 알레르기를 일으킬 확률이 높은 것으로 나타나고 있다.

또한 술을 즐기는 사람이나 분별없이 마시는 사람은 마약과 같이 중독이 되어 알코올중독증이라는 하나의 질병이 생긴다. 예로부터 동양에서는 술은 백약의 장이라고 하여 적당한 양의 음주는 오히려 몸에 좋다고 권장해 왔다. 물론 건강한 사람은 한 두어 잔 정도는 마셔도 괜찮다. 건강한 사람도 쉬지 않고 폭음을 하게 되면 뇌, 간, 위, 후두, 심장, 혈압에 이상을 일으켜 각종 성인병과 간암을 유발하는 악마의 피로 둔갑한다. 가능하면 암과 그 외 각종 성인병을 예방하기 위해서는 금주하는 것이 제일 좋은 방법이다.

AB형(태양인)과 O형(소양인)의 암 환자 식단표
아침: 7시, 간식: 9시, 점심: 12시 30분, 간식: 3시, 저녁: 6시 30분, 간식: 9시

요일	구 분	식단구성
월	아 침	잡곡밥, 시금치된장국, 배추김치, 오이소박이, 검정콩조림, 다시마부각
	간 식	과채즙 1컵
	점 심	미강죽, 배추김치, 비지미, 감장아찌, 야채달걀말이
	간 식	귤 2개, 녹차 1잔
	저 녁	보리밥, 상추쌈, 청국장, 석박지, 브로콜리초장무침, 시금치무침, 고등어된장구이
	간 식	우유과채즙 1컵
화	아 침	보리밥, 쇠고기미역국, 백김치, 비지미, 감자채볶음, 뱅어포양념구이
	간 식	요구르트녹즙 1컵
	점 심	흑임자죽, 오이소박이, 백김치, 마늘장아찌, 메추리알 4개
	간 식	딸기 5개, 차가버섯차 1잔
	저 녁	잡곡밥, 양배추쌈, 된장찌개, 배추김치, 우엉조림, 콩나물무침, 꽁치구이
	간 식	토마토주스 1컵
수	아 침	잡곡밥, 두부된장국, 배추김치, 열무김치, 땅콩조림, 연근조림
	간 식	과채즙 1컵
	점 심	미강죽, 배추김치, 비지미, 매실장아찌, 야채달걀말이
	간 식	키위 1개, 녹차 1잔
	저 녁	보리밥, 상추쌈, 순두부찌개, 석박지, 버섯양파볶음, 시래기무침, 장어구이
	간 식	우유과채즙 1컵
목	아 침	보리밥, 북어미역국, 백김치, 비지미, 느타리볶음, 오징어볶음
	간 식	요구르트녹즙 1컵
	점 심	흑임자죽, 오이소박이, 백김치, 양파장아찌, 메추리알 4개

요일	구분	식단구성
목	간 식	포도 1/2송이, 차가버섯차 1잔
	저 녁	잡곡밥, 양배추쌈, 비지찌개, 배추김치, 가지무침, 비름나물무침, 전복초회
	간 식	토마토주스 1컵
금	아 침	잡곡밥, 콩나물두부국, 배추김치, 나박김치, 굴숙회, 어묵볶음
	간 식	과채즙 1컵
	점 심	미강죽, 배추김치, 비지미, 오이장아찌, 야채달걀말이
	간 식	토마토 1개, 녹차 1잔
	저 녁	보리밥, 상추쌈, 청국장, 석박지, 두부조림, 취나물된장무침, 조기구이
	간 식	우유과채즙 1컵

B형(태음인)과 A형(소음인)의 암 환자 식단표
아침: 7시, 간식: 9시, 점심: 12시 30분, 간식: 3시, 저녁: 6시 30분, 간식: 9시

요일	구 분	식단구성
월	아 침	현미잡곡밥, 감자된장국, 배추김치, 총각김치, 검정콩조림, 멸치고추볶음
	간 식	과채즙 1컵
	점 심	미강죽, 배추김치, 비지미, 무장아찌, 야채달걀말이
	간 식	오렌지 1개, 율무차 1잔
	저 녁	보리밥, 상추쌈, 청국장, 석박지, 브로콜리초장무침, 달래무침, 가자미구이
	간 식	우유과채즙 1컵
화	아 침	발아현미밥, 쇠고기무국, 백김치, 비지미, 감자채볶음, 뱅어포양념구이
	간 식	요구르트녹즙 1컵
	점 심	율무죽, 총각김치, 백김치, 마늘장아찌, 메추리알 4개
	간 식	딸기 5개, 차가버섯차 1잔
	저 녁	잡곡밥, 양배추쌈, 된장찌개, 배추김치, 감자당근조림, 콩나물무침, 갈치카레구이
	간 식	토마토주스 1컵
수	아 침	현미잡곡밥, 두부된장국, 배추김치, 열무김치, 땅콩조림, 도라지무침
	간 식	과채즙 1컵
	점 심	미강죽, 배추김치, 비지미, 매실장아찌, 야채달걀말이
	간 식	사과 1개, 율무차 1잔
	저 녁	보리밥, 상추쌈, 순두부찌개, 석박지, 버섯양파볶음, 시래기무침, 연어구이

수	간 식	우유과채즙 1컵
목	아 침	발아현미밥, 북어무국, 백김치, 비지미, 애호박볶음, 오징어볶음
	간 식	요구르트녹즙 1컵
	점 심	율무죽, 총각김치, 백김치, 양파장아찌, 메추리알 4개
	간 식	포도 1/2송이, 차가버섯차 1잔
	저 녁	잡곡밥, 양배추쌈, 비지찌개, 배추김치, 쑥갓두부무침, 도라지무침, 전복초회
	간 식	토마토주스 1컵
금	아 침	현미잡곡밥, 콩나물두부국, 배추김치, 나박김치, 굴숙회, 어묵볶음
	간 식	과채즙 1컵
	점 심	미강죽, 배추김치, 비지미, 양하장아찌, 야채달걀말이
	간 식	토마토 1개, 율무차 1잔
	저 녁	보리밥, 상추쌈, 청국장, 석박지, 두부조림, 취나물된장무침, 조기구이
	간 식	우유과채즙 1컵

12. 우울증 환자의 식이요법

1) 식사는 제시간에 꼭 먹는다.

정규 식사는 아침 7시, 점심 12시 30분, 저녁 6시 30분으로 하되 소식을 하고 간식은 식사 사이인 오전 간식 9시, 오후 간식 3시, 밤 간식 9시에 하는 것이 좋다. 이렇게 여섯 번 식사를 한다면 많은 사람들은 이해하지 못하고 의아하게 생각하겠지만 식사 사이의 간식은 우리 몸에 혈당이 떨어지지 않도록 하기 위해서이다. 우리 몸의 혈당은 식사 후 3시간쯤 되었을 때부터 떨어지기 때문에 혈당부족 증세를 막아야 한다. 혈당부족 증세가 오면 가슴이 두근거리는 공포증이 생기고 성격의 변화가 오면서 정신분열 증세로 이어지기 때문이다.

식사는 영양이 풍부한 균형식으로 제시간에 가족들과 함께 담소를 나누며 즐겁게 먹는 습관을 길러 소화기에 장애가 일어나지 않도록 한다. 특히 밀가루 음식은 주의해야 한다. 밀에 포함된 글루텐은 위장 장애, 감염, 면역 기능 약화 등을 유발하기 때문에 스트레스 상황에서 밀가루 음식을 먹으면 오히려 더 안 좋아진다. 감기가 걸렸을 때나 한약을 먹을 때도 밀가루 음식을 먹지 말라고 하는 것은 같은 이유이다.

2) 육류보다 생선과 콩식품을 섭취한다.

리놀렌산이나 요오드 등의 영양소가 많이 들어 있는 생선류도 긴장을 해소하는 효과가 있다. 연어, 참치류에 특히 풍부하게 함유되어 있다. 또한 콩에는 근육을 이완시키는 성분이 있어서 피로와 우울증을 감소시켜 준다. 된장, 두부, 두유, 청국장 등의 콩 가공식품을 많이 먹고, 견과류도 같이 섭취해 주자. 호두, 땅콩, 밤 등의 견과류는 감정 변화가 심할 때 진정 효과를 얻을 수 있다.

3) 철분이 많이 함유된 식품을 충분히 섭취한다.

철분은 중요한 복합체로 형성되어 헤모글로빈 생성에 기본적으로 꼭 필요하고 단백질의 신진대사에 관여하는 중요한 영양소이다. 일반적으로 철분이 부족할 경우 빈혈증세가 스트레스를 받게 된다고 알고 있지만 불면증을 유발한다는 새로운 연구 결과가 나왔다. 불면증을 예방하기 위해서는 철분이 많이 함유된 식품을 충분히 섭취하여야 한다. 특히 카페인이 함유된 커피, 홍차, 콜라는 철분의 흡수를 방해하고 기능을 저해하는 요인이 되므로 일절 금하는 것이 좋다. 참고로 철분이 많이 함유된 식품은 미역, 파래, 다시마, 김, 깻잎, 무시래기, 건고사리, 해바라기씨, 호박씨, 대추, 굴, 참깨, 검정깨, 옥수수, 당밀, 고추장, 된장, 비지, 강낭콩, 정어리, 꽁치통조림, 대합, 바지락, 돼지간, 쇠간 달걀, 복숭아, 살구, 포도, 호두 등이다

4) 짠 음식, 단 음식, 카페인 성분의 식품은 피한다.

짠 음식에 포함된 소금에는 혈압을 상승시키고 칼슘 섭취를 방해해서 불안감을 유발하며, 신경계 기능도 방해한다. 스트레스는 정서적인 압박감만 주는 게 아니라 신체적인 증상까지 유발되기 때문에 짠 음식이 신체 증상을 악화시켜 더욱 스트레스를 쌓이게 하는 악순환이 온다. 짠 음식 뿐 아니라 육류 단백질도 마찬가지다. 또한 스트레스 쌓일 때 자주 먹게 되는 생크림 케이크, 초콜릿 등은 당분을 많이 섭취하게 하면 혈당치의 균형을 깨고 불안감과 피로를 더 쉽게 느끼게 한다. 뿐만 아니라 콜라, 커피, 홍차 등의 카페인 식품들도 교감신경을 자극해서 맥박, 호흡, 근육 등의 긴장을 증가시킨다.

5) 비타민C가 많이 함유된 식품을 섭취한다.

감기 예방에 좋다는 비타민C는 스트레스 유발 호르몬을 만들어 내지 못하게 하는 효과가 있다. 뿐만 아니라 혈관을 튼튼하게 하고 근육 기능도 강화해 주며, 소화도 도와준다. 따라서 비타민C를 많이 섭취하는 것이 좋다. 한꺼번에 많이 먹지 말고 조금씩 하루 2~3회

먹는 것이 바른 섭생법이다.

6) 술과 담배를 절제하거나 금한다.

　우울증 환자는 밥을 먹기 싫어하며 담배와 술을 즐겨 찾는 경향이 있다. 담배 속에 있는 니코틴은 스트레스를 받게 하여 몸은 긴장하고 마음은 조급해져 매사에 무력감을 느끼게 된다. 따라서 심장박동 수치는 빨라지고 혈압이 오르며 만병의 근원이 된다. 술은 가끔 친구들과 함께 어울려 대화를 나누며 간단하게 한 두어 잔 마시는 것은 혈액순환을 이롭게 한다. 그러나 혼자서 술을 자주 마시게 되면 「내가 누구냐? 어떤 의미로 세상을 살아가느냐?」의 비관적인 생각을 하게 되고 자살충동을 받게 된다. 술을 많이 마시게 되면 대뇌의 정신적인 것을 다루는 부분인 앞이마 쪽의 뇌를 마비시켜 판단력과 조심성 혹은 자제하는 기능이 저하되어 말이 어눌해지거나 기억력과 집중력이 떨어진다. 또한 장기간 술에 의지하면 알코올 중독이 되어 그 결과 여러 가지 합병증이 오게 된다.

7) 잠을 충분히 잔다.

　하루 8시간의 충분한 잠은 두뇌의 활력을 살리고 원기회복에 크게 도움을 주는 보약과 같다. 잠을 청하기 위해 과다하게 수면제를 복용하는 환자들이 많은데 이러한 극단적인 처방은 큰 위험이 따른다. 적절한 운동과 함께 미지근한 물에 목욕을 하고 적당한 휴식을 취하며 잠자기 전에 요가, 명상, 기도, 성경 읽기, 명언집 읽기 또는 스트레칭과 복식호흡으로 근육을 이완시킨 후에 대추차를 한 잔씩 마시면 심리적으로 안정이 되어 잠이 잘 오게 된다.

8) 운동을 적당히 한다.

　우울증 환자는 몸을 움직이고 활동하는 것을 싫어하지만 환자가 스스로 마음을 다스려 굳은 의지를 가지고 운동을 꾸준히 하여야 한다. 운동을 할 때는 혼자서 하는 단시간의 힘든 운동보다 여럿이 함께 어울려서 대화를 나누며 할 수 있는 운동이 좋다. 2명 이상이 어울려 할 수 있는 축구, 농구, 골프, 정구, 배드민턴, 탁구 등의 구기운동과 등산, 에어로빅, 수영, 래프팅, 스포츠댄스 등의 동호회에 가입하여 운동을 한다.

9) 심리치료와 약물치료를 정기적으로 받는다.

　심리치료에는 혼자 방안에 틀어박혀 장시간 TV를 보거나 컴퓨터 게임에 열중하지 말고 여럿이 함께 즐기는 취미활동을 하거나 심신을 수련하는 종교생활과 명상을 하면서 스트레칭과 요가 등을 병행하면 효과가 좋다. 우울증이 의심되거나 모든 우울증 환자는 정기적으로 의사를 방문하여 검진과 처방을 받아야 한다. 우울증 환자는 정밀 검사 결과에 따른 의사의 지시에 따라 약물의 투여 여부와 식이요법을 처방 받을 수 있다. 우울증이 극심한 만성우울증 환자는 병원에 입원시켜 약물치료를 받게 한다.

10) 가족들이 적극적으로 보살펴 준다.

심리적인 동기에서 유발되는 우울증 환자들은 대부분이 성격왜곡 현상을 보여 정서적 불안과 소극적인 성격이 두드러지게 나타나고 타인과의 감정적인 접촉을 조율하는 능력을 잃어버리게 된다. 특히 여성의 경우 만성적 우울증 환자는 자기 방어적인 심리가 약화되어 모든 것을 포기하고 아무 생각 없이 혼자 있기만을 고집한다. 이러할 경우 보호자의 마음가짐이 매우 중요하다. 주변 사람들이나 가족들은 방심하지 말고 환자의 주위를 살피고 함께 하며 더 각별한 애정과 관심을 가지고 환자가 혼자가 아니라는 생각을 주입시키면서 각별히 보살펴야 한다.

AB형(태양인)과 O형(소양인)의 우울증 환자 식단표
아침: 7시, 간식: 9시, 점심: 12시 30분, 간식: 3시, 저녁:6시 30분, 간식: 9시

요일	구 분	식단구성
월	아 침	보리잡곡밥, 김치참치국, 김구이, 배추김치, 시금치무침, 다시마부각
	간 식	저지방우유 1컵
	점 심	굴야채죽, 백김치, 비지미, 감장아찌, 감자전
	간 식	바나나 1개, 녹차 1잔
	저 녁	보리잡곡밥, 청국장, 김구이, 배추김치, 비지미, 미역초장무침, 불고기
	간 식	검정콩두유 1컵, 유자차 1잔
화	아 침	보리잡곡밥, 돼지갈비김치찌개, 김구이, 양배추김치, 콩나물무침, 감자채볶음
	간 식	딸기요거트 1개
	점 심	녹두죽, 배추김치, 오이소박이, 마늘장아찌, 동태전
	간 식	키위 1개, 대추차 1잔
	저 녁	보리잡곡밥, 상추쌈, 감자양파국, 총각김치, 양배추김치, 오이무침, 고등어된장구이
	간 식	저지방두유 1컵, 국화차 1잔
수	아 침	보리잡곡밥, 쇠고기미역국, 김구이, 배추김치, 브로콜리초장무침, 검정콩조림
	간 식	저지방우유 1컵

요일	구 분	식단구성
수	점 심	미강죽, 백김치, 비지미, 매실장아찌, 야채달걀말이
	간 식	귤 2개, 녹차 1잔
	저 녁	보리잡곡밥, 된장찌개, 김구이, 배추김치, 비지미, 돼지불고기
	간 식	검정콩두유 1컵, 감잎차 1잔
목	아 침	보리잡곡밥, 굴미역국, 김구이, 양배추김치, 부추오이무침, 어묵볶음
	간 식	딸기요거트 1개
	점 심	호박죽, 배추김치, 오이소박이, 양파장아찌, 표고전
	간 식	딸기 5개, 대추차 1잔
	저 녁	보리잡곡밥, 상추쌈, 쇠고기버섯국, 총각김치, 양배추김치, 두부조림, 조기구이
	간 식	저지방두유 1컵, 영지버섯차 1잔
금	아 침	보리잡곡밥, 북어미역국, 김구이, 배추김치, 취나물된장무침, 땅콩조림
	간 식	저지방우유 1컵
	점 심	흑임자죽, 백김치, 비지미, 연근장아찌, 대구전
	간 식	포도 1/2송이, 녹차 1잔
	저 녁	보리잡곡밥, 콩나물두부국, 김구이, 배추김치, 비지미, 버섯양파볶음, 오리불고기
	간 식	검정콩두유 1컵, 연자육차 1잔

B형(태음인)과 A형(소음인)의 우울증 환자 식단표

아침: 7시, 간식: 9시, 점심: 12시 30분, 간식: 3시, 저녁:6시 30분, 간식: 9시

요일	구 분	식단구성
월	아 침	현미잡곡밥, 김치참치국, 배추김치, 쑥갓두부무침, 멸치고추볶음
	간 식	저지방우유 1컵
	점 심	굴야채죽, 백김치, 비지미, 마늘종장아찌, 감자전
	간 식	사과 1개, 용안육차 1잔
	저 녁	현미잡곡밥, 상추쌈, 청국장, 배추김치, 비지미, 도라지무침, 불고기
	간 식	검정콩두유 1컵, 진피차 1잔
화	아 침	현미잡곡밥, 닭고기감자국, 양배추김치, 콩나물무침, 애호박볶음
	간 식	딸기요거트 1개
	점 심	율무죽, 배추김치, 동치미, 마늘장아찌, 동태전
	간 식	복숭아 1개, 대추차 1잔
	저 녁	현미잡곡밥, 상추쌈, 감자양파국, 총각김치, 양배추김치, 도라지무침, 갈

화		치카레구이
	간 식	저지방두유 1컵, 율무차 1잔
수	아 침	현미잡곡밥, 쇠고기무국, 배추김치, 브로콜리초장무침, 검정콩조림
	간 식	저지방우유 1컵
	점 심	미강죽, 백김치, 비지미, 매실장아찌, 야채달걀말이
	간 식	오렌지 1개, 용안육차 1잔
	저 녁	현미잡곡밥, 상추쌈, 된장찌개, 배추김치, 비지미, 닭고기불고기
	간 식	검정콩두유 1컵, 진피차 1잔
목	아 침	현미잡곡밥, 굴부추국, 양배추김치, 부추양파무침, 건새우마늘종볶음
	간 식	딸기요거트 1개
	점 심	호박죽, 배추김치, 동치미, 양파장아찌, 표고전
	간 식	딸기 5개, 대추차 1잔
	저 녁	현미잡곡밥, 상추쌈, 쇠고기무국, 총각김치, 양배추김치, 두부조림, 조기구이
	간 식	저지방두유 1컵, 율무차 1잔
금	아 침	현미잡곡밥, 북어국, 배추김치, 취나물된장무침, 땅콩조림
	간 식	저지방우유 1컵
	점 심	대추죽, 백김치, 비지미, 장아찌, 애호박전
	간 식	포도 1/2송이, 용안육차 1잔
	저 녁	현미잡곡밥, 상추쌈, 콩나물두부국, 배추김치, 비지미, 버섯양파볶음, 양갈비구이
	간 식	검정콩두유 1컵, 진피차 1잔

13. 치매 환자의 식이요법

1) 식사는 세 끼 식사와 세 번 간식으로 소식한다.

치매 환자는 대부분이 자신이 식사를 했는지조차 기억을 하지 못하고 식기를 사용하는 방법도 잊어버리게 되며 음식이 차거나 뜨거운 것에 대한 감각이 없음으로 가족과 함께 영양이 풍부한 균형식으로 세 끼 식사와 세 번 간식을 시간에 맞추어 소식을 먹게 한다. 중증 환자들은 음식물을 씹거나 삼키는 데 어려움이 있으므로 음식을 잘게 썰거나 으깨어 천천히 조금씩 먹도록 하여 목이 막히지 않도록 하고 자주 음식을 요구하는 환자의 경우는 과채즙이나 무가당주스를 자주 마시게 한다.

2) 지방질의 식품은 절제한다.

지방과 콜레스테롤이 많이 함유된 적색육은 아주 줄여 먹거나 먹지 않아야 한다. 지방은 피의 주성분인 물과 섞일 수 없으므로 콜레스테롤이 운반해 주는데 오랜 세월을 두고 아무런 증상 없이 혈관 벽에 석회질과 지방이 침착되면서 혈관이 좁아지게 되고 그 결과 뇌혈관에 피가 부족하여 뇌신경을 마비시킨다. 특히 치매 환자는 심장마비, 협심증, 심근경색과 같은 심장 질환과 동맥경화증, 고혈압, 당뇨병 등의 합병증이 유발되지 않도록 주의하고 이러한 증상이 보일 경우에는 조기 치료가 가장 중요하다.

3) 등푸른 생선을 자주 먹는다.

노인성 치매가 오는 원인은 뇌의 신경전달 물질인 아세틸콜린 호르몬이 관계하는데 이 물질이 신경의 자극 전달 후 신속히 분해되어야 하지만 분해 능력을 상실하여 뇌세포를 죽이는 경우이다. 최근에 일본 군마대학 의학부 마야나 교수는 치매 환자를 대상으로 DHA를 임상 실험한 결과 79%의 높은 개선 효과를 보았다고 발표하였다. 이 연구는 DHA가 노인성치매 예방에 도움을 준다는 것을 강력히 시사하고 있다. DHA는 아세틸콜린 호르몬을 분해하는 효소생산을 60% 이상 증가 시키고 뇌세포를 죽이는 여러 가지 독성물질이 상당량 감소하였다고 한다.

DHA는 생선 기름에 존재하는 오메가-3 지방산으로 고등어, 꽁치, 삼치, 송어, 연어, 정어리, 참치, 청어 등의 등푸른 생선과 초록홍합 등에 많이 함유되어 있다. 오메가-3 지방산은 우리 몸에서 만들어 지지 않기 때문이다. 또한 비타민B6의 피리독신과 B12의 코발아민 성분이 많이 함유된 현미, 통밀, 오트밀, 브로콜리, 아보카도 등을 자주 먹으면 치매 치료에 효과적이다.

4) 술은 절제하고 담배는 일절 금한다.

치매 환자들에게 약간의 술은 별로 상관이 없으나 약물을 복용하는 환자는 술을 금해야 한다. 만약 술을 마실 경우에는 되도록이면 알코올 함량이 높은 화학주를 피하고 와인을 선택한다. 담배는 치매 환자에게 건강을 해치는 적이 되고 화재에 위험성이 따르므로 삼가 하도록 한다.

5) 운동을 적당히 한다.

규칙적인 유산소운동을 정기적으로 한다. 운동을 할 때는 단시간의 힘든 운동보다 매일 30분~1시간가량 삼림욕을 겸한 가벼운 산보나 걷기 또는 수영을 한다. 운동은 아침에 하는 것보다 보호자와 함께 오후에 천천히 시작하여 몸에 맞는 양으로 점점 운동량을 늘려가다가 다시 천천히 가벼운 운동으로 줄이면서 끝마치는 것이 좋다.

6) 몸과 구강위생을 청결하게 한다.

치매 환자들은 목욕하는 것을 잊어버리거나 아예 필요성을 느끼지 못하는 경우가 있으므로 상황에 따라 환자들의 자존심을 상하지 않도록 부드럽게 유도하거나 잘 설득하여 환자 자신이 닦을 수 있는 부분은 자신이 하도록 하고 환자가 부끄러워 할 경우에는 부분적으로 가려 주면서 수치감을 느끼지 않도록 하여 몸과 구강을 청결하게 한다.

AB형(태양인)과 O형(소양인)의 치매 환자 식단표
아침: 7시, 간식: 9시, 점심: 12시 30분, 간식: 3시, 저녁: 6시 30분, 간식: 9시

요일	구 분	식단구성
월	아 침	보리잡곡밥, 쇠고기미역국, 김구이, 배추김치, 열무김치, 브로콜리초장무침, 다시마부각
	간 식	검정콩두유 1컵
	점 심	냉면, 배추김치, 오이소박이, 감장아찌, 달걀후라이
	간 식	토마토 1개, 노루궁뎅이버섯차 1잔
	저 녁	보리밥, 된장찌개, 김구이, 배추김치, 두부조림, 취나물무침, 불고기
	간 식	저지방우유 1컵
화	아 침	보리잡곡밥, 북어미역국, 김구이, 양배추김치, 피김치, 낙지볶음, 연근조림
	간 식	저지방우유 1컵
	점 심	녹두죽, 백김치, 비지미, 마늘장아찌, 달걀찜
	간 식	키위 1개, 노루궁뎅이버섯차 1잔
	저 녁	잡곡밥, 청국장, 김구이, 배추김치, 어묵볶음, 버섯양파볶음, 장어구이
	간 식	딸기요거트 1개
수	아 침	보리잡곡밥, 굴미역국, 김구이, 배추김치, 열무김치, 비름나물무침, 검정콩조림
	간 식	검정콩두유 1컵
	점 심	미강죽, 배추김치, 오이소박이, 매실장아찌, 야채달걀말이

	간 식	토마토 1개, 송화차 1잔
	저 녁	보리밥, 된장찌개, 김구이, 배추김치, 미역초장무침, 콩나물무침, 돼지불고기
	간 식	저지방우유 1컵
목	아 침	보리잡곡밥, 홍합미역국, 김구이, 양배추김치, 파김치, 연근조림, 뱅어포구이
	간 식	저지방우유 1컵
	점 심	호박죽, 백김치, 비지미, 양파장아찌, 달걀후라이
	간 식	포도 1/2송이, 노루궁뎅이버섯차 1잔
	저 녁	잡곡밥, 청국장, 김구이, 배추김치, 감자볶음, 시금치무침, 고등어구이
	간 식	딸기요거트 1개
금	아 침	보리잡곡밥, 콩나물두부국, 김구이, 배추김치, 열무물김치, 오징어볶음, 땅콩조림
	간 식	검정콩두유 1컵
	점 심	흑임자죽, 배추김치, 오이소박이, 연근조림, 달걀찜
	간 식	토마토 1개, 노루궁뎅이버섯차 1잔
	저 녁	보리밥, 된장찌개, 김구이, 배추김치, 팽이버섯전, 감자채볶음, 오리불고기
	간 식	저지방우유 1컵

B형(태음인)과 A형(소음인)의 치매 환자 식단표
아침: 7시, 간식: 9시, 점심: 12시 30분, 간식: 3시, 저녁: 6시 30분, 간식: 9시

요일	구 분	식단구성
월	아 침	현미밥, 쇠고기무국, 배추김치, 총각김치, 브로콜리초장무침, 멸치아몬드볶음
	간 식	검정콩두유 1컵
	점 심	카레라이스, 배추김치, 깍두기, 단무지, 달걀후라이
	간 식	토마토 1개, 노루궁뎅이버섯차 1잔
	저 녁	현미밥, 된장찌개, 배추김치, 두부조림, 취나물무침, 불고기
	간 식	저지방우유 1컵
화	아 침	현미밥, 닭고기감자국, 배추김치, 열무김치, 낙지볶음, 도라지무침
	간 식	저지방우유 1컵
	점 심	율무죽, 나박김치, 비지미, 마늘장아찌, 달걀찜

화	간 식	오렌지 1개, 노루궁뎅이버섯차 1잔
	저 녁	잡곡밥, 청국장, 총각김치, 건새우마늘종볶음, 버섯양파볶음, 갈치카레구이
	간 식	딸기요거트 1개
수	아 침	현미밥, 굴부추국, 배추김치, 총각김치, 시래기무침, 검정콩조림
	간 식	검정콩두유 1컵
	점 심	미강죽, 배추김치, 깍두기, 매실장아찌, 야채달걀말이
	간 식	토마토 1개, 노루궁뎅이버섯차 1잔
	저 녁	현미밥, 된장찌개, 배추김치, 멸치고추볶음, 콩나물무침, 양갈비구이
	간 식	저지방우유 1컵
목	아 침	현미밥, 북어무국, 배추김치, 열무물김치, 어묵볶음, 뱅어포양념구이
	간 식	저지방우유 1컵
	점 심	호박죽, 나박김치, 비지미, 양파장아찌, 달걀후라이
	간 식	포도 1/2송이, 노루궁뎅이버섯차 1잔
	저 녁	잡곡밥, 청국장, 총각김치, 감자볶음, 쑥갓두부무침, 연어구이
	간 식	딸기요거트 1개
금	아 침	현미밥, 콩나물두부국, 배추김치, 총각김치, 오징어볶음, 땅콩조림
	간 식	검정콩두유 1컵
	점 심	잣현미죽, 배추김치, 깍두기, 깻잎장아찌, 달걀찜
	간 식	토마토 1개, 노루궁뎅이버섯차 1잔
	저 녁	현미밥, 된장찌개, 배추김치, 팽이버섯전, 애호박볶음, 깐풍기
	간 식	저지방우유 1컵